SÉMIOLOGIE ET THÉRAPEUTIQUE

DES

MALADIES DE L'ESTOMAC

PAR

HENRI FRENKEL

PROFESSEUR AGRÉGÉ A LA FACULTÉ DE MÉDECINE DE TOULOUSE

PRÉFACE

PAR

J. TEISSIER

Professeur à la Faculté de Médecine de Lyon
Médecin des Hôpitaux

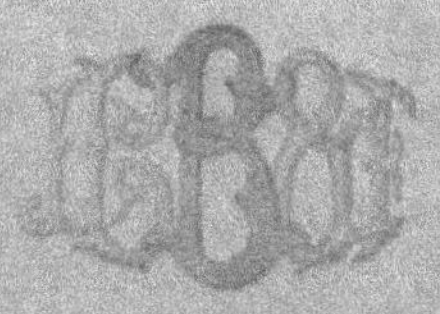

PARIS

LIBRAIRIE J.-B. BAILLIÈRE ET FILS

19, rue Hautefeuille, près du Boulevard Saint-Germain

1900

MALADIES DE L'ESTOMAC

PRINCIPAUX TRAVAUX DU MÊME AUTEUR

Etude psycho-pathologique sur l'automatisme dans l'épilepsie et dans les autres maladies nerveuses. Lyon, 1890, in-16, 111 pages.

Sur les grands accès fébriles de la défervescence de la fièvre typhoïde. *Lyon médical*, juin 1892.

Lagrippe-influenza. Leçons professées par M. le prof. J. Teissier et recueillies par le Dr H. Frenkel. Paris, J.-B. Baillière et fils, 1893, 196 p.

Sur l'influence des particules sablonneuses mélangées à l'eau des puits tubulaires sur la richesse bactérienne de cette eau. *Revue d'hygiène*, août 1892.

Influence de la section des nerfs vaso-constricteurs et des nerfs sensitifs sur l'évolution de l'infection charbonneuse. *Arch. de médec. expér.*, sept. 1892.

Contribution à l'étude de la pathogénie des cataractes. *Congrès d'ophtalmol.*, 1893.

Recherches sur l'existence des bacilles de Koch dans l'organisme des non-tuberculeux, *Soc. des sciences méd. de Lyon*, 12 fév. 1896.

Sur la réaction dite paradoxale de la pupille. *Revue de méd.*, 10 juin 1896. *Toulouse méd.*, sept. 1899.

Mydriase paralytique unilatérale hystérique. En collaboration avec M. Aurand. *Revue de médec.*, 10 oct. 1896.

De l'inégalité pupillaire dans les maladies et chez l'homme sain. *Revue de médec.*, oct. 1897, févr.-mai 1898.

Effets physiologiques des injections d'extrait rénal. En collaboration avec M. le prof. J. Teissier. *Arch. de physiol.*, janv. 1898.

Recherches sur la perméabilité rénale chez les personnes atteintes de cataracte sénile. *Arch. d'ophtalm.*, juillet 1898.

Transmission du pouvoir agglutinant typhoïdique à travers le placenta. En collaboration avec M. le prof. A. Mossé. *Soc. médic. des hôpit.*, 13 janvier 1899.

Action physiologique de l'antipyrine et du salicylate de soude sur la diurèse. En collaboration avec M. le prof. agrégé Bardier. *Journ. de physiol.*, mai 1899.

Action de l'extrait capsulaire sur la diurèse et la circulation rénale. En collaboration avec M. le prof. agrégé Bardier. *Journ. de physiol.*, sept. 1899.

Les fonctions rénales. Paris, 1899, 84 p. Collection « scientia ».

Sur le débit comparé des deux reins. En collaboration avec M. le prof. agrégé Bardier. *C. R. de l'Acad. des Sciences*, 26 fév. 1900.

A propos de l'alternance physiologique des deux reins. En collaboration avec M. le prof. agrégé Bardier. *C. R. de l'Acad. des Sciences*, 5 mars 1900.

DIJON. — IMPRIMERIE DARANTIERE, RUE CHABOT-CHARNY, 65.

SÉMIOLOGIE ET THÉRAPEUTIQUE

DES

MALADIES DE L'ESTOMAC

PAR

HENRI FRENKEL

PROFESSEUR AGRÉGÉ A LA FACULTÉ DE MÉDECINE DE TOULOUSE

PRÉFACE

PAR

J. TEISSIER

Professeur à la Faculté de Médecine de Lyon
Médecin des Hôpitaux

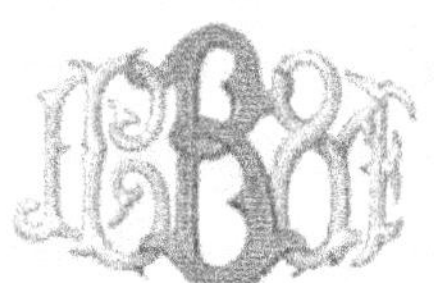

PARIS

LIBRAIRIE J.-B. BAILLIÈRE ET FILS

19, rue Hautefeuille, prés du Boulevard Saint-Germain.

1900

*A Monsieur le docteur Henri Frenkel, professeur agrégé
à la Faculté de médecine de Toulouse.*

Cher collègue et ami,

Vous voulez bien me faire l'honneur de me demander de présenter au public médical votre *Sémiologie des maladies de l'estomac*.

Je sens tout le prix de cette haute marque de confiance, et je vous en remercie, car il vous eût été facile de trouver plus compétent que moi, pour critiquer votre œuvre, la juger et la louer comme elle le mérite.

Les descriptions nosographiques ont subi dans ce dernier quart de siècle des transformations profondes. Entraînés avec raison vers les études de pathologie générale, les médecins tendent de plus en plus à substituer à la description des maladies *considérées comme entités isolées*, la notion et l'étude des *syndromes morbides*.

Aujourd'hui, nous ne nous appliquons plus à mettre sur un trouble de la santé une étiquette nosologique étroite et limitative, c'est-à-dire impliquant l'idée d'une origine déterminée et toujours adéquate, supposant l'existence d'un ensemble symptomatique toujours identique, une évolution tracée d'avance, la nécessité d'une thérapeutique uniforme.

Nous avons une autre conception de la maladie, et nous en comprenons différemment les modalités expressives. Ce à quoi nous nous attachons d'abord, c'est à constituer, par le groupement des phénomènes subjectifs ou des manifestations objectives relevés chez le sujet examiné, comme un *bilan pathologique* dont la critique et l'appréciation sévères nous conduira à déterminer le point de départ même (organe ou système) de l'état morbide incriminé.

Puis, par une analyse plus délicate des accidents constatés, nous nous élevons à la conception de la fonction troublée ou définitivement compromise par les altérations de la cellule vivante, altérations dont nous aurons ensuite à fixer l'intensité et le degré. Et pour cela nous n'interrogeons pas seulement l'organe ou le système organique primitivement intéressé par l'action morbide, nous explorons encore les organes voisins ou distants, comme nous analysons les différentes sécrétions, les humeurs, ou les réactions nerveuses qui peuvent subir le contrecoup du malaise initial. Le tout pour s'élever à la compréhension d'une condition pathogénique immédiate (infection, intoxication ou dyscrasie) ayant présidé au développement des manifestations morbides constatées, pour fixer en fin de compte les moyens d'intervention les plus rationnels, nous permettant de les combattre.

Et s'il me fallait citer des exemples, il me serait facile de montrer comment à la notion de la *dyspepsie acide* de Chomel, ou de la *cirrhose* de Laennec, considérées comme personnalités cliniques, s'est substituée l'idée des troubles sécrétoires de l'estomac (fermentations acides ou hyperchlorhydrie), avec leurs raisons d'être si variées et leurs conséquences si différentes, et celle des hépatites interstitielles, avec les altérations cellulaires conduisant à l'insuffisance hépatique.

Les conceptions médicales ont gagné en ampleur à de

pareils changements; la thérapeutique y a trouvé une source féconde d'indications utiles.

Mais pour arriver à de semblables résultats, il a fallu modifier quelque peu les procédés d'exploration. Sans rien abandonner sans doute des enseignements de *l'observation pure*, qui conservent toute leur valeur première, et qui ont fait la gloire de la médecine traditionnelle, on a ajouté avec le plus grand profit d'ailleurs pour le malade, toute une série de recherches et de moyens d'investigation, parmi lesquels les analyses biologiques et les procédés physiques les plus minutieux occupent le premier rang.

C'est surtout dans le cadre des maladies de l'appareil digestif, du foie et de l'estomac principalement, que la mise en œuvre de ces procédés s'est plus spécialement perfectionnée : analyses chimiques des plus délicates, moyens de mensuration ingénieux, moyens d'auscultation plus précise, phonendoscopie, radioscopie, etc. Tout a été tour à tour utilisé ; non pas que ces moyens aient tranché toutes les questions difficiles se rattachant à la nosologie ou à la genèse des troubles de la muqueuse gastrique, mais il serait injuste de ne pas reconnaître qu'ils ont fourni au médecin praticien des indications précieuses pour la cure des maladies qui en dépendent.

Un mouvement des plus importants entraîne, depuis trente ans, la pathologie dans cette voie féconde, des publications de premier ordre ont vu le jour, et la littérature française ou étrangère est également riche aujourd'hui en traités didactiques des plus remarquables. Mais le praticien n'est pas en état de puiser à toutes ces sources, à peine a-t-il le loisir de parcourir une bibliographie littéralement immense ; ses connaissances en science pure ne sont ni assez récentes ni assez approfondies pour lui permettre d'apprécier la valeur de procédés d'analyse chimique d'une extrême délicatesse ; la possession des langues enfin ne lui est pas assez familière pour pouvoir lire les textes.

Aussi avez-vous fait une œuvre particulièrement utile en mettant à sa portée, *avec une remarquable méthode*, les procédés les plus savants, comme les plus simples, qui lui permettront de s'orienter avec fruit au lit du malade.

Nul d'ailleurs n'était mieux préparé.

Comme vous avez bien voulu le rappeler vous-même, je n'ai point oublié qu'il y a bientôt dix ans, alors que j'étais appelé à exposer devant nos élèves de la Faculté de médecine l'histoire des affections de l'estomac, vous m'avez prêté le plus précieux concours, mettant à ma disposition sans compter, votre temps, vos lectures, votre connaissance de la littérature étrangère et de la technique la plus minutieuse.

Depuis, vous avez poursuivi avec une infatigable persévérance l'histoire d'une sémiologie qui vous avait si profondément intéressé, et c'est admirablement armé que vous avez abordé l'étude que vous offrez aujourd'hui au lecteur.

Le succès ne saurait manquer à un livre si fortement documenté, si pratique, j'allais ajouter si personnellement vécu. Car bien que vous vous défendiez d'avoir fait œuvre originale, je ne saurais me résigner à trouver seulement, dans ce petit livre, soit le caractère d'un manuel, soit celui d'une revue, quelque pleine d'érudition qu'on la suppose.

N'est-ce pas une œuvre personnelle, en effet, que celle qui représente un travail critique raisonné et sévère ? N'est-ce pas aussi avec votre expérience propre des méthodes et des recherches, aussi bien qu'après une étude approfondie du malade, que vous avez apprécié des procédés qui n'étaient pas les vôtres ? Vous avez vu, contrôlé, analysé avec une indiscutable compétence : n'est-ce pas là la meilleure garantie de la sincérité de l'œuvre et du succès qui lui est réservé, parce qu'elle est vraie ?

Ce n'est point enfin un mince mérite que d'avoir su condenser, sous un si petit volume, les innombrables notions récemment acquises et d'avoir résumé dans ces pages si claires, si précises, non seulement les enseignements élémentaires des classiques, mais encore les monographies les plus nouvelles, dont vous avez su tirer l'essence et les indications fondamentales.

Cette mise au point de la sémiologie gastrique moderne vous fait le plus grand honneur.

Mais vous ne vous êtes pas contenté de reproduire les enseignements de vos prédécesseurs, vous avez ajouté à cet exposé des chapitres nouveaux qui se retrouveraient avec peine dans les livres similaires.

J'ai lu pour mon compte avec un réel intérêt les pages que vous avez consacrées à l'acide lactique et aux ferments gastriques, à l'examen des liquides de rétention et aux gaz de l'estomac. Les troubles de la motilité sont analysés avec un soin tout spécial et fort instructif ; pour la première fois, dans votre livre, l'étude de la toxicité des liquides vomis est examinée parallèlement avec la toxicité urinaire. Il y a là une étude encore à l'état d'ébauche sans doute, mais qui ne peut manquer de susciter de nouvelles recherches, qui ne laisseront pas que de porter leurs fruits.

Enfin, et c'est un point qui, en ma qualité de clinicien, m'a plus spécialement touché : vous avez analysé avec une précision rigoureuse les *accidents symptomatiques distants* qui peuvent trahir les troubles de l'estomac. On néglige trop souvent en clinique cette étude des échos lointains des maladies et on oublie aisément que les souffrances d'un organe se manifestent plus souvent par des répercussions à distance, parfois plus importantes que les symptômes directement imputables à la lésion organique elle-même ; c'est un reproche qu'on ne pourra vous adresser.

Certes, il n'en faut pas davantage pour assurer à votre substantiel volume une large et légitime réussite : produit raisonné et réfléchi d'un labeur consciencieux et persévérant, cette œuvre reflète excellemment l'ensemble de nos connaissances en pathologie stomacale, et il n'était point nécessaire de la recommander au lecteur, qui saura bien y trouver ce qu'elle contient de précieux et d'utile.

Si donc j'ai accepté de la lui présenter, c'est moins assurément pour lui en signaler la valeur, que pour vous dire tout le plaisir que j'ai eu à vous lire, et vous renouveler l'expression de mon estime cordiale et de mes sentiments très dévoués.

J. TEISSIER,

Professeur à la Faculté de médecine,
Médecin de l'Hôtel-Dieu de Lyon,
Correspondant national de l'Académie de médecine.

Lyon, le 13 mars 1900.

TABLE DES MATIÈRES

DEUXIÈME PARTIE

Traitement des maladies de l'estomac.

TABLE DES FIGURES

SÉMIOLOGIE ET TRAITEMENT

DES

MALADIES DE L'ESTOMAC

INTRODUCTION

Depuis trente ans, la pathologie de l'estomac a subi des transformations profondes. La nosologie en a été changée, la symptomatologie s'est enrichie, le diagnostic a été perfectionné, la thérapeutique s'est enhardie. Tous ces progrès sont dus principalement à la création de nouvelles méthodes d'examen, d'ordre physique, chimique et microscopique qui ont permis d'étudier sur l'homme la physiologie normale et pathologique de la digestion. On a inventé des appareils, on a imaginé des procédés d'exploration inconnus jusqu'alors et à l'aide de ce nouvel outillage on a bouleversé les anciennes conceptions de gastrite, de dyspepsie auxquelles on en a substitué de nouvelles mieux définies. On s'est efforcé de mettre en harmonie les symptômes cliniques avec la lésion anatomique et on a appris à reconnaître la gastrite muqueuse d'avec la gastrite acide ou hyperchlorhydrique, celle-ci d'avec la gastrite parenchymateuse ou peptique, d'avec la gastrite atrophique, etc. La dyspepsie a fait place à des nombreux syndromes cliniques bien caractérisés et même la dyspepsie nerveuse fut scindée en un grand nombre de formes. On apprit à connaître de nouvelles formes morbides, l'hyperchlorhydrie avec l'hypersécrétion, l'achylie gastrique, la gastrite phlegmoneuse, etc. Quant à l'ulcère de Cruveilhier et au cancer de l'estomac, le diagnostic et le traitement de ces affections ont bénéficié encore plus que les autres du perfectionnement des procédés d'examen. Il est juste de dire que si la cure de repos pour l'ulcère, le régime et les lavages de l'estomac pour le cancer ont souvent, le premier guéri, les derniers soulagé des malades, on s'efforce aujourd'hui d'obtenir des guérisons radicales au moyen d'une intervention chirurgicale. Celle-ci, forte de l'antisepsie ou mieux de l'asepsie, a de plus en plus reculé les limites de ses indications ainsi que de sa technique et n'hésite plus devant les gastrectomies totales, si les circonstances l'exigent.

De tels progrès dans la pathologie de l'estomac ne se sont pas effectués sans une activité scientifique extrêmement laborieuse et souvent fort ingénieuse. Les publications sont devenues innombrables et, dans ce flot montant de la littérature spéciale, il est devenu difficile de s'orienter même pour les érudits. Les traités et ouvrages didactiques se sont multipliés à leur tour et peuvent constituer à eux seuls une petite bibliothèque de la pathologie gastrique.

Il y aura bientôt huit ans que nous avons commencé, sur les encouragements de notre maître, M. le professeur J. Teissier, à étudier les maladies de l'estomac. Nous avons pris connaissance d'un très grand nombre de monographies et travaux originaux et consulté la plupart des traités et manuels consacrés à notre sujet, comme ceux de Boas, Bouveret, Debove et Rémond, Einhorn, Ewald, Fleiner, Hayem, Hayem et Lion, Jacksch, Léo, Mathieu, Reichmann, Riegel, Rosenheim, pour ne citer que les principaux. Mais nous nous sommes inspiré tout particulièrement des traités aujourd'hui classiques de Boas, Bouveret et Riegel dont nous avons souvent suivi le plan et auxquels nous avons fait de très nombreux emprunts. Notre principal souci était de ne pas laisser se glisser des erreurs dans notre exposé et de donner une image aussi complète que possible de l'état actuel de la sémiologie gastrique. Nous avons dû cependant laisser de côté diverses modifications apportées par des auteurs récents aux appareils et procédés d'examen, parce que nous avons voulu conserver certains procédés anciens qui ont fait leurs preuves et rendu des services aux chercheurs. La plupart de ces procédés nous sont devenus familiers par l'usage que nous en avons fait. Mais nous n'avons pas cru devoir passer sous silence ceux que nous n'avons pas expérimentés, les travaux de contrôle ne faisant défaut pour aucun de ceux-ci.

Nous nous rendons parfaitement compte qu'après tant et de si lumineux ouvrages sur le même sujet, notre modeste travail ne peut avoir d'autre prétention que celle de moins embrasser pour mieux étreindre. Ce n'est pour ainsi dire qu'une introduction à l'étude des maladies de l'estomac. Il faut d'abord connaître les moyens d'examen et la valeur des signes recueillis pour étudier avec fruit et d'une façon systématique les diverses affections de l'estomac. Après les méthodes d'examen, nous avons présenté d'une façon succincte les principales méthodes thérapeutiques. Nous avons vivement regretté que le cadre restreint de cet ouvrage ne nous ait pas permis de traiter cette partie avec toute l'ampleur qu'elle méritait.

PREMIÈRE PARTIE

SÉMIOLOGIE DES MALADIES DE L'ESTOMAC

CHAPITRE PREMIER

L'INTERROGATOIRE DU MALADE

Il n'y a guère qu'une trentaine d'années qu'on s'occupe très activement de perfectionner les méthodes objectives de l'examen de l'estomac. Jusqu'alors les sensations subjectives, telles qu'elles étaient révélées au médecin par les réponses du patient, constituaient un des éléments les plus indispensables du diagnostic. On pouvait s'attendre à ce que la multiplication des procédés de l'exploration gastrique, qui s'est effectuée dans ces derniers temps, reléguât au dernier plan l'examen des signes subjectifs et avec ceux-ci tous les commémoratifs. Il n'en a rien été. Il suffit de lire les beaux chapitres consacrés à l'interrogatoire du malade dans les traités modernes des maladies de l'estomac, par exemple dans ceux de Boas et de Bouveret (1), pour se convaincre que cette partie de la sémiologie de l'estomac a profité tout comme les autres des progrès accomplis par l'étude plus approfondie des affections gastriques.

____

(1) Bouveret, *Traité des maladies de l'estomac*, Paris, 1893

L'interrogatoire du malade ne doit pas se borner à l'anamnèse, mais il s'étend encore à l'état actuel. Il a pour objectif, en outre des symptômes gastriques directs, toutes les manifestations morbides qui peuvent retentir sur l'estomac.

ARTICLE PREMIER

Les antécédents et la maladie actuelle.

§ 1. — LES ANTÉCÉDENTS

Tout interrogatoire sur les antécédents et sur l'état actuel d'un malade doit être mené avec une certaine méthode que chaque praticien peut d'ailleurs modifier suivant ses convenances personnelles. L'essentiel est qu'on ne laisse échapper aucun renseignement important, de nature à rendre le diagnostic aussi complet que possible. Cet interrogatoire suppose une certaine connaissance de la pathologie interne, car suivant les cas si variés qu'on rencontre en clinique, il est nécessaire d'insister tantôt sur un point, tantôt sur un autre. Mais quelle que soit la variabilité des questions qu'on peut être amené à poser au malade, il est certains points qu'on ne doit jamais laisser dans l'ombre et sur lesquels nous devrons insister, dussions-nous nous exposer à des redites.

Antécédents héréditaires. — Dans les maladies de l'estomac, les antécédents héréditaires ne jouent peut-être pas un rôle aussi considérable que dans les affections du système nerveux ou dans celles qui relèvent de la tuberculose ou de la syphilis, mais il est des notions qui peuvent avoir une certaine valeur. Sans que les maladies de l'estomac soient directement héréditaires, dans le sens étroit de ce mot, on a insisté dans ces derniers temps sur la prédisposition morbide que peuvent présenter les organes du tube digestif, par suite d'une faiblesse congénitale ou héréditaire. C'est surtout dans les cas d'atonie et de dilatation primitive de l'estomac chez les jeunes sujets qu'on a été amené à retrouver cette prédisposition. Les recherches de M. Bouchard sur la dilatation primitive de l'estomac ont mis cette question à l'ordre du jour. Dans la gastroptose, avec ou sans abaissement des autres viscères, on admet dans certains cas un relâchement congénital des ligaments (Glénard). Cette prédisposition, qui a une base anatomique pour toutes les anomalies d'ordre statique comme celles que nous venons de mentionner, peut se manifester encore sous la forme de l'hérédité dynamique dans diverses affections du tube digestif réunies par M. Mathieu sous le nom de *dyspepsies névro-motrices*. Dans beaucoup de cas de ce genre, l'hérédité névropathique n'est pas discutable. Dans d'autres cas, il s'agit des arthritiques, des neuro-arthritiques (Landouzy), des herpétiques (Lancereaux).

Nous n'insisterons pas ici sur les nombreuses parentés morbides entre les diverses manifestations de cette diathèse. Même ceux qui acceptent le mot *diathèse* avec beaucoup de scepticisme ne se refusent pas à admettre, sous le nom de *névroses de l'estomac*, la réalité des manifestations gastriques d'une affection générale telle que l'hystérie, la neurasthénie, etc. Il est d'ailleurs difficile d'ignorer de parti pris les troubles digestifs survenant si fréquemment chez les goutteux, les obèses, et de les mettre exclusivement sur le compte d'une alimentation trop copieuse. On ne peut pas non plus limiter les rapports entre la dyspepsie et la migraine à une succession purement chronologique. Il n'est pas jusqu'aux néoplasmes de l'estomac qui n'aient

(1) Ch. Bouchard, *Cours de pathologie générale*, Paris, 1885.

leur part dans ce concert des manifestations héréditaires qui ne sont pas toujours similaires.

En ce qui concerne l'hérédité directe du cancer de l'estomac, on sait que Hæberlin (1) a trouvé chez les ascendants des cancéreux un néoplasme stomacal dans 8 pour 100 des cas et des troubles digestifs dans 17,3 pour 100 des cas ; Schüle estime cette fréquence de l'hérédité similaire à 6,5 pour 100. Mais quel que soit l'intérêt théorique de ces diverses considérations sur l'hérédité des affections gastriques, leur application au diagnostic est beaucoup plus restreinte que dans les affections dont la transmission héréditaire est plus directe.

Antécédents personnels. — L'enquête sur les antécédents personnels du malade peut être conduite par ordre chronologique, en commençant par la première enfance pendant laquelle l'alimentation est si souvent vicieuse et en terminant par la maladie actuelle ; ou bien on peut interroger le patient au sujet des maladies infectieuses, des intoxications, des organopathies, des névroses, des maladies constitutionnelles, etc., dont il a pu être ou dont il est encore atteint. Pour ne rien oublier, il sera quelquefois nécessaire de combiner les deux procédés. Nous insisterons ici seulement sur quelques points.

Nous venons de dire que les enfants en bas âge présentent souvent des troubles gastro-intestinaux parce que l'alimentation pèche souvent par excès ou par sa qualité. Bien que ces troubles digestifs soient la cause principale des maladies de la première enfance (rachitisme, en partie scrofule, etc.), l'organisme adulte ne se ressent plus de ces perturbations du jeune âge. Dans la deuxième enfance, il y a d'autres manifestations diathésiques : l'asthme, la migraine, l'eczéma, etc. Leurs rapports avec les maladies de l'estomac

____

(1) Hæberlin, _Deut. Arch. für klin. Med._, t. XLIV, p. 461, 1889.

sont fortement discutés. A l'époque de la puberté, surtout chez les jeunes filles, il est une affection très fréquente qui peut être le point de départ de troubles digestifs très variés, c'est la chlorose. Chez les chlorotiques, on observe d'une part la dyspepsie nerveuse qui n'est qu'un nom générique pour des manifestations très variées de gastropathies secondaires ; d'autre part, on a mis en évidence, dans ces dernières années, des rapports entre la chlorose et l'hyperchlorhydrie qui expliquent la fréquence relative de l'ulcère de l'estomac chez les jeunes filles chlorotiques. Chez les adultes, surviennent les maladies de l'estomac les plus diverses, les unes aiguës et transitoires, les autres moins bruyantes mais plus durables. Ces gastropathies peuvent être primitives en apparence ou succéder à des maladies infectieuses, à des intoxications ou bien à des affections de tel ou tel appareil de fonctions végétatives ou de fonctions de relation.

En ce qui concerne d'abord les gastropathies secondaires, elles peuvent être dues à une affection de l'appareil circulatoire, respiratoire, urinaire, génital, du système nerveux.

Dans les maladies du cœur, il y a souvent un catarrhe gastrique entretenu par la stase veineuse qui est une des manifestations de l'affaiblissement du cœur. Ces troubles gastriques s'accompagnent souvent de vomissements et peuvent donner lieu à des hématémèses qu'on ne doit pas confondre avec celles produites par une maladie primitive de l'estomac.

Parmi les affections de l'appareil respiratoire, c'est la tuberculose du poumon qui provoque, sans conteste, les troubles gastriques les plus fréquents. Ces troubles ont quelquefois ceci de particulier d'être liés intimement à des accès de toux. Dès qu'il a mangé, le malade est pris d'une quinte de toux qui provoque un vomissement ; ce vomissement entretient à son tour la toux. On observe d'ailleurs les divers types de maladies de l'estomac au cours de la tuberculose pulmonaire, avec excès ou diminution de l'acidité gastrique, avec ou sans affaiblissement de la motilité ; on observe même, exceptionnellement, des phénomènes d'ulcération. L'essentiel est de rattacher la dyspepsie à sa cause véritable.

Dans les affections des voies urinaires on peut observer des troubles digestifs chez les brightiques, et lorsqu'ils sont très prononcés et tenaces, il y a lieu de se demander si on n'est pas en présence d'une manifestation de l'urémie. Dans d'autres cas, les troubles gastriques sont dus à un obstacle mécanique à l'excrétion urinaire, notamment chez les vieillards atteints d'hypertrophie de la prostate. M. Bouveret a beaucoup insisté sur l'importance clinique de cette variété de gastropathies secondaires qui peut revêtir les formes les plus graves de l'intoxication urineuse. Plus récemment, M. Rosenbach (1) est revenu sur cette question. Dans les affections des organes génitaux, les troubles de l'estomac sont tantôt d'origine réflexe, surtout chez les femmes, ou bien procèdent d'un état dépressif du cerveau, tantôt neurasthénique, tantôt hypochondriaque, par exemple chez les jeunes gens atteints d'une maladie vénérienne. Les crampes d'estomac chez les femmes reconnaissent souvent pour cause une leucorrhée chronique avec métrite, salpingite, etc.

Mais ce sont surtout les affections du système nerveux qui provoquent souvent une localisation fonctionnelle du côté de l'estomac. Chez beaucoup de dyspeptiques chez lesquels les troubles gastriques ont une origine obscure, on parvient à s'expliquer la filiation des phénomènes en recherchant dans les antécédents les symptômes les plus caractéristiques de l'hystérie, de la neurasthénie ou de l'ataxie locomotrice. On sait que les crises gastriques du tabes peuvent se manifester dans la période pré-ataxique,

---

(1) O. Rosenbach, *Deut. med. Woch.* 17-31 août 1899.

comme elles peuvent en imposer pour une gastropathie primitive, par exemple pour un ulcère de l'estomac. Dans le goître exophtalmique, les troubles digestifs sont également fréquents.

Il faut donc diriger l'interrogatoire dans le sens de chacune de ces affections, si l'on veut rattacher les manifestations morbides de l'estomac à leur véritable cause. Ce n'est que quand on a pu éliminer toutes ces diverses conditions productrices et prédisposantes qu'on pourra considérer les troubles observés du côté de l'estomac comme étant dus à une affection primitive.

On poursuivra ensuite l'interrogatoire du malade au point de vue étiologique en recherchant dans ses antécédents les diverses infections et intoxications. Les premières jouent d'ailleurs un rôle beaucoup plus restreint que ces dernières. M. Letulle (1) a apporté des arguments sérieux en faveur de l'origine infectieuse des ulcères de l'estomac et M. Dufour (2) a publié des observations d'hématémèses survenues au début, pendant ou immédiatement après les infections, sans symptômes d'ulcère antérieur.

Tout récemment, M. Dieulafoy (3) a rappelé combien il est important de rechercher dans les antécédents des gastropathes la syphilis dont les manifestations gastriques sont si variées : érosions hémorrhagiques, ecchymoses de la muqueuse, infiltration gommeuse de la sous-muqueuse, plaques gommeuses, gommes circonscrites, ulcérations gommeuses, cicatrices d'ulcères gommeux. Mais si le diagnostic étiologique de ces accidents repose à peu près entièrement sur l'anamnèse, celui de la tuberculose gastrique peut s'appuyer, en outre de l'anamnèse, encore sur une épreuve plus directe (la réaction de la tuberculine) (4). Abstraction faite de cas

(1) Letulle, *Soc. méd. des hôpitaux*, 10 août 1888, p. 360.
(2) Dufour, *Thèse de Paris*, 1898.
(3) Dieulafoy, *Acad. de méd.*, 17 mai 1898.
(4) J. Petruschky, *Deut. med. Woch.*, n° 24, 1899.

d'ailleurs exceptionnels d'une localisation au niveau de l'estomac du virus tuberculeux, syphilitique, charbonneux, etc., il n'y a guère que les faits mal classés de gastrite fébrile qui sont imputables à une affection microbienne au niveau de l'estomac, dont l'expression la plus saisissante est la gastrite phlegmoneuse si rarement diagnostiquée. Par contre, les intoxications et les irritations mécaniques et thermiques constituent un ensemble de causes contre lesquelles la muqueuse stomacale est pour ainsi dire sans défense.

Parmi les agents toxiques qui provoquent et entretiennent les maladies primitives de l'estomac, le plus important est sans aucun doute l'alcool. Il est donc nécessaire de s'enquérir avec beaucoup de persévérance sur la quantité et la qualité de boissons alcooliques dont le malade est coutumier, sans se contenter de sa réponse évasive, mais en précisant bien les questions. Toutes les autres intoxications qui peuvent donner lieu à une maladie de l'estomac sont d'ordre plutôt accidentel et provoquent une gastrite à marche aiguë qui laisse un profond souvenir dans l'esprit du malade (intoxications par les acides ou les alcalis). M. Hayem a beaucoup insisté sur les gastrites toxiques d'origine médicamenteuse, par l'abus des ferrugineux, des quinquinas, des amers. Dans cet ordre d'idées, il convient de s'enquérir sur l'usage et l'abus que les malades ont pu faire des irritants alimentaires, tels que les condiments, les épices, etc.

Parmi les causes mécaniques des affections de l'estomac, il est nécessaire de rechercher, dans les antécédents du malade, s'il n'y avait pas dans ses habitudes alimentaires des conditions généralement trop négligées qui ont une influence si néfaste sur les fonctions digestives. L'alimentation du malade, la quantité et surtout la qualité des substances alimentaires, en particulier la quantité de liquides ingérés devront faire l'objet d'une enquête minutieuse. Dans les classes pauvres, l'habitude de manger beaucoup de soupe, l'abondance des pommes de terre et d'autres substances qui ne peuvent nourrir qu'à la condition d'être prises en grandes quantités est une des causes de troubles digestifs. L'estomac, surchargé par les aliments grossiers et par une grande quantité de liquides, met beaucoup plus de temps à évacuer son contenu dans l'intestin et n'a pas le temps de se reposer. A la longue, il se laisse distendre et ne revient plus à son volume primitif. On s'informera en outre des habitudes du malade au point de vue du temps qu'il consacre à ses repas : les malades qui mangent vite et qui ne prennent pas la peine de bien mastiquer les substances alimentaires imposent à leur estomac un travail qui est normalement dévolu à la dentition. Nous verrons plus loin que l'inspection de la bouche et des dents a pour but de se renseigner s'il n'y a pas là une cause purement mécanique des troubles digestifs qu'il est souvent si facile de supprimer. — Pour compléter cette partie des commémoratifs, on se renseignera si les substances alimentaires ne sont pas ingérées à une température trop chaude ou trop froide, ce qui peut donner lieu également à une série de troubles du côté de l'estomac. Les aliments et les boissons trop chauds prédisposent à l'ulcère de l'estomac; les aliments très froids, l'eau glacée, retardent la digestion et provoquent des dyspepsies.

Age, Sexe, Profession. — Avant de passer à la partie de l'interrogatoire qui a pour objet la maladie actuelle, on portera son attention sur l'âge, le sexe et la profession du malade.

L'âge du malade peut avoir une grande valeur pour le diagnostic d'un certain nombre d'affections. Dans l'enfance, les affections gastro-intestinales sont plus fréquentes que les gastropathies pures. Dans la deuxième enfance et dans l'adolescence, les maladies de l'estomac sont des accidents aigus, plus rarement des névroses de l'estomac, exceptionnellement des maladies organiques. Les jeunes filles chlorotiques peuvent être atteintes de l'ulcère rond. Cette dernière affection appartient plus particulièrement à l'âge de

20 à 40 ans, tandis que le cancer s'observe surtout entre 40 et 70 ans. Il y a là un argument de diagnostic différentiel qu'on ne manque jamais d'invoquer ; toutefois, on n'oubliera pas qu'il existe une forme de cancer précoce (1) et que l'ulcère peut se manifester après 40 ans. — Pour apprécier l'intensité des troubles moteurs il est également utile de se rappeler l'âge du malade. Chez les jeunes sujets, les troubles moteurs sont dus le plus souvent à une simple atonie, tandis que la vraie dilatation s'observe surtout à l'âge adulte et dans la vieillesse.

Le sexe joue un rôle moins important que l'âge dans la sémiologie de l'estomac. — L'abaissement de l'estomac et la gastroptose sont bien plus fréquents chez la femme, surtout chez celles qui ont eu plusieurs grossesses ou dont la taille a été soumise à une forte constriction par le corset (2). Ce sont des points sur lesquels il faudra insister dans l'interrogatoire. — Chez la femme, on observe encore souvent les névroses de l'estomac, surtout les névroses de la sensibilité et de la motilité. Ainsi que l'a montré M. Gilles de la Tourette (3), l'ulcère rond est assez fréquent chez les femmes hystériques. — Par contre, le catarrhe chronique est plus fréquent chez l'homme parce qu'il s'adonne plus communément aux boissons alcooliques ; l'hyperchlorhydrie et l'hypersécrétion paraissent également atteindre plus souvent l'homme, de même que toutes les névroses de la sécrétion, parce qu'il est plus sujet au surmenage intellectuel et moral, comme il s'adonne aussi plus facilement aux excès de table, à des mets irritants. — L'ulcère de l'estomac serait deux fois plus fréquent chez la femme que chez l'homme, tandis

(1) L. Bard, *Lyon médical*, 1884. — Mathieu, *Thèse de Lyon*, 1884.

(2) Chapotot, *Thèse de Lyon*, 1891. — Mme Tylicka, *Thèse de Paris*, 1898.

(3) Gilles de la Tourette, *Soc. méd. des hôpit.*, 8 juin 1894. — *Semaine médic.*, 11 nov. 1899, p. 377.

que le cancer s'observerait avec une fréquence à peu près égale dans les deux sexes.

Enfin, *la profession* du malade est utile à connaître. Tantôt la profession expose le patient à abréger les repas, à manger très vite et surtout à manger à des heures irrégulières. Dans d'autres cas, la profession expose à des abus de boissons, voire même à l'alcoolisme par entraînement. C'est le cas des débitants, des voyageurs, des chauffeurs, des cochers, etc. De plus, certaines professions paraissent directement prédisposer à l'ulcère de l'estomac ; l'ulcère rond s'observe souvent chez les cuisiniers parce qu'ils sont obligés de goûter des mets brûlants. Chez les polisseurs de glaces, chez les tourneurs sur porcelaine ou sur métaux, la poussière minérale produite pendant le travail est constamment déglutie avec la salive et blesse mécaniquement la muqueuse de l'estomac. Pour peu que ces malades soient atteints d'hyperchlorhydrie, l'ulcère de l'estomac se constitue rapidement.

§ 2. — LA MALADIE ACTUELLE

L'interrogatoire du malade au point de vue de l'anamnèse générale terminé, on poursuit l'enquête plus spécialement du côté de l'affection actuelle dont il faut étudier le mode de début, l'évolution et les symptômes actuels.

Le début d'une maladie de l'estomac. — Il peut être brusque ou insidieux. Il est généralement brusque dans les affections aiguës et plus difficile à préciser dans celles de longue durée. Certains malades prennent pour le début de leur affection l'apparition de quelque symptôme qui frappe vivement leur imagination, par exemple, l'apparition de la douleur, des vomissements ou de l'hématémèse. Il est très utile de noter le moment de l'apparition des premiers symptômes, mais on ne le confondra pas avec le début réel de la maladie. Les malades ont une tendance à rapporter le début de leur affection à certains moments plus saillants dans leur existence, à un chagrin, à une contrariété, à la suppression d'un flux cataménial, plus rarement à un traumatisme. Ce dernier mode de début mérite d'attirer l'attention, lorsque le traumatisme a porté sur la région épigastrique. On s'informera si au moment du traumatisme l'estomac était distendu par les aliments ou les gaz (Potain).

On connaît aujourd'hui beaucoup d'exemples d'ulcères de l'estomac développés à la suite d'un traumatisme (Potain (1), Leube, Krœnlein) (2). On sait aussi que le traumatisme peut activer le développement d'un cancer de l'estomac (Boas) (3). Mais on sera beaucoup plus sceptique en présence des autres causes invoquées par les malades qui confondent facilement le *post hoc* avec *le propter hoc*.

Le moment du début de l'affection peut avoir une grande importance en cas de doute entre un néoplasme et une affection plus bénigne ; on penchera vers cette dernière lorsque la durée de la maladie dépasse deux ou trois ans. Il faut toutefois rechercher si l'affection n'a pas présenté diverses phases évolutives, car un cancer de l'estomac peut avoir succédé à un ulcère rond dont le malade souffrait depuis de longues années. Certaines maladies de l'estomac ont une durée très longue entrecoupée par des périodes de rémission et d'exacerbation, par exemple l'ulcère de l'estomac, la maladie de Reichmann, les dilatations non cancéreuses. Pour apprécier le moment du début de la maladie, il ne faut pas oublier que certaines maladies organiques de l'estomac présentent une période latente assez longue et que ce que l'on apprend en réalité par l'interrogatoire du

(1) Derouet, *Thèse de Paris*, 1879.
(2) Krœnlein, *Mittheil. aus den Grenzgeb. der Med. u. Chir.*, t. IV.
(3) Boas, *Société de méd. de Berlin*, 21 juin 1897.

malade c'est plutôt le moment où il a commencé à présenter des signes subjectifs.

Un deuxième point concernant le début de la maladie est celui de savoir par quels signes subjectifs ou objectifs elle s'est manifestée. Au cours de notre étude nous apprendrons à connaître la valeur sémiologique de chacun de ces symptômes ; disons seulement ici que les sensations subjectives pendant la période digestive, de même que le vomissement, l'hématémèse sont les symptômes les plus importants indiqués en pareil cas. Il s'agit maintenant d'étudier chacun de ces symptômes au point de vue de leur évolution.

Troubles subjectifs pendant la digestion. — Ils sont communs à beaucoup de maladies de l'estomac. Mais il n'y a aucun rapport constant entre l'intensité de ces troubles ou leur durée et la gravité de la maladie. Les névropathes se plaignent souvent d'une pesanteur, d'aigreurs, d'un ballonnement, sans qu'on trouve à l'examen objectif aucune modification considérable dans les fonctions digestives, alors que beaucoup de personnes atteintes de cancer de l'estomac ne présentent aucun trouble subjectif pendant longtemps. L'évolution de ces troubles pourra quelquefois augmenter la valeur de ces symptômes. Sous l'influence d'un régime approprié, tous ces troubles ont disparu pour quelque temps chez les uns ; chez d'autres, malgré tous les traitements, ces troubles ont été en s'aggravant ; chez d'autres encore, leur intensité était plutôt en rapport avec les influences morales de la vie journalière, sans s'amender par les changements de régime. Dans le premier cas, on pourra songer à une affection gastrique légère, à un trouble de la sécrétion ou à une atonie non organiques ; dans le deuxième cas, on pensera à une maladie organique plus grave ; dans le dernier cas, l'existence d'une névrose de l'estomac sera plus probable. D'ailleurs, dans beaucoup d'affections, il y a des rémissions spontanées et cela non seulement dans les névroses, mais encore dans les affections organiques de l'estomac.

L'évolution du signe *douleur* peut avoir une plus grande importance. Les douleurs spontanées ou provoquées qui existent depuis plus de deux ans, sans qu'il y ait tumeur, sont rarement imputables au cancer. La douleur qui apparaît ou qui est exagérée par l'ingestion des aliments peut être due à un ulcère rond, tandis que dans l'hyperchlorhydrie sans ulcère, cette douleur s'amende souvent après l'ingestion de certains aliments. La douleur à jeun, qui aboutit au vomissement et se calme ensuite, peut être due à la maladie de Reichmann ; celle qui s'accompagne d'hématémèse indique l'existence d'un ulcère ou d'un cancer de l'estomac. Les caractères de cette douleur, son siège, sa persistance, sont autant de points sur lesquels il est nécessaire d'avoir des renseignements précis.

Il en est de même des *vomissements*, des *hématémèses* et de tous les autres signes relevés au cours de l'interrogatoire. Il faut faire préciser leur moment d'apparition, leur durée, les conditions qui les provoquent et les font disparaître, leurs rapports avec la période de jeûne ou de digestion, leur aspect, leur quantité et tous les caractères objectifs que le malade a pu constater. Nous examinerons, à propos de chacun de ces symptômes, la valeur sémiologique liée à toutes ces notions.

Influence de la maladie sur l'état général, la nutrition et les forces. — C'est là un autre point qui doit être fixé par l'interrogatoire du malade. Le meilleur moyen de le savoir est de demander s'il s'est fait peser (Bouveret). Une perte de poids considérable survenu en peu de temps indique une affection qui a profondément troublé les fonctions digestives, mais ne démontre pas encore qu'il s'agit de telle ou telle affection. Un malade, qui vomit souvent et beaucoup, maigrit plus vite qu'un autre qui ne vomit que rarement. Il y a des cancéreux qui ne vomissent pas, alors que la dilatation même de nature bénigne peut s'accompagner de vomissements fréquents et abondants. Il est plus important de savoir si, au cours de la maladie, il y avait des périodes d'amélioration pendant lesquelles l'état général s'est amélioré plus ou moins rapidement. Dans la forme intermittente de la maladie de Reichmann, il y a des périodes de rémission pendant lesquelles le malade a pu regagner tout ce qu'il avait perdu en poids pendant la période d'hypersécrétion. Dans l'ulcère de l'estomac, l'anémie provoquée par une ou plusieurs hémorrhagies abondantes se répare en général rapidement soit spontanément, soit sous l'influence d'un traitement hygiénique. Au contraire, dans le cancer, dans la gastrite atrophique, dans les dilatations par rétrécissement du pylore, l'amaigrissement suit une marche progressive tantôt plus rapide, tantôt relativement lente.

Comment se passe la journée du malade. — Pour terminer l'interrogatoire, il est utile de se faire raconter comment se passe la journée du malade (Bouveret). Et d'abord on se renseignera si la nuit n'est pas troublée par des sensations anormales, cauchemars, douleurs, vomissements, qui réveillent le malade ou qui troublent profondément son sommeil. Les accès nocturnes de douleurs avec vomissements sont quelquefois caractéristiques de l'hypersécrétion permanente. Les cancéreux souffrent également souvent la nuit, sans que ces douleurs revêtent aussi nettement les caractères d'un accès cyclique, comme dans la maladie de Reichmann. Les grands dilatés vomissent souvent seulement au milieu de la nuit, très longtemps après le dernier repas. — L'état du malade le matin au réveil dépend, en général, de la manière dont il a passé la nuit. Dans d'autres cas, c'est précisément au réveil qu'ont lieu les principaux troubles gastriques. L'alcoolique a sa pituite matinale dès le lever et cherche à « tuer son ver » par l'ingestion d'une petite quantité d'alcool. Les vomissements réflexes d'origine utérine ont également lieu le matin. L'hypersécréteur souffre le matin tant qu'il n'a pas dilué son suc gastrique acide par le repas du premier déjeuner. — Chez la plupart des malades, les heures du matin présentent le meilleur moment de la journée parce que l'estomac se trouve alors dans un état de repos relatif. Pour connaître l'état des forces digestives et le degré du trouble apporté par le travail de digestion, il est bon de se faire raconter le menu de chacun des repas dans tous ses détails, au point de vue de la quantité de chacune des substances alimentaires, de leur préparation, de leur température, état de division, etc. Il faut se renseigner aussi sur la quantité et la nature des condiments : sel, poivre, café ou alcool après les repas. Il nous a paru que certains hyperchlorhydriques, qui ne vomissent pas, évitent instinctivement les mets trop salés. Il y a d'autre part certains malades qui sont très friands du sel. Il serait très intéressant d'étudier l'état des sécrétions gastriques chez ces personnes. — La période digestive sera ensuite étudiée dans tous ses détails. On fera raconter au malade, en évitant de lui suggérer les réponses, ce qu'il ressent immédiatement après l'ingestion des aliments, les sensations qu'il éprouve au moment de la période digestive et son état quatre à six heures après le repas, au moment où la digestion devrait être terminée. On notera avec soin tous les symptômes objectifs et subjectifs qu'il accuse à ces divers moments de la période digestive, avec tous leurs caractères que nous étudierons plus longuement à leur place. On portera aussi son attention sur la manière dont se fait la digestion de la viande, des pâtes et des légumes, sur les remarques que le malade a pu faire lui-même à ce sujet. La quantité de boissons ingérées n'est pas indifférente. Le malade doit indiquer aussi quelles sont ses habitudes au point de vue de l'emploi du temps entre les repas, s'il ressent le besoin de manger ou de boire, s'il peut travailler immédiatement après le repas, s'il reste debout, assis ou couché; s'il fume, quand et combien. Il est impossible d'énumérer ici toutes les questions qu'on peut être amené à poser au malade; nous voulons seulement indiquer la manière dont il faut conduire l'interrogatoire. Les réponses obtenues sont souvent extrêmement utiles au point de vue du diagnostic, et là où leur importance est plus restreinte pour le diagnostic, elles donnent souvent des indications précises pour le traitement diététique.

ARTICLE II

Les symptômes recueillis par l'interrogatoire.

Étudions maintenant la valeur sémiologique des symptômes que les malades nous indiquent le plus souvent au cours de l'interrogatoire. Sans énumérer toutes les sensations et tous les phénomènes morbides qu'on peut trouver signalés au cours des maladies de l'estomac, nous nous arrêterons seulement aux renseignements anamnestiques qui se distinguent par leur grande fréquence en même temps que par leur importance. Ce sont pour ainsi dire des symptômes élémentaires dont la connaissance peut imprimer à l'examen objectif une certaine direction. Tous ces symptômes constituent des troubles fonctionnels, les uns subjectifs, les autres objectifs.

Parmi les symptômes subjectifs, nous examinerons successivement le goût, l'appétit et la faim, la soif, la sécheresse dans la bouche et dans la gorge, la nausée, les renvois, le hoquet, la flatulence, la douleur et quelques autres manifestations subjectives. Parmi les troubles objectifs, nous n'envisagerons dans cette partie que les vomissements, l'hématémèse et les selles, les autres signes objectifs devant être exposés à l'occasion de l'étude des méthodes et des procédés de l'exploration gastrique où ils trouveront plus naturellement leur place.

§ 1er. — SYMPTOMES SUBJECTIFS

1. **Le goût**. — Le goût peut présenter des altérations soit à l'état de vacuité de la cavité buccale, soit seulement après l'ingestion des substances gustatives. La première catégorie de faits s'observe tantôt dans les affections du tube digestif, tantôt dans les dyscrasies sanguines, tantôt dans les maladies nerveuses. La deuxième catégorie est plus fréquente dans les maladies de l'appareil digestif et dans les affections nerveuses.

a) *A l'état de vacuité de la cavité buccale*, le goût peut être fade, amer, putride dans les affections de la bouche et du pharynx, dans la carie dentaire, dans les périostites alvéolo-dentaires, dans les stomatites, dans les pharyngites, amygdalites, etc. Dans les diverses affections de l'estomac, le goût peut être perverti, surtout dans les gastrites chroniques, dans l'insuffisance des fonctions motrices de l'estomac avec fermentations secondaires, dans le cancer de l'estomac ; il peut être anormal dans les névroses de l'estomac. Il est, par contre, généralement normal, dans les cas d'hyperchlorhydrie, dans l'ulcère de l'estomac. Dans les affections de l'intestin accompagnées de constipation, et cela quelle que soit la cause de la constipation, les malades ont quelquefois un goût désagréable, amer, voire même fécaloïde, dans les cas d'étranglement intestinal, sans qu'on puisse établir des règles précises à cet égard.

Dans les maladies de la cavité buccale et pharyngée, les troubles du goût sont dus aux fermentations microbiennes qui ont lieu constamment dans ce milieu riche en bactéries. Dans les affections de l'estomac, il s'agit très souvent de régurgitations de matières stomacales qui ont lieu à l'insu du malade et imbibent les muqueuses de la bouche et de la langue. Dans la coprostase, il y a peut-être auto-intoxication par les matières intestinales putrides avec action sur les nerfs du goût.

Cette auto-intoxication est certaine et évidente dans les altérations du goût qui caractérisent quelques malades dyscrasiques : le goût peut être sucré dans le diabète, amer dans la jaunisse, urineux dans l'urémie, fécaloïde dans la stercorémie, etc.

L'origine nerveuse des troubles du goût est, d'autre part, démontrée pour un certain nombre de névroses générales, où on est en présence de véritables illusions et hallucinations du goût. On peut rapporter à la même pathogénie les modifications du goût observées dans quelques névroses de l'estomac.

b) Si les altérations du goût ressenties à jeun peuvent souvent disparaître à la suite de l'ingestion des aliments, il est d'autres cas où ces altérations ne se manifestent qu'à l'occasion et *à la suite des repas*. Le goût peut alors être diminué, comme lorsque la langue est chargée, desorte que les papilles gustatives ne sont pas suffisamment excitées (stomatites, gastrites, etc.), ou dans les affections nerveuses. Il peut être aussi perverti, comme dans les cas dans lesquels il existe des modifications du goût à jeun, et cela pour les mêmes causes.

En général, les troubles du goût n'ont qu'une valeur sémiologique très restreinte. Cela résulte non seulement de la variété des causes qui peuvent donner naissance à ce symptôme, mais encore de ce fait que les mêmes causes, les mêmes affections peuvent tantôt modifier le goût, et tantôt le laisser intact.

2. L'appétit et la faim. — Il ne faut pas confondre *l'appétit* avec la *faim*. La faim est un besoin indéterminé d'aliments ; l'appétit est une sensation plus complexe, composée de la faim et d'une sensation gustative, ce qui fait que l'appétit est dirigé vers telle ou telle substance (acide, salée, etc.)(1).

On a encore défini la faim comme un besoin d'aliments ressenti par toutes les cellules de l'organisme, tandis que l'appétit serait une sensation localisée plus spécialement dans l'appareil digestif (2). La faim est un appel au cerveau de la part de la nutrition appauvrie (R. Ewald).

Il est exceptionnel qu'on ait de l'appétit sans faim, mais on peut, au contraire, avoir faim sans appétit. Cela s'observe dans les affections catarrhales chroniques de la bouche et dans les cas d'anesthésie des nerfs du goût. La sensation gustative étant abolie, dans ces cas, il n'y a pas d'appétit, et seule la faim persiste.

a) Lorsque l'appétit est aboli, on appelle cet état *anorexie*. Cette absence complète du désir de manger s'observe particulièrement dans les affections nerveuses. Fréquente chez les femmes et chez de jeunes sujets, l'anorexie s'observe couramment à la suite des influences morales vives, peur, surprise, à la suite d'un surmenage physique ou intellectuel. Dans d'autres cas, l'anorexie résulte de l'appréhension de manger, quand cet acte s'accompagne ou est suivi de sensations désagréables, comme dans les affections douloureuses de l'estomac et de l'intestin. M. Boas insiste sur la fréquence de l'anorexie dans la tuberculose pulmonaire au début, tandis que, dans les affections stomacales, l'anorexie absolue et persistante ne s'observerait que dans les cas très graves.

b) Les perversions de l'appétit ou *parorexie* sont également une des manifestations des affections nerveuses. Les perversions de l'appétit sont très variées. Quand elle ne sort

(1) M. Reichmann, *Séméiologie des maladies du tube digestif*. Varsovie, 1890, en polonais.
(2) Voir aussi J. Roux, *La Faim*, Soc. d'anthrop. de Lyon, 1897.

pas des limites des substances comestibles, mais porte sur des substances étranges (vinaigre, cornichons, etc.), cette perversion de l'appétit s'appelle *malacia*. Lorsque les malades accusent une prédilection marquée pour des substances qui ne sauraient être digérées (cendres, terre, chandelle, charbon), on appelle cet état *pica*. Enfin, quand les malades ingèrent des choses extraordinaires qui font penser à un trouble psychique plus profond (excréments, épingles, etc.), on parle d'*allotriophagie*. (Bouveret).

M. Bouveret considère la malacia, la pica et l'allotriophagie comme trois degrés de parorexie. Effectivement, la malacia est très commune chez les jeunes filles chlorotiques et chez beaucoup de personnes nerveuses. La pica, plus rare, se rencontre chez des hystériques et dans les gastropathies nerveuses. L'allotriophagie est plutôt l'apanage des aliénés, bien que les avaleurs de boutons, cuillers et objets analogues qui s'exhibent dans les foires doivent également être considérés comme des allotriophages.

c) Le trouble de l'appétit opposé à l'anorexie est l'*hyperorexie* ou l'exagération de l'appétit. Quant il s'agit d'un trouble purement nerveux dans lequel il y a simplement excitation des centres nerveux (Rosenthal) ou des terminaisons nerveuses (Stiller) qui président à la sensation de la faim, il est préférable de parler d'hyperorexie. Mais lorsque le malade est tourmenté par la faim parce qu'il a besoin de satisfaire à un trouble de nutrition, comme cela est fréquent dans le diabète, dans la convalescence, après une longue maladie (fièvre typhoïde), le terme boulimie (faim de bœuf) paraît plus approprié. Cependant, la plupart des auteurs emploient cette dernière expression dans tous les cas d'exagération de la sensation de faim et réservent pour les cas où l'ingestion des aliments est considérablement augmentée le mot de *polyphagie*. La boulimie et la polyphagie s'observent en outre dans beaucoup d'affections cérébrales, dans l'épilepsie, l'hydrocéphalie, les tumeurs cérébrales et surtout chez les aliénés. M. Soupault (1) a récemment de nouveau insisté sur la distinction à faire entre la boulimie et la polyphagie. La boulimie dénote l'existence d'un état nerveux général : neurasthénie, hystérie, vésanies, névropathies ou dégénérescence mentale. La boulimie serait une sorte de *phobie* (Mathieu, Soupault). A un degré moindre, elles peuvent constituer le symptôme unique d'une névrose de l'estomac.

On a donné des noms divers à ce trouble de l'appétit caractérisé par l'exagération de la faim : *cynorexie*, faim canine, *lycorexie*, faim de loup.

L'appétit dans les maladies de l'estomac. — Dans certaines maladies de l'estomac, l'appétit est généralement diminué : telles sont les gastrites chroniques, le cancer de l'estomac, les dilatations de l'estomac avec fermentations secondaires. Le plus souvent, la cause de cette anorexie est due à la stagnation des aliments avec production de substances anormales qui font perdre aux malades le désir de manger. La preuve que ce n'est pas le processus anatomique qui supprime l'appétit, mais le trouble fonctionnel qui en résulte, est fourni par ce fait qu'un traitement approprié, lavages de l'estomac et régime bien conduit, font souvent réapparaître l'appétit, même dans les cas avancés. — Dans d'autres cas de gastrite chronique, de cancer, de fermentations anormales, l'appétit n'est pas aboli, mais perverti. Beaucoup de cancéreux réclament des salades, des mets vinaigrés, épicés, etc. Le plus souvent, il existe un dégoût prononcé pour certains aliments, particulièrement pour la viande. Il est permis de penser que c'est l'absence ou la diminution de la sécrétion chlorhydrique nécessaire pour la digestion des substances protéiques, qui est cause de cette inappétence élective.

Dans d'autres affections de l'estomac, l'appétit est géné-

(1) Soupault, *Gaz. des hôpitaux*, 20 déc. 1898, p. 1342.

ralement exagéré. Parmi ces affections, il faut ranger d'abord celles qui s'accompagnent d'hyperchlorhydrie : l'hypersécrétion intermittente ou continue (maladie de Reichman), l'ulcère rond de l'estomac, les dilatations consécutives à l'hypersécrétion. C'est probablement l'excès d'acide chlorhydrique libre qui provoque le besoin d'ingérer des substances capables d'utiliser le suc gastrique. Aussi voit-on ces malades préférer certains aliments aux autres ; ce sont des carnivores qui se trouvent bien de la viande, des œufs, et qui refusent les légumes.

Assurément, l'excès ou le défaut d'acide chlorhydrique libre n'est pas le seul facteur qui domine les manifestations de l'appétit dans les maladies de l'estomac. L'état de la motilité en est un autre de non moindre importance. Une bonne motilité est le meilleur garant pour la conservation de l'appétit. Il n'est donc rien d'étonnant que le cancer de la petite courbure de l'estomac avec intégrité du pylore puisse s'accompagner d'un excellent appétit, tandis que l'hypersécrétion avec spasme du pylore et fermentations secondaires fassent disparaître la sensation de la faim. Dans les cas, d'ailleurs rares, d'hyperkinésie stomacale, où l'estomac se vide très rapidement, l'appétit est non seulement bon, mais il y a une véritable boulimie ; tandis que dans l'atonie de l'estomac, même sans qu'il y ait fermentation anormale, l'appétit peut être languissant. Mais ici encore, il n'y a pas de règle absolue, car le système nerveux réagit très diversement chez différents malades qui présentent le même type clinique.

C'est dans les névroses de l'estomac qu'on observe les troubles les plus variés de cet élément subjectif. Mais dans cette variabilité de troubles de l'appétit qui caractérise les gastropathies nerveuses, certaines particularités méritent de fixer l'attention. L'appétit est plutôt capricieux qu'uniformément troublé. Après avoir réclamé avec insistance un repas, le malade déclare, après les premières bouchées, qu'il est rassasié ; si l'on insiste, il éprouve une constriction à l'œsophage, au pharynx ou se plaint d'une plénitude dans la région épigastrique. Dans d'autres cas, il présente les formes très variées de parorexie. Les divers troubles de l'appétit peuvent se succéder chez le même malade, sans qu'on puisse prévoir à quel moment il aura une faim de loup ou refusera tout aliment. On a multiplié à l'envi les formes d'anorexie et d'hyperorexie nerveuse. M. Bouveret y a apporté beaucoup de clarté. Il insiste sur la nécessité de rechercher les stigmates de l'hystérie, de la neurasthénie, pour différencier ces états secondaires des troubles analogues qui accompagnent les diverses affections de l'appareil digestif, respiratoire, urinaire.

3. **La soif**. — La sensation de soif est localisée dans la muqueuse pharyngée et apparaît dès que cette muqueuse n'est pas suffisamment lubrifiée, ce qui peut dépendre d'une affection locale, mais procède le plus souvent d'une cause générale. Abstraction faite des cas de polyurie et d'autres causes de déperdition aqueuse de l'organisme (sueurs abondantes, diarrhée, hémorrhagie), la soif est augmentée dans toutes les circonstances où les liquides ingérés ne sont pas normalement résorbés. Les travaux de ces dernières années ont montré que la résorption de l'eau n'a pas lieu dans l'estomac, et que le passage des liquides dans l'intestin est nécessaire pour leur pénétration dans la circulation générale. Il en résulte que dans tous les cas où la perméabilité de l'ouverture pylorique est diminuée, où la motilité de l'estomac est insuffisante pour chasser les liquides dans l'intestin, leur résorption est entravée, d'où soif exagérée. Ce symptôme est donc très commun dans les grandes dilatations de l'estomac, avec ou sans sténose pylorique, dans les gastrites chroniques, dans la maladie de Reichmann, dans le cancer du pylore, dans la sténose du duodénum. Dans les autres affections de l'estomac, la soif peut être normale ou passa-

gèrement exagérée encore dans les diverses affections qui s'accompagnent d'hyperchlorhydrie (hypersécrétion continue, ulcère de l'estomac), soit que le suc gastrique riche en acide provoque la soif par voie réflexe, soit que le spasme du pylore entrave la résorption intestinale des liquides. Elle est surtout exagérée dans tous les cas où il y a vomissements fréquents ou abondants, par conséquent dans les grandes dilatations, dans le cancer du pylore, dans certaines gastrites chroniques.

Dans les gastropathies secondaires, la soif est également très commune. Chez les alcooliques, c'est le catarrhe de l'estomac qui entretient la soif si connue des buveurs. Chez les vieux prostatiques, la sécheresse de la langue est la règle et la soif impérieuse (Bouveret).

Le besoin de boire peut être continu, notamment chez les dilatés et chez les hypersécréteurs, et devenir si intense qu'il fait penser au diabète. Le plus souvent elle n'est exagérée qu'à certains moments de la journée, surtout aux repas ou quelque temps après l'ingestion des aliments. Quand les fermentations stomacales s'accompagnent de régurgitations acides, la soif est plus prononcée au moment de la période digestive.

La diminution de la soif est peu étudiée. Elle ne paraît pas rare chez l'homme sain. Elle s'observe également chez certains névropathes, en particulier dans la neurasthénie.

4. Sécheresse dans la bouche et le pharynx. — Le plus souvent ce symptôme s'observe dans les affections de la muqueuse buccale et pharyngée soit primitives, soit secondaires. Dans les affections de l'estomac, il se manifeste surtout quand la résorption est entravée, par conséquent dans tous les cas où il y a des troubles moteurs de l'estomac, comme dans les dilatations, dans la sténose du pylore, etc. D'ailleurs toutes les affections qui s'accompagnent des vomissements ou de la diarrhée peuvent donner lieu à la

sensation de sécheresse dans la bouche ou dans la gorge.
Les maladies de l'intestin avec diarrhées provoquent souvent
ce trouble subjectif. Le plus souvent, la sensation de sécheresse dans la gorge s'accompagne de soif, mais il n'en
est pas toujours ainsi.

5. **La nausée**. — La nausée est une sensation musculaire
vague due à de faibles contractions de certaines fibres musculaires de la partie inférieure du pharynx et du commencement de l'œsophage. C'est un symptôme qui dépend au
premier chef de la susceptibilité nerveuse de l'individu et
n'a aucun caractère de constance par rapport à une maladie
déterminée. C'est le plus souvent une phase préparatoire du
vomissement; sous ce rapport la nausée est bien connue de
tout le monde. Mais elle peut se manifester à l'état isolé
sans aboutir à une évacuation stomacale; comme d'autre
part, il existe plusieurs variétés de vomissements qui ne
sont pas précédées d'une nausée. C'est elle qui donne le caractère pénible au vomissement. Quelquefois cette sensation
est si désagréable qu'elle provoque par action réflexe une
contraction des vaisseaux périphériques avec ralentissement
des battements du cœur, pâleur du visage et des téguments,
voire même sueurs froides, tous phénomènes qui peuvent
devenir le prélude d'une vraie syncope.

En règle générale, les nausées s'observent plus fréquemment dans les affections légères qui n'irritent les muqueuses
que très superficiellement; elles sont plus rares dans les affections profondes et destructives de l'appareil gastro-intestinal. Elles peuvent apparaître au cours de maladies ou de
simples troubles fonctionnels du pharynx, de l'estomac et
de l'intestin. Par voie réflexe, elles peuvent être provoquées
par une excitation partie le plus souvent de l'utérus (grossesse) ou bien de la muqueuse des voies biliaires, de l'appareil urinaire (lithiase biliaire et rénale), etc.

Le type le plus connu est la nausée provoquée par la

simple indigestion, soit qu'il s'agisse de personnes d'ailleurs bien portantes, soit chez des personnes prédisposées, anémiques, névropathiques. A cet égard, les vers intestinaux créent une prédisposition très marquée. Dans diverses affections de l'estomac, la nausée peut être fréquente ou faire défaut suivant la susceptibilité individuelle de chacun : elle peut exister ou non dans les gastrites chroniques, dans l'ulcère de l'estomac, dans le cancer ulcéré, mais elle est sans conteste plus fréquente dans les diverses formes de gastropathies nerveuses.

La nausée apparaît tantôt à jeun, tantôt au commencement du repas, mais le plus souvent pendant la période digestive. A jeun, elle est bien connue dans la grossesse où elle apparaît le matin au moment du lever. Elle n'est pas rare à jeun chez les hystériques, les neurasthéniques, dans les gastropathies nerveuses, et dans l'hyperchlorhydrie. Dans ce dernier cas, elle peut être calmée par l'ingestion de liquides chauds ou d'aliments. Au début du repas, la nausée peut faire penser à une affection ulcéreuse de l'estomac ou à un catarrhe stomacal. Pendant la période digestive, elle est commune dans les indigestions, dans les gastrites aiguës ou dans les exacerbations de gastrites chroniques et dans beaucoup de cas de fermentations anormales (dilatation, cancer de l'estomac, etc.) Dans les affections de l'intestin, le moment de l'apparition de la nausée est plus tardif que dans les maladies de l'estomac.

6. Les renvois. — Les renvois consistent dans le passage d'une partie du contenu gastrique de l'estomac dans l'œsophage. Ce contenu peut être composé uniquement de gaz ou consister en une bouillie liquide qui est le produit de la digestion.

Renvois de gaz. — Les renvois de gaz, ou *éructation*, sont dus à la contraction de l'estomac et des fibres longitudinales de l'œsophage, ce qui assure l'ouverture de l'orifice du cardia ; quelquefois, il y a aussi contraction du diaphragme et des muscles abdominaux. Les gaz expulsés sont le plus souvent l'acide carbonique, l'hydrogène, le gaz de marais, l'azote et l'oxygène. Tantôt il s'agit de gaz normaux de l'estomac, tantôt de gaz pathologiquement produits à la suite de fermentations anormales ; rarement, les gaz proviennent de l'intestin grêle, par exemple l'hydrogène sulfuré dans la constipation opiniâtre. Une partie de ces gaz sont inflammables. Beatson (1) raconte qu'un de ses malades ayant allumé une allumette au moment de son réveil pour regarder l'heure et l'ayant approchée du visage juste au moment d'une éructation, se brûla la figure. L'explosion provoquée par l'inflammation des gaz fut assez forte pour réveiller la femme du malade.

Les renvois gazeux sont très communs chez l'homme sain et surtout chez les dyspeptiques. Beaucoup de personnes s'imaginent que les renvois favorisent la digestion et comme l'éructation peut être provoquée volontairement, elles s'entraînent à roter quelquefois pendant des heures. C'est une habitude fâcheuse autant que peu esthétique, car elle serait capable, d'après Boas, de provoquer un relâchement du cardia. Il y a une forme idiopathique d'éructation nerveuse qui est tout à fait indépendante de l'ingestion des aliments, ou des maladies de l'estomac et qui survient par accès. Dans un cas de Kulchenko (2), le malade avait 180 accès par heure pendant lesquels il faisait 1440 mouvements de déglutition et laissait entendre 540 rots ; la nuit et pendant le sommeil l'éructation disparaissait. Dans ce cas, les gaz provenaient évidemment de l'air extérieur.

Les gaz expulsés sont le plus souvent inodores ou empruntent leur odeur aux substances alimentaires dernière-

(1) G. T. Beatson, *British med. Journ.*, 13 février 1886, cité par Lukjanow, *Allgem. Pathol. der Verdanung*, 1899, p. 118.
(2) S. M. Lukjanow, *loc. cit.*

ment ingérées. Lorsque l'estomac est le siège de processus pathologiques, les gaz peuvent présenter l'odeur qui caractérise la fermentation prédominante par une sorte d'emprunt (odeur aigre, rance, putride) aux liquides stomacaux ; quelquefois l'odeur de l'éructation est due au gaz lui-même (odeur d'œufs pourris dans certaines affections de l'intestin). Les renvois gazeux survenus très longtemps après le repas ont habituellement une odeur désagréable parce qu'ils sont dus aux fermentations anormales ; dans les cas rares où ils sont inodores longtemps après le repas, on peut penser à une atonie simple de l'estomac, sans fermentations secondaires. Les renvois d'hydrogène sulfuré peuvent avoir lieu à jeun, au moment où le pylore se relâche et permet aux gaz de l'intestin de remonter dans l'estomac.

Renvois liquides. — De même que pour l'éructation, une condition nécessaire pour les renvois liquides est le relâchement du cardia. La bouillie stomacale peut alors remonter plus ou moins haut, soit entraînée par les gaz, soit chassée par la contraction de l'estomac. Elle remonte dans l'œsophage où elle produit une sensation de brûlure, si le chyme gastrique est acide ou laisse une amertume dans la bouche, si ce liquide est riche en peptones. Les renvois de liquide s'appellent *régurgitation*. La régurgitation amène donc du liquide gastrique dans l'œsophage ou dans la bouche. Lorsque le contenu stomacal est régurgité dans la bouche et avalé de nouveau, il s'agit de *rumination* (*mérycisme*) (1). Mais contrairement à la rumination des animaux herbivores, les malades ne soumettent pas d'habitude les matières régurgitées à une nouvelle mastication.

Les renvois sont provoqués soit par l'excitation de la muqueuse stomacale par un contenu anormal, soit par l'excitabilité anormale de la muqueuse due à une cause locale

______

(1) Voir L. Nattan-Larrier, *Le Mérycisme*. (*Gaz. des hôp.* 1897, n° 130.)

(processus inflammatoires, etc.) ou à une cause générale (affections du système nerveux).

Les liquides des renvois, en général chauds, peuvent être dépourvus de goût ou avoir un goût aigre, acide, brûlant. Dans ce dernier cas on parle de *pyrosis*. Le pyrosis se caractérise par une sensation de brûlure qui s'étend aussi loin que le liquide est remonté dans l'œsophage. Le malade la localise nettement dans l'œsophage ou derrière le sternum. Le pyrosis apparaît toutes les fois que les liquides des renvois ou de la régurgitation contiennent une forte proportion d'acides. Ces acides peuvent être des acides organiques (acétique, lactique, butyrique), c'est là la majorité des cas (Beas) et proviennent de fermentations secondaires (dilatation, cancer, gastrite atrophique) ; ou bien il s'agit d'acide chlorhydrique (Sticker) comme dans l'hyperchlorhydrie, l'hypersécrétion et l'ulcère de l'estomac. D'après M. Bouveret, l'acidité du chyme stomacal n'a pas besoin d'être exagérée pour provoquer du pyrosis si ce liquide reflue dans l'œsophage.

Le pyrosis peut avoir lieu à jeun ou après les repas. Dans le premier cas, il indique que l'estomac contient un liquide acide, ce qui peut être dû à la persistance d'un liquide stomacal de la veille (dilatation de l'estomac) ou bien à la sécrétion d'un suc riche en acides (gastro-succorrhée).

Dans les gastropathies nerveuses, le pyrosis dépend moins du degré d'acidité du contenu stomacal, notamment dans les névroses de la motilité et de la sensibilité. D'après M. Reichman, le pyrosis s'observe également dans les maladies de l'intestin par voie réflexe, surtout dans l'helminthiase intestinale.

Les renvois sont plus rarement d'un goût amer dû à la présence de peptones ou de bile dans le liquide stomacal. Dans les cas de forte dilatation de l'estomac, les renvois peuvent être graisseux, voir même rances. Dans l'occlusion intestinale, les vomissements sont précédés de renvois fécaloïdes.

Les renvois peuvent être faciles ou pénibles, ils peuvent être silencieux ou accompagnés d'un bruit explosif. Ils peuvent être rares ou nombreux, de courte durée ou se prolonger pendant des heures. La valeur sémiologique de tous ces caractères est moins importante que celle de l'odeur et du goût des renvois.

7. **Le hoquet.** — C'est une inspiration brusque accompagnée d'un bruit inspiratoire particulier qui se répète un certain nombre de fois dans la minute. L'inspiration est due à la contraction brusque du diaphragme; le bruit est provoqué par les vibrations des cordes vocales rapprochées. Ce symptôme s'observe le plus souvent dans les affections de la cavité abdominale avec état inflammatoire du diaphragme (péritonites) ou dans celles qui entretiennent un état d'excitation du nerf phrénique. Par voie réflexe, le hoquet survient dans un grand nombre de circonstances chez l'homme sain, surtout après le repas, quand le repas a été copieux. Il est assez fréquent chez les névropathes, surtout chez les hystériques (1).

Dans les affections du tube digestif, le hoquet a lieu soit à jeun, soit au moment de la digestion. A jeun, il s'observe dans les névroses de l'estomac; pendant la période digestive, dans les affections catarrhales, ulcéreuses, etc., surtout dans celles qui s'accompagnent d'hyperesthésie de la muqueuse stomacale. Dans certains cas, le hoquet, au lieu de durer, comme normalement, quelques minutes, persiste pendant plusieurs heures. Parmi les affections de l'estomac qui provoquent un hoquet pénible par sa durée, il convient de citer en première ligne le cancer de l'estomac, notamment le cancer du cardia. M. Bouveret mentionne un cas de cette

(1) Raymond et P. Janet, *Journ. des praticiens*, 17 sept. 1898.

affection où le hoquet a persisté pendant plusieurs semaines, bien qu'avec des rémissions. Monneret et Fleury ont vu le hoquet durer douze jours sans interruption (Bouveret).

8. **La flatulence.** — Il faut distinguer dans la flatulence deux phénomènes : un phénomène subjectif qui consiste dans une sensation de tension tenant le milieu entre la gêne et l'oppression et un phénomène objectif qui consiste dans la distension de l'estomac ou d'une partie de l'intestin par des gaz. L'intensité du trouble subjectif n'est pas toujours en rapport avec le degré de l'augmentation du volume de l'organe. Le trouble subjectif dépend de l'impressionnabilité générale du malade et de l'excitabilité locale des nerfs sensitifs de l'estomac. Aussi entend-on souvent des malades se plaindre de flatulence sans que l'examen local justifie suffisamment ces plaintes ; cela a lieu dans la neurasthénie et dans les névroses sensitives de l'estomac et de l'intestin.

Les signes objectifs de la flatulence sont l'augmentation du volume de l'estomac ou de l'intestin et la présence dans leur cavité d'une certaine quantité de gaz. Cette augmentation du volume de l'estomac est tantôt déterminée par l'augmentation de la tension des gaz, la tonicité de la paroi gastrique ou intestinale étant normale ; tantôt elle est due à une atonie du tube digestif sans exagération de la quantité de gaz ; tantôt enfin, les deux causes sont réunies.

L'augmentation de la tension des gaz dans l'estomac est quelquefois due à l'ingestion de boissons gazeuses ou de substances qui, mises en contact avec le suc gastrique, donnent lieu à une production de gaz (bicarbonate de soude). Il y a des personnes, qui, comme les hystériques, introduisent volontairement ou inconsciemment dans leur estomac de grandes quantités d'air atmosphérique à la faveur de contractions spasmodiques du pharynx (aérophagie hystérique, Bouveret). Le plus souvent ces gaz sont formés au cours de la digestion aux dépens de matières fermentescibles, parmi lesquelles les substances sucrées et les amylacées occupent le premier plan. La flatulence stomacale est habituellement due à la fermentation de cet ordre de substances, tandis que les fermentations des substances protéiques n'ont lieu, habituellement, que dans l'intestin grêle. Mais quelle que soit l'origine des gaz qui se trouvent dans le tube digestif, une des conditions essentielles pour la persistance des phénomènes de flatulence est la diminution des mouvements péristaltiques normaux des parois gastro-intestinales. Alors qu'à l'état normal les gaz ont pour effet de stimuler la contractilité de la musculature viscérale, nous voyons ici cette musculature rester inerte et se laisser distendre par les gaz. Cette atonie gastrique ou intestinale peut être primitive, soit par le fait d'une prédisposition congénitale, soit à la suite de diverses affections qu'il serait trop long d'énumérer ici, et dans ces cas la flatulence est, pour ainsi dire, la règle. Ou bien cette atonie est consécutive à des troubles de la sensibilité gastro-intestinale, de sorte que les gaz et le contenu du tube digestif ne provoquent plus le péristaltisme réflexe qui débarrasse habituellement le tube digestif de l'excès de gaz.

De même que l'atonie de tout un segment du tube digestif peut provoquer la flatulence, l'état opposé, la contraction spasmodique des divers sphincters, et notamment des sphincters cardiaque et pylorique pour l'estomac, peuvent être des conditions favorisantes de la flatulence.

Nous avons vu que le type le plus commun de la flatulence subjective est celui des gastropathies nerveuses ou des névroses générales, neurasthénie et hystérie. La flatulence objective est également fréquente dans ces deux catégories de névroses. Comme types nous pouvons citer les diverses névroses de la motilité, l'atonie nerveuse et la gastroplégie, le spasme nerveux du cardia et du pylore. Dans les affections organiques de l'estomac, on rencontre la flatulence à son plus haut degré dans les dilatations de l'estomac, surtout quand il y a rétrécissement du pylore et dans toutes les affections qui s'accompagnent de fermentations secondaires. Dans l'hyperchlorhydrie et l'hypersécrétion, la flatulence est subordonnée à l'alimentation (amylacées, sucre); elle y est favorisée par le spasme du pylore si fréquent dans l'hyperchlorhydrie. L'ancienne dyspepsie flatulente tend à disparaître aujourd'hui comme entité morbide, elle est considérée comme un symptôme contingent d'un des nombreux troubles fonctionnels, dans diverses maladies de l'estomac.

Il est d'ailleurs difficile de séparer la flatulence de l'estomac de celle de l'intestin, les diverses parties du tube digestif étant solidaires, surtout en ce qui concerne le régime des gaz. La flatulence de l'estomac est souvent suivie de météorisme intestinal ; d'autre part, la constipation amène souvent la production de gaz intestinaux qui peuvent remonter dans l'estomac, comme le prouve la présence de l'hydrogène sulfureux et du gaz des marais dans la cavité gastrique. Il faut remarquer que si le météorisme intestinal est plus fréquent que la flatulence gastrique, celle-ci s'accompagne plus rapidement de troubles subjectifs que la première.

Réserve faite de cette solidarité des diverses parties du tube digestif au point de vue de la distribution des gaz, il est des cas dans lesquels la topographie du météorisme gastro-intestinal peut permettre des conclusions pratiques sur le siège d'une affection organique. Dans le rétrécissement du pylore, la flatulence se limite souvent à l'estomac. Dans les sténoses de l'intestin qui sont suivies d'obstruction, quelle qu'en soit d'ailleurs la cause, le météorisme est toujours situé au-dessus du point obstrué (S iliaque, coudures du colon, cæcum, intestin grêle). Il y a là un signe très important pour le diagnostic du siège de l'obstacle à l'évacuation des gaz (Bouveret).

La valeur sémiologique de la flatulence comme signe subjectif est en général très restreinte. Comme signe objectif, elle n'acquiert de valeur que par l'analyse minutieuse des conditions de sa production : atonie musculaire simple, dilatation avec fermentations secondaires, signes d'obstruction. Nous avons vu que, dans certaines conditions, elle peut devenir un élément important pour le diagnostic et pour la conduite thérapeutique.

9. La douleur. — Les douleurs ressenties au cours des affections de l'estomac ont tantôt une cause anatomique et tantôt sont purement fonctionnelles. Toutes les lésions anatomiques qui entraînent la compression ou la mise à nu des ramifications des nerfs sensitifs provoquent une douleur : les congestions, les tuméfactions œdémateuses, les infiltrations inflammatoires, les ulcérations, les néoplasmes donnent lieu à des douleurs d'autant plus fortes que l'excitation des terminaisons nerveuses est plus vive. — Les troubles fonctionnels provoquent la douleur soit à la faveur de l'hyperesthésie des nerfs sensitifs, soit par une action passagère, mais analogue à celle qu'exercent les lésions anatomiques. C'est ainsi que la distension excessive de l'estomac par son contenu, solide, liquide ou gazeux, provoque une douleur parfois très vive. Après l'ingestion précipitée d'une grande quantité d'eau gazeuse, on peut ressentir une forte douleur épigastrique parce que les gaz ayant récupéré une grande tension sous l'influence de la chaleur du corps distendent violemment les parois de l'estomac. — Inversement, les contractions exagérées des muscles de l'estomac provoquent des douleurs connues généralement sous le nom de crampes d'estomac. Cette contractilité exagérée qui constitue la crampe de l'estomac a lieu soit comme affection primitive de l'estomac, soit secondairement et d'une façon réflexe dans beaucoup de maladies de l'utérus, des ovaires, de l'appareil urinaire, surtout dans le sexe féminin ou chez les personnes nerveuses.

Les douleurs dans la région gastrique peuvent se manifester soit *à la suite de l'ingestion des aliments*, soit *à jeun*. On peut dire, en général, que les affections organiques de l'estomac donnent plus souvent lieu à des douleurs pendant la période digestive, tandis que les douleurs ressenties à jeun ressortissent d'un trouble nerveux de l'estomac. Mais combien d'exceptions à cette règle! N'a-t-on pas considéré longtemps l'hyperchlorhydrie avec ou sans hypersécrétion et ses crises douloureuses comme une névrose de l'estomac ? On sait d'autre part, qu'il y a beaucoup de maladies de l'estomac, tant organiques que fonctionnelles, qui ne donnent lieu à aucune douleur : la plupart des gastrites chroniques, la gastrite alcoolique, beaucoup de dyspepsies nerveuses évoluent sans douleur ; il existe beaucoup de cas de cancer dans lesquels toute douleur fait défaut.

Quand elle existe, la douleur peut survenir *par accès* ou être plus ou moins *continue*. Une des raisons les plus évidentes de la périodicité de la douleur de l'estomac réside dans ce fait qu'elle dépend de l'ingestion des aliments qui est elle-même plus ou moins périodique. De même, si la douleur de l'hypersécrétion survient généralement la nuit, c'est parce que l'estomac vide à ce moment subit plus facilement l'influence du suc acide sécrété en dehors de la période digestive. Mais la cause la plus importante de la périodicité des douleurs qui surviennent par accès, doit être cherchée du côté du système nerveux : tels les accès périodiques des crises gastriques du tabes, les gastralgies nerveuses, etc. — Les douleurs sont plus continues dans certaines affections organiques, par exemple dans le cancer de l'estomac, dans la périgastrite et dans les adhérences qui tiraillent l'organe. L'ulcère de l'estomac occupe une place intermédiaire, car, à côté des accès qui dépendent de l'ingestion des aliments, il peut y avoir des douleurs continues, à la vérité souvent moins intenses.

D'après M. Merklen (1), les douleurs de la périgastrite sont paroxystiques et suivent l'ingestion des aliments comme celles de l'ulcère rond. Mais tandis que les douleurs de l'ulcère sont en rapport avec la nature des aliments, celles de la périgastrite avec adhérences en sont indépendantes, puisqu'elles dépendent non de l'action irritante des aliments sur la muqueuse, mais des tiraillements provoqués par la charge stomacale.

Le moment de l'apparition de la douleur a une certaine importance. Une douleur survenant à jeun et calmée par l'ingestion des aliments est souvent considérée comme une crampe de l'estomac. Dans quelques cas, comme chez des jeunes femmes anémiques, il s'agit réellement d'une névrose de la sensibilité, ou bien encore d'une névrose de la motilité de l'estomac. Mais le plus souvent, cette douleur *ex vacuo* procède de l'hypersécrétion.

Dans d'autres cas, la douleur apparaît immédiatement après l'ingestion des aliments, ou plus souvent une demi-heure après, comme dans l'ulcère rond de l'estomac ou dans l'hyperesthésie d'origine nerveuse (2) ; ou encore une à deux heures après le repas, comme dans l'ulcère du duodénum, tandis que dans l'ulcère du cardia c'est le passage des aliments dans l'estomac qui est douloureux. La douleur qui apparaît au milieu de la période digestive est souvent due à de l'hyperchlorhydrie ou bien à de l'hyperacidité. Il est possible que ce soit l'hyperchlorhydrie qui explique l'intensité si grande de la douleur dans l'ulcère de l'estomac. D'après d'autres auteurs, la douleur de l'hyperacidité du contenu stomacal est elle-même due à de petites ulcérations folliculaires. Quoi qu'il en soit, les crises douloureuses de l'hyperchlorhydrie sont souvent calmées par

(1) Merklen, *Soc. méd. des hôp.*, janv. 1899. — Dupouy, *Thèse de Paris*, 1898.
(2) Soltan Ferwick, *Revue génér. de pathol. interne*, 5 août 1898, p. 263.

l'ingestion de substances protéiques, lait, viande, etc.

L'intensité de la douleur peut être très variable. Les douleurs les plus intenses sont celles qui surviennent par crises, surtout celles de l'ulcère de l'estomac et des crises gastriques du tabes. Nombreuses sont les expressions et les comparaisons qu'on a employées pour les caractériser : c'est une douleur brûlante, rongeante, perçante, lancinante ; douleurs en broche, sensation de plaie vive, de fer rouge ou de coups de poignard qu'éprouverait le malade. Les douleurs des ataxiques se caractérisent parfois encore par des sensations de constriction épigastrique ; le malade se dit serré comme dans un étau. Dans le cancer de l'estomac, la douleur est souvent beaucoup moins intolérable. Ici elle dépend surtout du siège du cancer ; moins vive dans le cancer de la petite ou de la grande courbure, elle est généralement plus violente dans le cancer du pylore. Dans l'atonie gastrique et dans la dilatation de l'estomac, les douleurs sont encore plus supportables, car elles dépendent ici, quand elles existent, de la production des acides et des gaz sous l'influence de fermentations anormales.

La localisation de la douleur est quelquefois très vague, et il n'est pas rare que le médecin soit induit en erreur par les indications du malade. C'est ainsi que si l'on ne s'en rapportait qu'à la localisation, on pourrait prendre un accès de coliques hépatiques ou néphrétiques pour une crise gastrique et inversement. Trousseau a beaucoup insisté sur ce fait que la moitié des cas de douleurs dites gastralgiques ont leur siège dans l'intestin. En règle générale, les douleurs gastriques ne s'irradient guère vers les extrémités inférieures ; elles s'irradient moins souvent vers les extrémités supérieures que les accès de coliques hépatiques ou d'angine de poitrine. Les douleurs de l'ulcère de Cruveilhier ont certains points de prédilection, tandis que la douleur du cancer est moins circonscrite. Les points douloureux de l'ulcère siègent à l'épigastre et au dos, le point épigastrique étant situé à égale distance de l'appendice xiphoïde et de l'ombilic, tandis que le point dorsal se trouve entre la septième vertèbre dorsale et la deuxième lombaire dans un point assez limité (Cruveilhier). Souvent la douleur de l'ulcère de l'estomac ne siège pas au niveau même de la lésion, mais à l'épigastre, où il y a de l'hyperesthésie cutanée. Elle ne suit pas les mouvements respiratoires et les mouvements péristaltiques de l'organe, et ce fait plaide en faveur de sa nature réflexe (1). C'est à rapprocher de ce qui se passe dans d'autres maladies viscérales, dans celles de l'œsophage où la douleur siège à la partie inférieure du sternum, dans celles de l'intestin grêle où elle est à l'ombilic, enfin dans celles du gros intestin où elle est entre l'ombilic et la symphyse (Mackenzie).

La douleur du cancer est, au contraire, à la fois limitée et diffuse ; de plus, elle s'irradie vers les espaces intercostaux, le sternum ou l'épaule gauche. Dans le cancer de la petite courbure, la douleur peut être rapportée à la région interscapulaire ; dans celui de la paroi postérieure, la douleur est ressentie au dos ou dans le rein. Mais en général il n'y a pas de rapport étroit entre le siège de la douleur spontanée et celui du néoplasme. Dans la périgastrite, surtout celle consécutive à l'ulcère de l'estomac, la douleur est plus superficielle et s'accompagne d'une véritable hyperesthésie de la peau. Dans la maladie de Reichman, le maximum de la douleur est à l'épigastre et au niveau du pylore ; on admet qu'elle est due surtout à un spasme du pylore provoqué soit par l'acidité du suc gastrique, soit par des érosions de la muqueuse. M. Bouveret a comparé ces spasmes à la constriction du sphincter anal dans le cas de fisssures à l'anus.

10. Autres signes subjectifs. — *Sensation de pression dans la région épigastrique.* — C'est un signe très commun

(1) J. Mackenzie, *Edimb. med. Journ.*, août et déc. 1897, Anal. in *Centr. für innere Med.*, 1898.

dans beaucoup de maladies de l'estomac. Son intensité et sa durée sont fort variables. Il est possible que les degrés de cette pression soient en rapport avec l'intensité des troubles digestifs, mais il faut tenir compte aussi de la susceptibilité nerveuse du malade ; tantôt cette sensation apparait dès le début de la période digestive, tantôt elle ne se manifeste que dans les phases avancées de la digestion. Il est plus rare que le malade éprouve cette sensation en dehors de la digestion, mais le fait s'observe quelquefois dans les névroses de l'estomac. D'ailleurs, les malades dont le foie est augmenté de volume se plaignent souvent d'une pression à l'épigastre indépendamment de l'ingestion des aliments.

Sensation de plénitude dans l'estomac. — Ce trouble indique, le plus souvent, que les aliments séjournent trop longtemps dans l'estomac et s'observe dans le cas où les fonctions motrices sont diminuées. Généralement il accompagne la sensation de pression ou d'autres sensations anormales ; quelquefois il y a en même temps du pyrosis.

Sensation d'une boule. — Il ne faut pas confondre les sensations de pression et de plénitude qui aboutissent à l'ouverture du cardia et au reflux des aliments dans l'œsophage avec la sensation d'une boule ressentie derrière l'appendice xiphoïde et qui remonte, au dire des malades, vers le cou. Ce dernier signe très commun chez les névropathes est connu sous le nom de boule hystérique. D'après M. Boas, des mucosités pharyngées et œsophagiennes donneraient lieu à une sensation analogue.

Borborygmie. — Les contractions de l'estomac et de l'intestin ne sont pas ressenties par le malade à l'état normal ; mais lorsque ces mouvements péristaltiques sont exagérés, et si certaines portions de l'estomac et de l'intestin sont en même temps le siège d'une contraction spasmodique, les liquides et les gaz entrent en collision et provoquent un bruit particulier. L'attention du malade étant attirée, il croit sentir tout ce qui se passe dans son estomac. Mais il arrive souvent que la sensibilité de la muqueuse stomacale est exagérée par une inflammation catarrhale ou par l'action du contenu stomacal en fermentation, ou simplement par suite d'une névrose de la sensibilité, et alors le malade ressent réellement les mouvements incessants des liquides et des gaz dans l'estomac et dans l'intestin. Dans d'autres cas, les malades ressentent les mouvements péristaltiques et éprouvent une sensation comme si un ver se trouvait dans leur tube digestif.

Sensation de corps étranger. — Cette sensation subjective peut naître dans l'imagination de névropathes atteints de troubles de la sensibilité de l'estomac. Mais quelquefois elle peut correspondre aux mouvements réels d'un corps étranger, particulièrement dans les cas de tumeurs de la cavité abdominale. Tantôt il s'agit de tumeurs qui se déplacent avec les mouvements de la respiration ; plus rarement, le malade ressent l'existence d'un corps étranger mobile. La valeur sémiologique de ce signe subjectif est d'ailleurs très faible.

§ 2. — SYMPTOMES OBJECTIFS

1. Les vomissements. — Le vomissement est un acte complexe par lequel une partie ou la totalité du contenu stomacal est rejetée au dehors après avoir passé par l'œsophage, le pharynx et la bouche, à la suite de contractions du diaphragme et de la presse abdominale. Pour réaliser le vomissement, l'action combinée de la presse abdominale, de la musculature de l'estomac et l'ouverture active du cardia sont nécessaires. Si le liquide stomacal n'est pas rejeté au dehors, mais s'il s'arrête dans l'œsophage ou la bouche, il s'agit d'une simple régurgitation. Si le liquide rejeté au dehors provient non de l'estomac, mais d'une dilatation de l'œsophage située au-dessus d'un rétrécissement de ce conduit, on est en présence d'un vomissement œsophagien. M. Mathieu (1) a montré qu'il existait une variété de vomissements pituiteux œsophagiens due à une contraction purement spasmodique du cardia, dans laquelle le liquide vomi est composé de salive, avec ou sans exagération de la sécrétion salivaire.

Causes des vomissements. — On peut réunir toutes les causes des vomissements sous deux chefs, suivant qu'il s'agit d'un contenu stomacal anormal au point de vue de sa quantité ou de sa qualité, ou bien qu'il y a excitabilité anormale de l'appareil nerveux qui préside à l'acte vomitif.

Le contenu stomacal est anormal au point de vue de la quantité, quand les substances ingérées dépassent la quantité que l'individu est capable de digérer à un moment donné. L'estomac se débarrasse de l'excès par le vomissement. Cela a lieu dans les indigestions, à la suite de repas trop copieux, ou à la suite d'une émotion morale vive de nature dépressive qui diminue le pouvoir digestif (sécrétions, motilité) de l'estomac. Si la quantité est normale, le vomissement peut être provoqué par suite de la qualité vicieuse des aliments ingérés (aliments avariés), ou bien par l'élaboration vicieuse de substances alimentaires normales, fait très commun dans diverses affections de l'estomac.

La deuxième catégorie de causes qui provoquent le vomissement a son point de départ dans l'excitabilité anormale du système nerveux qui participe dans l'acte complexe du vomissement. On peut distinguer ces causes en périphériques, centrales et réflexes. Les causes périphériques agissent sur les terminaisons du pneumogastrique dans l'estomac en provoquant une hyperesthésie de la muqueuse stomacale. Toutes les maladies de l'estomac qui irritent les nerfs sensitifs de cet organe sans les détruire, peuvent donner lieu à des vomissements. Aussi le vomissement est-il un symptôme très commun dans toutes les maladies de l'esto-

(1) A. Mathieu, *Gaz. des hôpitaux*, 1898, n° 4, p. 31.

mac. Mais il y a beaucoup d'affections dyscrasiques (mal de Bright, cholémie, stercorémie, acétonémie) qui peuvent irriter les terminaisons nerveuses du pneumogastrique dans l'estomac et produisent le même résultat qu'une affection stomacale, le vomissement. Ces mêmes affections dyscrasiques agissent d'ailleurs en même temps sur le centre bulbaire du vomissement.

Le vomissement d'origine centrale est d'autre part très commun dans les affections organiques (méningite, tumeurs, hémorragies) ou fonctionnelles des centres nerveux dans lesquelles il y a excitation du centre de vomissement qui est représenté par une partie du noyau du pneumogastrique.

Enfin le vomissement réflexe est provoqué par l'excitabilité exagérée de beaucoup de nerfs sensitifs du pharynx, du larynx, de l'intestin, du foie, du rein, de l'utérus, de l'ovaire et de la vessie.

Il serait fastidieux d'énumérer toutes les affections de l'estomac, des centres nerveux ou des divers viscères au cours desquels on peut observer des vomissements. Il suffit de retenir que les conditions nécessaires et suffisantes pour sa production sont l'excitabilité nerveuse anormale et une excitation superficielle non destructive des terminaisons des fibres nerveuses. Cela explique pourquoi les mêmes affections peuvent s'accompagner ou non de l'acte vomitif suivant les prédispositions individuelles et suivant les processus anatomiques. Il y a des cas d'ulcère, de cancer, de gastrites dans lesquels les vomissements sont très fréquents; il y en a d'autres dans lesquels ces vomissements sont rares. Il y a des cas de grossesse, de lithiase biliaire ou rénale, qui donnent lieu à des vomissements fréquents et pénibles, il y en a d'autres dans lesquels ceux-ci font défaut. Tout dépend de la manière dont le système nerveux réagit à l'excitation périphérique ou réflexe.

Caractères des vomissements. — Il importe d'étudier attentivement les caractères des vomissements parce qu'ils ont une certaine valeur sémiologique et permettent même quelquefois de tirer des conclusions sur leur origine et les affections qui leur ont donné naissance.

Début du vomissement. — Le vomissement peut être précédé de sensations subjectives désagréables ou même pénibles, telles que plénitude, pesanteur, douleur, nausées, constriction pharyngée, crampes d'estomac, etc. En règle générale, les vomissements d'origine gastrique sont précédés d'une ou de plusieurs de ces sensations, surtout dans les affections plus légères et dans celles qui ne donnent lieu qu'à des vomissements rarement répétés ; mais il en est d'autres où ces phénomènes subjectifs sont peu prononcés, par exemple ceux des grandes dilatations de l'estomac, les vomissements matutinaux des alcooliques, certains vomissements nerveux. D'autre part, les vomissements d'origine centrale (méningite tuberculeuse, tumeur cérébrale) se caractérisent par l'absence de tout phénomène subjectif local, par l'absence de pesanteur, de nausées, de douleurs épigastriques, par l'absence de crampes d'estomac. Dans les vomissements réflexes, par exemple dans ceux de la grossesse, de la colique hépatique, néphrétique, etc., les nausées sont fréquentes, mais il n'y a pas de pesanteur, ni de renvois comme phénomènes précurseurs de l'évacuation stomacale.

Abstraction faite de ces signes subjectifs qui ouvrent la scène du vomissement et qui le rendent si pénible, tels que bâillements, pâleur de la face, dépression générale, le rejet du contenu stomacal est tantôt accompagné d'efforts avec spasmes de l'œsophage et du pharynx, tantôt il est plus facile et s'effectue presque à l'insu du malade. Quand l'estomac se contracte à vide, le vomissement est très malaisé et il est de pratique courante d'ingérer une certaine quantité d'eau tiède pour donner un point d'appui à la musculature de l'estomac. Nous avons déjà dit que le vomissement cérébral a lieu sans effort et s'effectue très facilement. Le vomissement des grandes dilatations de l'estomac n'est pas très pénible parce que l'estomac ne se vide jamais complètement et parce que la sensibilité de l'estomac est émoussée dans ce cas. Chez les nouveau-nés et chez les petits enfants, le vomissement est également très facile soit parce que l'estomac est trop plein, soit parce que les réactions nerveuses ne sont pas très intenses à cet âge.

Il y a des personnes qui vomissent très facilement, surtout les enfants et les hommes, tandis que chez les jeunes filles et chez les femmes, le vomissement est souvent très pénible. La forme de l'œsophage, l'abaissement et la forme coudée de l'estomac peuvent rendre le vomissement très difficile.

Le moment. — Il convient de se rendre compte si le vomissement a lieu à jeun, immédiatement après l'ingestion des aliments, longtemps après le repas, ou à des moments indéterminés par rapport à l'alimentation. — Le matin à jeun, le vomissement peut s'observer chez les alcooliques, auquel cas il est peu abondant et se compose principalement de mucus (vomissements glaireux, pituite), provenant en partie du pharynx et en partie de l'estomac, de salive déglutie pendant la nuit, quelquefois de bile. — Chez les femmes enceintes, le vomissement survient le matin soit à jeun, soit après la première tasse de café ; dans le premier cas ce sont plutôt des efforts pour vomir, dans le deuxième il s'agit d'un vomissement alimentaire ; — quand le vomissement matinal est plus abondant, il peut être dû à la rétention gastrique et se compose de résidus alimentaires de la veille noyés dans une grande quantité de liquide. Mais le type le plus curieux du vomissement du matin est celui de l'hypersécrétion intermittente ou permanente, composé d'un liquide acide et trouble ne contenant aucune substance alimentaire.

Le vomissement peut apparaître dès le début d'un repas ou immédiatement après la fin d'un repas, comme dans certaines névroses de l'estomac (névroses de la sensibilité ou de la motilité), chez certaines jeunes filles hystériques, plus rarement dans l'ulcère de l'estomac. — Au moment de la période digestive, une ou deux heures après le repas, le vomissement peut s'observer dans la plupart des maladies organiques de l'estomac. Si ce vomissement n'est pas accidentel, mais un phénomène constant, il peut s'agir d'un ulcère de l'estomac ou (s'il est plus tardif), du duodénum ; il peut s'agir d'une ulcération spécifique, tuberculeuse, syphilitique ou autre. Un peu plus tard survient le vomissement de l'atonie ou de la dilatation de l'estomac, d'une gastrite chronique, de l'hyperchlorhydrie, d'un cancer de l'estomac, ou bien encore d'une dislocation de l'estomac ou de sa portion pylorique. — Longtemps après le repas, quatre à six heures ou plus tard, le vomissement s'observe dans les grandes dilatations, avec ou sans rétrécissement pylorique, dans la maladie de Reichman, dans la gastrite atrophique avec troubles moteurs, dans l'ulcère et dans la sténose du duodénum. Ces vomissements tardifs sont généralement plus copieux et ne sont pas toujours quotidiens, mais peuvent se répéter seulement tous les deux ou trois jours.

Quantité. — La quantité de matières vomies peut être très variable, depuis une cuillerée à bouche jusqu'à plusieurs litres. Elle est peu abondante dans le vomissement nerveux, chez les alcooliques, chez les femmes enceintes, chez les petits enfants. Elle est, au contraire, très considérable dans le rétrécissement du pylore ou du duodénum, dans les ectasies des hypersécréteurs, dans les cas désignés sous le nom de gastroplégie (Grundzach).

Réaction. — Le plus souvent les matières vomies ont une réaction acide, mais il est des cas, comme dans la gastrite atrophique, où la réaction peut être neutre, ou dans certains cas d'urémie où elle peut même être alcaline. Lorsque les matières vomies contiennent une grande quantité de bile, de suc pancréatique et de suc intestinal, leur réaction devient franchement alcaline.

Couleur. — La couleur des matières vomies n'est le plus souvent pas uniforme et on doit souvent démêler d'après la couleur la nature des substances qui la composent. On reconnaîtra aisément, d'après la couleur, les grumeaux de pain, les parcelles de viande, la bile, le pus, mais il est plus difficile de dire si certaines matières noires sont du sang ou non. On ne confondra pas le vin vomi avec du sang, mais le bismuth modifié par l'hydrogène sulfureux peut en imposer pour une hématémèse. Tout récemment, M. et Mᵐᵉ Lehmann-Adams de Munich ont constaté qu'après ingestion de nutrose les vomissements deviennent noirs et peuvent simuler un vomissement de sang.

Odeur. — Si le vomissement a suivi de peu de temps le repas, l'odeur peut ne pas être désagréable. Elle est fade, nauséeuse dans l'hyperchlorhydrie, et dans le catarrhe gastrique. Elle rappelle l'odeur du vin blanc dans l'hyperchlorhydrie et dans la maladie de Reichman. M. Bouveret y a trouvé cette odeur si fréquente que lorsqu'un vomissement la présente, il est à peu près sûr de trouver de l'acide chlorhydrique. L'odeur est piquante et rappelle le vinaigre dans la fermentation acétique. On a une odeur de beurre rance, dans la fermentation butyrique. L'odeur de putréfaction est assez caractéristique de la fermentation des albuminoïdes, comme elle s'observe dans le cancer de l'estomac. Enfin, quand l'odeur est franchement fécaloïde, on doit penser à la provenance intestinale des matières vomies.

Composition. — Il y a lieu de distinguer, dans les matières vomies, une partie solide et une partie liquide. Dans la partie solide ou dans le dépôt provenant de la filtration des matières vomies, on s'efforcera de reconnaître la proportion des diverses substances alimentaires mal digérées. Quand le pain y prédomine, cela indique un arrêt précoce de l'amylolyse et permet de présumer un excès d'acide chlorhydrique libre. La viande reste-t-elle intacte, ce qu'on reconnaît par la persistance de la striation transversale des fibres musculaires, on peut admettre l'existence d'une hypo- ou anachlorhydrie. La présence dans les matières vomies de la cellulose, des pellicules de fruits, etc., permettra de conclure à une rétention gastrique considérable, si les substances dont elles proviennent ont été ingérées il y a plusieurs jours. Si le vomissement survenu quelques heures après le repas contient peu de matières solides, on admettra que la motilité est bonne ; tandis qu'un vomissement alimentaire abondant survenu six ou huit heures après le repas indiquera une stase assez prononcée. D'ailleurs, le rejet par la bouche des aliments s'observe dans les affections les plus diverses.

Les vomissements aqueux, lorsqu'ils sont abondants, permettent de penser soit à une dilatation gastrique, soit à l'hypersécrétion. Dans le premier cas, leur acidité est due aux acides organiques, dans le dernier à l'acide chlorhydrique. Il est à remarquer que chez les grands dilatés la quantité de liquides vomis peut dépasser celle des liquides ingérés.

Les vomissements composés surtout de mucus s'observent dans la gastrite muqueuse, dont la gastrite alcoolique est le type le mieux connu. Un liquide riche en mucine filtre très lentement. Reste à déterminer si le mucus trouvé dans le liquide vomi provient réellement de l'estomac ou s'il a été dégluti, c'est-à-dire s'il provient du nez, du pharynx et de l'œsophage.

Le vomissement biliaire a une signification variable suivant que la quantité de bile est faible ou très considérable par rapport au reste du liquide vomi. Mélangée en petite quantité au vomissement, la bile n'a pas d'autre signification que celle qui résulte des efforts prolongés pendant le vomissement. Mais lorsque le vomissement est exclusivement composé de bile et lorsqu'il est fréquent, on doit penser à un rétrécissement du duodénum ou à une dislocation de l'estomac et du duodénum avec insuffisance du pylore.

Les vomissements dans les diverses maladies de l'es-

tomac. — *Dans la gastrite chronique*, le vomissement apparaît une à deux heures après le repas, plus rarement dès la fin du repas ; il est précédé de sensations subjectives, pesanteur, nausées, et procure aux malades un soulagement (Boas). Dans cette affection, le vomissement peut être répété et n'est pas très abondant, s'il n'y a pas de dilatation. Ordinairement le liquide vomi ne contient pas d'acide chlorhydrique libre, contient peu de pain, mais beaucoup de viande mal digérée.

Dans l'hyperchlorhydrie simple, le vomissement survient en pleine période digestive, deux ou trois heures après le repas, à la suite de douleurs plus ou moins fortes ; c'est un vomissement alimentaire, de moyenne abondance, qui laisse une sensation de brûlure dans le gosier, et agace les dents. Après le vomissement le malade est soulagé jusqu'à un nouveau repas qui peut être suivi ou non de douleurs et de vomissements.

Dans l'ulcère de l'estomac, le vomissement peut avoir les caractères de celui de l'hyperchlorhydrie simple, mais ce qui caractérise l'ulcère de l'estomac, ce sont les vomissements de sang ou hématémèses. Dans d'autres cas c'est la période douloureuse avant le vomissement qui domine la scène. Ici encore les vomissements sont généralement peu abondants et intimement liés à la période digestive. Très souvent, le vomissement apparaît immédiatement après le repas.

Dans l'hypersécrétion chlorhydrique (maladie de Reichman), l'évacuation de l'estomac survient souvent la nuit ou le matin à jeun et en tout cas très loin des repas. Ici encore le vomissement est l'aboutissant d'un accès douloureux provoqué par le spasme du pylore et par l'excès d'acide chlorhydrique dans l'estomac. Ce n'est pas un vomissement alimentaire, mais il est composé de suc gastrique sécrété en trop grande abondance. De plus, la quantité de liquide vomi est plus abondante que dans l'hyperchlorhydrie simple. Les

vomissements soulagent le malade. D'autre part, au début
de l'affection, l'acte vomitif peut être parfois évité par l'ingestion de substances albuminoïdes : viande, œufs, etc.
Dans les phases plus avancées de la maladie, le repas n'a
plus d'influence et le vomissement peut être dû non à l'excitation par l'acide chlorhydrique, mais à la dilatation secondaire de l'estomac.

Dans ce cas, de même que dans l'hyperchlorhydrie simple,
les matières vomies contiennent beaucoup de pain et peu
de viande et sont riches en acide chlorhydrique libre. Dans
certains cas de maladie de Reichman, il est possible de reconnaître les caractères des vomissements dus à l'hyperchlorhydrie, ceux dus à l'hypersécrétion, ou enfin ceux qui
procèdent de la dilatation.

Dans l'atonie et la dilatation de l'estomac, les premières heures après le repas se passent assez bien ; puis
quatre à six heures après le repas survient un vomissement
pauvre en matières solides, quelquefois purement aqueux
et dont la quantité est d'autant plus abondante que la dilatation est plus prononcée. Suivant la cause de la dilatation,
suivant qu'il y a ou non rétrécissement du pylore, il peut
y avoir des phénomènes plus ou moins prononcés de fermentation secondaire avec production de gaz, d'acide acétique, lactique, butyrique, etc. Le liquide vomi, abandonné
à lui-même dans un vase assez haut, se sépare en trois
couches : couche inférieure sédimenteuse, couche moyenne
simplement louche, et couche supérieure spumeuse (Riegel).
Cette dernière couche indique l'existence de processus de
fermentation. — Le rejet d'une grande quantité « d'eau »
quatre à six heures après le repas, et cela d'une façon habituelle, est un signe pathognomonique d'une dilatation de
l'estomac. Il en est de même pour l'estomac biloculaire ou
estomac en tablier.

Dans le cancer de l'estomac, les caractères du vomissement dépendent du siège de la tumeur et de la motilité

stomacale. — Dans le cancer du pylore, le vomissement est celui des grandes dilatations, avec cette particularité que généralement l'acide chlorhydrique libre fait défaut et que le liquide vomi présente beaucoup d'acide lactique ; on y trouve également des bacilles longs presque en culture pure. Dans le cancer médullaire, on peut trouver également des cellules cancéreuses dans les masses vomies. Lorsque le cancer siège sur la face antérieure ou postérieure de l'estomac, les vomissements peuvent être rares. Dans le cancer ulcéré, il y a des hématémèses, des fermentations secondaires, des signes de putréfaction stomacale, et le microscope permet quelquefois de constater des parcelles du néoplasme. Dans quelques cas de cancer de l'estomac, les vomissements sont rares et peu abondants parce que le malade ne s'alimente que fort peu et parce que l'excitabilité de l'estomac est diminuée.

Dans le phlegmon de l'estomac, on trouvera dans les matières vomies la présence de pus reconnaissable à l'œil nu et plus sûrement encore au microscope.

Dans la gastrite atrophique, il n'y a ni acide chlorhydrique libre ni combiné ; le liquide additionné d'acide chlorhydrique ne digère pas l'albumine ; les aliments n'ont subi aucune modification, surtout les matières albuminoïdes.

Dans la sténose du duodénum, il y a des vomissements très tardifs. Quand la sténose siège au-dessous de l'ampoule de Vater, le vomissement contient de la bile et du suc pancréatique.

Les vomissements dans les empoisonnements. — Lorsqu'on se trouve en présence de vomissements d'origine toxique chez des personnes qui ont avalé, par mégarde ou dans un but de suicide, une des nombreuses substances toxiques, et quand on n'est pas renseigné par le malade ou par son entourage sur la nature du poison ingéré, il est nécessaire de reconnaître à quel poison est due l'intoxication, d'après les caractères des matières vomies. Nous ne pouvons pas donner ici la description des procédés chimiques employés en médecine légale pour reconnaître et isoler chacune des substances qui ont donné lieu à un empoisonnement. On trouvera la description de ces procédés dans les nombreux ouvrages de *toxicologie*, par exemple dans ceux de v. Jacksch (1), Hugounencq.

Nous donnerons seulement quelques indications sommaires sur les caractères que présentent les vomissements dans ces divers cas.

Dans tous les empoisonnements par les solutions concentrées des *acides* minéraux ou organiques, les vomissements présentent une réaction fortement acide. Les matières vomies offrent une teinte noire due au sang et aux tissus modifiés, elles font effervescence sur les carreaux ou sur un morceau de craie ou de marbre ; en même temps, les lèvres et l'entrée de la bouche portent des taches de couleur variable. — Lorsqu'il s'agit d'acide nitrique, ces taches, de même qu'une partie des matières vomies, offrent une coloration jaune par suite de la formation d'acide xanthoprotéique. — L'acide acétique est aisément reconnu par l'odeur. — L'acide sulfurique a pu être avalé sous forme d'huile de vitriol qui a la propriété de noircir les substances organiques mises à son contact, ou bien sous forme de bleu en liqueur des blanchisseuses ; ce dernier est une dissolution d'indigo dans l'acide sulfurique concentré et colore en bleu les matières vomies, ainsi que les lèvres et la bouche.

L'acide chlorhydrique donne aux vomissements une couleur verdâtre et produit sur les lèvres et la bouche une teinte grisâtre particulière. Cet acide répand à l'air des vapeurs blanches à odeur chlorée et forme de véritables nuages lorsqu'on approche un flacon d'ammoniaque ouvert.

(1) R. v. Jacksch, *Vergiftungen*, in Nothnagel's *Handb. der spec. Pathologie*. Wien, 1892.

Dans les empoisonnements par les *alcalis*, les matières vomies ont un aspect filant, vitreux et bleuissent fortement le papier de tournesol. On trouve dans les vomissements des lambeaux de tissus colorés en brun. Quand il s'agit de l'ammoniaque, les vomissements dégagent des vapeurs irritantes qui donnent un nuage en présence d'acide chlorhydrique.

Dans l'intoxication par les *hypochlorites* (eau de javelle, liqueur de Labarraque, chlorure de chaux), l'haleine et les vomissements ont une odeur de chlore et l'intérieur de la bouche est blanc et décoloré. Dans celui produit par les *sulfures alcalins*, par exemple, par les sels de Baréges ou l'eau de Baréges, l'haleine du malade a une odeur d'œufs pourris et les vomissements ramènent des matières jaunes verdâtres mêlées de petits grains de couleur jaune citrin.

Les *sels de plomb* ne provoquent de vomissements qu'au bout de quelques heures, et ces vomissements sont composés de masses grisâtres ou gris noirâtres. — Les *sels de mercure* donnent aux vomissements une coloration variable suivant la concentration des sels employés; si cette concentration est forte, les parois de l'estomac sont érodées et les vomissements contiennent des masses brunâtres d'hématine. — L'ingestion de *sulfate de cuivre* est suivie de vomissements bleu verdâtres; l'empoisonnement par le vert-de-gris provoque des vomissements plus verts. — L'intoxication par les *arsénicaux*, liqueur de Fowler, de Pearson, provoque des vomissements bilieux. Si l'intoxication a été causée par l'acide arsénieux, on peut trouver, au milieu des matières vomies, de petites parcelles de couleur blanche, qui peuvent être dissoutes dans de l'eau chaude et qui donnent, après refroidissement, des cristaux d'acide arsénieux. Dans l'intoxication par le *phosphore*, le vomissement est très tenace et contient souvent du sang modifié. Si la quantité de phosphore ingéré est très considérable, les matières vomies offrent l'odeur caractéristique de cette substance;

en même temps ces matières présentent, dans l'obscurité, une phosphorescence avec dégagement de vapeurs.

Dans les empoisonnements par l'*eau phéniquée* on reconnaît le corps du délit par l'odeur; il en est de même dans l'intoxication par les nitro-benzols qui donnent aux matières vomies l'odeur de l'huile d'amandes amères. Cette même odeur se retrouve dans l'empoisonnement par l'*acide prussique* ou par le ferrocyanure de potassium. L'odorat contribue encore à faire le diagnostic dans plusieurs autres intoxications, par exemple dans celles produites par l'alcool, le chloroforme, etc.

Quant à l'intoxication par les *alcaloïdes*, les vomissements y sont également fréquents, mais trop peu caractéristiques par eux-mêmes pour permettre d'en reconnaître la cause. Mieux que les vomissements, les symptômes généraux peuvent mettre sur la voie du diagnostic qui, dans quelques cas, ne peut être définitivement établi qu'à la suite d'une analyse chimique.

2. **L'hématémèse**. — On appelle hématémèse un vomissement composé exclusivement ou en plus grande partie par du sang. Il ne faut pas confondre l'hématémèse avec l'hémoptysie dans laquelle le sang n'est pas vomi, mais expectoré. Ce qui rend quelquefois la distinction difficile entre l'hématémèse et l'hémoptysie, c'est que le sang provenant des voies respiratoires peut être dégluti et rejeté ensuite par un vomissement; d'autre part, un vomissement peut passer en partie dans le larynx et provoquer une quinte de toux, ce qui fera croire que le sang vomi provient des voies aériennes.

L'hématémèse est la conséquence d'une hémorrhagie qui a lieu sur un point du tube digestif, soit dans l'estomac, soit dans l'œsophage ou le duodénum. Mais toute hémorrhagie, même lorsqu'elle siège au niveau de l'estomac, de l'œsophage ou du duodénum, n'est pas suivie d'une évacuation de sang par la bouche.

L'hémorrhagie gastrique donne lieu à l'hématémèse quand elle est d'une certaine abondance. Dans le cas contraire, elle peut passer inaperçue, si l'on n'a pas soin d'examiner les selles, car en l'absence de vomissements, le sang est éliminé avec les matières fécales. Il faut donc examiner attentivement les selles toutes les fois que l'on peut soupçonner une hémorrhagie stomacale.

Les deux grandes causes de l'hémorrhagie stomacale sont l'ulcère et le cancer de l'estomac. Suivant que le sang a été vomi immédiatement après l'hémorrhagie ou seulement quelque temps après, il est tantôt d'un rouge vif, rutilant ou plus noir, ressemblant à de la suie délayée ou à du marc de café. Sa quantité est plus ou moins abondante, suivant qu'il provient de gros vaisseaux artériels ou des veines et des capillaires de l'estomac. En règle générale, l'ulcère rond s'attaque assez facilement aux gros vaisseaux artériels : artères coronaires, artère splénique ; tandis que dans le cancer qui siège au voisinage de ces vaisseaux, il y a des thromboses vasculaires qui diminuent l'importance des hémorrhagies. Il en résulte que les grandes hémorrhagies mortelles ou les hématémèses de sang rouge sont plus fréquentes dans la maladie de Cruveilhier que dans le cancer de l'estomac. Au contraire, dans les cas de cancer ulcéré, les hémorrhagies sont plus répétées. Ce sont des hémorrhagies en nappe suivies de vomissements seulement au bout d'un certain temps, alors que le sang a déjà eu le temps de subir des modifications de couleur et d'aspect, d'où la plus grande fréquence d'hématémèses ayant le caractère de marc de café dans cette affection.

En outre de l'ulcère et du cancer, mais bien plus rarement, on rencontre l'hématémèse dans les autres affections ulcéreuses de l'estomac, exulceratio simplex de Dieulafoy, dans

la gastrite ulcéreuse et dans les érosions (1) qu'on peut
observer au cours de la maladie de Reichman chez les alcooliques, éclamptiques, urémiques, dans les ulcérations
tuberculeuses ou syphilitiques. L'hémathémèse peut encore être due à d'autres troubles de nutrition des vaisseaux
de l'estomac, aux anévrismes miliaires de l'estomac (Gal-
liard), ou aux troubles vaso-moteurs (crises gastriques du
tabes). Dans certaines maladies infectueuses graves, il se
forme des thrombus septiques dans les vaisseaux de l'estomac qui donnent lieu à des vomissements de sang (Letulle,
Widal, Meslay, Dufour) (2). Enfin la congestion veineuse
de l'estomac d'origine hépatique, cardiaque (3) ou pulmonaire peut donner lieu à des hématémèses.

Dans la chlorose, il y a des hématémèses congestives, en
dehors de l'ulcère de l'estomac. Dans la cirrhose latente du
foie, les vaisseaux gastriques ont subi des lésions trophi-
ques et dyscrasiques, indépendamment de la congestion
veineuse. Dans l'urémie, dans la cholémie, dans l'intoxication phosphorée, on admet également les lésions dyscra-
tiques des vaisseaux.

L'hématémèse hystérique occupe une place à part, sous
le nom d'hémosialémèse. M. Josserand (4) a décrit une
variété d'hématémèse hystérique qui consiste dans l'ex-
pectoration d'un mélange de salive et de sang, expulsé par
un vomissement œsophagien dans lequel le sang vient
des glandes salivaires, du pharynx, des varices de la base
de la langue, de l'œsophage. Ces hémorragies sont de nature vaso-motrice. Il existe d'autres variétés d'hématémèse

(1) J. Lainé, *Thèse de Paris*, 1897.
(2) Dufour, *Gaz. hebdom.* 1898, p. 632. — *Thèse de Paris*, 1898.
(3) Debove et Courtois-Suffit, *Soc. méd. des hôp.*, 17 octobre
1890. — Letulle, *ibid.*, 24 octobre 1890.
(4) Josserand, *Lyon méd.*, 1893. — A. Gélibert, *Thèse de Lyon*,
1898.

hystérique où le sang paraît provenir de l'estomac : ce sont des hématémèses complémentaires de règles qui remplacent le flux menstruel et qui surviennent aux époques correspondantes à la menstruation.

Les ulcères du duodénum et du cardia donnent lieu à des hématémèses analogues à celles de l'ulcère de l'estomac. Les varices de l'œsophage si fréquentes dans la cirrhose atrophique du foie donnent lieu à des vomissements de sang ressemblant à ceux de la congestion veineuse de l'estomac d'origine hépatique ou cardiaque.

Il ne faut pas oublier que le sang vomi peut provenir du nez, de la bouche ou du pharynx, d'où il est souvent dégluti et rejeté ensuite par un vomissement accidentel.

Aspect du malade. — Au point de vue qui nous occupe, l'aspect du malade mérite d'être pris en sérieuse considération. Tantôt il permet de soupçonner une hémorragie interne, tantôt il donne une indication sur la gravité de l'hémorragie. Un malade qui devient subitement très pâle, dont le pouls devient petit et rapide, qui éprouve une douleur brusque dans la région gastrique, qui est pris d'une menace de syncope, avec oppression, nausées, sueurs froides et collapsus, peut être atteint d'une hémorragie stomacale, et on peut s'attendre à voir survenir une hématémèse. Il peut même arriver que le malade meurt ainsi sans avoir jamais vomi de sang et seule l'autopsie démontre qu'il s'agissait d'une hémorragie stomacale foudroyante. Quand on est en présence d'une hématémèse déclarée, la quantité de sang vomi n'est pas toujours en rapport avec la gravité de l'hémorragie, et l'aspect général du malade peut faire supposer que l'accident n'est pas encore conjuré.

Un malade qui présente des dilatations veineuses sous la peau du nez, aux pommettes, qui offre la couronne variqueuse autour de l'ombilic fera penser aux varices œsophagiennes ou stomacales, lorsqu'il vient d'être pris d'une hématémèse.

Enfin, un malade cachectique depuis un certain temps, dont la peau offre la teinte jaune paille et qui présente des vomissements noirs ayant l'aspect de marc de café, fera penser à un cancer de l'estomac.

Diagnostic de l'hématémèse. — Etant donnée la difficulté souvent très grande de distinguer l'hématémèse de l'hémoptysie, il faut s'entourer de tous les renseignements susceptibles de bien établir qu'il s'agit réellement d'une hématémèse.

Dans l'hémoptysie, le malade expectore du sang, dans l'hématémèse il le vomit; mais une hémoptysie très abondante peut être expectorée à la façon d'une vomique et le malade dit avoir vomi du sang, comme dans l'hématémèse le sang peut être régurgité et ensuite craché. L'hémoptysie survient chez un malade qui tousse, et généralement à la suite d'un accès de toux ; mais un malade atteint d'hématémèse peut présenter en même temps des signes de bronchite, et l'hémoptysie peut ne pas être précédée de toux prononcée. L'hématémèse survient chez un malade atteint d'une affection gastrique, mais le phtisique présente aussi très souvent des troubles gastriques. L'hématémèse est souvent précédée de nausées, mais le phtisique peut avaler le sang qui vient du poumon et avoir des nausées. Dans l'hémoptysie, le sang est non seulement rouge, rutilant, mais encore spumeux, aéré; dans l'hématémèse, le sang n'est jamais entièrement mêlé avec des bulles d'air. Dans l'hémoptysie le sang a une réaction alcaline, dans l'hématémèse le sang peut présenter une réaction amphotère. L'hématémèse s'accompagne souvent de mélœna. A la suite de l'hémoptysie, le malade continue à tousser et à expectorer du sang pendant quelques jours, ce qui n'a pas lieu après l'hématémèse. Enfin l'examen objectif du poumon et de l'estomac permettra de trancher la difficulté (1).

(1) Voir Bouveret, *loc. cit.*, p. 22.

Diagnostic de la cause de l'hématémèse. — On éliminera d'abord la provenance du sang de la bouche, du nez ou du pharynx par la simple inspection de ces régions. On reconnaîtra l'hématémèse d'origine variqueuse en recherchant les affections générales qui peuvent donner lieu à des varices de l'œsophage et de l'estomac, en première ligne la cirrhose du foie et aussi les maladies du cœur. Il sera également facile d'éliminer les affections dyscrasiques hémorragipares, scorbut, maladie de Werlhof, hémophilie. Il ne faut pas oublier la possibilité de l'ataxie locomotrice quand l'hématémèse est accompagnée de crises très douloureuses et fréquentes. Il est très difficile, sinon impossible de diagnostiquer la tuberculose et la syphilis de l'estomac. Pour la tuberculose on essayera la réaction de la tuberculine (Petruschky), pour la syphilis on s'adressera à l'anamnèse et au traitement spécifique (Dieulafoy). Au point de vue pratique, le diagnostic différentiel se pose surtout entre l'ulcère et le cancer de l'estomac.

Les signes tirés de l'hématémèse elle-même ne sont pas suffisants. S'il est vrai que l'hématémèse de l'ulcère est peu souvent répétée, mais plus abondante, celle du cancer, moins copieuse, mais souvent répétée, la distinction n'est que très relative et n'a point force de loi. M. Bouveret fait remarquer, avec juste raison, que l'hémorrhagie de l'ulcère se répare assez rapidement, tandis que celle du cancer est accompagnée d'une anémie persistante qui ne fait que s'aggraver avec l'évolution ultérieure de la maladie. L'hémorrhagie de l'ulcère s'accompagne d'une mise en scène plus brusque ; l'hématémèse cancéreuse s'impose moins fortement à l'attention du malade. Mais presque toujours il est nécessaire de discuter la valeur de tous les signes concomitants pour établir le diagnostic ; il faudra donc tenir compte de l'âge du malade, de la durée de l'affection actuelle, de l'existence et des caractères de la tumeur stomacale, des troubles fonctionnels et de l'examen objectif de l'estomac. Les signes les plus importants sont ceux fournis par l'examen de la sécrétion et de la motilité de l'estomac. Une sécrétion riche en acide chlorhydrique, une motilité normale ou exagérée, une hyperesthésie de la muqueuse et de la région épigastrique plaideront en faveur de l'ulcère ; tandis que l'existence de l'anachlorhydrie, d'une rétention gastrique, de fermentations pathologiques, en particulier de la fermentation lactique, l'existence de gaz anormaux, une sensibilité à la pression moins grande ou de douleurs spontanées peu vives seront autant de signes d'une hématémèse cancéreuse.

3. **Les selles**. — A l'état normal, l'évacuation intestinale a lieu toutes les vingt-quatre heures avec des variations qui dépendent des habitudes individuelles. Il y a des personnes qui n'ont qu'une selle tous les deux ou trois jours, surtout les vieillards dont le péristaltisme intestinal est plus paresseux ; chez d'autres plus attentifs à leurs fonctions digestives, l'exonération a lieu deux, voire même trois fois par jour. D'après quelques auteurs (Fleiner), cette dernière fréquence serait un indice d'un apport exagéré des aliments et s'observerait surtout chez de grands mangeurs ; d'après d'autres (Sigaud), deux et trois selles par jour signifieraient une congestion intestinale due au travail digestif exagéré. Nous connaissons plusieurs personnes bien portantes qui depuis de longues années ont l'habitude de se présenter à la selle deux et trois fois par jour sans être de grands mangeurs.

Habituellement, les selles présentent une masse solide, colorée en brun par la bile, moulée par le gros intestin. Lorsque la consistance des selles est liquide et que leur fréquence dépasse deux à trois évacuations par jour, il y a *diarrhée*. Au contraire, on appelle *constipation* l'état dans lequel les selles très dures ne sont rendues qu'à des intervalles qui dépassent trois jours.

On peut cependant avoir des selles quotidiennes et être constipé. Trousseau a observé un malade qui souffrait du ventre depuis plusieurs semaines, qui avait une garde robe tous les jours et qui ne fut guéri qu'après une débâcle intestinale représentant le contenu de 17 vases de nuit.

Physiologie pathologique. — La diarrhée est due soit à l'exagération des mouvements péristaltiques de l'intestin, surtout du gros intestin, soit à la diminution de la résorption intestinale, soit à l'existence d'une exsudation séreuse vers la lumière de l'intestin. Par contre, la constipation est due à la diminution des mouvements péristaltiques de l'intestin ou à l'apport restreint de produits de digestion dans la cavité intestinale.

L'augmentation ou la diminution des mouvements péristaltiques de l'intestin sont sous l'influence de l'innervation intestinale qui est double : excito-motrice et fréno-motrice. Suivant la prédominance de l'une ou de l'autre de ces influences, le péristaltisme sera exagéré ou diminué. La diarrhée et la constipation ont donc souvent une origine nerveuse par action directe, centrale ou périphérique, ou bien encore par action réflexe. Ce sont les causes réflexes qui sont de beaucoup les plus fréquentes, que l'excitation centripète ait son point de départ dans la muqueuse intestinale ou gastrique ou bien dans n'importe quel autre viscère abdominal.

L'exagération de la transsudation séreuse vers l'intestin est déterminée, le plus souvent, par les affections inflammatoires qui siègent au niveau même de l'intestin, plus rarement par des influences vaso-motrices d'ordre réflexe.

Enfin, la diminution de l'apport du chyme alimentaire dans la cavité intestinale est due soit à l'ingestion restreinte des aliments, soit à un obstacle à la circulation des matières à travers le tube digestif, obstacle situé sur un point quelconque de l'œsophage, de l'estomac ou de l'intestin.

Étant donné ces conditions générales de la production de la diarrhée et de la constipation, voyons comment se comportent les selles dans les diverses affections de l'estomac.

Les selles dans les maladies de l'estomac. — Toutes les variétés de troubles gastriques peuvent avoir une influence sur l'évacuation intestinale. Les troubles de la sensibilité peuvent exciter ou inhiber le péristaltisme intestinal et donner lieu à de la diarrhée ou à de la constipation ; mais les fonctions motrices de l'estomac ont une influence bien plus considérable sous ce rapport, et leurs altérations sont plus souvent suivies de troubles de la défécation. Les modifications de la sécrétion de l'estomac ne restent pas non plus sans action sur la manière dont se comporte la défécation. Quant à la résorption gastrique, elle est très restreinte et ne joue aucun rôle sous ce rapport.

1° Les douleurs et les névroses de la *sensibilité* de l'estomac peuvent quelquefois provoquer, par action réflexe, un ralentissement du péristaltisme intestinal, d'où constipation ; mais, en général, cette cause joue un rôle secondaire. La plupart des affections douloureuses de l'estomac se caractérisent en même temps par des troubles de la motilité ou de la sécrétion, de sorte qu'il est difficile de dire si cette action inhibitrice est réelle. Dans les coliques intestinales il y a tantôt diarrhée (coliques par indigestion), tantôt constipation (coliques de plomb) ; les crampes de l'estomac sont souvent suivies de diarrhée.

2° Au contraire, l'influence de l'état de la *motilité* stomacale sur les fonctions intestinales est bien mieux connue. Dans l'hyperkinésie gastrique, les aliments mal digérés imposent un plus grand travail à l'intestin, ce qui amène, sinon de la diarrhée, du moins une augmentation de la fréquence des selles. Dans l'atonie simple de l'estomac, les aliments arrivent dans l'intestin assez bien élaborés et les selles gardent souvent leurs caractères normaux. Il n'en est pas de même dans la vraie dilatation. Il y a lieu ici de distinguer plusieurs cas : dans la dilatation sans fermentations anormales, l'intestin est paresseux et les évacuations alvines sont plutôt rares ; tandis que dans la dilatation de l'estomac accompagnée de fermentations pathologiques, le chyme gastrique riche en acides organiques, en toxines et ferments de toute espèce, irrite la muqueuse intestinale, provoque une exsudation séreuse abondante, un fort péristaltisme et de la diarrhée.

3° La *sécrétion* de la muqueuse stomacale ne reste pas étrangère à ce qui se passera ultérieurement dans l'intestin. Dans le cas d'hypo- et d'anachlorhydrie, la digestion des albuminoïdes doit se faire dans l'intestin dont le travail fonctionnel est exagéré, ce qui peut conduire à une exagération du péristaltisme ou bien à de la congestion et à de la diarrhée ; toutefois le fait n'est pas constant. Dans l'hyperchlorhydrie, les albuminoïdes sont bien digérées, la quantité de matières qui arrivent dans l'intestin est diminuée, d'où constipation ; en même temps l'acide chlorhydrique libre provoque, par action réflexe, une inhibition sur le péristaltisme intestinal. Dans l'hyperchlorhydrie avec hypersécrétion, il y a également de la constipation ; toutefois, lorsque le spasme pylorique fait défaut, le suc gastrique acide, abondamment versé dans l'intestin, provoque une irritation de la muqueuse intestinale et une débâcle diarrhéique. D'ailleurs, dans la maladie de Reichman avec dilatation de l'estomac, de même que dans toutes les dilatations, l'existence de vomissements apporte un nouveau facteur ; les liquides vomis en diminuent autant la masse des matières qui arrivent dans l'intestin, d'où constipation.

Dans la gastrite chronique, les selles sont normales ou il y a une tendance à la constipation. Quand un catarrhe intestinal vient compliquer la gastrite chronique, on voit apparaître de la diarrhée. — Dans l'hypersécrétion avec hyperchlorhydrie, la constipation est très fréquente et en même temps très prononcée ; dans ce dernier cas, elle s'accompagne souvent de colite pseudo-membraneuse. Cette colite donne lieu à des crises dysentériformes qui aboutissent à l'évacuation de matières fécales dures et desséchées enveloppées de masses muqueuses pseudo-membraneuses. Nous avons dit que la constipation peut alterner avec des selles diarrhéiques ; ces selles correspondent à une crise gastralgique pendant la nuit ou le matin. — Dans l'ulcère de l'estomac, il y a le plus souvent de la constipation due probablement à l'hyperchlorhydrie ; dans d'autres cas d'ulcère les selles sont normales. — La dilatation de l'estomac s'accompagne à peu près constamment de constipation. D'après M. Bouveret, une constipation très prononcée est, en général, un signe de mauvais augure. A mesure qu'elle se prolonge, cette constipation finit par provoquer l'entérite muqueuse. Nous avons vu que les dilatations avec fermentations pathologiques provoquent habituellement de la diarrhée, notamment lorsque les matières acides ne sont pas complètement neutralisées par le suc intestinal alcalin. — Dans le cancer de l'estomac, il y a d'abord de la constipation, plus tard apparaît la diarrhée, soit alternant avec la constipation, soit d'une façon définitive. L'ulcération du néoplasme est une cause fort importante de la diarrhée (Brinton) ; l'élaboration vicieuse des aliments dans l'estomac en est une autre (R. Tripier) (1).

Aspect et composition des selles. — Les selles solides peuvent quelquefois par leur aspect révéler un rétrécissement des dernières portions du gros intestin : ce sont les selles moniliformes, rappelant les excréments de la chèvre. Bien plus intéressante pour la pathologie de l'estomac est cette variété de selles solides qui apparaissent entourées, comme d'un gant, de masses glaireuses ou quelquefois de fausses membranes, selles muco-membraneuses. Ces dernières s'accompagnent habituellement d'épreintes et de crises dysentériformes. Parmi les selles liquides, il y a une

(1) R. Tripier, *Lyon méd.*, 1881.

variété qui mérite d'être connue, c'est celle où les matières rendues sont composées d'aliments mal digérés, selles lien- tériques. Cette variété de diarrhée qui n'est pas rare dans le catarrhe gastro-intestinal, dans certaines névroses de la motilité, s'observant même quelquefois chez l'homme sain, peut devenir un élément important de diagnostic de la fistule gastro-colique quand elle est constante et quand elle s'accompagne d'autres signes de cette affection, surtout d'une cachexie profonde.

Mais c'est surtout la présence de *substances pathologi- ques* dans les selles qui a une grande valeur sémiologique : la présence de grandes quantités de mucus, de pus, de sang, ou encore de parasites.

La constatation de *mucus* dans les selles n'a de valeur que si une évacuation alvine amène cette substance à l'état de pureté sans mélange avec les matières fécales : c'est là le meilleur signe de l'inflammation *catarrhale* du gros intestin (Nothnagel).

Nous avons déjà parlé de l'entérite muco-membraneuse : ici les masses de mucus revêtent la forme de longues bandes ou de tubes creux, en doigt de gant, de boudins.

La présence de *pus* dans les selles fera d'abord penser à une fistule du rectum, mais ce pus pourra aussi provenir d'une portion du tube digestif située plus haut, voire même de l'estomac, comme dans la gastrite phlegmoneuse.

On appelle *mélæna* les selles dans lesquelles le sang est plus ou moins intimement mélangé aux matières fécales. Quand le sang provient de l'estomac, il n'est plus reconnais- sable comme tel, mais se présente sous forme de masses noires rappelant du goudron. Plus le siège de l'hémorrhagie se rapproche de l'anus et moins l'aspect du sang a subi de modifications. Le sang qui provient du rectum est liquide et noir et facilement reconnaissable. Au contraire, dans le cas de mélæna d'origine gastrique ou duodénale, il faut d'abord s'assurer qu'il s'agit réellement du sang, car les

selles peuvent prendre une coloration noire sous l'influence
de nombreuses substances minérales ou organiques ; on sait
que le bismuth, le fer sous l'influence de l'hydrogène sulfureux se transforment en sulfure de bismuth ou de fer
qui ont une coloration noire. Quelquefois on sera obligé
d'avoir recours aux procédés chimiques, au spectroscope
et au microscope.

Enfin, les selles peuvent contenir des parasites, le tœnia,
des lombrics, l'oxyure ou bien encore des ankylostomes.
Tous ces parasites sont susceptibles de provoquer des phénomènes gastriques réflexes et des troubles digestifs.

En terminant, disons que toutes les fois qu'on trouve
des substances anormales dans les selles, surtout du pus ou
du sang, il faut procéder au toucher rectal. Souvent on dé-
couvrira des hémorrhoïdes, de la tuberculose ou un cancer
du rectum qui ne se révélaient jusqu'alors par aucun autre
signe.

CHAPITRE II

L'EXAMEN OBJECTIF DU MALADE

L'interrogatoire du malade avait pour but d'établir le bilan des symptômes subjectifs et de se renseigner sur quelques signes objectifs que le malade a pu constater lui-même. Mais le vrai examen du malade commence seulement, quand le médecin intervient pour reprendre pour son propre compte la constatation objective de l'état actuel du patient. Dans cette tâche, le médecin met en œuvre ses organes de sens et son esprit d'observation et pour compléter l'insuffisance de ses moyens naturels, il a recours aux divers appareils et méthodes que la science contemporaine a mis à sa disposition.

Nous étudierons donc d'abord les méthodes d'exploration des maladies de l'estomac basées exclusivement sur l'emploi de nos organes de sens, sans secours de l'instrumentation. Toutefois, nous serons amenés à mentionner dans cette partie quelques simples instruments, tels que le stéthoscope, le phonendoscope, l'algésimètre qui ne constituent pas de nouvelles méthodes d'examen et ne sauraient, par conséquent, être détachés de l'auscultation ou de la palpation, où ils trouvent leur place naturelle. Suivant l'usage classique, nous exposerons l'inspection, la palpation, la percussion et l'auscultation telles qu'elles se pratiquent dans les maladies de l'estomac et les résultats auxquels elles peuvent conduire.

Dans une deuxième partie, nous aborderons les méthodes d'exploration gastrique à l'aide des appareils et procédés purement physiques qui procèdent tous du cathétérisme de l'estomac et ont pour base l'emploi de la sonde gastrique.

La troisième partie de l'examen objectif est consacrée aux procédés chimiques, qu'ils s'adressent au contenu stomacal retiré par la sonde ou aux produits des vomissements. Enfin, l'examen microscopique des substances provenant de l'estomac fera l'objet de la dernière partie de l'examen local. Pour être complet, l'examen objectif n'aura plus qu'à tenir compte des symptômes constatés du côté des autres appareils de l'organisme ainsi que de l'état général.

ARTICLE Ier

L'inspection.

Ce procédé d'exploration clinique est bien souvent négligé et cependant il donne des renseignements qui peuvent être très utiles. Il va sans dire que la sémiologie de l'estomac ne peut pas se contenter de l'inspection de la seule région épigastrique, mais que l'œil du clinicien doit se porter sur tous les signes capables d'élucider l'état des fonctions de l'estomac. L'inspection comprendra donc toutes les parties du corps en tant qu'elles intéressent notre objet. Cette inspection générale sera suivie de l'inspection spéciale de l'abdomen et particulièrement de la région épigastrique.

Peau et tissu sous-cutané. — Toutes les maladies chroniques de l'estomac ayant pour effet un certain degré de déchéance de la nutrition, il est très commun de voir survenir de *l'amaigrissement* qui est d'autant plus prononcé que la maladie dure depuis plus longtemps. Le tissu adipeux sous-cutané disparaît et la peau, flasque et plissée, couvre le tronc et les extrémités amaigries Les degrés extrêmes de cet état connu sous le nom de cachexie font immédiatement penser à une maladie de consomption ; entre autres, au cancer de l'estomac. Mais il est bon de savoir que certaines maladies chroniques de l'estomac, même non cancéreuses, non traitées ou mal traitées, peuvent amener une véritable cachexie : dans la gastrite chronique, cette cachexie est très fréquente ; ici de même que dans l'hypersécrétion, les malades peuvent gagner en poids, sous l'influence du traitement, dix, quinze kilogr. et davantage. D'ailleurs, toutes les affections accompagnées de vomissements fréquents conduisent à l'amaigrissement, de même que celles où les malades refusent les aliments de crainte de douleurs. Ce n'est donc pas l'existence de l'amaigrissement qui attirera l'attention, mais son degré et surtout la rapidité avec laquelle il est survenu, ainsi que sa durée. Un amaigrissement considérable constitué en quelques semaines sera toujours plus grave que celui qui peut s'expliquer par la longue durée des troubles digestifs. Notons en passant qu'un amaigrissement qui dure plus de deux ans permettra souvent d'éliminer un néoplasme de l'estomac.

L'expression de la face est souvent en rapport avec l'existence pénible que mènent les malades atteints de troubles digestifs. Une ride verticale au front indique chez un jeune sujet l'habitude de souffrir et s'observe souvent dans les gastropathies. Les traits étirés, un faciès creux, une teinte terreuse du visage attireront l'attention sur l'existence possible d'une affection du tube digestif.

La coloration de la peau est un autre point qui sera relevé avec soin. Nous avons déjà insisté sur la pâleur des téguments et des muqueuses qui évoque l'idée d'une hémorragie interne. Une certaine pâleur de la peau accompagne d'ailleurs tout état d'amaigrissement prononcé. Mais à côté de cette pâleur il faut savoir reconnaître l'altération de la couleur particulière à certaines cachexies, surtout à la cachexie cancéreuse : c'est la couleur jaune paille qui ne trompera pas un clinicien expérimenté. Une teinte subictérique franche indiquera toujours une complication du côté du foie ou des voies biliaires ou tout au moins un catarrhe duodénal. On devra reconnaître aussi la mélanodermie des vagabonds à laquelle la misère physiologique n'est pas étrangère.

La sécheresse insolite de la peau et des muqueuses en dehors de tout état fébrile évoquera l'idée de vomissements ou de diarrhées profuses. Chez les gastropathes, la peau a perdu en même temps son élasticité, ce qu'on reconnaît par la persistance des rides et des plis.

Il n'est pas jusqu'aux œdèmes qui ne puissent donner une indication précieuse : les œdèmes malléolaires par lesquels débute la phlegmatia alba dolens ont permis à Trousseau de reconnaître chez lui-même l'existence d'un cancer latent de l'estomac.

Bouche. — L'inspection de la cavité buccale ne doit jamais être omise dans l'examen des maladies de l'estomac. L'existence d'une gingivite ou d'une stomatite expliquera parfois certains troubles digestifs ; mais c'est surtout l'état de la dentition qui joue un grand rôle dans l'étiologie des maladies de l'estomac. Les dents cariées entretiennent dans la bouche des fermentations susceptibles d'altérer la digestion stomacale et entravent la mastication si nécessaire pour préparer les aliments à l'action du suc gastrique. Si le malade est porteur d'une prothèse dentaire, il importe de s'assurer de son état de propreté, car elle peut devenir le réceptacle de véritables colonies bactériennes qui seront ensuite dégluties avec les aliments et provoqueront des troubles digestifs.

Langue. — La valeur sémiologique de l'aspect de la langue dans les maladies de l'estomac a subi dans ces derniers temps des restrictions importantes. On sait que les anciens considéraient la langue comme le miroir de l'estomac. Avec les progrès de nos connaissances des phénomènes digestifs il s'est opéré un revirement. Tandis que pour Boas la langue n'est que l'expression de l'état de la cavité buccale et que pour Riegel l'aspect de la langue a une valeur très subordonnée dans le diagnostic des maladies de l'estomac, M. Bouveret considère que les troubles gastriques ne restent pas sans influence sur l'aspect de la langue. Malgré l'intégrité des dents, des gencives et du pharynx, les dyspeptiques offrent souvent une langue chargée. Dans le catarrhe aigu ou chronique de l'estomac, la langue est saburrale, couverte d'un enduit jaunâtre ou grisâtre. Dans les dyspepsies d'origine urinaire, la langue est d'un rouge vif, quelquefois comme vernissée. Par contre, dans l'hyperchlorhydrie, l'hypersécrétion et l'ulcère, la langue présente généralement un aspect normal. — Dans certaines gastropathies et plus particulièrement dans les affections cachectisantes, la coloration de la langue garde longtemps les traces du passage de certains liquides, du vin ou du lait.

Pharynx. — En outre des amygdalites qui peuvent devenir une cause de troubles digestifs par les conditions favorables qu'elles offrent au développement des microbes dans la profondeur des cryptes amygdaliennes, les pharyngites chroniques entretiennent souvent un catarrhe gastrique qui disparaît dès qu'on guérit l'affection du pharynx. Chez les fumeurs et chez les alcooliques, le pharynx est constamment le siège d'une irritation chronique avec production de mucosités qui sont avalées et contribuent à entretenir la dyspepsie tabagique et alcoolique. Cette pharyngite témoigne ainsi de l'origine de la dyspepsie jusque-là restée obscure. Dans certains cas, à la vérité exceptionnels, on pourra peut-être soupçonner la nature tuberculeuse ou syphilitique d'une ulcération stomacale par la constatation de lésions analogues au niveau du larynx ou du pharynx.

Thorax. — Au niveau du creux sus-claviculaire gauche on trouve quelquefois de petits ganglions durs, symptomatiques, d'après M. Troisier (1), d'un cancer de l'estomac. Mais, outre que ce signe n'est pas constant, nous avons observé, comme d'autres, des cas d'adénopathie sus-claviculaire gauche chez des sujets sains et indemnes de toute autre tuméfaction ganglionnaire. L'inspection de la forme du thorax est bien plus importante. Les déformations de la partie inférieure du thorax produites par le corset attireront l'attention sur l'existence possible d'un abaissement de l'estomac ou de sa déformation connue sous le nom d'estomac biloculaire.

Abdomen. — L'inspection de l'abdomen est pratiquée dans la position dorsale du malade, la respiration étant calme. D'après M. Hayem (2) l'inspection du ventre doit être faite successivement de face et de profil.

L'inspection de face permet de constater un évasement du ventre par en haut, un évasement par en bas, une saillie médiane ou un aplatissement épigastrique avec ballonnement hypogastrique. L'évasement sus-ombilical se produit chez les malades atteints de tympanisme gastrique et chez des grands mangeurs. L'évasement sous-ombilical s'observe dans l'entéroptose, chez des obèses amaigris et chez des femmes amaigries multipares. La saillie médiane est très commune chez les dilatés sans ptose. L'aplatissement épigastrique avec ballonnement hypogastrique caractérise la dilatation de l'estomac avec ptose (Hayem).

L'inspection de profil peut révéler l'enfoncement soussternal, la saillie anormale et l'aplatissement de la région sus-ombilicale avec ballonnement hypogastrique. L'enfon-

---

(1) Troisier. *Gaz. hebdom. de méd. et chirg.*, 1886, p. 685.
(2) G. Hayem et G. Lion, *Maladies de l'estomac (Traité de méd. et de thérapeut.*, t. IV, p. 216, 1897).

cement sous-sternal indique l'état de vacuité et de rétraction
de l'estomac ou une contraction réflexe des muscles abdominaux ; il s'observe aussi dans l'abaissement de l'estomac.
La saillie anormale est le plus souvent due au ballonnement de l'estomac, très rarement à une tumeur. L'aplatissement de la région sus-ombilicale avec ballonnement hypogastrique indique la dilatation avec ptose (Hayem).

La simple inspection permet quelquefois de reconnaître
la forme et les dimensions de l'estomac chez des individus
à parois minces dont l'estomac est distendu par les gaz.
Il peut arriver qu'on reconnaisse au niveau de cet organe
un sillon médian qui divise l'estomac en deux parties (estomac en sablier). Si la petite courbure se présente nettement à l'œil de l'observateur, on peut en conclure avec
certitude à un abaissement de l'estomac en totalité (gastroptose). Quand on reconnaît par l'inspection l'existence d'une
tumeur, il peut arriver qu'on voit en même temps à sa
gauche les limites de l'estomac dilaté, ce qui fera penser
qu'il pourrait s'agir d'un cancer du pylore ou bien d'une
sténose pylorique hypertrophique. Dans tous les cas, on
recherchera si cette tumeur se déplace pendant la respiration et quelles sont les modifications de sa situation suivant
que l'estomac est vide ou rempli : mais, en général, les
tumeurs de l'estomac atteignent rarement un volume assez
considérable pour être nettement visibles; d'autant plus
que normalement le pylore est caché au-dessous du foie
derrière les fausses côtes (fig. 1).

A côté de ces modifications d'ordre statique, l'inspection
de l'abdomen permet de constater des signes d'ordre dynamique. Le plus important consiste en des mouvements de
l'estomac ou de l'intestin, mouvements péristaltiques décrits pour la première fois par Kussmaul (1) sous le nom

______

(1) Kussmaul, *Die peristaltische Unruhe des Magens* (*Volkm.
Sammlung klin. Vorträge*, 1880, n° 62).

d'agitation péristaltique de l'estomac. Ces mouvements s'observent notamment dans le cas de dilatation avec hypertro-

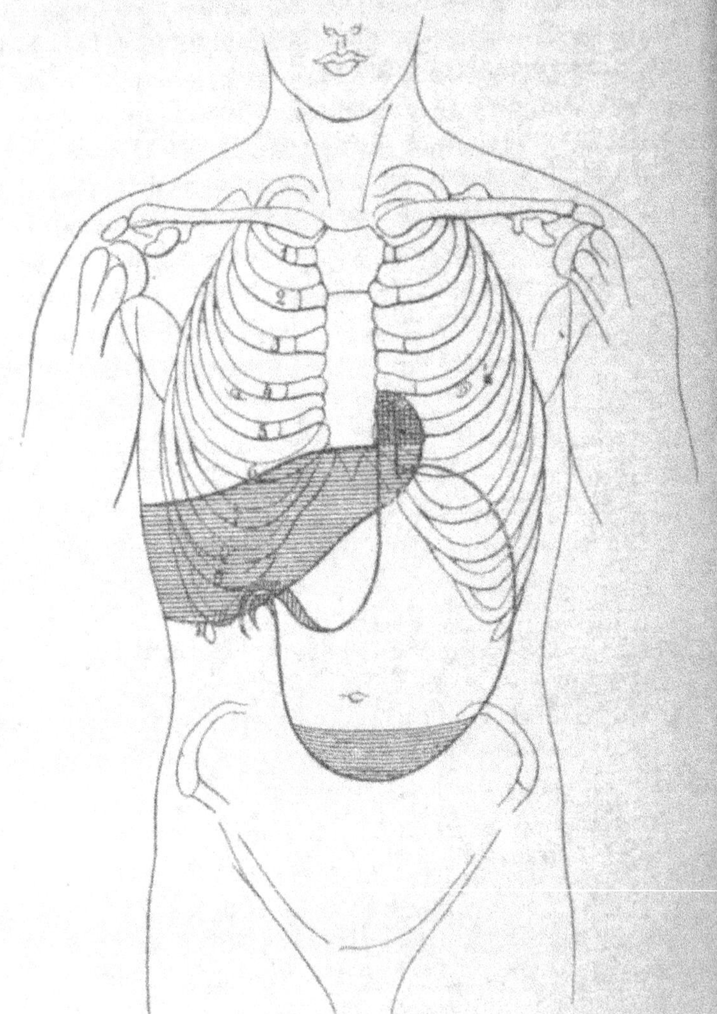

Fig. 4. — Sténose cicatricielle du pylore (d'après Jakob).

phie de la paroi de l'estomac, par exemple dans le rétrécissement du pylore ou du duodénum (cancer du pylore, sténose

cicatricielle du pylore et du duodénum, maladie de Reichmann avec spasme du pylore). Ce phénomène est alors provoqué par une excitation de l'estomac par l'air froid, quand on découvre le malade. On peut également le faire apparaître en percutant avec la main la région gastrique. L'agitation péristaltique de l'estomac indique une lutte de cet organe contre un obstacle qui s'oppose à son évacuation et disparaît, par conséquent, lorsque l'estomac est vide. Comme l'avait déjà fait remarquer Kussmaul, elle est plus fréquente dans les dilatations accompagnées d'un excès d'acides que dans les dilatations cancéreuses, probablement parce que cette variété de dilatation donne plus facilement lieu à la réaction fonctionnelle qui aboutit à l'hypertrophie musculaire.

ARTICLE II

La palpation.

La palpation de l'estomac est chose très délicate et qui exige certaines précautions. A défaut de celles-ci, le malade contracte instinctivement les muscles droits de l'abdomen, ce qui rend toute exploration impossible. Il faut donc suivre certaines règles que nous allons résumer brièvement.

La palpation de l'abdomen a lieu dans le décubitus dorsal du malade, la tête légèrement relevée et soutenue par un oreiller, les jambes et les cuisses en extension complète chez les personnes à petit ventre (Reichmann), légèrement fléchies chez les personnes à ventre volumineux. La cage thoracique ne doit pas être bombée, ni le ventre rétracté par le malade. La respiration peu profonde conservera son rythme normal, à moins qu'on ne veuille surveiller les déplacements d'une tumeur par la respiration. Les mains de l'observateur seront chaudes et n'exerceront pas de pressions brusques pour éviter les contractions musculaires réflexes. On peut palper soit avec les extrémités digitales, soit à main plate, suivant que l'on veut explorer des points plus limités ou une surface plus grande. L'exploration à jeun sera utilement complétée par celle au moment de la période digestive ou après l'introduction préalable de gaz ou de liquides, surtout quand il s'agit de déterminer les limites et les dimensions de l'organe. La palpation du pylore est plus facile, quand on est placé du côté gauche du malade, tandis que le grand cul-de-sac de l'estomac est mieux senti quand on est à droite du malade. Dans tous les cas, on procédera avec ordre et après une palpation générale de l'abdomen, on explorera successivement ses diverses régions : l'épigastre, les deux hypochondres, la région ombilicale, les deux fosses iliaques, l'hypogastre et la région inguinale. On porte ensuite son attention sur chaque organe de l'abdomen en particulier : l'estomac, le colon transverse, le foie et la vésicule biliaire, le colon ascendant, l'intestin grêle, le colon descendant et l'S iliaque, la rate et les reins, si possible.

Chez la femme l'examen des organes génitaux ne doit pas être négligé. On terminera par le toucher rectal. Dans un cas que nous avons observé dans le service de M. Devic, la constatation par le toucher d'un cancer du rectum a permis d'éliminer l'idée d'un néoplasme de l'estomac qu'on avait cru pouvoir admettre jusqu'alors, la coexistence de deux cancers primitifs du tube digestif étant extrêmement rare.

Dans quelques cas, il sera utile d'occuper l'attention du malade par une série de questions pendant la palpation qui en sera rendue toujours plus facile.

La palpation debout et dans le décubitus latéral est bien moins usitée. Dans ces derniers temps on a recommandé la palpation dans le bain ce qui est surtout utile quand on a des doutes sur l'existence d'une tumeur.

La palpation peut être faite à l'aide d'une seule ou des deux mains. Tandis qu'une main fixe la partie à explorer, par exemple la tumeur, ou un organe abdominal en déprimant la paroi abdominale dans un point déterminé, l'autre cherche à en apprécier la consistance, la forme, la sensibilité, etc.

M. Glénard (1) a enrichi la technique de la palpation des organes abdominaux, en perfectionnant la méthode de l'exploration bimanuelle de ces organes. Appliquée au foie, sous le nom de *procédé du pouce*, cette méthode comprend quatre temps. Dans le premier temps, le médecin, assis à demi sur le rebord du lit, insinue sous la région lombaire droite les quatre derniers doigts juxtaposés de la main gauche, l'avant-bras gauche étant presque parallèle à l'axe du malade. Il maintient la région lombaire solidement soulevée, le pouce gauche restant en avant et conservant toute sa mobilité. Dans le deuxième temps, avec la main droite, paume sur la ligne médiane, un peu au-dessous de l'ombilic, extrémités dirigées obliquement en dedans et en bas, on appuie à l'aide des doigts sur le flanc droit dans sa région la plus déclive et on la maintient solidement déprimée. Troisième temps : appliquer la pulpe du pouce gauche sur la région lombaire droite, un peu plus haut que les doigts de la main droite et dans le sillon supérieur de la zone de dépression qu'ils forment sur le flanc ; maintenir le pouce appuyé. Quatrième temps : le pouce gauche étant à l'affût, on fait faire au malade un profond mouvement d'inspiration et on cherche à étudier la consistance, la profondeur, la forme, le volume, la sensibilité du foie ou de l'organe rencontré, et cela en changeant, pendant trois ou quatre mouvements d'expiration, la place du pouce gauche et de la main droite, jusqu'à ce que le pouce soit arrivé en arrière du rebord costal et successivement dans les divers points de ce rebord.

Nous avons longuement décrit le procédé de palpation de

(1) Fr. Glénard, *De l'exploration bimanuelle du foie par le procédé du pouce*, Lyon médical, 1892, t. LXIX, p. 5 et suiv.

M. Glénard, parce que seul il permet de reconnaître les augmentations de volume du foie peu considérables. Or, M. Bouchard a mis en lumière la fréquence des congestions hépatiques consécutives aux dilatations de l'estomac. Ces congestions du foie sont à leur tour le point de départ d'un déplacement du rein, d'une néphroptose, quand elles se répètent souvent et chassent peu à peu le rein droit de sa loge. Le procédé du pouce est précisément le moyen le plus sûr de ne pas laisser échapper une telle néphroptose dont la constatation peut nous expliquer beaucoup de troubles nerveux restés jusque-là obscurs.

En résumé, la palpation de l'abdomen doit être méthodique et s'adresser à chaque organe selon le mode de palpation qui lui est spécial. Appliquée à l'estomac, elle sera faite avec les extrémités digitales, avec le bord cubital de la main, à main plate, puis bimanuelle. Dans ces conditions, on pourra obtenir des renseignements qui se rapportent aux modifications de la sensibilité, aux indurations et aux tumeurs, enfin au bruit de clapotage.

Dans notre exposé, nous suivrons en partie l'expérience indiscutable de Boas (1) auquel nous renvoyons pour plus de détails.

1° **Modifications de la sensibilité**. — A l'état normal, la palpation de l'épigastre n'est pas douloureuse, et il faut des pressions assez fortes pour provoquer de la gêne. Ce n'est qu'avec une pression qui dépasse 5 kilogrammes qu'on détermine une sensation pénible. Lorsqu'elle existe, la sensation douloureuse peut être superficielle, ou, ce qui est plus fréquent, assez profonde. Elle est *superficielle* dans le cas d'hyperesthésie cutanée assez commune dans l'hystérie et certaines névroses de l'estomac ; le siège en est encore su-

(1) J. Boas, *Allgem. Diagnostik u. Therapie der Magenkrankh.* 4° éd., 1897, p. 73.

perficiel dans les processus inflammatoires du feuillet péritonéal de l'estomac, parmi lesquels la périgastrite de l'ulcère rond est le plus important.

Mais le plus souvent ces douleurs provoquées sont plus *profondes* et ne sont pas toujours localisées avec précision. — Toute douleur provoquée dans la région épigastrique n'appartient d'ailleurs pas à l'estomac, car les affections douloureuses du voisinage, du foie, du pancréas, du colon transverse et du mésentère ne se distinguent souvent pas beaucoup, quant au siège de la douleur provoquée, des diverses affections de l'estomac.

La palpation a encore pour but de déterminer s'il y a simplement de la sensibilité exagérée à la pression, si la pression provoque une douleur diffuse ou localisée et s'il y a des points douloureux.

La *pression* provoque une sensation désagréable, sans être suivie de douleur dans beaucoup de maladies chroniques de l'estomac, comme par exemple dans la gastrite chronique, dans l'hyperchlorhydrie avec spasmes du pylore, dans certains cas de carcinome non ulcéré, dans les adhérences périgastriques, dans les névroses de l'estomac, etc. La vraie douleur provoquée par la pression est plutôt l'apanage de phlegmasies aiguës et de processus ulcéreux dont le siège le plus fréquent est la muqueuse gastrique. Cette douleur est ressentie sur une grande surface qui correspond à toute l'étendue de l'estomac dans la gastrite phlegmoneuse et dans l'ulcère de l'estomac accompagné de périgastrite, mais surtout dans la périgastrite avec perforation, ou dans toute autre péritonite localisée et atténuée (Boas).

Le plus souvent, la douleur à la pression est plus circonscrite et présente des caractères assez nettement tranchés, sensation de brûlure, de déchirure, de plaie vive qui provoque une contraction douloureuse du visage et des mouvements de défense de la part du malade. Bien que circonscrite, cette douleur n'est pas toujours rapportée par le malade à son siège exact. Quand elle est très intense, la douleur localisée est due, le plus souvent, à l'ulcère rond, plus rarement à une périgastrite traumatique ou à des adhérences entre l'estomac et les organes contigus. Il est quelquefois possible d'inférer du siège de cette douleur à la localisation du processus ulcéreux ; c'est ainsi que la douleur de l'ulcère du duodénum se trouve à droite de la ligne médiane, tandis que l'ulcère de la paroi postérieure de l'estomac provoque une douleur dorsale.

Les *points douloureux* s'observent surtout dans l'ulcère de l'estomac, dans la lithiase biliaire et dans les névroses de l'estomac. Ces points ont un siège profond et sont peu intenses.

M. Boas a beaucoup insisté sur les points douloureux dans le dos au voisinage de la colonne vertébrale. Dans l'ulcère de l'estomac, le point douloureux dorsal est situé à gauche de la colonne vertébrale près du corps de la douzième vertèbre dorsale ; mais en raison de la variabilité du siège de l'ulcère, le point dorsal peut également être situé plus haut ou plus bas. Plus rarement existe un deuxième point douloureux à droite du rachis. Dans l'ulcère du pylore ou du duodénum, ce dernier peut seul exister. — Par contre, dans la lithiase biliaire, le point douloureux, également situé au niveau de la douzième vertèbre dorsale, en est distant de deux ou trois travers de doigt. De cet endroit, la douleur peut s'étendre jusqu'à la ligne axillaire postérieure. De plus, les accès de coliques hépatiques s'accompagnent d'une douleur diffuse qui s'étend sur toute la surface postérieure du foie. Comme cette douleur persiste pendant plusieurs semaines après la crise, elle peut servir à éclairer le diagnostic dans les cas douteux. — Enfin, dans les névroses de l'estomac, les points douloureux peuvent siéger en des endroits très variables du dos et être plus localisés ou plus étendus. Au niveau de l'abdomen, on trouve, dans les névroses, des points douloureux, dans la région du plexus cœliaque et du plexus de l'aorte abdominale (Boas). M. J. Ch. Roux a pu vérifier, à l'autopsie de plusieurs dyspeptiques, que le point douloureux épigastrique correspondait au plexus solaire.

L'algésimètre de M. Boas. — M. Boas (1) a imaginé un appareil destiné à mesurer la pression nécessaire pour provoquer la douleur à un endroit quelconque des téguments. Cet appareil est composé d'un cylindre creux qui contient une spirale dont la compression peut être mesurée à l'aide d'une échelle qui indique en kilogrammes la force déployée ; cette échelle est divisée de quart en quart de kilogrammes depuis 0,5 jusqu'à 10 kilog. L'élasticité de la spirale transmet la pression exercée sur la poignée de l'instrument à une tige appliquée à l'autre bout de la spirale. Celle-ci se termine par une pelote de grandeur variable en rapport avec la grandeur de la surface sur laquelle on désire exercer la pression. A l'aide de cet appareil, M. Boas a trouvé qu'à l'état normal, il faut exercer sur l'épigastre une pression de cinq à dix kilogrammes pour obtenir une sensation douloureuse. Si la douleur est obtenue avec une pression allant de 0,5 à 3 kilog., on peut penser à un ulcère de l'estomac, plus rarement à une gastrite aiguë ; si au contraire le malade supporte une pression plus forte que trois kilog., on pourrait éliminer l'ulcère rond. Dans les affections cancéreuses, la partie malade supporte un poids de deux à quatre kilog. Dans la gastrite chronique et dans la dyspepsie nerveuse, cette tolérance est de quatre à cinq kilog. ou même elle est normale.— L'examen des points douloureux au niveau du dos a montré que la tolérance normale dépasse dix kilog., tandis qu'elle peut descendre jusqu'à trois kilog. dans l'ulcère et la lithiase biliaire ; les névroses occupent sous ce rapport une place intermédiaire.

(1) J. Boas, *loc. cit.*, p. 78.

Tout récemment, M. J. Ch. Roux (1) a décrit un esthésiomètre gastrique analogue à celui de Boas et a constaté que la sensibilité du point épigastrique, à un moment donné, correspondait à une pression fixe toujours la même. D'après cet auteur, les causes qui augmentent la sensibilité du point épigastrique sont de deux ordres différents : elles sont d'origine périphérique (irritations de l'estomac ou des viscères abdominaux) ou d'origine centrale (neurasthénie etc.).

2° **Les indurations et les tumeurs**. — *Les indurations* qui résultent d'une périgastrite antérieure s'observent le plus souvent dans l'ulcère de l'estomac, plus rarement dans le cancer ; leurs limites sont diffuses, leur étendue assez grande, leur siège correspond à la face antérieure de l'estomac, leur sensibilité est variable, quelquefois assez grande, suivant l'acuité du processus cicatriciel et suivant son ancienneté. La douleur à la pression est superficielle ; de plus, il y a souvent de l'hyperesthésie cutanée, autant de signes qui permettent de les distinguer d'une tumeur de l'estomac.

Les fausses tumeurs en imposent bien plus souvent pour un néoplasme. Chez des individus maigres à parois abdominales minces et flasques, lorsque l'estomac est vide, on peut quelquefois sentir le pancréas qu'on prend pour une tumeur. Cette erreur est encore plus facile à commettre si l'estomac est abaissé et que la main exploratrice vienne à sentir le pancréas par dessus la petite courbure. L'insufflation de l'estomac fait disparaître dans ce cas le corps que l'on prenait pour une tumeur, et il suffit d'être prévenu pour reconnaître la cause d'erreur. — Une autre fausse tumeur a été indiquée par Ewald. Cet auteur a rappelé qu'un ganglion lymphatique situé dans le ligament gastro-colique, au milieu de la grande courbure, peut augmenter de volume

(1) J. Ch. Roux, *Revue de médecine*, 10 nov. 1899, p. 884.

sous l'influence de l'inflammation dans la région qui lui est tributaire ; que l'estomac ait subi (sous l'influence d'un repos par exemple) une torsion autour de l'axe horizontal, qui rapproche la grande courbure de la paroi abdominale, et l'on pourra sentir une petite tumeur ronde et mobile dont les rapports avec l'estomac seront mis hors de doute par l'insufflation. Le diagnostic exact peut être quelquefois très difficile. — On ne confondra point le muscle droit de l'abdomen du côté droit avec une tumeur du pylore, bien que chez des individus cachectisés, à parois flasques, le cancer du pylore lui-même puisse être senti très superficiellement. — Il est plus naturel de penser à un début de tumeur maligne dans les cas de spasme du pylore et surtout d'hypertrophie de cet organe avec ou sans gastrite concomitante. Déjà Cruveilhier connaissait la sténose pylorique due à l'épaississement simple de ce sphincter, et récemment encore M. Boas(1) est revenu sur cette question. — Il n'est pas jusqu'aux corps étrangers de la cavité gastrique composés quelquefois de poils ou de débris végétaux qui ne puissent en imposer pour une tumeur de la paroi gastrique. Parmi les fausses tumeurs de l'estomac, signalons encore les scybales qui encombrent le colon transverse et qui disparaissent rapidement à la suite d'une purgation.

Les tumeurs de l'estomac peuvent être *circonscrites* ou *diffuses*. Le cancer cylindrique ou alvéolaire de l'estomac est habituellement circonscrit, tandis que le squirrhe peut être diffus. La périgastrite scléreuse, les adhérences entre l'estomac, le foie et le colon, etc , simulent souvent le squirrhe en nappe. La facilité avec laquelle on délimite la tuméfaction circonscrite est un signe important quand il s'agit de décider une intervention chirurgicale, mais il arrive souvent qu'on trouve après la laparotomie des adhérences

(1) J. Boas, *Arch. für Verdauungskr.*, t. IV, p. 47, 1898.

et des métastases alors qu'on croyait de par la palpation avoir à faire à une tumeur limitée.

Le siège de la tumeur peut être très variable. Le cancer du pylore est habituellement situé dans un triangle formé par le rebord costal droit et la ligne ombilicale. Mais le déplacement du pylore au bas et vers la ligne médiane peut entraîner la tumeur plus bas jusque vers l'ombilic ou même à gauche de la ligne médiane, comme l'ectasie gastrique suivant son grand axe peut faire apparaître la tumeur plus à droite. Les tumeurs de la petite courbure sont cachées derrière l'appendice xiphoïde et ne sont ressenties que pendant l'inspiration forcée à moins qu'il n'y ait abaissement de l'organe. Il va sans dire que le cancer de la paroi postérieure de l'estomac n'est pas accessible à la palpation de même que celui du cardia.

La grosseur de la tumeur dépend de son âge et de sa forme anatomique. Tantôt de la grosseur d'une noix jusqu'à celle d'une pomme, elle peut devenir très volumineuse quand elle s'étend sur la plus grande partie de la paroi de l'estomac. Elle est tantôt lisse, tantôt bosselée, plate ou globuleuse.

Sa *consistance* est très dure dans le squirrhe, plus molle dans le cancer médullaire et dans le cancer hématode. *La sensibilité* parfois nulle ou médiocre peut devenir très intense et égaler celle de l'ulcère de l'estomac (Boas).

La mobilité de la tumeur est un des signes les plus importants qui doit être relevé avec beaucoup de soin. Un lipome de la paroi abdominale présente une grande mobilité et se laisse déplacer au-devant de l'estomac. Une hernie de la ligne blanche peut être réduite et disparaît complètement pour un instant. Il est plus malaisé de se rendre compte si une tumeur, qui appartient à l'estomac même, n'a pas subi des adhérences avec les organes voisins. La question la plus discutée est celle de la mobilité des tumeurs de l'estomac pendant la respiration. On sait que les tumeurs du foie et de la rate se déplacent en bas avec chaque inspiration, en haut avec l'expiration. On sait aussi que les tumeurs de l'estomac ayant subi des adhérences avec le diaphragme, le foie ou la rate présentent également une mobilité respiratoire. Mais la question de savoir si les tumeurs de l'estomac, qui n'ont pas subi d'adhérences, se déplacent avec la respiration, est fort controversée. Il faut distinguer les tumeurs de la petite courbure de celles du pylore et du grand cul-de-sac : les premières peuvent être senties au moment d'une forte inspiration qui les pousse en bas et peuvent être fixées à l'aide de la main au moment de l'expiration (Riegel). Les tumeurs du pylore et du grand cul-de-sac ne subissent pas de déplacements respiratoires ou en subissent de très légers. Lorsque l'estomac est déplacé de telle sorte qu'il s'éloigne du diaphragme, sa tumeur ne subit pas l'influence de la respiration et reste immobile. Toutefois, la simple position verticale de cet organe n'empêche pas toujours la mobilité respiratoire des tumeurs gastriques. M. Riegel a fait remarquer que lorsque la respiration présente le type costal, la mobilité respiratoire des tumeurs de l'estomac fait par cela même défaut; il en est de même quand le ventre est très douloureux, par conséquent la respiration abdominale très restreinte.

A propos de l'inspection, nous avons déjà indiqué quelle est la valeur sémiologique des ganglions sus-claviculaires à gauche. Ajoutons que, dans le cancer de l'estomac, on trouve plus souvent la tuméfaction ganglionnaire dans l'aine qui s'observe d'ailleurs dans beaucoup d'autres affections des organes abdominaux.

3° **Bruit de clapotage**. — Ce signe a déjà été décrit par Chomel (1) sous le nom de succussion digitale, mais M. Bouchard (2) l'a tiré de l'oubli et en a élargi la valeur sémio-

---

(1) Chomel, *Traité des dyspepsies*, 1857.
(2) Bouchard, *Gaz. hebdom. de méd. et de chirurgie*, 1884, n° 25.

logique. Certaines conditions favorisent sa production. La
paroi abdominale doit être bien relâchée, le tronc un peu
relevé pour laisser les liquides s'accumuler dans les portions
inférieures de l'estomac. On imprime alors à la paroi abdominale soit à l'aide des extrémités digitales réunies, soit à
l'aide du bord cubital de la main, de petites secousses brusques et répétées. Il faut procéder systématiquement par lignes convergentes des régions abdominales éloignées vers
l'estomac et l'on marque sur chacune de ces lignes un trait
au crayon dermographique, à l'endroit où paraît le bruit
de clapotage. En réunissant ces traits, on obtient une ligne
qui correspond à la grande courbure de l'estomac. En procédant ainsi de bas en haut, puis de droite à gauche, on
connaît les limites inférieures et latérales de l'estomac. Les
secousses imprimées avec les doigts ne doivent pas être trop
fortes pour éviter de provoquer des vibrations de l'intestin
propagées à l'estomac. Il faut encore éviter de prendre le gargouillement intestinal pour un bruit de clapotage. Le bruit
de clapotage est un bruit de liquides entrant en collision
avec de l'air ou des gaz ; le gargouillement est dû à l'éclatement de bulles d'air qui se déplacent à travers une couche
de liquide. En cas de doute, on peut insuffler l'estomac, ce
qui fait disparaître le bruit de clapotage. Inversement, après
un repas copieux ou quand il y a une forte tension de gaz
dans l'estomac, le bruit de clapotage fait défaut même dans
un estomac très dilaté. D'ailleurs, M. Bouchard a fait valoir
que chez les dilatés il y a habituellement de la constipation,
de sorte qu'il est rare d'avoir à différencier le clapotage
gastrique d'avec le gargouillement intestinal.

A l'état normal, le clapotage n'est jamais perçu à jeun,
et chez la plupart des personnes il fait même défaut après
un repas ordinaire. Toutefois, ce bruit peut être provoqué,
même chez l'homme sain, pendant une ou deux heures après
un repas ordinaire ; mais — et ceci distingue le clapotage
normal du clapotage pathologique — ce bruit n'est jamais

perçu au-dessous d'une ligne allant de l'ombilic au point le plus rapproché du rebord costal gauche (Bouchard). S'il est perçu pendant un temps beaucoup plus long ou au-dessous de la ligne ombilicale, on peut admettre l'un des états pathologiques suivants : l'atonie de l'estomac, la dislocation, la dilatation, la rétention.

Lorsque le bruit de clapotage persiste pendant plus de deux heures après un repas ordinaire, ou pendant plusieurs heures après un repas très copieux, mais que sa limite ne dépasse pas la ligne de M. Bouchard, on peut admettre une atonie de la paroi gastrique, une myasthénie ; l'estomac n'est pas pour cela dilaté. Si le bruit de clapotage commence au niveau de l'épigastre et descend plus ou moins bas au-dessous de la ligne ombilicale, il y a dilatation de l'estomac, et si ce bruit persiste pendant plusieurs heures, la dilatation s'accompagne de rétention gastrique, ce qui est d'ailleurs la règle. — Un bruit de clapotage qui commence plus bas que la région épigastrique et qui s'étend au-dessous de la ligne ombilicale indique un abaissement de l'estomac, abaissement qui est souvent accompagné d'atonie ; suivant la limite inférieure du bruit de clapotage, on trouvera ou non l'existence d'une dilatation. — Enfin, l'existence de ce bruit à jeun est un signe très précieux de rétention gastrique, telle qu'elle s'observe dans les rétrécissements du pylore (Boas).

Du bruit de clapotage il convient de rapprocher *le bruit de succussion*. Si l'on saisit le malade à deux mains au niveau de la ceinture et que l'on lui imprime quelques secousses, on obtient un bruit aéro-hydrique qui est dû à la collision de l'air et du liquide contenu dans l'estomac. Il s'observe dans les mêmes circonstances que le bruit de clapotage et même quelquefois alors qu'il est encore difficile d'obtenir ce dernier à cause de la distension gazeuse excessive de l'estomac.

ARTICLE III

La Percussion.

La percussion donne des renseignements moins univoques que la palpation, et suppose dans beaucoup de cas une oreille exercée. Elle a pour but de déterminer les limites de l'estomac ainsi que de déceler les tumeurs solides lorsqu'elles ne sont pas accessibles à la palpation. Suivant l'état de vacuité ou de plénitude, et suivant que l'estomac contient des gaz, des liquides ou un chyme plus ou moins épais, la percussion donne un son tympanique à tonalité plus ou moins basse jusqu'à de la matité (1); mais comme le tympanisme stomacal ne diffère que par degrés de celui des intestins, comme, d'autre part, la percussion forte est capable d'éveiller la sonorité du poumon, la percussion de l'estomac doit être assez douce, d'où la règle générale de ne pas se servir du marteau percuteur. On percute avec un doigt de la main droite en se servant d'un doigt de la main gauche comme plessimètre.

Suivant la quantité du liquide contenu dans l'estomac, il pourra être utile de faire varier la position du malade. On sait, en effet, que le liquide s'accumule dans la partie la plus déclive, de sorte que, pour obtenir les limites droite et gauche de l'estomac, il pourra devenir utile de faire prendre au malade le décubitus latéral correspondant. Toutefois le décubitus dorsal restera la position de choix, surtout si l'on élève légèrement la partie supérieure du tronc. Quant à la position verticale, elle provoque facilement une contraction des muscles abdominaux, suffisante à elle seule pour produire de la submatité. Lorsque le son obte-

(1) Pour l'étude de la sonorité de l'abdomen, voir Sigaud, *Revue de médecine*, 10 déc. 1899, p. 952.

on au niveau de l'estomac diffère peu de celui des régions voisines, on peut insuffler l'estomac ou le gros intestin, ou bien on peut y faire pénétrer une certaine quantité de liquide.

Dans la majorité des cas, on n'obtient par la percussion que la figure de la grande courbure et du grand cul-de-sac; mais quand l'estomac est abaissé, il est possible de dessiner encore la petite courbure.

Dans la description qui va suivre, nous avons mis à contribution l'ouvrage si souvent cité ici de M. Boas.

Percussion de la limite inférieure de l'estomac. — Il est inutile de percuter, si l'estomac est vide, car le son obtenu ne proviendrait pas de l'estomac, mais des autres organes. L'estomac vide est en état de contraction et se trouve caché sous la voûte diaphragmatique, séparé de la paroi antérieure de l'abdomen par le colon transverse.

Debio a montré que même lorsqu'il est rempli de liquide et d'air, l'estomac n'est pas contigu par toute sa surface antérieure à la paroi abdominale et, par conséquent, n'est pas accessible à la percussion dans sa totalité. Plus l'estomac est rempli, et mieux il s'applique contre la paroi abdominale. Il importe donc de savoir dans quelle phase digestive se trouve l'estomac, au moment où l'on procède à la percussion.

La percussion de la limite inférieure est celle qui est la plus importante au point de vue pratique, non seulement parce que c'est la seule qui puisse être toujours réalisée, mais surtout parce qu'elle décèle les modifications du volume de l'estomac avant que les autres limites aient subi quelque changement. Nous avons déjà expliqué que l'abaissement de la limite inférieure de l'estomac ne veut pas toujours dire dilatation, aussi ne doit-on jamais se contenter de cette détermination.

La percussion de la limite inférieure rencontre souvent

de grandes difficultés, notamment quand l'estomac et le colon transverse contiennent les mêmes proportions de solides, liquides ou gaz. Il conviendra de recourir, en pareille circonstance, à un des procédés basés sur l'insufflation de l'air ou sur l'introduction de liquides dans l'estomac ou l'intestin, ou bien basés sur l'évacuation de l'intestin (procédés de Piorry, Penzoldt, Dehio).

D'après les recherches de Pacanowski (1), faites à l'aide de la percussion, la limite de l'estomac est située, le plus souvent, de trois à six centimètres au-dessus de l'ombilic, rarement plus bas. La descente de cette limite au-dessous de ce niveau doit être considérée comme pathologique. — Les recherches de Obrastzow (2) nous ont fait connaître les conditions physiologiques qui peuvent faire varier cette limite inférieure. Chez les enfants au-dessous de quinze ans, elle descend rarement au-dessous de la ligne ombilicale, tandis que, au delà de cinquante ans, on la trouve fréquemment au-dessous de l'ombilic. Des grossesses répétées produisent également un abaissement de la limite inférieure de l'estomac. De même, l'état de nutrition et la constitution générale ne sont pas sans influence sur cette limite. Parmi les affections extra-stomacales qui font abaisser la grande courbure, il faut citer celles qui déplacent en bas le diaphragme (emphysème pulmonaire, épanchements pleuraux, pneumothorax) et les tuméfactions du foie et de la rate ; les états qui repoussent les organes abdominaux en haut, comme la grossesse, la rétention de l'urine, produisent un effet inverse. Toutefois, les recherches de Martius et Meltzing, entreprises à l'aide de la diaphanoscopie, ont confirmé l'opinion de Dehio, à savoir que la percussion donne une limite trop élevée. Ces auteurs ont vu que l'es-

(1) Pacanowski, *Deut. Arch. für klin. Med.*, t. XL, p. 302, 1887.
(2) Obrastzow, *Deut. Arch. für klin. Med.*, t. XLIII, p. 417, 1888.

tomac vide atteint toujours l'ombilic et que l'estomac rempli descend encore plus bas, même à l'état normal. Il ne faut cependant pas oublier que les images obtenues par la diaphanoscopie sont quelquefois trop grandes.

Percussion de la limite supérieure de l'estomac. — On détermine cette limite par la percussion de haut en bas, comme l'on détermine la limite inférieure par la percussion de bas en haut. Les résultats les plus nets sont obtenus quand l'estomac contient une quantité moyenne d'air, et quand les organes voisins sont à l'état normal. Voici la limite supérieure de l'estomac, à l'état normal, déterminée au moyen de la percussion par Pacanowski : sur la ligne parasternale, elle se trouve au bord inférieur de la cinquième côte ou dans le cinquième espace intercostal gauche ; sur la ligne mamillaire, elle va du cinquième espace à la sixième ou à la septième côte gauche ; sur la ligne axillaire antérieure, elle est au bord inférieur de la septième ou de la huitième côte, jamais au-dessous.

La disparition de l'espace de Traube est due non à un abaissement des limites de l'estomac, mais généralement aux modifications pathologiques des organes voisins. L'espace de Traube, à forme ovalaire ou semi-lunaire, au niveau duquel le son pulmonaire est remplacé par le tympanisme stomacal, correspond au grand cul-de-sac de l'estomac ; il est compris entre le rebord des fausses côtes gauches et les bords du foie, du poumon et de la rate. L'espace de Traube est diminué, notamment dans les épanchements pleuraux, dans la pneumonie, le pneumothorax et l'emphysème pulmonaire, du côté gauche.

La limite supérieure de l'estomac dépend soit de l'état des organes voisins, soit de la position et de l'état de plénitude de l'estomac. Elle peut être abaissée par le lobe gauche du foie hypertrophié, par la rate ou le cœur également hypertrophiés et par un épanchement de la plèvre gauche.

Elle peut être élevée par l'atrophie du lobe gauche du foie et la rétraction du diaphragme vers la cavité thoracique. D'autre part, la distension par les gaz de la cavité gastrique peut faire remonter la limite supérieure de l'estomac ; tandis que la cause la plus importante de l'abaissement de cette limite est la dislocation totale de l'estomac, la gastroptose.

Percussion des limites latérales de l'estomac. — La limite gauche est constituée par la ligne de séparation de la matité splénique et de la sonorité gastrique. Or, la matité splénique est très difficile à obtenir à l'état normal, et lorsqu'elle est rendue nette par l'hypertrophie de la rate, elle indique encore moins bien la véritable limite gauche de l'estomac.

La limite droite s'obtient par la ligne de séparation de la matité hépatique et de la sonorité gastrique. A l'état normal, elle se trouve à cinq centimètres de distance de la ligne médiane.

L'augmentation de l'aire de la matité gastrique attribuable à la dilatation de l'estomac à droite de la ligne médiane indique une altération plus considérable que l'augmentation de la matité en bas et à gauche de l'ombilic (Michaelis) (1).

Volume de l'estomac déterminé par la percussion. — En réalité la figure obtenue par la percussion de l'estomac n'indique que la surface de cet organe immédiatement en contact avec la paroi abdominale. Elle ne permet donc de juger du volume de l'estomac que très approximativement. Par contre, c'est un moyen très commode de contrôler les variations de volume chez un même individu, suivant les divers degrés de plénitude de l'organe et de corroborer ainsi les renseignements obtenus par la palpation. D'après Wagner

(1) W. Michaelis, *Zeitschr. für klin. Med.*, t. XXXIV, p. 241, 1898.

et Pacanowski, la plus grande hauteur de l'estomac déterminée par la percussion varie, chez l'homme, de onze à quatorze centimètres et donne, chez la femme, un chiffre moyen de dix centimètres. La plus grande largeur est, chez l'homme, en moyenne, de vingt centimètres ; chez la femme, de dix-huit centimètres. — A l'état pathologique, la surface ainsi délimitée par la percussion peut être, soit plus petite, soit plus grande, soit déplacée.

La diminution de la figure de la percussion s'observe dans l'hypertrophie du lobe gauche du foie qui fait que la limite droite de l'estomac est reportée en bas et à gauche ; elle s'observe aussi dans la pleurésie gauche avec épanchement, dans le pneumothorax, l'emphysème, la mégalosplénie et l'hypertrophie cardiaque qui diminuent l'espace de Traube. Quant à la diminution du volume de l'estomac, on ne pourrait en juger que si, malgré l'insufflation de cet organe, la grande courbure était restée à 3-5 centimètres au-dessus de la ligne ombilicale ; mais cette fixité de la grande courbure pourrait être due à des adhérences gastro-coliques ou gastro-hépathiques, sans qu'il y ait diminution du volume de l'estomac.

L'augmentation de la figure de percussion a lieu, quand le lobe gauche du foie est diminué (cirrhose atrophique), quand le poumon gauche est rétracté, dans l'abaissement de l'estomac avec augmentation de volume, enfin, chez les personnes qui présentent physiologiquement un estomac volumineux. Bien que l'augmentation du volume de l'estomac donne lieu à l'agrandissement de l'aire gastrique, il ne faut pas conclure de cet agrandissement de l'aire de percussion à une dilatation de l'organe, si les troubles fonctionnels ne viennent pas corroborer ce diagnostic. Sous ce rapport, la palpation qui révèle le bruit de clapotage donne des renseignements beaucoup plus précieux.

En effet, la figure de percussion présente souvent des *modifications* par suite de *changements de position* de l'estomac. Dans la position verticale de cet organe, et encore plus dans la gastroptose, le creux épigastrique offre un son de percussion différent de celui de l'estomac. Les tumeurs du pylore peuvent également entraîner un déplacement en bas et à gauche de la région pylorique. Les modifications dues à la transposition des viscères sont extrêmement rares.

Signalons, enfin, que la percussion nous permet de déterminer les limites des tumeurs de l'estomac et de les distinguer quelquefois d'une tumeur du foie ou du pancréas, notamment, lorsque la matité de la tumeur s'accompagne d'un tympanisme gastrique (Boas).

ARTICLE IV

L'Auscultation.

L'auscultation de l'estomac peut être pratiquée, soit au niveau de la région épigastrique, soit au dos. Ce dernier procédé est plus particulièrement usité pour déceler les rétrécissements de l'œsophage et du cardia, tandis que le premier renseigne mieux sur les bruits qui naissent dans l'estomac même. On distingue, en effet, les bruits produits pendant la déglutition et les bruits nés dans l'estomac.

Les bruits de déglutition. — On les ausculte, avec l'oreille nue, ou avec le sthétoscope, au niveau de l'appendice xiphoïde, ou mieux au dos au niveau et à gauche de la onzième vertèbre dorsale, pendant que le malade avale une gorgée de liquide ou seulement sa salive. A l'état normal, on perçoit alors deux bruits : le premier, qui suit la déglutition, est dû à ce que le liquide est chassé avec force dans l'œsophage ; c'est le bruit en jet (*Durchspritzgeräusch* de Meltzer). Le deuxième bruit s'entend six à douze secondes après le premier. C'est un bruit sonore, résonnant, analogue au râle humide à grosses bulles (*Durchpressgeräusch* de

Meltzer) ; il est dû au passage du liquide à travers le cardia et à sa pénétration dans l'estomac. L'intervalle de temps entre les deux bruits correspond à l'arrêt du liquide ou du bol alimentaire au niveau du cardia. A l'état normal, le premier bruit peut faire défaut sans qu'on en connaisse la raison ; lorsque le deuxième bruit fait défaut, ce qui est rare, on admet que le cardia est relâché et que le liquide pénètre directement dans l'estomac (Ewald). A l'état pathologique, le deuxième bruit peut être considérablement retardé sur le premier et présenter des modifications de timbre. Dans la sténose du cardia, ce retard peut aller jusqu'à soixante secondes et davantage, et le deuxième bruit lui-même peut avoir une durée de plusieurs secondes, le passage à travers le cardia étant non seulement retardé, mais encore ralenti.

Bruits de l'estomac. — Les bruits de l'estomac peuvent être entendus soit à distance, soit par l'auscultation directe de l'organe. On peut entendre à distance l'éructation, le gargouillement, le glou-glou, voire même un tintement métallique. Le bruit de succussion est également perçu à distance.

L'éructation est due à la projection bruyante hors de la cavité buccale de gaz stomacaux. Le gargouillement est dû au passage du liquide et de l'air à travers un endroit rétréci, par exemple de l'estomac dans l'intestin, à travers le pylore. Le glou-glou gastrique est également dû au passage, à travers un endroit rétréci, de liquides et de gaz, et est provoqué par les contractions rythmiques des muscles de la respiration, surtout chez des femmes très serrées par le corset ou par des contractions irrégulières de la paroi abdominale. Le tintement métallique s'observe lorsque l'estomac est fortement distendu par les gaz et ne contient que fort peu de liquides. Enfin le bruit de succussion peut être comparé à celui qu'on obtient en agitant une bouteille à moitié pleine d'eau (Bouveret).

Tous ces bruits sont favorisés par les changements de position, les mouvements brusques, la marche, la course. Certains névropathes ayant remarqué que la contraction et le relâchement alternatifs des muscles de l'abdomen font naître ces bruits, y trouvent du plaisir à les provoquer et à les entretenir artificiellement. Ces bruits n'acquièrent de signification pathologique, que s'ils sont très constants, et s'ils durent de quatre à six heures après un repas moyen ; ils permettent de penser à l'atonie de l'estomac. Si on les observe encore à jeun, on admettra l'existence d'une rétention plus considérable.

On peut, en outre, ausculter l'estomac directement avec l'oreille, ou mieux avec le sthétoscope au moment de la déglutition des liquides, ou bien encore immédiatement après l'ingestion de poudres effervescentes. On entend alors l'éclatement de bulles gazeuses à la surface du liquide, et l'on peut déterminer ainsi la limite de cette surface, au niveau où ce phénomène cesse de se produire.

On peut également combiner l'auscultation à la percussion, comme l'ont proposé Bazzi et Bianchi, qui ont présenté au congrès de Rome, en 1895, un nouvel instrument qu'ils ont dénommé phonendoscope.

Phonendoscope et phonendoscopie. — *Le phonendoscope* sert à entendre tous les bruits qui s'opèrent dans le corps humain, sain ou malade. Il les transmet à l'oreille avec une netteté et une intensité bien plus grande que le stéthoscope le plus perfectionné, ce qui présente, de l'avis de beaucoup de praticiens, plutôt un inconvénient qu'un avantage. Il peut servir pour l'auscultation de l'estomac, au même titre que pour l'auscultation du poumon, du cœur, de l'utérus, etc.

Le phonendoscope a la grandeur d'une montre de poche; il est constitué par un disque métallique dont une des faces est creusée par une cavité large et peu profonde, fermée par une mince lame d'ébonite. Deux trous traversent le disque dans son épaisseur et mettent cette cavité en communication avec des tubes métalliques simples ou bifurqués qui se fixent dans la face opposée du disque. Sur ces tubes métalliques s'adaptent des tuyaux en caoutchouc munis de boutons auriculaires (olives) qu'on introduit dans les oreilles. Quand on veut ausculter une partie très limitée d'un organe, on visse un petit bâtonnet en ébonite, sur la plaque inférieure. Pour ausculter un organe interne, par exemple l'estomac, il faut avoir soin d'entourer le petit bâtonnet d'un tuyau de caoutchouc, afin d'isoler l'instrument et d'empêcher tout autre son de se répercuter dans l'appareil.

Après avoir introduit les olives dans les oreilles, on place la plaque inférieure, c'est-à-dire celle opposée aux tubes de caoutchouc, sur la partie à examiner. L'observateur, ayant ses deux mains libres, peut tracer les limites de l'organe au moyen d'un crayon dermographique. On peut régler la sensibilité de l'instrument de la façon suivante : 1° quand on met un tuyau seulement dans l'oreille, la sensibilité est faible ; 2° elle est grande, quand on place un tuyau dans chaque oreille ; 3° elle devient très grande, quand on met la plaque d'ébonite en contact direct avec la partie du corps à examiner et un tuyau dans chaque oreille. A l'ordinaire, la plaque d'ébonite est recouverte d'une plaque extérieure qu'on applique sur la partie à examiner.

En outre, la position des organes peut être contrôlée par la percussion au moyen du phonendoscope, en fixant le bâtonnet et en tapotant avec l'extrémité des doigts de la main libre sur les téguments.

Il faut observer les règles suivantes : 1° Le phonendoscope doit être absolument isolé ; les vêtements surtout ne doivent pas le toucher. 2° Il doit être posé doucement et ne pas bouger de place. 3° Il doit être appuyé graduellement sur la partie à examiner. 4° Sans la plaque extérieure, l'appareil doit être appliqué très doucement. 5° L'extrémité métallique des tuyaux doit être fixée très solidement à l'appareil ; au cas où l'on n'emploie qu'un seul tube, il est bon de boucher l'oreille libre.

Phonendoscopie. — Le principe de cette nouvelle méthode d'examen est le suivant. Si l'on exerce avec l'extrémité du doigt de légères frictions ou des effleurages sur la surface des parois du thorax ou de l'abdomen, il se produit une vibration de la paroi qui se transmet à l'organe sous-jacent, mais sans se propager aux organes contigus. Cette vibration qu'on entend à l'aide du phonendoscope (fig. 2) permet de reconnaître les limites de l'organe qu'on

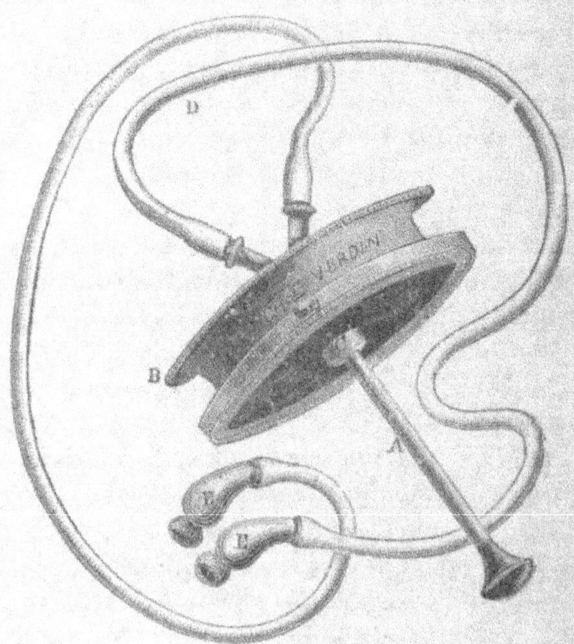

Fig. 2. — Phonendoscope de Bianchi.

veut explorer. Il faut que l'organe à examiner soit en contact immédiat avec la paroi au moins sur un point, et c'est sur ce point qu'on applique le bouton du phonendoscope. On maintient légèrement avec la main gauche l'instrument et on pratique l'effleurage de la peau avec l'index de l'autre main. Dès que le point effleuré n'est plus en rapport, même médiat, avec l'organe exploré, la vibration perçue par l'oreille diminue brusquement d'intensité, ce qui permet de tracer, avec un crayon dermographique, les limites de cet organe.

Pour plus de détails, nous renvoyons le lecteur aux articles de M. Comte (1) et de M. Lagrange (2). — M. Bouveret (3) qui a expérimenté cette méthode sur le vivant et sur le cadavre, considère le phonendoscope comme un bon stéthoscope amplificateur, mais croit qu'il n'est pas possible de délimiter par ce procédé les organes thoraciques et abdominaux. L'instrument transmet bien à l'oreille de fortes vibrations ; mais ces vibrations sont celles des parois thoracique et abdominale.

A. Bianchi et Ch. Comte (4) ont contrôlé les résultats fournis par le phonendoscope chez les animaux et chez l'homme, soit sur les vivants par la percussion, l'illumination électrique interne, la radioscopie et pendant les opérations chirurgicales, soit à la nécropsie, qui donne, à la vérité, des résultats moins sûrs. Ils ont montré qu'avec le phonendoscope et par la méthode des projections phonendoscopiques, on peut avoir une notion exacte de la forme, des dimensions et des rapports de l'estomac ; on peut avoir des indications sur la quantité d'aliments et de gaz renfermés à un moment donné dans l'estomac; on peut suivre l'estomac dans ses déplacements soit spontanés, soit provoqués, et dans ses modifications de forme; enfin, on peut

<hr>

(1) Ch. Comte, *Presse médicale*, 7 mars 1896.
(2) F. Lagrange, *Revue des maladies de nutrition*, 15 avril 1896.
(3) L. Bouveret, *Lyon médical*, 3 mai 1896.
(4) A. Bianchi et Ch. Comte, *Arch. de physiol.*, t. IX, p. 891, 1897.

traduire par des graphiques les mouvements de l'estomac entier ou de ses différentes parties.

Benderski et après lui Buch (1) ont également employé ce procédé pour déterminer les limites de l'estomac. Si l'estomac est vide, on fait préalablement boire au malade un verre d'eau.

(1) M. Buch, *Finska lækar. handlingar*, juillet 1898.

CHAPITRE III

MÉTHODES D'EXAMEN BASÉES SUR L'EMPLOI D'APPAREILS PHYSIQUES

ARTICLE I

Le Cathétérisme de l'estomac.

Le cathétérisme de l'estomac est entré dans la pratique depuis les recherches remarquables de Kussmaul (1) publiées en 1869. Kussmaul a proposé l'emploi de la sonde dans un but thérapeutique, pour faire le lavage de l'estomac dans les cas de dilatation. Il se servait d'une sonde rigide et d'une pompe stomacale. Cette idée de Kussmaul fut le point de départ de progrès immenses accomplis dans la physiologie, le diagnostic et le traitement des maladies de l'estomac, depuis trente ans. Dès 1871, Leube (2) proposa de se servir de la sonde, non seulement pour traiter les dilatations, mais encore pour les reconnaître. En 1875, Ewald (3) montra la supériorité de la sonde molle sur la sonde rigide, et en 1882 fut connu le tube de Faucher (4) si répandu aujourd'hui parmi tous les praticiens. On supprima ensuite la pompe stomacale comme inutile dans la majorité des cas,

---

(1) Kussmaul, *Deut. Arch. für klin. Med.*, t. VI, p. 455, 1869.
(2) Leube, *Die Magensonde*, Erlangen, 1871.
(3) Ewald, *Klinik der Verdauungskr.*, 3e éd., 1893.
(4) Faucher, *Thèse de Paris*, 1882.

et, le cathétérisme de l'estomac étant ainsi simplifié, on a pu, grâce à son emploi journalier, enrichir la physiologie et la pathologie de la digestion gastrique par des données nouvelles. C'est grâce au cathétérisme de l'estomac qu'est née toute la question du chimisme stomacal, de même que les travaux de Leube ont inauguré les recherches modernes sur la motilité de l'estomac. Seul le cathétérisme de l'estomac a permis à M. Reichmann de décrire un nouveau type clinique. Enfin, les progrès accomplis à l'aide de cette méthode d'exploration ont précisé les indications de l'intervention chirurgicale.

On se sert de la sonde stomacale, soit dans un but de diagnostic, soit dans un but thérapeutique. Nous nous occuperons ici du cathétérisme de l'estomac au point de vue diagnostique. Nous décrirons successivement les instruments, la technique du cathétérisme, les accidents et les moyens de les éviter, les renseignements obtenus par ce mode d'exploration, enfin les indications et les contre-indications de son emploi.

Instruments. — Il y a deux catégories d'instruments qui permettent de cathétériser l'œsophage et de pénétrer dans l'estomac. Les uns sont durs, les autres mous. Les durs sont réservés au cathétérisme de l'œsophage, les mous seuls s'emploient aujourd'hui pour l'exploration gastrique. Il y a quelque temps, alors qu'on se servait beaucoup d'instruments rigides, on employait souvent l'expression de sonde stomacale ; aujourd'hui, on préfère le mot de *tubes* gastriques, tandis que, pour le cathétérisme de l'œsophage on se sert encore de mots *bougies* ou *sondes*.

Les bougies œsophagiennes sont constituées par une tige de baleine portant au bout une olive d'ivoire de grosseur variable qui s'adapte à l'extrémité de la tige à l'aide d'un pas de vis. Un autre modèle présente une série de renflements olivaires de grosseur croissante, le long de la bougie. Ces bougies

servent à déterminer le degré du rétrécissement œsophagien,
ainsi que son siège. On commence par introduire l'olive la
plus grosse pour arriver à celle qui passe par le rétrécissement. Les bougies de Bouchard sont également rigides,
mais d'une certaine épaisseur dans toute leur longueur,
excepté le bout gastrique qui s'amincit graduellement.
Chaque bougie de Bouchard porte un numéro qui correspond à son calibre.

Il est toujours préférable d'éviter la bougie si possible et de la remplacer par le tube. Pour déterminer
le siège du rétrécissement constaté par le cathétérisme, on
marque le point de la bougie situé au niveau des arcades
dentaires au moment où l'on rencontre l'obstacle et après
l'avoir retiré, on détermine à l'aide d'un centimètre la distance entre ce point et l'extrémité de la bougie ou du tube.
Il sera alors facile de connaître le point où est situé le rétrécissement, si l'on se rappelle que :

La distance entre l'arcade dentaire et le commence-
   ment de l'œsophage est de . . . . 15 cm.
La portion cervicale de l'œsophage a une longueur de   5 »
La portion dorsale   —   —   17 »
La portion abdominale   —   —   3 »
La longueur totale de l'œsophage est de. . . . . . 25 »
La distance du commencement de l'œsophage au point
   d'intersection entre l'œsophage et la bronche gauche 8 »

Pour ne prendre que les exemples les plus fréquents, on
trouvera dans le rétrécissement du cardia, que la sonde a
pénétré de 40 cm. (15 + 25), tandis que dans la sténose
siégeant au niveau de l'entrecroisement de l'œsophage
avec la bronche gauche, le tube ne pénétrera que de 23 cm.
(15 + 8).

Les sondes dures, soit anglaises, soit françaises tendent
également à tomber en désuétude. En tout cas, un premier
cathétérisme doit être pratiqué avec une sonde molle.

Les sondes molles, sont fabriquées en caoutchouc mou et ne se distinguent d'une sonde de Nélaton que par leur longueur et leur calibre. Ce sont plutôt des tubes que des sondes, et leur type le plus connu est le tube de Faucher (fig. 3). En cas de besoin un simple tube de caoutchouc, tel qu'on l'emploie pour conduire le gaz aux becs de Bunsen, pourrait servir pour le cathétérisme de l'estomac. C'est dire que le tube gastrique doit être mou pour ne pas blesser les muqueuses saines ou malades, assez long pour pénétrer jusqu'à la grande courbure de l'estomac, et de diamètre assez grand pour ne pas être bouché par le contenu stomacal; sa surface doit être parfaitement lisse, son extrémité gastrique borgne et arrondie, tandis que, à quelques centimètres au-dessus de cette extrémité, se trouvent une ou deux ouvertures à bords arrondis.

Il y a divers modèles du tube gastrique qui sont tous basés sur le même principe : tube de Faucher, tube de Debove, tube de Frémont ; le tube de Debove est plus rigide que les deux autres. Tous ces modèles diffèrent les uns des autres par des détails qui ne nous intéressent pas en ce moment.

La longueur du tube ne doit pas, en tout cas, être inférieure à soixante-quinze centimètres, puisque la distance de l'arcade dentaire au cardia est déjà de 40 centimètres et que la distance du cardia à la partie la plus déclive de l'estomac peut être assez considérable. Dans certains cas de dilatation et d'abaissement de l'estomac, la longueur du tube devra même atteindre un mètre.

Le diamètre extérieur aura au moins 12 mm., le diamètre intérieur 6 à 7 mm. pour l'adulte. — Quant aux ouvertures de l'extrémité gastrique du tube, c'est une question qui a été l'objet de nombreuses discussions. Les uns insistent sur l'utilité d'une extrémité borgne et amincie pour éviter le pincement de la muqueuse gastrique dans l'ouverture du tube. Les autres (Riegel) font valoir que la distance de l'ouverture latérale à l'extrémité du tube ne doit pas être trop longue pour ne pas créer un réceptacle pour les matières gastriques éminemment fermentescibles. Les uns recommandent de grands trous, les autres de petites ouvertures

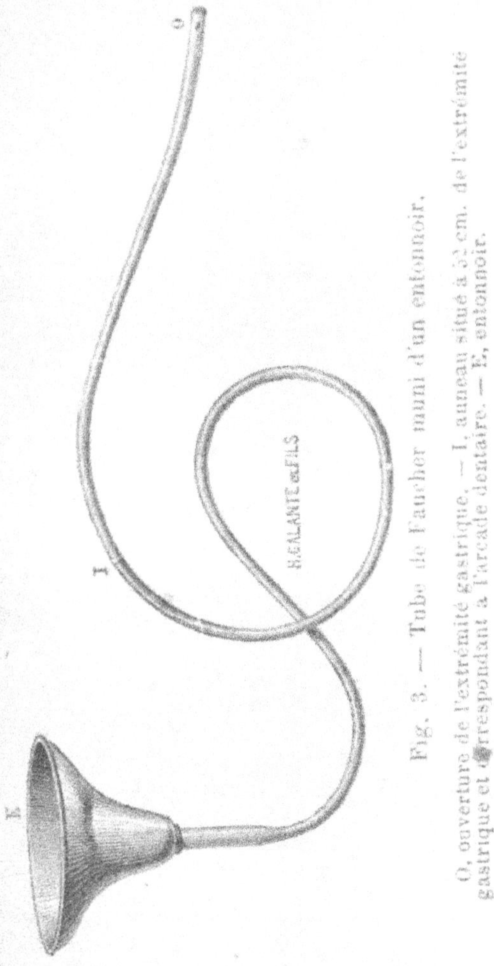

Fig. 3. — Tube de Faucher muni d'un entonnoir.

O, ouverture de l'extrémité gastrique. — I, anneau situé à 3 cm. de l'extrémité gastrique et correspondant à l'arcade dentaire. — E, entonnoir.

à côté des grandes. Les grandes ouvertures latérales seront au nombre de deux et auront 1 1/2 à 2 cm. de longueur. Les petites ouvertures recommandées par Schütz et Ewald sont d'un nettoyage difficile et ne devraient être maintenues que dans le cas où l'on se propose d'appliquer la *douche stomacale* préconisée par Rosenheim.

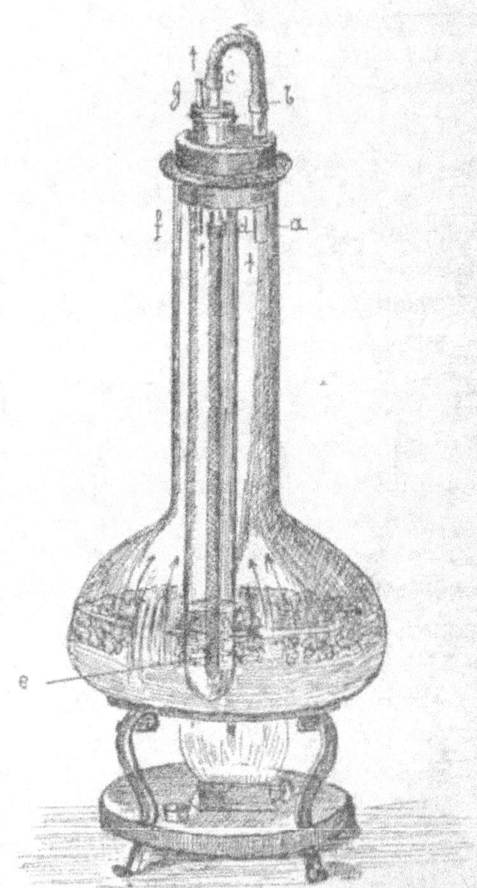

Fig. 4. — Appareil de Kutner pour stériliser le tube gastrique
(d'après Boas).

La conservation du tube gastrique offre un intérêt pratique. Suivant la judicieuse remarque de M. Bouveret, le meilleur moyen de conserver longtemps un tube de Faucher est de s'en servir souvent. Avant et après chaque exploration, on le trempe dans une solution boriquée, puis dans de l'eau chaude pendant cinq à dix minutes. Entre deux tubages on le laisse suspendu à l'air libre. Pour les malades atteints de cancer de l'estomac ou de lésions syphilitiques ou tuberculeuses de la bouche ou du pharynx, on doit réserver un tube spécial.

Un appareil simple de stérilisation de tubes mous est celui de Kutner (1).

La figure 4 représente un vase en fer blanc dans lequel on fait bouillir de l'eau. Les vapeurs d'eau qui se dégagent passent par le tube *ab* en verre, le tube *bc* en caoutchouc, et le deuxième tube en verre *cd*, et arrivent ainsi dans une éprouvette qui va jusqu'au fond du vase. Cette éprouvette ou plutôt ce long vase en verre contient le tube de Faucher adapté au tube *cd*; la vapeur d'eau arrive donc directement dans l'intérieur du tube de Faucher, sort par son ouverture inférieure, entre en contact avec sa surface externe et s'échappe du long tube en dehors par une troisième tubulure *fg*. Il suffit d'un séjour du tube de Faucher dans la vapeur d'eau de dix minutes de durée pour obtenir sa stérilisation. On ménage mieux ce tube, si l'on attend le dégagement des vapeurs avant de le porter dans le long tube récepteur. — A défaut de l'appareil de Kutner, on peut faire bouillir l'instrument dans un vase qui sert à faire cuire les poissons (Boas).

Technique du cathétérisme de l'estomac. — Avant de procéder au cathétérisme, on s'assure que le malade n'est pas atteint d'un anévrisme de l'aorte ou de quelque autre affection qui contre-indique formellement le sondage. Il est bon de rassurer le malade et de lui expliquer que la petite opération n'est pas douloureuse. Si possible, on le laissera assister à la même opération faite sur un autre ma-

(1) Rob. Kutner. *Therap. Monatshefte*, 1892, p. 627.

lade. — On fait asseoir le malade, la tête droite, et en tout cas non renversée en arrière. Celui-ci ayant une tendance à renverser la tête au moment de l'introduction de la sonde, il est souvent nécessaire de l'engager à la porter en avant. Il est également utile de faire tirer la langue au malade pour faciliter la pénétration du tube. On l'engage à respirer profondément, ce qui a un double but : d'abord celui d'éviter l'arrêt de la respiration qui résulte de son attente anxieuse, et ensuite celui de mieux s'apercevoir de la fausse direction prise par le tube si par extraordinaire on l'avait fait pénétrer dans le larynx. Il est inutile d'induire le tube d'huile ou de vaseline ; il suffit de le mouiller avec de l'eau tiède. Ceci fait, on saisit le tube comme une plume entre les trois premiers doigts de la main droite et on l'introduit par dessus la langue jusqu'à ce que l'on rencontre la paroi postérieure du pharynx. En reportant la main toujours en arrière du tube par un mouvement qui le fait glisser entre les trois doigts, on lui imprime une légère pression qui fait descendre l'extrémité du tube le long de la paroi postérieure du pharynx et pénétrer dans l'œsophage. A ce moment, le pharynx se contracte spasmodiquement, et l'œsophage entre en contraction péristaltique de déglutition. On profite de ce mouvement de déglutition involontaire pour faire avancer l'extrémité du tube dans l'œsophage, mais on ne le pousse activement que dans les intervalles de deux contractions pharyngées. C'est ainsi que l'on continue à faire avancer le tube jusqu'au trait ou l'anneau indiquant l'endroit qui correspond à l'arcade dentaire lorsque l'extrémité du tube est arrivée au fond de l'estomac. C'est là l'opération du cathétérisme proprement dit. Suivant le but qu'on se propose, on peut alors retirer le contenu stomacal ou faire pénétrer dans la cavité gastrique des liquides ou des gaz. Nous décrirons plus loin les divers appareils dont on se sert dans ce but ; ici disons cependant que le tube gastrique seul ne serait pas assez long pour permettre d'entreprendre une évacuation, si on ne le transformait pas en siphon, en adaptant, à l'aide d'une pièce intermédiaire en verre ou en métal, un deuxième tube de caoutchouc de longueur variable. Cette pièce intermédiaire doit être solidement fixée. En effet, il est arrivé (cas de Leube) que le tube gastrique mal fixé à la pièce intermédiaire fut avalé par un mouvement de déglutition brusque et énergique. Enfin, à l'autre extrémité du deuxième tube de caoutchouc on peut adapter un entonnoir ou un appareil d'aspiration ou un des nombreux dispositifs que nous décrirons ailleurs.

Les malades, au bout d'un certain nombre de cathétérismes, apprennent à introduire eux-mêmes le tube dans l'estomac sans aucune difficulté. Il est inutile, pour faciliter l'introduction du tube, de maintenir la langue du malade avec un ou plusieurs doigts ; cette pratique ne saurait que compliquer la petite opération. Quelques auteurs conseillent, le tube une fois introduit, de placer un bouchon entre les dents ; d'autres entourent d'un anneau métallique l'endroit du tube qui correspond à l'arcade dentaire.

Accidents. — Les accidents observés au cours du tubage sont les uns graves, les autres bénins. Les premiers sont extrêmement rares, souvent faciles à éviter et dépendent d'un état antérieur qui aurait dû contre-indiquer le tubage. D'ailleurs, ils se produisent beaucoup plus rarement depuis que l'on a substitué le tube en caoutchouc mou aux sondes rigides. Ces accidents sont : la rupture d'un anévrisme, la perforation de l'œsophage ramolli par un néoplasme, l'hémorragie dans les cas d'ulcère de l'estomac, surtout si l'on emploie la pompe stomacale.

M. Bouveret croit avoir remarqué que le cathétérisme intempestif dans les cas du cancer de l'œsophage et du cardia favoriserait les broncho-pneumonies et la gangrène du poumon.

On peut considérer comme accident bénin l'introduction de la sonde dans le larynx, fait extrêmement rare, possible seulement avec des sondes de petit calibre, et aisément reconnaissable par la toux, la dyspnée et la cyanose. Il va sans dire qu'en présence de pareils phénomènes il faut vivement retirer le tube. Un spasme du larynx pourrait faire croire à la pénétration du tube dans les voies aériennes, mais il suffit d'engager le malade à prononcer un mot à haute voix ; en cas de doute, on retire la sonde. — Il arrive quelquefois que le tube se recourbe dans le pharynx à la faveur du spasme pharyngé et remonte dans la cavité buccale ; l'opération est à recommencer. — A l'époque où l'on employait souvent la pompe stomacale, il arrivait qu'un pli de la muqueuse gastrique s'engageait dans l'œillère de la sonde et, au moment du retrait du tube, était arrachée, ce qui donnait lieu à une petite hémorragie insignifiante. L'arrachement de la muqueuse est favorisé lorsque les bords de l'œillère sont mal taillés ou présentent une arête aiguë. Cet accident est plus rare depuis que l'on évacue l'estomac par le procédé du siphon. On recommande aussi, pour éviter cet accident, de faire pénétrer un peu de liquide dans l'estomac par le tube et de le retirer au moment où ce liquide coule dans l'estomac. On a même observé une pareille exfoliation de parcelles de la muqueuse dans des cas de gastrite chronique et d'hyperchlorhydrie (Boas, Riegel), sans qu'on ait employé les pompes stomacales, ce qui s'explique par l'état pathologique de la muqueuse de l'estomac. Ces accidents n'ont d'ailleurs aucune suite fâcheuse.

Si l'estomac contient des liquides avec résidus alimentaires, ceux-ci peuvent boucher l'ouverture du tube et les contractions stomacales peuvent chasser entre la sonde et la paroi de l'œsophage une partie du chyme. Exceptionnellement, ces efforts de vomissement font pénétrer dans le larynx du contenu stomacal. Mais on n'a jamais observé, à la suite de cet accident, de phénomènes de suffocation, encore moins une pneumonie de déglutition.

Dans l'hyperesthésie du pharynx par suite d'affections ulcéreuses, l'introduction de la sonde peut présenter de grandes difficultés et nécessiter un badigeonnage du pharynx à la cocaïne. En dehors des affections douloureuses du pharynx, on peut se dispenser de l'emploi des anesthésiques.

Rappelons enfin que, chez des malades porteurs de dents artificielles, il est nécessaire de les enlever, avant de procéder au cathétérisme de l'estomac.

Renseignements obtenus par le cathétérisme. — L'emploi de la sonde peut nous renseigner :

1° Sur l'existence d'un obstacle au niveau de l'œsophage ou du cardia. Nous nous sommes déjà expliqué sur ce point. Une cause d'erreur qu'il faut éviter consiste dans les contractions spasmodiques du pharynx qu'il ne faut pas confondre avec un obstacle organique. En attendant que le spasme ait cessé, et en profitant du relâchement musculaire entre deux contractions, on arrive toujours à vaincre cet obstacle. Dans les cas, d'ailleurs rares, de diverticules œsophagiens, le tubage rencontre un obstacle quand la sonde a pénétré dans la poche, tandis qu'il s'effectue sans encombre à un autre moment lorsqu'on a évité la poche diverticulaire.

2° Le cathétérisme de l'estomac peut servir pour déterminer la position de sa grande courbure. Dans ce but on cherche à sentir à travers la paroi abdominale l'extrémité du tube soit *in situ*, soit après avoir imprimé à ce tube quelques mouvements de rotation ou de translation. Leube, qui a le premier appliqué ce procédé, employait la sonde rigide. Boas a proposé de se servir d'un tube mou de longueur plus grande que celle du tube ordinaire et a montré qu'à mesure qu'on fait pénétrer l'instrument dans l'estomac, son extrémité, arrivée au fond de la cavité gastrique, subit une coudure et se déplace le long de la grande courbure jusqu'à son arrivée au pylore. On a ainsi un moyen de reconnaître la situation et les dimensions de l'estomac.

—Depuis la découverte de Rœntgen, on a construit des tubes remplis de substances opaques pour les rayons X que l'on peut ainsi radiographier après leur introduction dans l'estomac.

3° Les résultats les plus importants obtenus à l'aide du tubage sont ceux qui concernent l'étude du chimisme ainsi que de la motilité de l'estomac. Il suffit de prélever une partie ou la totalité du contenu stomacal à l'aide de la sonde pour soumettre le chyme gastrique à une analyse minutieuse. En variant les conditions dans lesquelles on procède à cet examen, à jeun ou à des moments variables après un repas exactement déterminé, on obtient une foule de renseignements qui constituent la base de toutes nos acquisitions contemporaines sur la pathologie de l'estomac. Le chyme gastrique prélevé peut être examiné au point de vue de ses caractères physiques, de sa composition chimique, au point de vue microscopique, etc. Nous verrons, au cours de cet ouvrage, comment on utilise ces renseignements pour se rendre compte de l'état des diverses fonctions de l'estomac, de ses sécrétions, de sa motilité et de son pouvoir d'absorption.

Indications du cathétérisme. — Après une période d'engouement pendant laquelle on employait la sonde indistinctement dans toutes les maladies de l'estomac, on a reconnu qu'il est un grand nombre de cas où l'on peut arriver à un diagnostic précis et à un traitement rationnel, sans avoir recours à cet appareil. Si l'on a eu à enregistrer des accidents, c'est parce que l'on n'a pas toujours choisi les cas et qu'on n'a pas tenu compte des contre-indications assez nombreuses à l'emploi de la sonde. Tous les auteurs sont d'accord aujourd'hui sur ce point que le cathétérisme de l'estomac ne doit être appliqué que lorsqu'il est nécessaire dans un but de diagnostic ou de thérapeutique, et lorsqu'il n'existe aucune des affections qui en contre-indiquent l'emploi. Même ces réserves faites, il y a encore place pour une discussion si dans un cas déterminé le tubage est nécessaire ou peut être évité ; la réponse à cette question dépend, en partie, de la valeur qu'on accorde aux signes subjectifs et aux symptômes tirés de l'inspection, de la palpation, de la percussion et de l'auscultation. Nous avons vu que cette partie de la sémiologie de l'estomac n'est nullement négligeable. Mais, si dans un grand nombre de cas on peut et on doit laisser de côté le tube explorateur, il en est d'autres où ce tube sera considéré non comme un outil de laboratoire, mais comme l'auxiliaire précieux et inoffensif de tout praticien éclairé.

Contre-indications du cathétérisme. — Nous énumérons ci-dessous les principales contre-indications à l'emploi du tube stomacal.

1° Affections de l'appareil circulatoire :

a) Les anévrismes de l'aorte et des gros vaisseaux ;

b) Les hémorrhagies plus ou moins abondantes ou récentes, quel qu'en soit le siège (hémoptysies, hématuries, métrorrhagies, apoplexie cérébrale, etc.) ;

c) Les affections cardiaques avec asystolie ou hyposystolie, qu'elles soient d'origine endocarditique, myocarditique ou artérielle, y compris l'angine de poitrine et les névroses du cœur ;

d) L'artério-sclérose avancée.

2° Affections de l'appareil respiratoire :

a) La phtisie pulmonaire au deuxième ou troisième degré ;

b) Les dilatations des bronches, l'emphysème très prononcé, la bronchite étendue, les compressions et les rétrécissements des voies aériennes ;

c) Les pleurésies avec épanchement.

3° Les affections fébriles quelles qu'elles soient.

4° Les cachexies prononcées, l'âge avancé, la grossesse, la menstruation, l'épilepsie.

5° Parmi les affections de l'estomac et de l'intestin :

a) L'ulcère rond avec hématémèses ou mélœna récents, et même sans hémorrhagies si le diagnostic est certain ;

b) Les cas de cancer bien reconnu ;

c) Toutes les autres affections de l'estomac dont le diagnostic est sûr.

Les contre-indications que nous venons d'énumérer n'ont pas toutes une égale valeur, aussi fait-on une distinction entre les contre-indications absolues et les contre-indications relatives. Dès qu'on peut prévoir un dommage pour le malade du fait du cathétérisme, il y a contre-indication absolue, par exemple dans l'anévrisme de l'aorte, dans l'ulcère récent, dans le cancer ulcéré. Les affections de l'estomac dont le diagnostic est sûr ne présentent, en dehors d'hématémèses ou de menace de perforation, qu'une contre-indication relative, d'autant plus que le diagnostic étant posé, le cathétérisme peut être indiqué pour le traitement des affections stomacales. En ce qui concerne l'ulcère de l'estomac, le cathétérisme n'est pas formellement contre-indiqué dans les cas anciens, qui n'ont aucune tendance à l'hémorrhagie et qui ne siègent pas au niveau du cardia. Dans le cancer de l'estomac, l'introduction de la sonde n'est contre-indiquée que lorsqu'on a des raisons de craindre une perforation et dans le cancer ramolli du cardia ; dans le cancer du pylore, on est souvent conduit à pratiquer le lavage de l'estomac comme moyen de traitement de la rétention gastrique. L'emploi de la sonde est d'ailleurs le plus souvent inoffensif dans le cancer du pylore, si l'on procède avec ménagements, puisque le siège du néoplasme le met, dans ce cas, à l'abri de contact avec le tube gastrique. On peut en outre diminuer les dangers de l'emploi de la sonde, si l'on ne prolonge pas inutilement cette petite intervention et si l'on ne tâtonne pas trop longtemps par des déplacements successifs du tube à l'intérieur de l'œsophage et de la cavité gastrique.

ARTICLE II

L'extraction du contenu stomacal.

Le tube stomacal une fois introduit dans l'estomac, on a le choix entre deux moyens pour obtenir l'évacuation artificielle de cet organe : le *procédé d'aspiration* employé pour la première fois par Kussmaul (1) et le *procédé d'expression* recommandé par Boas et Ewald (2).

a) **Procédé** d'aspiration. — Ce procédé, le premier connu, est plus rarement employé comme devenu inutile depuis qu'on connaît le procédé de Boas et Ewald et comme plus dangereux que ce dernier. En effet, à l'époque où l'on a employé ce procédé, des cas de traumatisme de la muqueuse avec hémorragie légère ont été souvent observés. De plus, ce procédé nécessite un outillage assez compliqué. Les appareils dont on se sert peuvent être divisés en deux catégories : la première catégorie a pour modèle l'appareil aspirateur de M. Potain, la deuxième, la poire de Politzer.

L'appareil de M. Potain s'emploie de la façon suivante (fig. 5). Un flacon de verre à deux tubulures, de contenance d'un litre, est relié par une tubulure à l'appareil de M. Potain, par l'autre à l'extrémité du tube de Faucher. Cette deuxième tubulure doit être assez large pour contenir un bouchon de caoutchouc ou de liège traversé par un tube en verre dont le diamètre est de huit à dix millimètres. Le diamètre du tube en verre doit, en effet, correspondre au diamètre intérieur du tube gastrique pour éviter l'oblitération par les

<hr>

(1) Kussmaul, *Deut. Arch. für klin. Med.*, t. VI, p. 455, 1869.
(2) Ewald und Boas, *Virchow's Archiv.*, t. CI, p. 330, 1885.

substances alimentaires mal digérées. L'appareil de M. Potain sert à faire le vide dans le flacon, de sorte que le contenu gastrique est aspiré grâce à la pression positive qui

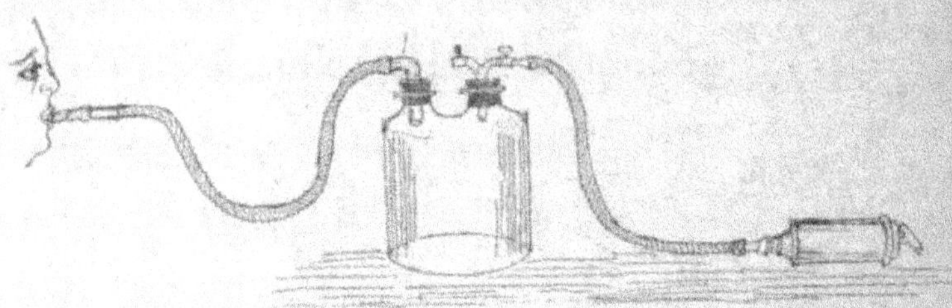

Fig. 5. — Pompe stomacale.

règne dans l'estomac. Cette aspiration doit être de temps en temps interrompue, ce que l'on peut faire, à l'exemple de M. Bouveret, en ouvrant par intervalles un des deux robinets qui existent dans le bouchon de M. Potain, celui notamment qui peut être mis en communication avec l'air ambiant.

L'aspiration à l'aide de la poire de Politzer a été recommandée par M. Ewald. M. Boas a remplacé la poire borgne, qui doit être détachée du tube après chaque aspiration du liquide, par une poire ouverte des deux côtés et qui peut être intercalée sur le trajet du tube extérieur. En appliquant une pince de compression sur le caoutchouc qui fait suite à la poire du côté opposé à la sonde gastrique, on transforme la poire ouverte en poire de Politzer. Voici comment on procède : on comprime la poire, on ferme le robinet, et lorsqu'on fait ensuite cesser la compression de la poire, celle-ci aspire le contenu stomacal. On ouvre alors le robinet et on chasse le contenu de la poire au dehors. Cet aspirateur de Boas (fig. 6) a l'avantage sur l'appareil de Politzer de pouvoir être plus facilement nettoyé. La contenance de la poire est, en moyenne, de 250 cmc.

b) **Procédé d'expression**. — L'idée d'appliquer le principe
du siphon à l'extraction du contenu stomacal constitue la
base du procédé qui cherche à éviter l'emploi de la pompe
stomacale. Mais pour amorcer le siphon, on peut se servir
de deux moyens. Le premier consiste à remplir d'eau le
tube de Faucher muni d'un entonnoir, après son introduction dans l'estomac, et à abaisser ensuite l'entonnoir jusqu'au-dessous du niveau de la grande courbure. C'est le
moyen qu'on emploie dans les cas de lavage de l'estomac.
Mais lorsqu'il s'agit de retirer le contenu stomacal sans le
délayer, il faut amorcer le tube d'une autre façon. M. Boas
a eu l'idée de mettre en jeu, dans ce but, la presse abdominale du malade. Le tube introduit dans l'estomac, on
invite le malade soit à exécuter quelques secousses de
toux, soit à faire des mouvements forcés d'expiration, et
l'on voit le liquide comprimé dans l'estomac par les contractions du diaphragme et des muscles de l'abdomen, remonter dans le tube et s'écouler au dehors. Déjà avant

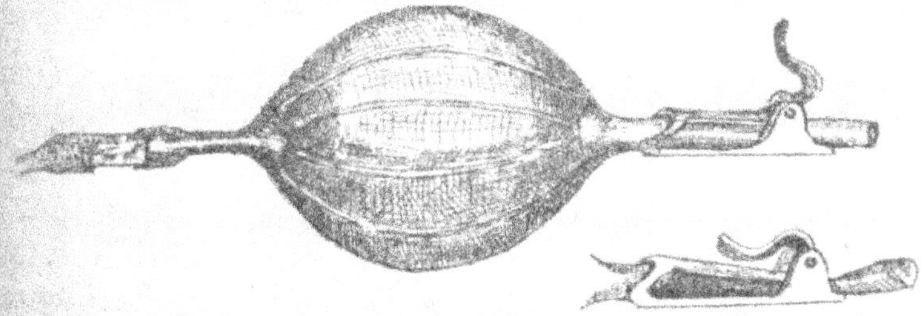

Fig. 6. — Aspirateur de Boas.

M. Boas, ceux qui pratiquaient couramment le cathétérisme
de l'estomac employaient ce procédé. Mais MM. Boas et
Ewald ont eu le mérite de l'ériger en méthode et d'en montrer la supériorité sur le procédé de la pompe stomacale.
Ils l'ont appelé *procédé d'expression* par opposition à l'aspiration, pour montrer le mécanisme suivant lequel se fait
l'évacuation de l'estomac. C'est le procédé généralement

employé aujourd'hui et qui permet d'éviter une partie des accidents qui étaient assez fréquents autrefois. *La sonde molle et le procédé d'expression, — voilà deux perfectionnements de la pratique de Kussmaul qui ont permis sa rapide généralisation et qui rendent inoffensives même les exagérations du cathétérisme de l'estomac.*

Tout simple et facile que soit ce procédé, il arrive quelquefois qu'après l'introduction du tube de Faucher on n'obtient pas d'écoulement du contenu stomacal. Cela se produit notamment lorsque le chyme gastrique, peu ou mal digéré, contient des grumeaux solides qui obstruent la lumière du caoutchouc. Cela arrive plus rarement avec les tubes de gros calibre qu'avec ceux dont la lumière est inférieure à 6-8 mm. de diamètre. Plus rarement c'est la muqueuse de l'estomac qui s'applique contre l'ouverture de la sonde et empêche la pénétration du contenu gastrique (c'est pour éviter cet accident que le tube porte deux ouvertures, l'une inférieure et l'autre latérale, ou bien toutes les deux latérales).

Pour remédier à cet inconvénient, il suffit de retirer le tube, de le désobstruer et de l'introduire de nouveau dans l'estomac. Mais on peut encore éviter ces introductions répétées de la sonde en compliquant légèrement l'appareil. M. Friedlieb (1) a proposé d'intercaler entre le tube de Faucher proprement dit dont la longueur est de 0^m,75 et le tuyau de prolongement qui peut être de la même longueur, à la place du petit tube en verre, un ballon en caoutchouc durci muni des deux côtés de petits cônes en verre permettant de raccorder cette pièce aux deux tubes de caoutchouc. En comprimant d'abord le caoutchouc extérieur et ensuite le ballon de Friedlieb, on refoule dans l'estomac les grumeaux qui encombrent le tube de Faucher et l'on peut immédiatement recommencer l'expression du contenu stomacal.

(1) Friedlieb, *Deut. med. Woch.*, n° 51, 1893.

Un autre appareil qui remplit le même but est celui indiqué par Strauss (1). La pièce intermédiaire entre les deux tubes en caoutchouc est ici un tube en verre ayant la forme d'un T. Deux branches de ce tube réunissent les deux caoutchoucs du tube de Faucher, la troisième, perpendiculaire aux précédentes, est munie de l'insufflateur de l'appareil Richardson. Chacun des trois tubes de caoutchouc est muni d'une pince à compression. En fermant la pince du tube insufflateur on peut procéder à l'expression du contenu stomacal comme avec l'appareil ordinaire. Le tube de Faucher est-il bouché, on ferme la pince du caoutchouc extérieur, on ouvre celle du double ballon Richardson et on refoule dans l'estomac les parcelles alimentaires. Cette disposition permet de combiner l'insufflation de l'estomac avec l'extraction de son contenu et avec le lavage de l'estomac, sans déplacer le tube de Faucher. Il est vrai que l'emploi des ballons transforme le procédé d'expression, jusqu'à un certain point, en un procédé d'aspiration.

MM. Mathieu et Laboulais (2) ont d'une façon très heureuse adapté la sonde aux besoins du lavage de l'estomac. C'est une sonde de Frémont modifiée qui permet, par le changement de position d'une poire en caoutchouc placée en son milieu, d'évacuer le contenu gastrique soit par expression, soit par aspiration, la sonde pouvant s'amorcer elle-même.

Le procédé d'expression présente lui-même un inconvénient, c'est celui de donner lieu à des hémorragies, lorsque la muqueuse stomacale est malade, par suite des efforts exagérés qu'il n'est pas toujours possible d'éviter. Dans les cas d'ulcère de l'estomac, de cancer ulcéré, de phtisie avec hémoptysies, de métrorrhagies, etc., dans lesquels un cathétérisme ménagé paraît admissible, M. Boas préfère à l'expression une aspiration modérée.

(1) Strauss, *Therap. Monatsh.*, n° 3, 1895.
(2) Mathieu et Laboulais, *Soc. méd. des hôp.*, juillet 1898.

Il nous reste à mentionner une petite pratique qu'il ne faut jamais oublier de mettre en œuvre lorsque les efforts d'expression n'amènent pas l'issue du contenu stomacal.

Dans les cas de dilatation de l'estomac, l'extrémité du tube gastrique reste quelquefois au-dessus du niveau du liquide stomacal, lorsque le malade est assis. Tandis que la contraction de la presse abdominale n'aboutit qu'à chasser l'air de l'estomac, il suffit d'introduire le tube plus profondément pour faire plonger son extrémité dans le liquide gastrique et pour obtenir immédiatement une certaine quantité de liquide. Dans les cas d'atonie du muscle du cardia avec parois abdominales flasques, il peut être encore utile d'aider la presse abdominale par la compression manuelle de l'hypogastre. Ce n'est que lorsque toutes ces manipulations sont restées sans résultat qu'on pourra admettre que l'estomac est vide ou que le tube est bouché.

ARTICLE III

L'Insufflation de l'estomac.

L'insufflation de l'estomac a été préconisée en Angleterre par S. Fenwick en 1868 et en Allemagne par Frerichs et Mannkopf. Elle a pour but de faciliter l'inspection et surtout la percussion et de nous renseigner sur la situation, la forme et la grandeur de l'estomac. L'insufflation peut se faire sans cathétérisme ou après cathétérisme de l'estomac. Dans le premier cas, on se sert de poudres effervescentes; dans le dernier, c'est l'air atmosphérique qui est insufflé à l'aide d'un appareil de Richardson. La pompe du thermocautère se trouve à la portée de tous les praticiens (1).

(1) Guinard, *Presse méd.*, 3 déc. 1898.

a) **Insufflation avec l'acide carbonique**. — Suivant qu'on
désire faciliter la percussion ou bien l'inspection et la palpation, on emploie de faibles ou de fortes doses de poudres
effervescentes. Les faibles doses, soit 1 à 2 grammes d'acide
tartrique dissous dans un demi-verre d'eau, et autant de bicarbonate de soude délayé dans la même quantité d'eau,
ont été préconisées par Fenwick (1) et sont aujourd'hui les
plus employées. Avec ces faibles doses on n'observe jamais
d'accidents. — Les fortes doses, soit 5 à 6 grammes d'acide
tartrique et 6 à 7 grammes de bicarbonate de soude, sont
employées par Ziemssen (2), Ebstein (3) et Riegel (4) (une
cuillerée à café de bicarbonate de soude et un peu moins
d'acide tartrique), ces quantités étant nécessaires pour rendre l'estomac accessible à la vue. En faibles ou en fortes
doses, les poudres effervescentes, de même que toute insufflation de l'estomac, sont contre-indiquées dans l'ulcère,
le cancer ulcéré et dans les adhérences récentes de l'estomac. Dans un cas observé dans les hôpitaux de Lyon, une
simple potion de Rivière a amené la mort d'un malade
atteint de cancer de l'estomac, par perforation. — On fait
d'abord boire la solution acide, et l'on fait suivre le bicarbonate de soude, parce que, dans le cas contraire, une partie
de la solution alcaline serait neutralisée par le chyme acide
de l'estomac.

Le procédé d'insufflation par les poudres effervescentes
peut servir, lorsqu'on emploie de faibles doses, à l'auscultation directe de l'éclatement des bulles d'acide carbonique
en appliquant l'oreille sur la paroi abdominale (Eichhorst).
Là où cessent les bruits particuliers dus au dégagement

(1) S. Fenwick, *The morbid states of the stomach and duodenum*,
London, 1868.
(2) v. Ziemssen, *Naturf. Versammlung zu Hamburg*, 1876. —
Deut. Arch. für klin. Med., t. XXXIII, p. 235, 1883.
(3) Ebstein, *Volkmann's Sammlung klin. Vorträge*, 1878, n° 155.
(4) Riegel, *Die Erkrankungen des Magens*, Wien, 1897, p. 42.

d'acide carbonique on peut dessiner, avec un crayon dermographique, les limites de l'organe.

A l'exception des cas d'incontinence du pylore et de fistules gastro-intestinales on obtient, suivant la dose de poudre ingérée, une figure de percussion où l'on voit directement se dessiner l'estomac qui paraît émerger au-dessus des autres organes de la cavité abdominale. On peut ainsi reconnaître avec facilité non seulement la forme, la grandeur et la position de l'estomac, mais encore quels sont les rapports avec cet organe des tumeurs constatées préalablement (fig. 7). C'est un des meilleurs moyens de distinguer la dislocation verticale ou totale de la dilatation de l'estomac; c'est aussi un des meilleurs moyens de reconnaître l'estomac en sablier. Si de par les signes fonctionnels on a reconnu l'existence d'une forte rétention incompatible avec l'idée d'une simple atonie et que l'insufflation ne laisse pas apercevoir d'abaissement de la grande courbure, on sera autorisé à penser à des adhérences entre l'estomac et les organes voisins.

M. Bouveret (1) a pu diagnostiquer pendant la vie, avant l'intervention chirurgicale projetée, la forme biloculaire de l'estomac, en se basant sur les signes fournis par l'insufflation. D'après cet auteur il faut distinguer deux cas, suivant que l'orifice du rétrécissement du milieu de l'estomac reste largement ouvert ou qu'il se ferme plus ou moins complètement, sous l'influence de la distension de la poche cardiaque par les gaz. Dans ce dernier cas, on peut constater les signes suivants : 1° tandis que la palpation indique que la grande courbure est plus ou moins au-dessus de l'ombilic (signe de clapotage), l'insufflation ne fait apparaître les contours de la poche cardiaque qu'au-dessus de l'ombilic, voire même au-dessous des fausses côtes gauches; 2° la petite dimension de la cavité distendue contraste avec les

---

(1) L. Bouveret, Sur le diagnostic de l'estomac biloculaire par l'insufflation. *Lyon médical*, 2 février, 1896. — Perret, *Thèse de Lyon*, 1896.

signes fonctionnels de sténose pylorique ; 3° enfin, le point
rétréci siège au niveau ou à gauche de la ligne médiane.

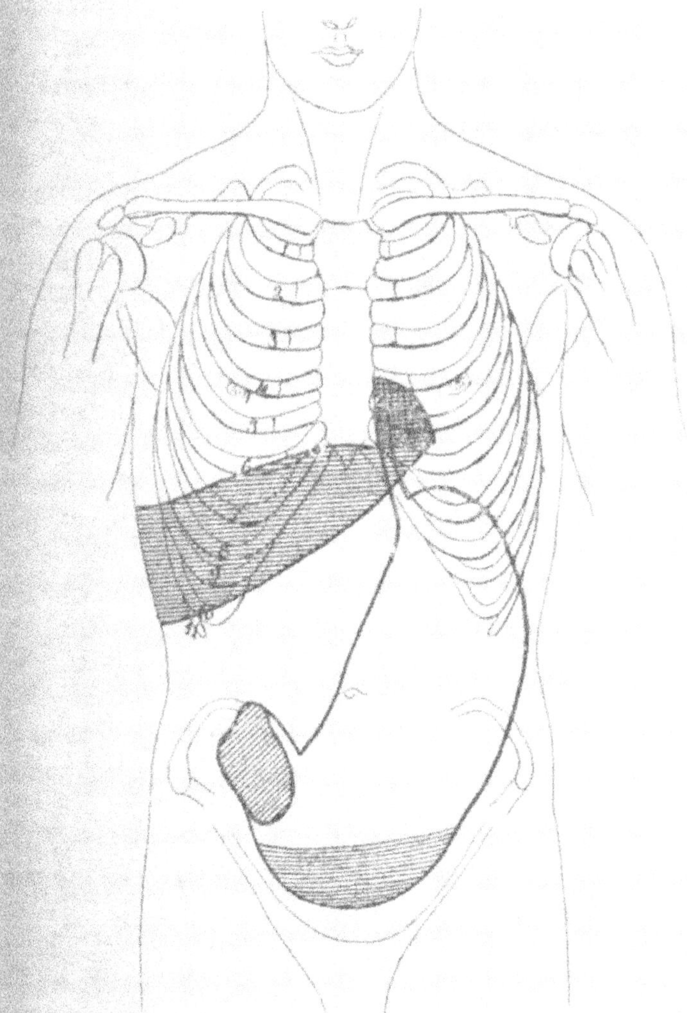

Fig. 7. — Dilatation de l'estomac. Carcinome du pylore.

Au contraire, quand l'orifice de communication entre les

deux poches, cardiaque et pylorique, n'est pas fermé par l'insufflation, on peut le plus souvent voir la forme biloculaire de l'estomac, si une des deux poches n'est pas cachée par le foie et si leurs parois antérieures ne sont pas accolées sur une large surface.

Il faut remarquer que l'insufflation, tant soit peu forte de l'estomac produit non seulement la distension de l'organe, mais encore sa rotation autour de son axe longitudinal. Il en résulte que des tumeurs qui siègent, à l'état de vacuité de l'estomac, à droite et à la hauteur de l'ombilic, et dont les rapports avec cet organe restent douteux, remontent, après l'insufflation, vers le bord costal et apparaissent comme appartenant au pylore ou à la petite courbure. Les tumeurs de la face postérieure de l'estomac disparaissent après l'insufflation.

Les inconvénients attribués à l'insufflation sont les sensations désagréables dues à la forte distension (Runeberg), opinion qui n'est pas partagée par ceux qui ont l'habitude de ce mode d'exploration. De même la crainte de l'aczanowski de voir prendre un estomac trop distendu pour un estomac pathologique ne paraît pas justifiée (Ziemssen, Riegel, Boas). Il paraît d'ailleurs que l'excès de gaz s'échappe rapidement au dehors par le cardia, en produisant des éructations rapprochées, et en mettant un terme à la sensation pénible de tension, surtout lorsque la tonicité de l'estomac est bonne. Pour le cas où cette tension viendrait à se prolonger, on gardera à portée de la main un tube de Faucher qui permet toujours d'évacuer rapidement la cavité gastrique.

Quant au cas dans lequel on voit immédiatement après l'ingestion de poudres effervescentes se météoriser non seulement l'estomac, mais encore l'intestin grêle, on ne pourra pas, il est vrai, se rendre compte de la forme et de la grandeur de l'estomac, mais les renseignements obtenus n'en seront pas moins précieux car on pensera soit à l'insuffisance du pylore, soit à une autre cause d'insuffisance de l'estomac (fistule gastro-intestinale).

b) **Insufflation avec l'air atmosphérique.** — Ce procédé de date plus récente, recommandé par Runeberg (1), est moins pratique que le précédent, dans ce sens qu'il nécessite l'emploi du cathétérisme de l'estomac. Par contre, il offre cet avantage qu'il permet de régler la quantité de gaz introduit dans l'estomac et qu'il évite l'excitation de la muqueuse gastrique par l'acide carbonique. De plus, le procédé d'insufflation par la sonde est plus facilement applicable à la distension du gros intestin. Enfin, le tube de Faucher permet d'évacuer l'estomac et l'intestin de leur contenu normal ; il permet aussi d'évacuer ces organes de l'air introduit, dès qu'on a fini l'examen.

L'insufflation à l'aide du tube de Faucher peut être faite directement ou bien avec le double ballon de Richardson. Le premier procédé, le plus expéditif, a été recommandé par M. Bouveret. On insuffle de l'air avec la bouche qu'on applique directement à l'extrémité libre du caoutchouc, ou bien, si l'on trouve le contact du caoutchouc répugnant, on y adapte un petit tube en verre. Pour éviter que l'air insufflé ne s'échappe de la sonde, il suffit de la comprimer à l'aide des doigts ou avec une pince. M. Fürbringer (2) préfère aussi l'insufflation par la sonde à celle par l'acide carbonique parce qu'il est impossible de bien doser la quantité de CO_2. Il s'est fort bien trouvé de l'insufflation par la bouche. Le reproche de Riegel qui consiste dans le dégoût possible pour le malade ne lui paraît pas justifié. Par contre, il a observé des mouvements de vomissement qui peuvent incommoder le médecin, mais qu'on peut éviter en introduisant le tube seulement jusque vers le milieu de l'œso-

---

(1) Runeberg, *Deut. Arch. für klin. Med.*, t. XXXIV, p. 469, 1884.
(2) P. Fürbringer, *Deut. med. Woch.*, n° 40, 1899.

phage et en insufflant ensuite. S'il y a tendance aux vomissements, on comprime le tube avec les doigts. — Au lieu de la bouche on peut se servir aussi d'un ballon insufflateur qu'on adapte directement au prolongement du tube ou bien latéralement sur un embranchement, comme dans l'appareil de Strauss.

L'insufflation par la sonde doit être faite graduellement et exige une certaine attention de la part du médecin. Dès que le malade ressent de la tension, voire même de la douleur, il faut arrêter l'opération et laisser échapper une partie de gaz. Il n'est d'ailleurs pas toujours nécessaire de distendre complètement l'estomac ; il suffit quelquefois de faire pénétrer une faible quantité d'air pour voir les limites de l'estomac se dessiner avec toute la netteté désirable.

Les contre-indications de l'insufflation de l'air sont celles de l'insufflation en général jointes à celles du cathétérisme de l'estomac. De plus, il ne faut jamais entreprendre la distension de l'estomac dès la première séance de cathétérisme, mais il convient de laisser le malade s'habituer à l'introduction du tube Faucher avant de procéder à l'insufflation.

Insufflation du gros intestin. — De même que l'estomac, on peut insuffler le gros intestin, soit à l'aide de poudres effervescentes, soit à l'aide d'un tube rectal. — Le premier procédé a d'abord été employé par Ziemssen [1]. Cet auteur a vu que, pour obtenir une bonne distension du côlon, chez l'adulte, il est nécessaire d'y introduire vingt grammes de bicarbonate de soude et dix-huit grammes d'acide tartrique. Etant donné que tout CO_2 n'est pas mis en liberté, on obtient une distension par une quantité de gaz qui correspond à cinq litres de CO_2. Il est toutefois prudent de ne pas introduire à la fois toute la masse de sel et

[1] Ziemssen, *Deut. Arch. für klin. Med.*, t. XXXIII, p. 235, 1884.

d'acide, mais de procéder par doses fractionnées, à quelques minutes d'intervalle. Dans la majorité des cas, seul le gros intestin est distendu par le gaz, mais si l'on pousse l'insufflation trop loin, la valvule iléo-cœcale peut devenir insuffisante et le gaz s'échapper dans l'intestin grêle.

L'insufflation du gros intestin peut rendre des services dans le diagnostic des affections de l'estomac pour déterminer la limite inférieure de cet organe ; elle est surtout utile pour déterminer le siège des tumeurs dans les cas douteux.

L'emploi du tube et du ballon insufflateur offre l'avantage de pouvoir graduer le degré de la distension et de mesurer la quantité d'air introduit ; il permet en outre d'évacuer le gros intestin avant l'insufflation et de laisser sortir l'air insufflé.

Procédé mixte de Minkowski (1). — Pour mieux déterminer le siège et les rapports des tumeurs abdominales, Minkowski a proposé de combiner l'insufflation de l'estomac par l'air et la distension du gros intestin par l'eau. Les recherches faites à l'aide de ce procédé mixte ont conduit M. Minkowski à émettre cette proposition à savoir qu'après la distension combinée de l'estomac et de l'intestin, les tumeurs abdominales se déplacent vers l'endroit où est situé normalement l'organe auquel elles appartiennent. Les tumeurs de l'estomac remontent, dans ces conditions, en haut et peuvent être nettement séparées du côlon transverse. Les tumeurs de la paroi antérieure et de la grande courbure paraissent alors plus étendues avec des contours quelquefois indéterminés, tandis que les tumeurs de la petite courbure passent en arrière, par suite de la rotation de l'estomac autour de son axe transversal.

Procédé de Boas (2). — Après avoir administré un lave-

(1) Minkowski, *Berl. klin. Woch.*, 1888, n° 31.
(2) Boas, *Allgem. Diagnostik u. Ther. der Magenkr.*, 4e éd., 1897, p. 105.

ment simple pour évacuer le gros intestin, on laisse couler lentement de l'eau dans l'intestin, à l'aide d'un tube muni d'un entonnoir (entonnoir de Hégar). Avec 500 à 600 cmc. d'eau, le gros intestin est rempli à l'état normal. On obtient alors un bruit net de clapotage au niveau du côlon transverse, c'est-à-dire au-dessus de la ligne ombilicale, sur une largeur de la main. On peut obtenir aussi un bruit de succussion en faisant varier la position du malade. Le même bruit de clapotage existe au niveau du côlon ascendant et descendant.

A l'état pathologique, les mêmes phénomènes sont obtenus après l'introduction d'une plus faible quantité de liquide, ce qui indique de l'atonie du gros intestin, ou bien le bruit de clapotage est perçu à un endroit anormal, et l'on peut conclure à un déplacement du gros intestin (ptose intestinale).

Détermination du siège des tumeurs après insufflation de l'estomac et du gros intestin. — On sait combien il est parfois difficile de déterminer si une tumeur constatée par la palpation appartient à l'estomac ou à un organe voisin. Nous avons déjà indiqué les conclusions qu'on peut tirer de la mobilité de la tumeur pendant l'inspiration et l'expiration. A ces signes il faut ajouter ceux tirés du déplacement de la tumeur après insufflation de l'estomac et du gros intestin. M. Boas a réuni ces caractères dans le tableau suivant que nous reproduisons avec les simplifications que lui a fait subir A. Schiff (1).

(1) A. Schiff, Le Diagnostic du cancer de l'estomac (*Centr. für die Grenzgeb. der Med. u. Chir.*, n° 12-13, 1898).

TUMEURS	APRÈS INSUFFLATION DE L'ESTOMAC	APRÈS INSUFFLATION DE L'INTESTIN
1. De l'estomac. a) du pylore ;	Se déplacent à droite et en bas (d'après Rosenheim, quelquefois à droite et en haut.)	Toutes les tumeurs de l'estomac se déplacent en haut.
b) de la face antérieure, de la grande courbure ;	Paraissent plus étalées et moins bien délimitées.	
c) de la petite courbure.	Disparaissent complètement.	
2. Du foie.	Se déplacent en haut et à droite.	La limite inférieure se déplace en haut ; les tumeurs de la vésicule biliaire se déplacent en avant. Dans les grandes tumeurs, le déplacement peut faire défaut.
3. De la rate.	Se déplacent à gauche et souvent en bas.	Se déplacent en haut et à gauche.
4. Du gros intestin.	Se déplacent en bas.	Ne remontent pas en haut.
5. Des reins.	—	Remontent d'abord un peu en haut et disparaissent ensuite dans la profondeur de l'abdomen.
6. Du grand épiploon.	Se déplacent en bas.	Se déplacent en bas.
7. Du pancréas.	Disparaissent après insufflation de l'estomac.	

ARTICLE IV

Détermination du siège, de la forme, de la capacité et de la résistance à la distension de l'estomac.

Les divers procédés d'insufflation de l'estomac ont pour but de déterminer les limites, la position et les dimensions de l'estomac. Ils permettent aussi de se rendre compte des rapports qu'affectent avec l'estomac les tumeurs abdominales. Mais l'introduction de gaz dans la cavité gastrique n'est pas le seul moyen qui facilite l'exploration physique de cet organe. Au lieu de l'air ou de gaz, on peut y introduire encore des liquides, soit directement, soit à l'aide du tube gastrique. — A tous ces procédés on peut adresser le reproche de distendre artificiellement l'estomac. On a dit que le volume de l'estomac dans des conditions normales n'est pas le même que le volume de l'estomac artificiellement distendu. Nous verrons que si en général l'objection est valable, il n'en est pas moins possible de tirer des renseignements précieux pour le diagnostic de la facilité avec laquelle les parois de l'estomac se laissent distendre, ou de la résistance qu'elles opposent à la masse du liquide injecté.

Une autre objection qu'on peut adresser à ces procédés est celle qui est tirée de l'insuffisance des résultats obtenus par la percussion et la palpation. En effet, on détermine les limites de l'estomac insufflé ou injecté, à l'aide de nos moyens ordinaires d'exploration objective, c'est-à-dire par l'inspection, la palpation et la percussion. Or, les résultats obtenus par la percussion dépendent de la partie de la surface stomacale qui est en rapport direct avec la paroi abdominale, ils n'indiquent donc pas toujours la véritable grandeur de l'estomac.

Enfin, la comparaison des résultats obtenus par la percussion avec ceux que donnent la gastrodiaphanie et la radioscopie a conduit à des divergences au sujet de la grandeur et de la position normales de l'estomac et inspire par conséquent des réserves, quant à la valeur de ces divers procédés pour l'appréciation des états pathologiques.

Nous étudierons successivement les procédés de détermination de la position et des dimensions de l'estomac basés sur la palpation, l'insufflation et l'injection des liquides; puis nous dirons quelques mots de ceux qui consistent dans la gastro-diaphanie. Quant à la gastroscopie et à la radioscopie, nous leur consacrerons une place à part.

1° Procédés basés sur la palpation.

1° *Procédé de Leube* (1). — Leube a proposé d'introduire
une sonde rigide, dont la position à l'intérieur de l'estomac
est ensuite déterminée par la palpation de la région épigastrique. Par ce procédé, on peut bien reconnaître jusqu'où descend la grande courbure de l'estomac, mais on
ignore quelle est la position des autres parties de l'estomac. Les recherches de Leube ont bien montré qu'à l'état
normal on sent l'extrémité de la sonde au-dessus ou au
niveau d'une ligne horizontale passant par l'ombilic. Toutefois, si l'on sent l'extrémité de la sonde descendre au-dessous de cette ligne, on n'est pas encore autorisé à conclure
à une dilatation de l'estomac, car la position verticale et la
gastroptose donnent le même résultat. Enfin, ce procédé ne
nous renseigne ni sur les dimensions, ni sur la capacité de
l'estomac. — L'emploi du tube rigide est d'ailleurs aujour-
d'hui généralement abandonné, à cause de ses dangers.

2° *Procédé de Boas* (2). — M. Boas a reconnu que l'emploi du tube rigide n'est nullement nécessaire pour sentir
la sonde à travers les parois abdominales et que le tube mou
peut remplir le même office. De plus, cet auteur a montré
que le tube mou présente le grand avantage de pouvoir s'a-
dapter aux courbures de l'estomac et se déplacer à l'intérieur de cet organe, le long des parois. En employant un
tube suffisamment long, de $0^m,80$ à 1^m, on peut faire parcourir à l'extrémité de la sonde toute la grande courbure
jusqu'au pylore et déterminer ainsi la position de ces diverses parties de l'organe. En collaboration avec Schmi-

---

(1) Leube, *Deut. Arch. f. klin. Med.*, t. XV, p. 391, 1875.
(2) J. Boas, *Centralbt. für innere Med.* n° 6, 1896.

linski (1), M. Boas a montré sur le cadavre que l'extrémité mousse du tube, après avoir rencontré la partie la plus profonde de la paroi gastrique, glisse, si l'on continue l'introduction du tube, le long de la grande courbure, jusqu'à la portion pylorique. Au niveau de la paroi supérieure de la portion pylorique, le bout arrondi rencontre un nouvel obstacle et si l'on continue à pousser la sonde, celle-ci se coude dans l'intérieur de l'estomac en formant un arc à convexité d'autant plus profonde qu'on continue l'introduction du tube jusqu'à ce que celui-ci se soit complètement adapté d'abord à la grande courbure, puis au grand cul-de-sac de l'estomac.

L'examen est fait, de préférence, à l'état de vacuité de l'estomac, ou après avoir introduit 1/2 à 1 litre de liquide, mais dans ce dernier cas il convient de placer une pince sur le bout extérieur du tube, pour éviter l'écoulement du liquide. Le malade est tantôt couché, tantôt debout. Si l'on a des doutes sur la nature du cordon qu'on sent à travers la paroi abdominale, sonde ou intestin grêle, on invite le malade à retirer doucement la sonde, et si le cordon disparaît, on avait sûrement affaire à la sonde.

Le procédé de Boas sert donc à déterminer la position de la grande courbure et du pylore ; il permet aussi de localiser le siège des tumeurs et des sensations douloureuses et de savoir si elles appartiennent à l'estomac, à l'intestin ou à un autre organe. — D'après les recherches de Jaworski (2), on peut sentir la sonde à travers les parois abdominales dans le quart ou le tiers des cas.

3° *Procédé de Kuhn* (3) . — Le tube en caoutchouc est armé à l'intérieur d'une spirale métallique qui s'adapte

(1) Schmilinski, *Arch. für Verdauungskrankh.*, t. II, 1896.

(2) Jaworski, *Wien. med. Presse*, n° 51, 1897.

(3) Kuhn, *Münch. med. Woch.*, n°s 29, 38, 39, 1896. — *Arch. für Verdauungskr.*, t. III, p. 19, 1897. — *Deut. med. Woch.*, n°s 36-37, 1897.

à toutes les courbures du tube digestif. En poussant le tube gastrique par une série de mouvements de rotation, on peut faire avancer la pointe le long de la grande courbure jusqu'au pylore et même plus loin, jusque dans le duodénum. Cette pointe est pourvue d'un petit ballon qu'on peut insuffler par l'extrémité buccale du tube. Arrivé au pylore, le ballon est arrêté et ne peut passer l'orifice pylorique que si l'on laisse échapper l'air. Il y a là un moyen de détermination du siège du pylore, comme on peut déterminer le siège du cardia en retirant la sonde après avoir regonflé le ballon. Enfin, on peut sentir la pointe de la sonde à travers la paroi abdominale, le ballon vidé, ce qui donne un moyen de connaître la position de la grande courbure. Nous n'insistons pas ici sur le cathétérisme du duodénum, à l'aide de la sonde composée de Kuhn ; disons cependant que cet auteur se sert également de son appareil pour dilater les rétrécissements cicatriciels du pylore, sans recourir à une opération sanglante.

La question de priorité de l'emploi de la sonde pour la palpation de l'estomac, priorité réclamée à la fois par Kuhn, Hemmeter (1) et Türck (2), ne saurait être débattue ici.

4° *Procédé de Purjesz* (3). — C'est une modification du procédé de Leube. Le tube gastrique est relié à un manomètre. Tant que la sonde se trouve dans l'œsophage, le manomètre indique une pression négative ; dès qu'elle a passé par le cardia, la pression devient brusquement positive. A ce moment on marque, par un trait sur le tube, le point qui correspond à l'arcade dentaire. On le pousse alors jusqu'à ce qu'il rencontre un obstacle et on note de nouveau l'endroit qui correspond à l'arcade dentaire. La partie du tube comprise entre les deux traits indique la distance entre le

----

(1) Hemmeter, *Centralbl. für innere Med.* n° 2, 1897.
(2) Türck, *Ibid.*, n° 9, 1898.
(3) Purjesz, *Allg. med. Centralzeit*, 1876. — *Deut. Arch. für klin. Med.*, t. XXIII, p. 554, 1879.

cardia et le fond de l'estomac. — Il va sans dire qu'on pourrait combiner le procédé de Purjesz avec celui de Boas.

II° Procédés basés sur l'insufflation.

La difficulté de sentir la sonde introduite dans l'estomac, chez les personnes qui présentent de l'embonpoint ou chez celles dont les muscles abdominaux entrent en contraction réflexe, rend peu pratiques les procédés que nous venons de décrire. L'insufflation de l'estomac ne présente pas cet inconvénient. Mais pour déterminer non seulement la forme et la position de l'estomac, mais encore sa capacité, il est nécessaire de pouvoir déterminer la quantité de gaz introduits. C'est là le but de l'appareil imaginé par M. Jaworski et désigné sous le nom de volumètre de l'estomac.

1° *Procédé de Jaworski* (1). — Le volumètre stomacal (fig. 8) se compose de deux flacons d'une contenance de 6 litres chacun. Le premier, placé un peu plus haut que le deuxième, possède à sa base une ouverture d'écoulement et est relié, à l'aide d'un tube de caoutchouc, à l'une des trois tubulures du deuxième flacon. Celui-ci porte dans son goulot un bouchon de caoutchouc percé de trois trous : le premier est mis en communication avec le premier flacon à l'aide d'un tube en verre coudé qui descend jusqu'au fond du flacon ; le deuxième trou est destiné au tube manométrique ; le troisième, muni d'un tube en verre plus court, sert à relier le deuxième flacon avec le tube de Faucher. Les deux flacons sont gradués et les deux tubes de communication (l'un entre les deux flacons, l'autre entre le deuxième flacon et le tube Faucher) portent chacun une pince de compression. — Le

(1) Jaworski, *Deut. Arch. für klin. Med.*, t. XXXV, p. 87, 1884.

premier flacon est rempli d'eau, tandis que le deuxième ne contient que de l'air.

Après avoir lavé l'estomac et vidé les liquides et les gaz qui s'y trouvaient, on ouvre les deux pinces et l'on voit l'eau s'écouler du premier flacon et passer dans le second. L'air

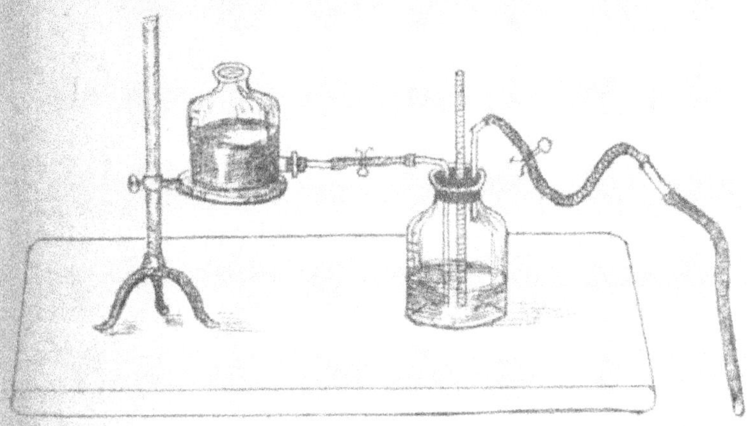

Fig. 8. — Appareil de Jaworski pour déterminer la capacité de l'estomac à l'aide de l'air.

déplacé du deuxième flacon pénètre dans l'estomac et le distend graduellement. A la quantité d'eau qui passe du flacon supérieur dans le flacon inférieur correspond exactement la même quantité d'air qui pénètre dans l'estomac. Dès que la malade ressent une tension dans la région épigastrique, on arrête l'écoulement d'eau et d'air, en fermant les deux pinces. L'estomac est non seulement rendu accessible à la vue et au toucher dans sa forme, sa position et ses dimensions, mais on connaît encore sa capacité, c'est-à-dire la quantité d'air nécessaire pour le distendre.

2° *Procédé de Kelling* (1). — Ici l'instrumentation est beaucoup plus compliquée que dans le procédé de Jaworski. Le tube gastrique est interrompu en deux endroits par deux

_____
(1) Kelling, *Deut. med. Wochenschr.*, n° 51-52, 1892.

tubes en T. L'embranchement latéral du premier tube en
T porte un insufflateur de Richardson qui peut être fermé
par une pince à compression. L'embranchement latéral du
deuxième tube en T porte un manomètre, tandis que lui-
même se continue par un tube en caoutchouc aboutissant
à un tube en verre en forme de U. La branche ouverte de
ce dernier est introduite dans un cylindre métallique de
contenance de 2 à 3 litres, gradué et renversé au-dessus
d'une cuvette; il est rempli d'eau de même que la cuvette.
L'extrémité libre du tube en U est effilée et doit dépasser
de huit à douze centimètres le niveau extérieur de l'eau.
De même que l'insufflateur, le tube en U peut être séparé,
à l'aide d'une pince, du reste de l'appareil.

Voici comment on procède. Après un repas d'épreuve,
on lave l'estomac au bout d'une heure et on enlève les
restes de son contenu y compris l'eau du lavage et les gaz.
On met alors le tube gastrique en communication avec
l'appareil de Kelling. On ferme la pince appartenant au
tube en U et on ouvre celle du double ballon. Maintenant
on insuffle autant d'air qu'il est nécessaire pour distendre
l'estomac. Ceci fait, on ferme la pince de l'appareil Richardson et on ouvre celle du cylindre gradué. L'air contenu
dans l'estomac passe dans le cylindre à travers l'eau. De
cette façon l'air sorti de l'estomac s'accumule dans le cylindre au-dessus de l'eau et peut être mesuré. Le manomètre
adapté à l'appareil indique la pression sous laquelle se
trouvait le gaz dans l'estomac. Pour chasser les restes de
gaz, on invite le malade à pousser avec la presse abdominale et on exerce une compression ménagée sur la région
épigastrique.

Pour déterminer d'une façon plus exacte le volume de
l'air contenu dans le cylindre, il faut tenir compte de la
pression barométrique, de la tension d'eau, de la température de cette eau, de la température de l'air stomacal.
D'après les calculs de Kelling, il suffit d'ajouter à la quan-

tité d'air déterminée directement sur l'échelle du cylindre 8 °/₀, si l'expérience a été conduite lentement, 7 °/₀ si elle a été rapide.

3° *Procédé de Ost* (1). — Le procédé de Ost est analogue au précédent. L'appareil se compose : *a*) d'une pompe stomacale qui permet d'injecter dans l'estomac 150 cmc. d'air à chaque coup de piston ; *b*) d'un manomètre à mercure pour déterminer la pression dans l'estomac ; *c*) d'un cylindre pour mesurer l'air sorti de l'estomac ; *d*) et du tube gastrique.

Sans entrer dans la description détaillée de cet appareil, disons que sa valeur consiste surtout en ce qu'il permet de contrôler la valeur de tous les procédés de détermination de la capacité de l'estomac à l'aide de l'insufflation. En effet, les expériences de Ost faites dans la clinique de M. Unverricht ont montré que la quantité d'air mesuré à l'aide du cylindre est toujours plus faible que celle introduite dans l'estomac au moyen de la pompe. La raison de cette différence réside dans ce qu'une partie d'air injecté s'échappe par le pylore dans l'intestin, — fait qui diminue considérablement la valeur des procédés par insufflation. — Il n'y a donc rien d'étonnant que tous les procédés que nous venons de décrire n'aient pas trouvé de grandes applications pratiques.

III° Procédés basés sur l'injection des liquides.

Parmi ces procédés, il en est qui ont donné des résultats pratiques assez importants puisqu'ils permettent, du moins quelques-uns d'entre eux, de se renseigner sur les fonctions motrices de l'estomac et de reconnaître l'insuffisance motrice, l'atonie et la dilatation de l'estomac.

(1) Ost, *Gesammte Abhandl. aus der med. Klinik zu Dorpat*, sous la direction de Unverricht, Wiesbaden, 1893.

1° *Procédé de Penzoldt* (1). — On introduit dans l'estomac, à l'aide du tube de Faucher, une certaine quantité de liquide, par exemple 1 litre, et on détermine les limites de l'estomac par la percussion. Pour s'assurer que la matité est bien due au liquide injecté, on procède à l'évacuation de l'estomac et on pratique de nouveau la percussion. La zone de matité du liquide est remplacée maintenant par du tympanisme. — Avec ce procédé on reconnaît très bien la limite inférieure de l'estomac, mais, nous l'avons déjà dit, l'abaissement de la grande courbure ne prouve pas encore qu'il y ait dilatation de l'estomac.

2° *Procédé de Rosenbach* (2). — Dans ce procédé le liquide introduit dans l'estomac ne sert plus pour faciliter la percussion, mais pour appliquer utilement l'auscultation de l'estomac. De plus, le véritable but du procédé est de déterminer la résistance que la tunique musculaire de l'estomac oppose au liquide injecté, c'est-à-dire sa tonicité. L'auscultation sert ici comme moyen pour observer l'élévation du niveau d'eau à l'intérieur de l'estomac à mesure qu'on y introduit de nouvelles quantités de liquide. La chose est possible grâce à cette observation utilisée par M. Rosenbach que lorsque l'estomac est vide ou ne contient que du gaz, l'oreille appliquée sur la région épigastrique ne perçoit, pendant que l'on insuffle de l'air dans l'estomac, qu'un bruit de sifflement ; tandis que si l'estomac contient du liquide et que l'orifice du tube par lequel on injecte de l'air y plonge, le bruit perçu par l'oreille est un râle humide à grosses bulles et à timbre métallique.

L'application du procédé est la suivante. On examine, par le procédé d'expression, si l'estomac est vide. On peut s'en assurer encore (Bouveret) en auscultant la région épigas-

(1) Penzoldt, Die Magenerweiterung, Erlangen 1877.
(2) O. Rosenbach, *Volkmann's Sammlung klin. Vorträge*, n° 153, 1878.

trique pendant qu'on insuffle dans l'estomac un peu d'air.
Pour ce faire, on adapte à l'extrémité externe du tube stomacal un petit ballon de caoutchouc. Ce tube stomacal
ne doit pas avoir de trous latéraux et n'est pourvu que
d'un seul trou à son extrémité. Si l'on n'entend qu'un sifflement, quelle que soit la profondeur à laquelle on a en-
foncé le tube, l'estomac est vide. — On injecte maintenant
par la sonde 50-100 cmc. d'eau chez l'adulte, la moitié de
cette quantité chez l'enfant. On comprime alors le ballon
de caoutchouc et l'on peut entendre un bruit de râles humides. En retirant la sonde jusqu'à la disparition du bruit
de râle, on obtient la mesure de la hauteur du niveau de
liquide dans l'estomac. A l'état normal, il est nécessaire de
retirer la sonde de quelques centimètres pour faire disparaître ce bruit de râles. D'autre part, Luschka ayant montré qu'à l'état normal le liquide injecté dans l'estomac en
distend uniformément les parois, l'auteur en conclut que
le niveau du liquide peut donner une mesure de la tonicité
de la tunique musculeuse. En effet, si l'on injecte maintenant une nouvelle quantité de 100 cmc. d'eau, on observera, si la tonicité de l'estomac est normale, une élévation
notable du niveau d'eau, car il faudra retirer la sonde de
nouveau de quelques centimètres pour faire disparaître les
râles métalliques. Dans le cas de dilatation ou seulement
d'atonie de l'estomac, cette quantité d'eau est insuffisante
pour élever le niveau du liquide et il faut en injecter des
quantités beaucoup plus considérables pour obtenir ce
résultat. — M. Riegel fait remarquer que ce procédé donne
moins la mesure de la capacité de l'estomac que de sa résistance à la distension ; que de plus il ne faut pas confondre
la résistance à la distension avec la force motrice de l'estomac ; que pour déterminer cette dernière, il est préférable
de s'adresser au procédé de Leube basé sur l'évacuation de
l'estomac après un repas d'épreuve, procédé que nous étudierons plus loin. Le procédé de Leube pour examiner la

force motrice ne doit pas être confondu avec le procédé du même auteur pour déterminer le siège de la grande courbure.

3° *Procédé de Neubauer* (1). — Ce procédé sert également à déterminer le niveau du liquide gastrique. Il est basé non plus sur l'auscultation, mais sur le principe des vases communiquants. Il nécessite l'emploi d'une sonde à double courant. Une ouverture de cette sonde est reliée à un tube de caoutchouc avec entonnoir, comme celui qu'on emploie pour le lavage de l'estomac, tandis que l'autre communique librement avec l'air extérieur. Il est, en effet, nécessaire, pour maintenir l'égalité du niveau des liquides dans l'estomac et dans l'entonnoir, que la cavité gastrique puisse communiquer librement avec l'air atmosphérique.

L'estomac lavé, on amorce le siphon et on place l'entonnoir à la hauteur de l'estomac de telle façon que le niveau du liquide y reste constant. Pour plus d'exactitude, on engage le malade à arrêter, pour un moment, sa respiration. Ce procédé, expérimenté indépendamment de Neubauer par M. Rosenbach, sert à déterminer la position de la grande courbure et le degré de résistance de l'estomac à la distension.

4° *Procédé de Kellog* (2). — On introduit dans l'estomac 200 c. c. d'une solution iodurée à 0,02 0/0, on laisse s'effectuer le mélange avec le contenu stomacal par une respiration profonde et on retire de l'estomac, à l'aide du tube, 50 à 100 c. c. du contenu ; on verse ensuite dans l'estomac par le tube une quantité d'eau qu'on mesure sur l'échelle de l'irrigateur, après avoir élevé le niveau d'eau dans l'irrigateur jusqu'à la hauteur de l'épaule du malade. Après un nouveau mélange dans l'estomac, on retire de nouveau 300 à 400 c. c. du contenu stomacal dans un autre verre.

(1) Neubauer, *Prager med. Woch.*, n° 74, 1878.
(2) Kellogg J.-H. *Modern. med. pub. Co.* 1896, cité d'après Virchow's Jahresber, 1896, II, p. 178.

Enfin, on verse une deuxième dose de 200 c. c. de la même
solution iodurée dans l'estomac pour en retirer de nouveau,
après un mélange soigneux, autant qu'il en vient par le tube ;
cette quantité est mesurée comme les précédentes. En do-
sant la quantité d'iode contenue dans chacune des portions
de liquide retiré, on peut déterminer la capacité de l'estomac. L'erreur qui résulte de la résorption et du passage
d'une partie de l'iode dans l'intestin ne paraît pas à M. Kellog assez forte pour fausser notablement les résultats. Les
formules suivantes permettent de calculer le contenu stomacal et sa capacité.

$$\frac{n.\,r}{n'} - r = x,\text{ contenu stomacal en c. c.}$$

$$\frac{n.\,r}{n'} - a + q = y,\text{ capacité en c. c. (1)}$$

$$\frac{n,\,r}{n''' - n''} - r + b = y,\text{ capacité en c. c. (2)}$$

ou $r = 200$ c. c. de la solution iodée, $q = $ la quantité d'eau
distillée nécessaire pour remplir l'estomac, a, b, $c = $ la
quantité de liquide qu'on retire chaque fois, n', n'', $n'' = $
la proportion d'iode par 100 c. c. des quantités a, b, c, $n = $
la proportion d'iode dans 100 c. c. de la solution injectée,
par conséquent $= 0,02$ centigr.

5. *Procédé de Dehio* (1). — Si l'on veut éviter le cathétérisme, on peut arriver à se renseigner sur les limites
de l'estomac et sur sa force motrice (ou plus exactement
sur sa résistance à la distension), en s'adressant au procédé vraiment pratique de Dehio. Ce procédé est basé sur
la percussion méthodique de l'estomac, d'abord à l'état
de vacuité et ensuite après ingestions successives de quantités déterminées d'eau. Si le liquide n'est pas trop froid,
on trouve après l'ingestion de 250 cmc. chez l'homme sain,
que la limite inférieure de la matité, dans la ligne mé-

(1) Dehio, VII *Congress. für innere Med. in Wiesbaden*, 1888.

diane, est distante de l'extrémité inférieure du corps du sternum de 11 cm 1/2. Après l'ingestion d'une nouvelle quantité égale à la première, la matité s'abaisse de 2,7 cent.; après une nouvelle ingestion, elle s'abaisse encore de 2,1 cent.; après la quatrième verrée, de 2,5 cent. Lorsque le malade a introduit 1 litre de liquide, la limite inférieure de la matité se trouve encore de quelques centimètres au-dessus de l'ombilic ou tout au plus dans la ligne ombilicale.

Dans les cas de dyspepsie chronique avec atonie de la tunique musculeuse, Dehio a constaté que la limite de la matité descendait déjà après la première verrée aussi bas que chez l'homme sain après le deuxième verre. Quelquefois un demi-litre de liquide fait descendre la grande courbure au-dessous de la ligne ombilicale.

Ce procédé permettrait même de distinguer la dilatation permanente de l'estomac de la simple atonie; en effet, dans la dilatation, la matité descend déjà après le premier verre plus ou moins bas au-dessous de la ligne ombilicale, alors que dans l'insuffisance motrice simple, l'abaissement de la matité est pour ainsi dire proportionnel à la quantité d'eau ingérée. — De même que pour les autres procédés analogues, M. Riegel fait remarquer, à propos de la méthode de Dehio, que l'extensibilité de l'estomac ne signifie pas fatalement affaiblissement de sa force motrice. Aussi, M. Riegel ne reconnaît-il pas à la méthode de Dehio une supériorité sur l'insufflation de l'estomac par l'acide carbonique ou l'air et considère que toutes les deux se complètent mutuellement, surtout quand il s'agit de déterminer la forme et la position de l'estomac, de reconnaître la situation de sa limite supérieure.

Le procédé de Dehio, assurément un des plus commodes et des plus pratiques pour reconnaître la perte de l'élasticité passive de l'estomac, sera souvent employé en clinique comme moyen de compléter la percussion méthodique de cet organe. Il donnera des renseignements précieux, mais il ne faut pas lui demander plus qu'il ne pourra donner.

IV° La gastrodiaphanie. — Nous plaçons ici l'étude de la gastrodiaphanie, les résultats obtenus à l'aide de ce moyen d'exploration ayant surtout trait à la détermination de la forme, de la position et de la grandeur de l'estomac. De même que les méthodes décrites jusqu'à présent avaient pour objectif d'élargir le domaine de la palpation, de la percussion et de l'auscultation, cette nouvelle application de l'outillage médical a pour but d'étendre les méthodes d'inspection de l'estomac.

La gastrodiaphanie est, en effet, un procédé d'inspection de l'estomac réalisé par l'éclairage électrique de l'intérieur de cet organe. Le premier qui ait appliqué la lumière électrique à l'éclairage de l'intérieur de l'estomac et du gros intestin est Milliot (1). En 1867, cet auteur entreprit ses expériences sur le cadavre et sur les animaux en se servant d'un tube en verre renfermant en son intérieur deux fils de platine reliés avec les électrodes. L'année suivante, Lazarowitch (2) fit des recherches analogues. Mais ce n'est que depuis la communication de M. Einhorn (3) de New-York, que la gastrodiaphanie reçut une application pratique. — A l'intérieur d'un tube de caoutchouc, passent deux fils conducteurs qui aboutissent à une lampe d'Edison, placée à l'extrémité gastrique du tube (fig. 9), tandis que du côté du bout supérieur, les fils peuvent être articulés avec les conducteurs d'une batterie électrique pourvue d'un interrupteur du courant. La lumière est fournie soit par un accumulateur, soit par une pile électrique. Pour augmenter l'intensité de la lumière, la lampe d'Edison est enfermée dans une

____

(1) Milliot, *Schmidt's Jahrbücher*, t. CXXXVI, p. 143, cité d'après Boas.
(2) Lazarowitch, cité d'après Boas, *loc. cit.*, p. 113.
(3) Einhorn, *New-Yorker med. Woch.*, nov. 1889.

petite cloche en verre. La communication de Einhorn date
de 1898.

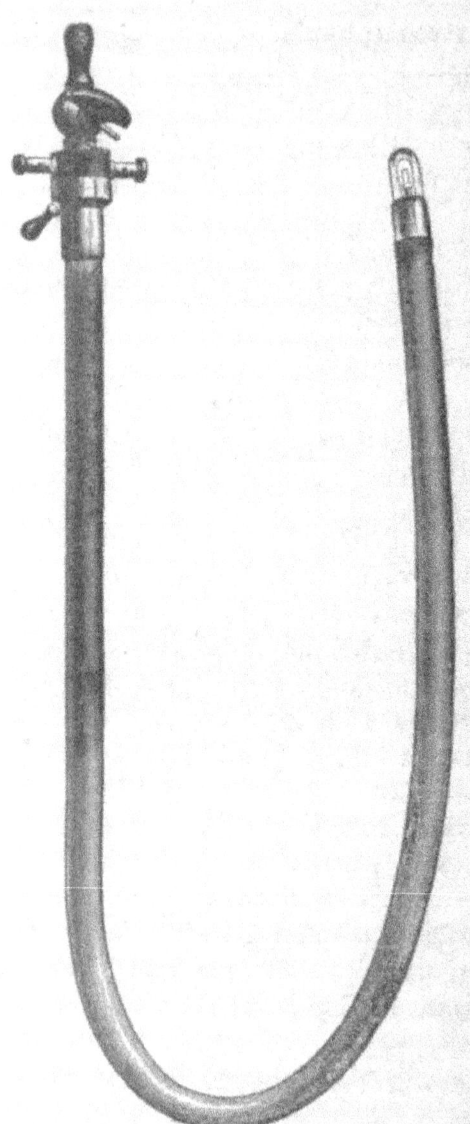

Fig. 9. Tube de Einhorn, pour la diaphanoscopie de l'estomac.

En 1892, Heryng et Reichmann (1) ont décrit un dispositif analogue, avec cette différence que le tube de caoutchouc renfermait encore une double conduite d'eau destinée à refroidir la lampe d'Edison, pour éviter l'échauffement de la paroi gastrique.

Avant de procéder à la gastrodiaphanie, il est nécessaire que le malade soit habitué au cathétérisme stomacal. L'estomac ne doit pas, pour obtenir une image nette, contenir d'aliments au moment de l'examen. On vide donc préalablement l'estomac, puis on introduit 1/2 à 1 litre d'eau par la sonde, ou si le malade était à jeun, on le laisse boire cette quantité de liquide. Le malade est examiné debout, de préférence dans la chambre obscure, ou tout au moins dans une pièce rendue obscure. D'après les nouvelles recherches de Einhorn, on peut aussi examiner le malade dans la position couchée, et il suffit de le laisser boire 1 à 2 verres d'eau. Dans ces conditions, on obtient sur la paroi abdominale une grande tache claire dont le contour correspond aux limites inférieures et latérales de l'estomac. Les recherches ultérieures faites par d'autres auteurs ont montré que, dans certaines conditions, la portion du colon transverse voisine de l'estomac laisse passer une partie de la lumière (Renvers), ce qui se manifeste par une image ronde située au-dessous de la grande tache claire; par contre le lobe gauche du foie, situé en avant de l'estomac, et quelques anses intestinales remplies de matières fécales produisent des taches obscures superposées à la partie éclairée. De même, les tumeurs appartenant à la paroi antérieure de l'estomac produisent des taches sombres analogues. Quelquefois on peut aussi voir, dessinés en noir, les muscles droits de l'abdomen et les veines abdominales sous-cutanées. Ce procédé d'exploration est surtout utile, d'après Einhorn, pour le diagnostic de la gastroptose, de la dilatation de l'es-

(1) Heryng u. Reichmann, *Therap. Monatshefte*, mars 1892.

tomac, des tumeurs, voire même de l'épaississement de la paroi gastrique antérieure. Heryng et Reichmann se sont servi de ce procédé pour déterminer la position et les limites de l'estomac et du foie. Ils insistent sur sa supériorité sur la percussion parce qu'il permet de reconnaître la limite supérieure de l'estomac.

Kuttner et Jacobson (1) qui ont vérifié leurs résultats par des examens sur le cadavre, ont vu que l'image obtenue sur la paroi antérieure ne correspond pas seulement à l'estomac, mais encore à la partie adjacente de l'intestin remplie de gaz. Il en résulte que la gastrodiaphanie ne permet pas de reconnaître avec certitude la dilatation de l'estomac, d'autant plus que la partie inférieure du foie en cache le segment supérieur. Au contraire, dans la gastroptose où la limite supérieure de l'estomac est également abaissée, l'organe tout entier se trouve immédiatement derrière la paroi abdominale et donne une projection lumineuse nettement dessinée. Pour distinguer la dilatation de la gastroptose, on ne peut pas se baser uniquement sur la grandeur de la tache lumineuse, mais on peut avoir recours à un autre signe. Dans la dilatation de l'estomac, l'image lumineuse se déplace en bas avec chaque inspiration et remonte au moment de l'expiration. Dans la gastroptose, au contraire, où l'estomac a perdu son contact avec le diaphragme, l'image de l'estomac reste fixe ; il en est de même de la position verticale et de l'estomac en anse. — Le signe indiqué par Kuttner et Jacobson n'a pas été admis sans de fortes réserves et n'est guère applicable que dans des cas extrêmes. Quant à l'application de la gastrodiaphanie pour le diagnostic des tumeurs de la paroi antérieure de l'estomac, ces auteurs la considèrent comme très précieuse, du moins dans un certain nombre de cas.

(1) Kuttner und Jacobson, *Berl. klin. Woch.*, nᵒˢ 39-41, 1895 ; nᵒ 37, 1895 ; nᵒ 38, 1896.

Les recherches de Meltzing (1) ont apporté une contribution importante sur la valeur comparée de la gastrodiaphanie et de la percussion. Cet auteur a montré que chez l'homme sain et à l'état de vacuité de l'estomac, l'image obtenue par transparence est beaucoup plus considérable que la surface délimitée par la percussion, même après insufflation de l'estomac ou après l'ingestion d'eau. La raison de ces divergences serait due à ce que l'estomac n'est pas en rapport direct avec la paroi abdominale sur toute son étendue, pas plus au niveau de la grande courbure que dans sa partie supérieure, et que même l'introduction de gaz ou de liquides ne saurait en rapprocher les limites les plus extrêmes. — Meltzing a montré, en outre, que le déplacement des organes abdominaux avec la respiration ne dépend pas exclusivement de leur contact direct avec le diaphragme ; mais qu'il est encore sous la dépendance de la position du malade, puisque ce déplacement par la respiration est bien prononcé dans la position debout, alors qu'il est à peine perceptible dans la position couchée. Le signe de Kuttner et Jacobson pour distinguer l'abaissement de la dilatation de l'estomac n'a donc pas une grande valeur. D'ailleurs, le diagnostic de la dilatation de l'estomac est impossible à faire, d'après Meltzing, par la gastrodiaphanie seule, un estomac normal pouvant donner exactement la même image. En tout cas, il ne faut jamais se contenter d'une image obtenue par une seule position de la lampe électrique, mais il faut déplacer, à l'intérieur de la cavité gastrique, la source lumineuse pour obtenir une meilleure orientation sur la situation des diverses parties de l'estomac.

Les recherches de Meltzing, exécutées dans la clinique de Martius, ont provoqué des critiques de la part de Meinert (2)

(1) Meltzing, *Zeitschr. für klin. Med.*, t. XXVII, p. 193, 1895, résumé d'après Riegel, loc. cit., p. 35.
(2) Meinert, *Centr. für innere Med.*, t. XVI, p. 1065, 1895.

qui a reproché à Martius et Meltzing de ne pas avoir rapporté des expériences de contrôle. En réalité ces expériences de contrôle ont été faites dans la même ville où travaillaient Martius et Meltzing (à Rostock) par Schwartz (1). Cet auteur appliqua la diaphanoscopie systématiquement à la plupart des tissus examinés isolément. Il a vu que pour la peau la réflexion et la réfraction ne constituent pas une cause d'erreur, car l'image obtenue n'est pas beaucoup plus grande que la source lumineuse. La graisse laisse bien passer la lumière, mais la réfraction est assez forte, et l'image obtenue est de 5 à 15 fois plus grande que celle que l'on obtient à travers la peau. Les muscles absorbent considérablement la lumière, obscurcissent par conséquent l'image. Le tissu conjonctif est très diaphane, mais l'image est beaucoup plus grande que la source lumineuse. Les vaisseaux sanguins sont presque opaques.

Une question importante est celle de la transparence des tumeurs pour la lumière, puisque on a cru un moment que la gastrodiaphanie était un moyen précieux pour le diagnostic précoce du cancer de l'estomac. M. Schwartz a trouvé que les sarcomes riches en tissu conjonctif sont très diaphanes, tandis que les carcinomes riches en cellules sont opaques.

La gastrodiaphanie appliquée à l'estomac a montré à cet auteur que le fascia lata, les muscles, les côtes empêchent peu le passage de la lumière et que l'intestin rempli de matières ou vide absorbe la lumière, tandis que l'intestin lavé et insufflé en est un bon conducteur. En somme, ces expériences permettent de conclure que les meilleurs sujets pour la gastrodiaphanie sont les sujets maigres et peu musclés, et que l'image devient d'autant plus grande que la paroi abdominale est plus chargée de graisse. Le cancer de l'estomac donne une tache opaque de même que l'intestin rempli de matières.

(1) Schwartz, *Beitræge zur klin. Chir.*, t. XIV, cité par Starck.

Les causes d'erreur de la gastrodiaphanie sont assez nombreuses. Lorsque l'estomac est vide, la limite inférieure apparaît trop haut quand la source lumineuse est séparée des parois abdominales par des milieux opaques; cette limite paraît, au contraire, plus basse qu'en réalité, lorsque entre la lampe et l'observateur il y a une anse intestinale remplie de gaz, ou même quand l'estomac est rempli d'eau (Kelling). On a signalé d'ailleurs beaucoup d'autres causes d'erreur sur lesquelles nous ne pouvons pas insister ici.

D'après une statistique de 70 cas dressée par M. Cornet (1), la gastrodiaphanie n'a donné aucun résultat dans 25 cas, elle a donné des résultats douteux dans 15 cas et des résultats positifs dans 30 cas. Cet auteur considère que l'éclairage électrique de l'estomac peut rendre des services pour le diagnostic de la dilatation de l'estomac, de la gastroptose, de certaines tumeurs et des épaississements de la paroi antérieure de l'estomac. Dans un cas de cancer du pylore, M. Chauffard (2) a également reconnu les bons services que peut rendre ce mode d'exploration.

M. Starck (3), qui a fait des recherches sur le cadavre et sur des malades, arrive aux conclusions suivantes. On peut, à l'aide de la gastrodiaphanie, déterminer dans presque tous les cas les limites de l'estomac soit normal, soit pathologique. Avec ce procédé on peut plus sûrement qu'avec tout autre reconnaître les déplacements de l'estomac en totalité ou en partie. Mais il ne faut pas compter sur la gastrodiaphanie pour faire le diagnostic précoce d'un carcinome du pylore, tant qu'on ne le sent pas à la main. Toutefois, si l'on a reconnu l'existence d'une tumeur, la diaphanoscopie peut être utile pour en déterminer le siège au niveau de l'estomac ou dans le voisinage.

(1) P. Cornet, *Progrès médical*, n° 36, 1898.
(2) Chauffard, *Gaz. des hôpitaux*, n° 82, 1897.
(3) H. Starck, *Volkmann's Sammlung klin. Vortræge*, n° 217, 1898.

ARTICLE V

La Gastroscopie.

La gastroscopie est un procédé d'inspection directe de la muqueuse stomacale à l'aide d'un instrument pourvu d'une source lumineuse et d'un système de lentilles. Déjà, en 1881, Mikulicz a pu entreprendre des recherches de ce genre avec un appareil construit par Leiter, à Vienne. Cet appareil consistait en un tube métallique coudé, de 57 cmc. de longueur et de 16 mm. de diamètre, pourvu d'une lampe électrique à son extrémité gastrique et d'un appareil optique réparti sur les divers segments du tube. Avec cet appareil, le pylore seul était rendu accessible à la vue, mais en faisant varier la position du système optique par rapport à la coudure, on pouvait aussi inspecter les autres parties de l'estomac.

A l'aide de cet appareil, Mikulicz (1) a pu donner la description de l'aspect du pylore pendant la vie, chez l'homme sain et dans les maladies les plus fréquentes. Observé à l'aide du gastroscope, le pylore se présente, à l'état normal, sous la forme d'une fente oblongue, ovale, ronde ou triangulaire, autour de laquelle on voit une couronne de plis épais, d'un rouge vif, séparés par des sillons profonds. Au contraire, lorsque le pylore est le siège d'un cancer, les plis et les sillons autour de la fente pylorique sont à peine accusés. L'explication de ce phénomène donnée par Mikulicz est celle-ci : le pylore, qui est normalement mobile et se plisse facilement, se transforme, à la suite de l'infiltration carcinomateuse, en un anneau rigide, d'où disparition des sillons et des plis. En même temps que les plis disparaissent, la portion de la muqueuse voisine du pylore pré-

____

(1) Mikulicz, *Wiener med. Presse*, n° 45, 1881.

sente des taches, plaques et arborisations, les unes pâles, les
autres rouges ou bleues qui sont dues à des lésions vasculaires si fréquentes dans le voisinage du cancer.

Dans ces dernières années, la technique de la gastroscopie a été perfectionnée par Rosenheim et Kelling. Nous
donnons ici la description de l'appareil de Rosenheim.

Le gastroscope de Rosenheim (1) est un tube rectiligne
qui doit être introduit dans la position couchée du malade,
la tête pendante, de telle sorte qu'en introduisant l'appareil
par l'angle droit de la bouche, il puisse être poussé en ligne
droite par le cardia jusque dans l'estomac. La gastroscopie
avec cet appareil est une véritable petite opération qui
exige un apprentissage minutieux et une préparation atten-
tive du malade. Il faut, en effet, non seulement que le malade soit habitué au cathétérisme stomacal, mais encore il
importe de faire une exploration préalable avec un tube rectiligne et rigide, pour s'assurer que la voie depuis la commissure
labiale jusqu'à la grande courbure est effectivement perméable en ligne droite et qu'il n'existe pas de courbure physiologique ou pathologique de l'œsophage au voisinage du cardia,
de nature à rendre impossible le cathétérisme rectiligne. Il
faut, de plus, se rendre compte de la position et de la con-
figuration de l'estomac, à l'aide d'autres procédés, pour se
faire une idée sur la situation du pylore et de la grande
courbure. La gastroscopie elle-même est faite sous chloroforme qui seul permet de maintenir le malade aussi longtemps que l'exige l'exploration dans une position très pénible
et de lui faire supporter des tiraillements auxquels sont
exposés le cardia et la région voisine de l'œsophage. Il va
sans dire que la veille de cet examen, l'estomac doit être
lavé et débarrassé de son contenu, car la gastroscopie doit
être pratiquée à l'état de vacuité de l'organe.

L'appareil de Rosenheim consiste en un tube métallique

(1) Rosenheim, *Berl. klin. Woch.*, n°ˢ 13-15, 1896. — *Krankheiten der Speiseröhre und des Magens*, Wien, 1896.

de 68 cm. de longueur et de 12 mm. de lumière qui porte, à son intérieur, deux autres tubes concentriques, mobiles, tous les trois, l'un par rapport à l'autre. Le tube interne contient le système optique. Le tube moyen porte la lampe électrique ; il est pourvu d'une pointe mousse en caoutchouc pour faciliter l'introduction de l'appareil. Ce même tube renferme deux conduites d'eau et deux autres conduites destinées à distendre l'estomac avec de l'air ; il contient enfin les fils conducteurs et les contacts pour actionner la lampe électrique. Enfin, le tube externe sert de gaine aux deux précédents et porte une fenêtre qu'on peut, par une rotation de 180° autour de son axe longitudinal, superposer aux fenêtres des deux autres tubes, — disposition qui a pour but d'empêcher le système optique d'être souillé par le mucus des voies digestives. — Les fils conducteurs de la lumière électrique sont actionnés par un accumulateur ; les conduites à air sont mises en communication avec un double ballon de Richardson ; les conduites à eau sont reliées à un irrigateur et servent à refroidir la lampe électrique. Ce système refrigérant peut d'ailleurs être supprimé dans les cas où la gastroscopie est de courte durée.

Le gastroscope de Rosenheim ne rend accessibles à la vue que le pylore et la région pylorique, et tout au plus une faible partie de la petite courbure, tandis que les autres parties de la muqueuse gastrique échappent à l'inspection. Cet appareil est surtout employé pour faire le diagnostic précoce du cancer du pylore, pour justifier une intervention chirurgicale dans le cas où les symptômes fonctionnels sont insuffisants à établir la nature de l'affection. C'est dire que les indications de la gastroscopie sont fort restreintes, d'autant plus que la technique de ce procédé d'exploration est très compliquée, ainsi que nous venons de le dire.

L'emploi du gastroscope rectiligne est d'ailleurs impossible chez les personnes dont l'œsophage présente une exagération de ses courbures physiologiques et, en particulier, chez ceux qui ont un cou gros et court ou une déviation de la colonne vertébrale ou seulement un embonpoint considérable. Il existe, de plus, une longue série de contre-indications à l'emploi de tubes métalliques qu'il est inutile d'énumérer ici ; pour les détails, nous renvoyons le lecteur à l'ouvrage classique de Rosenheim.

Kelling (1), découragé par les difficultés éprouvées dans le maniement des appareils rectilignes, donne la préférence à l'instrument coudé employé primitivement par Mikulicz auquel il a d'ailleurs apporté certains perfectionnements techniques importants : articulation des diverses parties, rotation des prismes, etc. — Revidzoff (2) a fait subir certaines modifications à l'appareil de Rosenheim. Kuttner (3) a décrit un gastroscope articulé qu'on peut distendre par rotation, après introduction, et qu'il préfère aux instruments rigides.

Malgré tous ces perfectionnements de la technique gastroscopique, cette méthode d'exploration n'a pas trouvé d'application pratique, à cause des difficultés et des dangers de son emploi. De plus, comme l'a fait remarquer M. Boas (4), ni Kelling, ni Rosenheim n'ont encore rapporté aucun cas dans lequel ce procédé ait pu à lui seul assurer assez le diagnostic précoce du cancer de l'estomac pour armer la main du chirurgien ; tandis que l'examen fonctionnel et clinique a donné, entre les mains de Boas et de Hammerschlag, des résultats d'autant plus remarquables, au point de vue du diagnostic précoce, que l'intervention chirurgicale provoquée par ces auteurs a été suivie d'un succès éclatant.

Photographie de l'intérieur de l'estomac. — Quelques auteurs ont cherché à éviter les inconvénients de la gastroscopie, en substituant à l'œil de l'observateur une plaque

(1) Kelling, *Arch. für Verdauungskr.* t. II, 1896. — *Münch. med. Woch.*, n° 34, 1897. — *Ibid.*, n° 49, 1898
(2) Revidzoff, *Berl. klin. Woch.*, n° 41, 1897.
(3) L. Kuttner, *Berl. klin. Woch.*, n°s 42-43, 1897.
(4) J. Boas, *loc. cit.*, p. 121.

photographique. Les difficultés techniques à vaincre étaient
considérables. O. Schauf (1) a construit un appareil composé
d'une petite chambre cylindrique, d'une sonde élastique et
d'une petite lampe électrique, comme dans les appareils
connus de Nitze et Kollmann. La chambre est remplie d'eau
et contient une plaque de celluloïde de 1 cent. de diamètre
et un objectif protégé par un capuchon de gélatine qui se
dissout dès qu'on remplit la chambre d'eau. L'appareil de
Lange et Meltzing (2) se compose également : 1° d'une partie terminale avec réservoir pour plaques, avec chambre
obscure et avec lampe électrique, 2° d'un tube en caoutchouc
avec fils conducteurs et conduite pour l'air et 3° d'une boîte
qui permet de fermer et d'interrompre le courant et d'insuffler l'estomac. — M. Bial (3) a fait des essais analogues.

Tous ces appareils n'ont pas encore pénétré dans la pratique et ne sont que des essais fort ingénieux susceptibles
de perfectionnement. Leur utilité ne saura être appréciée que
quand on sera en possession de matériaux suffisants pour
connaître l'aspect normal et pathologique de la surface interne de l'estomac obtenu dans ces conditions. — Au point
de vue technique, le procédé de Bourinski (4) paraît seul capable de transformer les taches informes obtenues par la
photographie en une image fine et nette, pleine de détails.
Ce procédé arrive à la différenciation parfaite des nuances
chromographiques par la superposition de plusieurs pellicules négatives qui donnent une positive, ou inversement, par le choix approprié de l'éclairage, du temps de
l'exposition, etc., et a pour base l'emploi des plaques au
collodium.

<hr>

(1) O. Schauf, *Brit. Journ. of Photogr.*, 1898, p. 724.
(2) Fr. Lange u. Meltzing, *Münch. med. Woch.*, n° 50, 1898. —
Intern photogr. Monatsschr. für Medizin, 1899, p. 9.
(3) M. Bial, *Centr. für med. Wissensch.*, juillet 1899.
(4) Voir les *Comptes-rendus de l'Acad. des Sciences de St-Péters-
bourg*, 1896, et notre analyse dans les *Arch. d'Anthrop. Crim.* 1900.

ARTICLE VI

La Radioscopie et la Radiographie.

L'application de la mémorable découverte de Röntgen au diagnostic des affections du tube digestif, et en particulier de l'estomac, a été légèrement retardée, si on la compare aux services qu'elle rend déjà en chirurgie, et même si on la compare au parti que M. Bouchard a su en tirer pour le diagnostic des affections de l'appareil pleuro-pulmonaire ou de l'appareil circulatoire. La cause en réside surtout dans les difficultés techniques qu'on a cherché d'abord à tourner et qu'on parviendra peut-être à surmonter.

D'abord, ce furent les chirurgiens qui appliquèrent cette nouvelle découverte pour déterminer le siége des corps étrangers avalés et arrêtés soit dans l'œsophage, soit dans l'estomac. Il va sans dire qu'il s'agissait de corps étrangers métalliques. En 1896, Péan (1) et Raw ont pu reconnaître ainsi le siège de pièces de monnaie dans la partie supérieure de l'œsophage, Wite, la position d'un objet métallique dans l'estomac, Miller et Reid, la situation d'un dentier avalé au niveau de l'estomac, Pöch la migration d'une pièce en fer blanc dans le canal intestinal d'un enfant.

Wegele (2) a proposé d'introduire dans l'estomac une spirale métallique et de déterminer, à l'aide de la radioscopie et de la radiographie, sa position au niveau de diverses parties du fond et de la grande courbure de l'estomac. Lindemann (3) a réussi, par ce moyen, à obtenir des images qui

---

(1) Péan, *La Semaine médic.*, 1896, p. 494.
(2) Wegele, *Deut. med. Woch.*, n° 18, 1896.
(3) Lindemann, *Ibid.*, n° 17, 1897.

laissent espérer que ce procédé entrera dans la pratique courante.

S'il est relativement facile d'obtenir, par la radiographie, les limites de l'estomac chez la grenouille, ainsi que l'a montré M. Balthazar, il est moins aisé d'arriver à ce résultat chez l'homme. M. Destot (1) a récemment étudié, chez un enfant de six mois, comment se comportait l'estomac, à la suite d'une tétée. Il a pu voir l'estomac sur le vivant, en ayant soin d'évacuer le côlon et d'insuffler des gaz soit dans l'estomac, soit dans l'intestin. Il a vu, chez les jeunes enfants, qu'à l'état de vacuité, l'estomac disparaissait complétement sous le lobe gauche du foie. La tétée de 150 gr. faite, l'estomac se dilate, la grande courbure prend sa forme caractéristique et l'organe présente, au-dessus de l'opacité du liquide, une couche de gaz qu'il dessine. Le niveau du liquide ne reste pas horizontal, mais subit, à chaque instant, des oscillations qui durent de une à deux minutes. Les rapports qui existent entre l'épaisseur du liquide et la couche de gaz dans l'estomac varient au moment des contractions. Au bout d'une heure et demie, la radiographie montre qu'il n'existe plus qu'une simple bulle de gaz limitée par le double contour de l'estomac. Chez des enfants plus âgés, lorsque l'alimentation est mixte, la radiographie montre qu'au bout de trois heures et demie la digestion n'est pas encore arrivée à la phase d'expulsion des aliments. Il est plus difficile de fixer la situation et la forme du pylore qui se cache sous l'opacité hépatique.

Dès l'automne 1896, H.-P. Bowditch a préconisé l'emploi des rayons Roentgen comme moyen d'observation des mouvements de l'estomac. Dans son laboratoire, M. Cannon (2) a fait cette étude d'une façon très soigneuse, en

____

(1) Destot, *Soc. nation. de méd. de Lyon*, 6 déc. 1898 (*Presse méd.*, 17 déc. 1898).

(2) W. B. Cannon, *Les Mouvements de l'estomac*, Trad. franç. in *Poitou méd.*, 1er janv. 1899.

cherchant à élucider quelques points de physiologie de l'estomac encore très discutés.

M. Jaworski (1) a pu reconnaître un estomac en sablier, en combinant la diaphanoscopie avec la radioscopie. Il a vu que les rayons X font se dessiner le grand cul-de-sac sous forme d'un espace clair à gauche et au-dessous du diaphragme. Cet espace est nettement délimité en haut par le diaphragme, ce qui permet de reconnaître la limite supérieure de l'estomac mieux que par toute autre méthode. La limite gauche est obscurcie par la rate; la limite inférieure est peu nette. Pour la rendre bien visible, l'auteur introduit dans l'estomac une sonde avec mandrins métalliques flexibles qui permet de suivre la migration de la pointe de la sonde le long de la grande courbure. Ce procédé n'est applicable que si l'estomac est fortement distendu.

MM. Boas et Lévy-Dorn (2) ont cherché à faire le diagnostic précoce du cancer de l'estomac, à l'aide des rayons Roentgen, et à reconnaître les modifications de volume, de siège, de tonicité musculaire et de calibre des diverses parties de l'appareil digestif. Ils ont employé des capsules de gélatine du commerce qu'ils remplissaient d'un corps qui ne se laisse par traverser par les rayons X, et qu'ils recouvraient d'une substance insoluble dans le canal digestif. Ces capsules, de 2 cm. 1/4 de long sur 1 cm. 1/4 d'épaisseur, étaient revêtues de celluloïde et remplies de bismuth pur. Pour les retrouver plus facilement dans les selles on les colorait avec une couleur d'aniline peu toxique. Il est facile de suivre la progression de la capsule, du moins approximativement. Est-elle dans la région épigastrique, on peut admettre son siège au niveau de la grande courbure ; la trouve-t-on dans la région iléo-cœcale, alors elle occupe le cæcum ; dans la partie inférieure gauche de l'abdomen, son

(1) W. Jaworski, *Wien. med. Presse*, n° 51, 1897.
(2) Boas et Lévy-Dorn, *Deut. med. Woch.*, 13 janv. 1898, n° 2.

siège est le côlon descendant ou l'S iliaque. — Pour radiographier ces capsules, il faut employer de forts courants. Même chez les personnes grasses, on peut voir la capsule en certains points de son parcours, surtout au niveau de la grande courbure. S'il y a rétrécissement d'un orifice, elle séjourne plus longtemps en amont de l'endroit rétréci ; c'est ainsi qu'elle est restée, dans un cas de cancer du pylore, 4 à 5 jours dans l'estomac.

Bade (1) a insisté sur l'utilité de l'insufflation de l'estomac pour faciliter la radioscopie et la radiographie, l'air de l'estomac favorisant le passage des rayons X et permettant de mieux reconnaître les contours de l'organe.

Récemment, M. Rosenfeld (2) est arrivé à obtenir, à l'aide de la radioscopie et de la radiographie (fig. 10), des notions très exactes sur la position, la forme et les dimensions de l'estomac différentes, d'ailleurs, de celles qui étaient classiques jusqu'à aujourd'hui. La technique employée par M. Rosenfeld est la suivante. On se sert d'une sonde en caoutchouc tout à fait molle, longue de 1ᵐ,20 et épaisse de 11 mm. On fait pénétrer dans l'extrémité inférieure de cette sonde du gros plomb de chasse qui doit occuper une étendue de 30 cent. La sonde présente, à son bout inférieur, sur une longueur de 10 cent., de petits orifices dirigés obliquement dans l'épaisseur des parois. Le calibre de ces orifices est tel qu'il permet l'accès de l'air, mais non la sortie des grains de plomb. Un tube en verre fait communiquer l'extrémité supérieure de la sonde avec une poire en caoutchouc. La sonde ainsi remplie de plomb ne pèse pas 150 grammes, et dès lors elle ne peut exercer une grande pression sur l'estomac, et peut être facilement introduite. On introduit la sonde dans l'œsophage et on la fait pénétrer jusqu'au point le plus déclive de l'estomac. En dirigeant les rayons X sur la

<hr>

(1) P. Bade, *Deut. med. Woch.*, n° 38, 1899.
(2) G. Rosenfeld, *Centralbl. für innere Medic.* 7 janv. 1899.

los du malade, on détermine la position de cette extrémité
sur l'écran. Ayant ainsi reconnu la forme que la sonde stomacale affecte sur l'écran, on prend une tige flexible en étain

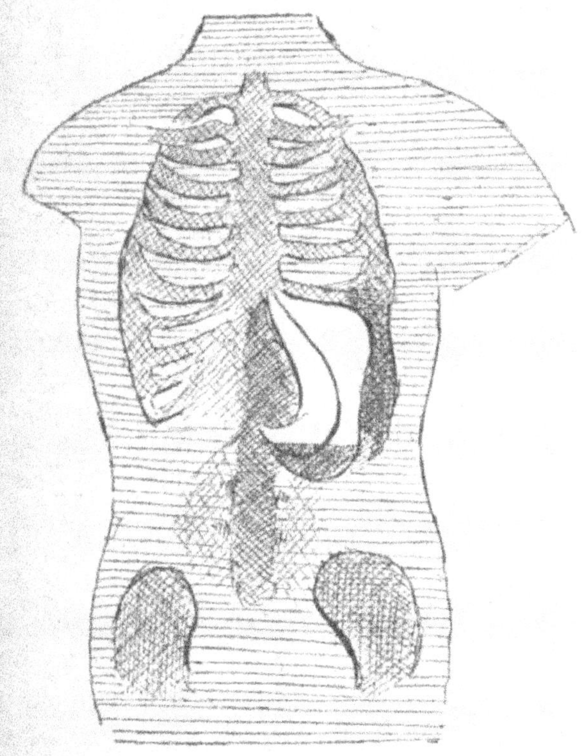

Fig. 10. — Radiographie de l'estomac, d'après Rosenfeld.

à laquelle on donne exactement la même forme, et on la
fait glisser sur la paroi abdominale en la superposant exactement à l'image radiographique de la sonde. On marque
cette ligne sur la peau avec un crayon dermographique.
Ceci fait, on insuffle de l'air dans la sonde. De suite, on aper-
çoit, au niveau de la partie supérieure de l'estomac, une bulle
qui grossit progressivement. Au milieu de cette bulle on
voit une encoche dans laquelle on peut apercevoir la rate.

Puis l'air arrive jusqu'à l'extrémité de la sonde déviée à droite suivant le sens de la direction de l'estomac vers le pylore. Alors on fait pénétrer le bout de la sonde jusqu'au pylore en enfonçant davantage l'instrument; on peut y aider en inclinant le corps du patient à droite et en lui imprimant quelques mouvements de succussion. On insuffle de nouveau de l'air, et on voit se dessiner sur l'écran l'image de la partie pylorique de l'estomac, sous forme d'un réservoir tubulaire situé au-devant de la colonne vertébrale.

Si la cavité gastrique renferme des aliments, il vaut mieux, dans ce cas, ne pas se livrer à ces explorations, car alors on provoquerait certainement des vomissements. Cet inconvénient n'existe pas quand l'estomac contient peu d'aliments, et l'image de la sonde obtenue est aussi nette que quand l'estomac est vide. Le bout inférieur de la sonde traverse le chyme pour arriver jusqu'au pylore; alors la bulle d'air ne peut plus pénétrer jusqu'à la partie incurvée de la sonde dont elle reste séparée par le contenu stomacal. Par contre, on voit l'image du niveau du liquide contenu dans l'estomac; ce niveau reste horizontal, quelle que soit l'attitude prise par le patient.

Les constatations faites à l'aide de la radioscopie sont parfaitement d'accord avec les résultats des recherches anatomiques faites par M. Rosenfeld, sur la situation normale de l'estomac. Comme ces résultats diffèrent de l'opinion classique sur cette question, nous résumons ici la description qu'en donne cet auteur. D'après Rosenfeld, les deux tiers de la petite courbure de l'estomac, en partant du cardia, se trouvent dirigés en bas et même à plusieurs centimètres à gauche de la colonne vertébrale. Le tiers inférieur se dirige à droite en formant avec le reste de la petite courbure un angle aigu; il passe devant la première vertèbre lombaire, soit horizontalement, soit un peu obliquement de bas en haut. L'estomac à l'état de vacuité aurait donc la forme d'un crochet placé plus ou moins verticalement, et au niveau de la portion pylorique seule on pourrait distinguer une paroi supérieure et une paroi inférieure. Dans l'angle formé par cette région pylorique avec le reste de l'estomac, on trouve le petit épiploon, le petit lobe du foie et une partie du pancréas. Le pylore est situé immédiatement à droite du rachis, près de la première vertèbre lombaire ou plutôt au niveau du disque intervertébral sous-jacent. — Ces renseignements sont d'ailleurs d'accord avec les observations faites par les chirurgiens, et en particulier par Doyen, qui a vu que la petite courbure n'est pas horizontale, comme on l'admet encore couramment, mais à peu près verticale. Meinert (1) a cependant contesté les résultats obtenus par Rosenfeld, car sur 23 cadavres il n'a vu que 3 fois la position anormale. D'après Meinert, l'insufflation par les gaz reste toujours le meilleur moyen de se renseigner sur la position et la grandeur de l'estomac. L'image radiographique aurait été mal interprétée par Rosenfeld qui aurait pris la projection de la pointe du tube en dehors pour une dilatation transversale de l'estomac normal.

L'examen radioscopique n'est d'ailleurs pas à l'abri de toute cause d'erreur. C'est ainsi que M. Béclère (2) ayant porté le diagnostic de pyopneumothorax sous-phrénique, à la suite d'un examen radioscopique, a trouvé à l'autopsie de ce sujet, faite peu de temps après, une ectopie du côlon transverse ; à certains moments, le côlon venait s'interposer entre le foie et le diaphragme, en créant ainsi cette singulière confusion.

(1) Meinert, 71e congrès des naturalistes allemands. *Münch. med. Woch.*, n° 40, 1899.
(2) Béclère, *Soc. méd. des hôpitaux*, 26 mai 1899.

CHAPITRE IV

MÉTHODES D'EXAMEN BASÉES SUR L'ANALYSE CHIMIQUE

Jusqu'à présent nous avons décrit les divers procédés physiques employés soit pour contrôler, soit pour préciser les signes objectifs que peuvent nous révéler nos sens dépourvus d'instruments. Bien que les renseignements ainsi obtenus ne soient nullement à dédaigner et suffisent à eux seuls, dans bon nombre de cas, pour poser un diagnostic et pour motiver un traitement, il existe un grand nombre de circonstances où ces méthodes sont tout à fait insuffisantes. En effet, grâce aux études modernes sur les processus chimiques qui s'effectuent dans l'estomac et dans les autres parties du tube digestif, la nosologie des affections de l'estomac s'est considérablement modifiée et là où l'on voyait autrefois une entité morbide, on ne trouve aujourd'hui qu'un symptôme ou un syndrome, le plus souvent insuffisamment caractérisé. C'est le cas de la dyspepsie, qu'il s'agisse de la dyspepsie acide, de la dyspepsie flatulente, ou toute autre. D'autre part, à mesure qu'on étendait l'étude du chimisme stomacal, on découvrait de nouveaux syndromes et de nouvelles maladies de l'estomac, et c'est ainsi qu'on a appris à reconnaître cliniquement l'hypersécrétion permanente, l'achylie gastrique, l'atrophie de la muqueuse de l'estomac, les différents types de gastrites. — Il n'est donc pas étonnant que les perfectionnements dans les méthodes d'examen, qui ont donné tant de résultats, aient entraîné un certain engoûment et qu'à un moment donné on ait eu une tendance à placer au premier rang des signes des maladies de l'estomac, ceux qui sont fournis par l'examen du chimisme de cet organe. L'exagération même dans cette voie a été d'une certaine utilité, puisqu'elle nous a mis en possession d'un grand nombre de faits cliniques et de procédés incontestablement pratiques. Et si nous connaissons aujourd'hui un certain nombre de types cliniques, en dehors de l'ulcère et du cancer, dans lesquels on peut, à la rigueur, se dispenser de faire l'analyse chimique des sécrétions et du contenu stomacal, c'est aux recherches multiples de cette période d'engouement que nous le devons dans une large mesure. On ne trouvera pas de meilleur exemple pour justifier ce que nous venons d'avancer, que l'histoire de l'hyperchlorhydrie et de l'hypersécrétion gastrique et il suffit de se reporter aux descriptions magistrales faites par M. Bouveret, pour être frappé de la facilité avec laquelle on peut aujourd'hui reconnaître dans certains cas, rien que par l'interrogatoire du malade, l'existence de la maladie de Reichmann. Or, la première description de cette affection, pourtant si commune, n'a été rendue possible que grâce à des examens méthodiques du chimisme stomacal, pendant et en dehors de la période digestive. Ces examens n'ont pu être fructueux qu'à la condition d'être faits par des cliniciens et avec des procédés relativement simples. C'est, en effet, la recherche de méthodes d'analyse à la fois scientifiques et d'une technique facile qui a préparé le terrain pour les nouvelles acquisitions cliniques. — Un autre exemple est fourni par l'histoire clinique du cancer de l'estomac. Combien de cas dans lesquels l'évolution latente ou anormale d'un néoplasme de l'estomac rend illusoire un diagnostic basé uniquement sur les signes classiques, tumeur, hématémèses, cachexie, alors que ces signes peuvent faire défaut pendant un temps très long. Dans ces cas, seule une étude approfondie de toutes les fonctions de l'estomac permet, très souvent, mais pas toujours, d'arriver à un diagnostic précoce, qui, en créant des conditions favorables pour l'intervention chirurgicale, peut devenir un véritable bienfait pour le malade. — L'ironie facile à l'adresse de ceux qui pratiquent le chimisme stomacal n'est donc pas de mise. Elle ne serait justifiée que vis-à-vis de ceux pour lesquels l'examen chimique constitue la seule méthode d'exploration dans les maladies de l'estomac. La même pléiade de cliniciens qui a contribué à vérifier et à contrôler la valeur clinique des méthodes chimiques a, depuis longtemps, insisté sur l'importance d'autres méthodes d'examen, et, en particulier, sur l'étude de la motilité, de la sensibilité de l'estomac, de même que sur l'examen microscopique du contenu stomacal.

L'examen du chimisme stomacal est, d'ailleurs, une opération complexe qui a pour but de nous renseigner sur la plupart des fonctions de cet organe, sur ses sécrétions, sur son pouvoir moteur, sur sa résorption. C'est ce qui explique la grande place que tous les auteurs accordent à la description des procédés qui permettent de faire ces recherches. Dans certaines circonstances, l'examen chimique peut être effectué directement, sans cathétérisme de l'estomac, par exemple sur des vomissements, ou bien sur une faible quantité du contenu stomacal retiré à l'aide de certains artifices. Toutefois, les renseignements ainsi obtenus sont très incomplets. Si l'on veut éviter les nombreuses causes d'erreur inhérentes à cet examen sommaire, on est obligé de s'adresser à la sonde gastrique et de s'en servir avec méthode, dans des conditions bien déterminées, comme dans une véritable expérience physiologique. Employé ainsi, le tube gastrique ne sert, d'ailleurs, pas exclusivement pour recueillir les matériaux de l'analyse chimique, mais il permet d'étudier le contenu stomacal à tous les points de vue, au point de vue de ses propriétés physiques, chimiques et morphologiques.

ARTICLE I

Examen du contenu stomacal.

Dans la partie consacrée aux procédés physiques de l'examen de l'estomac nous nous sommes préoccupé, surtout, de l'estomac au point de vue statique, c'est-à-dire, de sa forme, position, grandeur, capacité, rapports, en un mot de ses caractères anatomiques. Par contre, à l'aide de ces procédés physiques, nous n'avons pu recueillir que fort peu de signes d'ordre fonctionnel comme ceux, par exemple, qui se rapportent aux mouvements de l'estomac, aux sécrétions, etc. Pour étudier d'une façon plus complète le côté dynamique de la digestion stomacale, les variations de ses fonctions suivant la phase digestive, à l'état sain et morbide, il est nécessaire de s'adresser à l'examen des signes tirés, non plus de l'état des parois de l'estomac, mais de son contenu. Or, la plupart des caractères du contenu stomacal qui nous intéressent en clinique, se rapportent à sa composition chimique, sans que les propriétés purement physiques soient, pour cela, dépourvues de valeur.

Le contenu stomacal peut être examiné soit en dehors de la période digestive, ce qui peut quelquefois révéler l'existence d'une sécrétion anormale de l'estomac ; soit à des phases variables après l'ingestion des aliments, — étude complexe dont l'objectif est de se renseigner sur les diverses fonctions de l'estomac ; enfin, les vomissements offrent un moyen commode d'examiner le contenu stomacal dans certaines conditions particulières, moyen précieux qu'il ne faut jamais négliger, mais qui à lui seul serait insuffisant pour nous rendre compte de l'état des fonctions de l'estomac.

§ 4. — EXAMEN DES SÉCRÉTIONS DE L'ESTOMAC

La sécrétion du suc gastrique. — L'histoire des fonctions de l'estomac est entrée dans la voie scientifique depuis les recherches de Réaumur (1) qui a montré que la digestion stomacale était due, non pas à la force mécanique de l'organe, mais à l'action d'un suc sécrété. Spallanzani a, le premier, retiré de l'estomac des oiseaux, à l'aide de petites éponges, du suc qui digérait de la viande. Déjà Prout (2) a reconnu que la force digestive du suc gastrique était due à un acide libre, et que cet acide était l'acide chlorhydrique. Cette opinion fut également défendue par Tiedemann et Gmelin (3), tandis que Leuret et Lassaigne (4) admettaient que l'acidité du suc gastrique était due à de l'acide lactique. Les recherches nombreuses qui suivirent ces travaux n'ont fait qu'obscurcir la question jusqu'au jour où Bidder et Schmidt (5) démontrèrent définitivement par une méthode chimique irréprochable que l'acide libre de l'estomac était réellement dû à l'acide chlorhydrique. Ces deux auteurs ont dosé, d'une part toutes les bases contenues dans le suc gastrique des chiens, et d'autre part le chlore total du même liquide. La quantité de chlore étant trouvée supérieure à celle qu'il faudrait pour exprimer toutes les bases en chlorures, et l'acidité totale ayant été trouvée sensiblement égale à l'excès de chlore dosé, ils en conclurent que cette acidité était due à l'HCl libre. Quant au mécanisme

(1) Réaumur, *Histoire de l'Acad. Royale des Sciences*, 1752.

(2) W. Prout, *On the nature of the acid and saline matters usually existing in the stomachs of animals* (Philos. Transact. 1824).

(3) F. Tiedemann und L. Gmelin, *Die Verdauung nach Versuchen*. Heidelberg-Leipzig, 1826.

(4) Leuret et Lassaigne, *Recherches physiologiques et chimiques pour servir à l'histoire de la digestion*. Paris, 1825.

(5) Bidder und Schmidt, *Die Verdauungssœfte und der Stoffwechsel*. Mittau und Leipzig, 1852.

de la production de cet acide, il y a eu plusieurs opinions. C'est ainsi que Maly (1) pensait qu'il prenait naissance dans le sang et arrivait dans l'estomac par dialyse, opinion complètement abandonnée aujourd'hui. D'après d'autres, l'acide chlorhydrique résulterait de l'action de l'acide lactique sur les chlorures venus du sang. C'est ainsi que M. Hayem (2) considère que l'HCl libre n'est qu'un produit secondaire élaboré au cours de la digestion gastrique, et que la sécrétion chlorée se fait sous forme de NaCl. Mais l'opinion généralement admise aujourd'hui est celle qui attribue l'HCl libre à la sécrétion active des glandes de l'estomac. On a même pu déterminer le siège de cette sécrétion au niveau des cellules de revêtement, et on a vu une confirmation de cette opinion dans les résultats des recherches anatomiques de Korczynski et Jaworski (3) sur les lésions de l'hypersécrétion chlorhydrique. Mais si les opinions sont encore partagées au sujet du rôle physiologique de chacune des variétés de cellules glandulaires, cellules de revêtement et cellules principales, il n'en demeure pas moins acquis que l'HCl est sécrété à l'état d'acide libre et que l'acide lactique n'apparaît qu'à la suite de la digestion amylacée.

Les recherches de Pavlow et de ses élèves sur des animaux à fistule gastrique et dont le contenu stomacal n'est pas mélangé avec la salive, grâce à la fermeture expérimentale de l'œsophage, ont confirmé une fois de plus que le suc gastrique sécrété sous l'influence de n'importe quel excitant *physiologique*, et même sous l'influence de l'excitation psychique, est de l'HCl libre.

Le deuxième produit de la sécrétion de l'estomac est la

(1) R. Maly, *Liebig's Annalen der Chemie u. Pharm.*, t. 173, p. 227, 1874.

(2) G. Hayem et J. Winter, *Du chimisme stomacal*, Paris, 1891. — G. Hayem, *Leçons de thérapeutique. Les médications*, 4e série, 1893.

(3) Korczynski und Jaworski, *Deut. Arch. für klin. Med.*, t. XLVII, p. 595, 1891.

pepsine. Cette substance, découverte par Schwann en 1838 et bien étudiée par Wassmann en 1839, appartient aux ferments solubles agissant par action catalytique. D'après C. Schmidt, elle intervient dans la digestion sous forme d'acide chlorhydro-peptique qui se combine aux albuminoïdes. Ces combinaisons sont solubles et, sous l'influence d'une nouvelle quantité de HCl, mettent en liberté de la pepsine chlorhydrique qui peut agir sur une nouvelle quantité de matières albuminoïdes.

Gautier, Podwyssotzki, et d'autres admettent l'existence de diverses formes de pepsine, les unes actives et solubles, les autres inactives et insolubles, mais susceptibles de se transformer facilement en pepsine soluble et active. D'après Heidenhain, la pepsine se formerait dans les cellules principales. Schiff et avec lui Ch. Richet admettent non pas une sécrétion de pepsine, mais une certaine transformation dans le sang de substances dites peptogènes (dextrine, peptones, sucre, bouillon) qui fourniraient aux glandes gastriques les matériaux nécessaires pour la production de la propepsine. D'après Ebstein et Grützner, les glandes ne renferment que des substances pepsinogènes (propepsine) capables de se transformer en pepsine, après la destruction des cellules glandulaires.

L'action combinée de la pepsine et de l'HCl libre aboutit à la production de peptones. Les expériences de Meissner, Kühne et Chittenden, de Neumeister, de Schützenberger ont montré que la peptonisation se fait par degrés correspondant aux phases successives d'hydratation des matières albuminoïdes, avec démembrement de la molécule de l'albumine. L'albumine se transforme d'abord en syntonine, puis en protalbumose et hétéroalbumose, en deutéroalbumose, en propeptone et peptone. De plus, les peptones stomacales ne constituent que les premiers termes de l'action hydratante exercée sur l'albumine. C'est dans l'intestin que se poursuit la transformation des peptones en acides amidés, d'abord complexes, qui, par une série de transformations, peuvent être décomposés en leucine, tyrosine, etc.

Les moyens de recueillir du suc gastrique. — Le
meilleur moyen de se procurer du suc gastrique est d'introduire un tube de Faucher dans l'estomac et d'extraire son
contenu soit par le procédé d'expression, soit par celui d'aspiration. C'est aussi le procédé généralement employé. Toutefois, dans le désir d'éviter le cathétérisme de l'estomac
qui, à tort ou à raison, est repoussé par quelques malades,
on a imaginé divers procédés de récolte du suc gastrique
que nous allons décrire.

1° *Procédé de Edinger* (1). Dans la clinique de M. Riegel,
M. Edinger a appliqué le procédé suivant. Il fixe sur un fil
de soie de petites éponges dont la réaction est strictement
neutre, il ferme cette éponge dans une petite capsule de gélatine en faisant passer le fil à travers la capsule. La capsule
est avalée et reste dans l'estomac pendant quinze minutes ; au
bout de ce temps, la gélatine est digérée et l'éponge est imbibée de suc gastrique. On retire l'éponge à l'aide du fil et on
en exprime le suc recueilli. On peut alors examiner ce suc à
l'aide des réactifs que nous étudierons plus loin.

Ce procédé présente un certain nombre d'inconvénients.
Dans son passage à travers l'œsophage, l'éponge perd une partie de son liquide et se couvre de mucosités qui neutralisent,
en partie, l'acidité du suc gastrique. De plus, le fil de soie
qui pend dans la bouche est gênant pour le malade.

Enfin, la quantité du suc gastrique ainsi obtenue est très
faible, et ne permet pas de procéder à une analyse quantitative.

2° *Procédé de Spæth* (2). On fixe sur un fil de soie une houlette de moelle de sureau imprégnée d'une solution de rouge
de Congo.

Si l'estomac contient de l'acide chlorhydrique libre, la
moelle de sureau retirée est colorée en bleu.

(1) Edinger, *Deut. Arch. f. klin. Med.*, t. XXIX, p. 555, 1881.
(2) Spæth, *Münch. med. Woch.* n° 51, 1887.

3° *Procédé de Einhorn* (1). On fait avaler au malade une petite olive creuse en argent dont un bout présente deux orifices séparés l'un de l'autre par un petit pont faisant office d'une anse pour fixer un fil d'argent. Cette olive reste dans l'estomac pendant cinq minutes, temps suffisant pour se remplir de liquide si l'estomac n'est pas vide. — L'appareil primitif de M. Einhorn était composé d'une olive avec une calotte intérieure qui jouait le rôle de soupape. — Pas plus que les précédents, ce procédé ne s'est généralisé.

En somme, le seul moyen pratique d'avoir une quantité suffisante du contenu stomacal pour en faire l'analyse est encore le tube gastrique. Quels sont donc les procédés qui nous permettent d'obtenir du suc gastrique, si l'estomac était préalablement vide ? Tous les moyens employés jusqu'à présent sont basés sur l'excitation de la muqueuse gastrique à l'activité fonctionnelle. On a employé successivement les excitants thermiques, les excitants chimiques, les excitants électriques ; mais on a reconnu que le meilleur moyen de provoquer la sécrétion gastrique était l'emploi des excitants physiologiques qui sont, dans l'espèce, les aliments. Cette observation clinique, qui a frappé tous les observateurs, est, d'ailleurs, parfaitement d'accord avec les récentes constatations de M. Pavlow (2) qui, en opérant sur des chiens à double fistule, œsophagienne et gastrique, à vu que l'excitation directe de la muqueuse gastrique, qu'elle soit de nature mécanique, thermique, chimique ou électrique, n'avait pas le même effet sur la sécrétion stomacale que la simple mastication des substances alimentaires. Dans ces expériences, M. Pavlow a eu, en effet, l'idée ingénieuse de fermer l'œsophage au-dessous de la fistule, de sorte que les aliments, après leur déglutition, ressortaient par la fistule et ne venaient pas en contact avec la muqueuse gas-

(1) M. Einhorn, *New-York med. Record.*, juillet 1890.
(2) Pavlow, *Leçons sur le travail des glandes digestives*, Saint-Pétersbourg, 1897 (en russe). Édition allemande, Leipzig, 1898.

trique. Cette expérience montre que l'excitation du système nerveux par le stimulant physiologique est bien plus efficace que les excitations artificielles les plus variées.

§ 2. — LES EXCITANTS DE LA SÉCRÉTION STOMACALE

1° Excitants thermiques. — M. Leube (1) a proposé d'injecter dans l'estomac, après s'être assuré de son état de vacuité, 100 cmc. d'eau glacée. Au bout de 10 minutes, on lave l'estomac avec 300 cmc. d'eau et on retire le tout jusqu'à la dernière goutte. On obtient toujours plus de 300 cmc. de liquide qu'on examine au point de vue de la présence d'acide chlorhydrique libre et de pepsine, par un des procédés que nous étudierons plus loin. — Ainsi que l'a fait voir M. Riegel (2) par des essais comparatifs avec la méthode digestive, la dilution du suc gastrique est trop grande pour que l'on puisse se rendre compte de l'intensité de la sécrétion de l'estomac.

M. Jaworski (3) injecte avec la sonde 200 cmc. d'eau distillée refroidie par la glace, après s'être assuré que l'estomac était préalablement vide. Au bout de 10 minutes, il retire, avec la pompe, tout le liquide sans le délayer. Le liquide retiré est filtré et examiné au point de vue chimique, tandis que le dépôt de filtration est soumis à l'examen microscopique.

Ces deux procédés n'ont pas trouvé d'adeptes, d'autant plus que l'eau glacée n'est pas une excitation inoffensive pour tous les malades. (Boas, Riegel).

2° Excitants chimiques. — On injecte dans l'estomac à

---

(1) Leube, *Deut. Arch. f. klin. Med.*, t. XXXIII, p. 14, 1883.
(2) Riegel, *Deut. Arch. für klin. Med.*, t. XXXVI, p. 100, 1884.
(3) Jaworski, *Zeitschr. für klin. Med.*, t. XI, p. 50.

jeun, à l'aide de la sonde, 100 cmc. d'une solution décinormale d'acide chlorhydrique.

On retire le contenu stomacal au bout de 10 minutes, on le laisse filtrer, et on en détermine l'acidité par titration. Une autre partie de ce liquide est examinée au point de vue des ferments digestifs, et le dépôt est examiné au microscope.

Un autre procédé consiste à injecter par la sonde 50 cmc. d'une solution de bicarbonate de soude à 3 0/0 et de laver l'estomac au bout de 12 minutes avec 500 cmc. d'eau tiède, et cela à plusieurs reprises avec le même liquide, pour obtenir un mélange homogène du contenu gastrique avec les liquides du lavage. Les recherches cliniques faites à l'aide de ce procédé ont montré qu'au bout de 12 minutes la solution sodique injectée est neutralisée par le suc gastrique sécrété, et que, si au bout de ce laps de temps, le liquide retiré offre une réaction franchement alcaline, on peut considérer que la sécrétion d'acide chlorhydrique est diminuée.

3° **Excitants électriques**. — A la suite des expériences sur les animaux, ainsi que de l'observation faite par Regnard et Loye (1) sur un décapité que l'excitation du pneumogastrique provoque la sécrétion de l'estomac, Hoffmann (2) a entrepris, dans la clinique de M. Riegel, des recherches sur l'électrisation de l'estomac. Cet auteur a employé le courant galvanique en se servant d'électrodes larges, l'anode étant placée sur le dos et la cathode sur l'épigastre. Les résultats obtenus furent très probants au point de vue de la possibilité d'obtenir du suc gastrique en quantité appréciable, du moins chez l'homme sain. Par contre, M. Goldschmidt (3) n'a pu obtenir, ni par le courant faradique, ni par le courant galvanique, et cela quelle que fût leur intensité, une

(1) Regnard et Loye, *Progrès médical*, n° 29, 1885.
(2) A. Hoffmann, *Berl. klin. Woch.*, n°° 12-13, 1889.
(3) E. Goldschmidt, *Deut. Arch. für klin. Med.*, t. LVI, p. 295, 1895.

action appréciable sur la sécrétion de l'estomac. — En ce qui concerne l'action de la faradisation, MM. Ewald et Sievers (1) ont constaté que si l'on applique sur la paroi abdominale une électrode large et si le courant est assez fort, l'influence sur la sécrétion est incontestable.

M. Einhorn applique les courants encore plus directement sur l'estomac, en introduisant dans la cavité gastrique l'une des deux électrodes. Il a trouvé que, toutes les conditions étant égales d'ailleurs, la faradisation de l'estomac augmentait la proportion d'acide chlorhydrique dans le liquide gastrique.

4° **Excitants digestifs**. — Nous avons vu que la physiologie et l'expérience clinique sont d'accord sur ce point que le moyen le plus efficace, le plus sûr, le plus énergique, pour provoquer la sécrétion du suc gastrique est de s'adresser à l'excitation physiologique qui est celle que produit l'ingestion des aliments. Ce procédé donne, de plus, des résultats comparables entre eux, pourvu que l'on s'adresse toujours à la même excitation au point de vue de sa qualité et de son intensité; c'est-à-dire, que pour que les résultats puissent être comparés entre eux, il faut toujours donner la même quantité de mêmes aliments. Un repas bien déterminé au point de vue de sa composition et de la quantité des aliments et destiné à provoquer la sécrétion dans un but de diagnostic, s'appelle un repas d'épreuve.

§ 3. — LES REPAS D'ÉPREUVE

On a imaginé un très grand nombre de formules devant servir de modèles pour une excitation digestive à fins de diagnostic. L'une ou l'autre de ces formules étant couramment citées dans les ouvrages sur les maladies de l'estomac,

(1) Ewald, *Klinik der Verdauungskrankheiten*, 3° éd., 1893, p. 98.

avec la seule désignation du nom de son inventeur, nous croyons devoir énumérer les plus importantes. Chacune de ces formules présente quelque avantage, chacune offre quelque inconvénient. Mais ce qu'il importe, avant tout, c'est de connaître l'effet sur la sécrétion gastrique de ces repas chez l'homme sain, afin d'avoir un terme de comparaison dans chaque cas particulier qu'on veut étudier.

1. **Le repas d'épreuve d'Ewald et Boas**. — Le malade prend, a jeun, 35 à 70 grammes de pain blanc et une tasse de thé sans sucre ou bien 300 à 400 cmc. d'eau. L'évacuation de l'estomac par l'aspiration ou mieux par l'expression a lieu au bout d'une heure.

C'est le repas d'épreuve le plus pratique, et par sa composition le mieux en rapport avec le travail qu'on peut imposer à un estomac malade. Il a l'avantage d'être administré le matin à un moment où l'estomac est naturellement vide dans les cas ordinaires; dans le cas contraire, il faut procéder à un lavage de l'estomac qui doit être fait la veille au soir, ou du moins quelque temps avant le repas d'épreuve. Un autre avantage de ce repas d'épreuve est de permettre l'extraction du contenu stomacal au bout d'un temps relativement court.

2. **Le repas d'épreuve de Riegel**. — C'est un dîner d'épreuve composé d'une assiette de bouillon, d'un beefsteack de 150 à 200 gr., de 50 grammes de purée de pommes et d'un petit pain de 35 gr. Le repas est administré à l'heure du dîner et l'extraction a lieu au bout de 3 à 4 heures. Le moment d'extraction est d'ailleurs variable suivant les cas: si la force motrice de l'estomac est très bonne ou augmentée, il faut faire l'expression plus tôt, au bout de 2 à 3 heures; si, au contraire, la motilité est affaible on videra l'estomac plus tard, au bout de 5 à 6 heures.

Le repas d'épreuve de Riegel, malgré ses quelques inconvénients, présente, dans certains cas, de grands avantages sur le précédent. On lui reproche d'être administré à une heure qui ne correspond pas à l'état de vacuité normale de l'estomac et d'exiger plusieurs heures avant qu'on puisse procéder à son évacuation. Dans certaines affections, ce repas présente un vrai travail pour l'estomac ; il est quelquefois difficile à faire accepter par des malades qui ont perdu l'habitude de manger quoi que ce soit.

M. Bouveret a fait remarquer que les résidus alimentaires, après le dîner de Riegel, obstruent plus facilement la lumière du tube gastrique que ceux d'un goûter moins abondant.

Par contre, les avantages de ce menu sont très appréciables, du moins dans certaines catégories de cas pathologiques. Le repas de Riegel permet, non seulement d'étudier la sécrétion de l'estomac, mais il est surtout utile pour l'examen de la force motrice, surtout si l'on répète plusieurs fois cette épreuve et si l'on évacue l'estomac, tantôt trois heures et tantôt sept heures après le repas. Mais déjà, dès la première épreuve, on peut reconnaître si la motilité de l'estomac est normale, exagérée ou affaiblie. Quant à la sécrétion de l'estomac, on peut, par la simple inspection du chyme gastrique, voir laquelle des substances ingérées est mal élaborée : si c'est le pain ou la viande. En effet, beaucoup de résidus amylacés indiquent un certain degré d'hyperchlorhydrie, tandis que la viande mal digérée se trouve dans le cas d'hypochlorhydrie. Le repas de Riegel permettrait, en outre, de reconnaître les troubles plus légers du chimisme stomacal. Alors qu'avec le déjeuner d'épreuve d'Ewald la quantité d'HCl libre pouvait paraître normale, après le dîner de Riegel elle se présente parfois comme trop faible ou trop forte (Riegel). Dans le premier cas, on peut conclure qu'un petit déjeuner peut être facilement digéré, tandis qu'un dîner copieux est au-dessus de la force chlorhydro-peptique de l'estomac. Dans le deuxième cas, on est en présence de l'exagération d'un fait physiologique d'après lequel une excitation digestive plus prolongée provoque une sécrétion chlorhydrique plus abondante.

M. Riegel (1) a cependant observé quelques cas rares où un repas d'Ewald-Boas a provoqué la formation de HCl libre, tandis que le repas plus copieux de Riegel n'a pas fait apparaître l'HCl à l'état de liberté. L'inverse s'observe également. Chez un cuisinier dont les nerfs gustatifs étaient émoussés, le déjeuner d'Ewald-Boas n'a pu exciter la sécrétion jusqu'à l'apparition de HCl libre, mais le dîner de Riegel a bien obtenu ce résultat.

3. **Repas de G. Sée.** — Ce repas réunit les avantages des deux précédents, sans en avoir les inconvénients. Le menu est composé de 60 à 80 gr. de viande bien mondée et finement hachée, de 100 à 150 gr. de pain et d'un grand verre d'eau. On recommande au malade de bien mâcher et de manger très lentement. On retire le contenu stomacal au bout de 2 heures. Avec ce repas, le tube se bouche moins facilement qu'avec celui de Riegel (Bouveret).

4. **Repas de Klemperer.** — Le malade boit, le matin à jeun, un demi-litre de lait et mange deux petits pains blancs; l'extraction a lieu au bout de 2 heures.

5. **Repas de Jaworski et Gluzinski.** — On donne le matin, à jeun, deux blancs d'œuf bien cuits sans jaune et 100 cmc. d'eau distillée, à la température de la chambre. Au bout de 1 à 5 quarts d'heure, on introduit par la sonde 100 à 300 cmc. d'eau distillée, à la même température, et on aspire avec la pompe de Jaworski tous les liquides qu'on peut retirer. Cette opération est répétée une deuxième fois, et le nouveau liquide est recueilli dans un deuxième flacon. Par des dosages comparés de l'acidité des deux liquides,

(1) F. Riegel, *Münch. med. Woch.*, n° 45, 1899.

on calcule la quantité contenue primitivement dans l'estomac, tandis que le premier liquide sert à l'analyse chimique ordinaire.

6. **Repas de Bourget**. — Le matin on donne 20 gr. de pain grillé et 150 gr. de thé léger, sans sucre, additionné de 4 cmc. d'alcool de menthe. L'extraction a lieu au bout de 1 heure à 1 heure 1/2. On recommande ce repas dans les cas où la sécrétion est très paresseuse.

ARTICLE II

Examen macroscopique du contenu stomacal.

Le débutant a une tendance à confondre l'examen du contenu stomacal avec l'idée du chimisme stomacal. Aussi, dès qu'il a recueilli du suc gastrique, se précipite-t-il au laboratoire pour en faire l'analyse. En procédant ainsi, il se prive de nombreux renseignements qui lui auraient permis de contrôler et de vérifier la valeur de son examen chimique. En effet, examen du contenu stomacal ne veut pas dire seulement examen chimique, mais il se compose de plus d'un examen macroscopique et d'un examen microscopique des parties solides séparées par la filtration et de l'examen physique, chimique, et, s'il y a lieu, spectroscopique, du liquide de filtration. Dans cet article, nous exposerons successivement les caractères macroscopiques du contenu stomacal, au point de vue de la quantité, de la densité, de l'odeur, de la coloration, de la filtration, du résidu solide et du liquide filtré et nous terminerons par l'examen microscopique des substances pathologiques.

La quantité. — La quantité du liquide retiré après un repas d'épreuve dépend de la quantité ingérée et de la réaction de la musculature stomacale vis-à-vis du chyme gastrique. Dans les cas du rétrécissement du pylore, les substances ingérées ne peuvent pas passer dans l'intestin, à cause de l'obstacle mécanique. La résorption de l'estomac ne joue qu'un rôle secondaire et ne peut jamais assurer l'évacuation de cet organe. Si les substances ingérées ont un pouvoir osmotique considérable, il arrive même qu'on retire, un certain temps après le repas d'épreuve, plus de liquide que le malade n'en a ingéré. — C'est ainsi que si la sonde ramène plus de 300 grammes de liquide une heure après un repas qui n'en contenait que 200, on peut conclure à un affaiblissement de la motilité, à la condition que l'estomac fût préalablement vide. — Quand le pylore est perméable, l'évacuation de l'estomac dépend de sa motilité, ainsi que de ses fonctions de sécrétion.

En ce qui concerne ce dernier point on sait qu'un suc gastrique très acide provoque, par action réflexe, la contraction du pylore, et retarde ainsi l'évacuation de l'estomac. M. Serdioukow (1) vient de montrer que la fermeture du pylore est commandée non seulement par l'acidité du suc gastrique, mais encore, par la réaction du chyme alimentaire après son passage dans le duodénum. — On aura donc une quantité de contenu stomacal variable, non seulement suivant la motilité de l'estomac, mais encore suivant l'acidité de sa sécrétion.

A l'état normal, la quantité de liquide extrait, une heure après le repas de Ewald et Boas, est de 40 cmc. Une heure et demie après le repas de G. Sée, elle est de 40 à 60 cmc. Toutefois, la quantité retirée de l'estomac n'est pas exactement la même que celle qui s'y trouvait, il est donc important de connaître un procédé qui permette de mesurer la quan-

<hr>

(1) S. Serdioukow, Sur une des conditions du passage des aliments de l'estomac dans l'intestin, *Gaz. clinique de Botkine*, n° 11, 1898 et *Thèse de Saint-Pétersbourg*, 1899.

tité du liquide contenu dans l'estomac d'une façon exacte.

MM. A. Mathieu et Rémond (1) ont, les premiers, donné un procédé fort simple pour la déterminer. Après avoir extrait une partie du suc gastrique, on verse dans l'estomac une quantité connue d'eau distillée ; on fait descendre, par siphonnage, à plusieurs reprises, le suc gastrique dilué dans l'entonnoir, puis on le reverse dans l'estomac de façon que le mélange soit complet. On extrait alors le plus possible du suc gastrique dilué, et on le recueille dans un récipient particulier.

Soit b la quantité de liquide extrait sans dilution, a l'acidité de ce liquide, a' l'acidité du liquide dilué, q la quantité d'eau distillée introduite dans l'estomac.

La quantité d'acide étant évidemment la même dans le liquide dilué que dans le liquide non dilué, on peut établir l'équation suivante :

$$a\,x = a'\,q + a'\,x$$

d'où l'on tire :

$$x = \frac{a'\,q}{a - a'}$$

La quantité de liquide primitivement contenue dans l'estomac est donc représentée par la formule :

$$x = b + \frac{a'\,q}{a - a'}$$

Au lieu de doser l'acidité des deux liquides, M. Strauss (2) détermine la densité de ce liquide. Mettons $x =$ la quantité cherchée du contenu stomacal, $S =$ la densité du contenu non dilué, $S' =$ la densité du contenu dilué, $V =$ la quantité du liquide retiré, $a =$ l'eau injectée. Avec ces données, on obtient la formule :

$$x = \frac{V.S + (a - V)\,S' - a}{S - S'}$$

(1) A. Mathieu et Rémond (de Metz), *Soc. de biol.*, 1890, p. 591.
(2) Strauss, *Thérapeut. Monatsh.*, mars 1895, p. 127.

M. Ed. Reichmann (d'Elberfeld) (1) a proposé de désigner par x, non pas la quantité totale du liquide gastrique, mais la quantité résiduelle, ce qui permet de simplifier la formule et d'obtenir :

$$x = \frac{a\,(S'-1)}{S - S'}$$

La connaissance de la quantité exacte du contenu stomacal est particulièrement utile quand il s'agit de déterminer la quantité des acides déversés par les glandes de l'estomac et quand on ne veut pas se contenter de la détermination du pourcentage seul de l'HCl.

Les causes d'erreur qui peuvent survenir dans l'appréciation de la quantité du liquide gastrique résultent, en grande partie, de l'adjonction du mucus, et surtout, de la bile au suc gastrique. Quand l'estomac est vide, et cela arrive après un repas d'épreuve, lorsqu'on a fait le cathétérisme de l'estomac trop tard, ou bien dans les cas de motilité exagérée, — le pylore s'ouvre facilement et sous l'influence de l'excitation de la sonde, la bile reflue dans l'estomac et est ramenée au dehors. Mais il peut arriver aussi que lorsque l'estomac contient une faible quantité de liquide, ou même simplement à la fin du cathétérisme, la bile vienne diluer le liquide gastrique qui paraît alors exister en plus grande quantité qu'en réalité. Il suffit d'être prévenu de cette cause d'erreur pour la reconnaître, le cas échéant.

La densité. — Des recherches de Strauss (2) sur le poids spécifique du suc gastrique filtré, il résulte que la densité est d'autant plus faible que le contenu stomacal renferme plus de suc sécrété par les glandes stomacales, et d'autant

(1) Reichmann, *Deut. med. Woch.*, n° 12, suppl. bibliogr., p. 79, 1895.
(2) H. Strauss, *Zeitschr. f. klin. Med.*, Bd XXIX, p. 221, 1896.

plus forte, que ce contenu offre plus de produits de digestion. Au bout d'une heure après le repas d'épreuve de Ewald-Boas ou au bout de 2 h. 1/2 à 3 h. 1/2 après le repas d'épreuve de Riegel, la densité du contenu stomacal oscille, chez l'homme sain, entre 1010 et 1020. La densité inférieure à 1010 s'observe surtout dans l'hyperchlorhydrie simple ou avec hypersécrétion et dans les cas de fermentation gastrique; une densité supérieure à 1020 ne s'observe guère que dans l'hypo-acidité (ou dans les premières phases de la digestion normale, quand il n'y a que peu de suc sécrété).

La densité du liquide stomacal dépend, en première ligne, de sa teneur en sucre, beaucoup moins de sa teneur en phosphates acides et presque pas du tout de sa teneur en albumines. Strauss a donc pu trouver un parallélisme entre la densité du suc gastrique et le degré de rotation polarimétrique dextrogyre, tout en négligeant les substances albumineuses. Mais comme le repas d'épreuve d'Ewald-Boas est plus riche en matières saccharigènes que celui de Riegel, le premier donne des chiffres de densité plus élevés que le dernier. Aussi l'auteur obtint-il les plus fortes densités après le repas d'Ewald-Boas, dans les cas d'anachlorhydrie.

L'odeur du contenu stomal ne présente rien de particulier après un repas d'épreuve, du moins dans le cas où il n'y a pas de rétention gastrique. Elle est d'autant plus prononcée que la cause de la rétention est plus importante, et peut alors être caractéristique. Le plus souvent, cette odeur est due aux liquides et aux gaz qui existaient dans l'estomac avant le repas d'épreuve et constitue même un bon signe pour reconnaître que l'estomac n'était pas vide avant l'administration de ce repas. Suivant la nature de l'état pathologique, cette odeur est fade, acide, rance, fétide, fécaloïde, etc.

L'odeur fade s'observe particulièrement dans le catarrhe

chronique de l'estomac, avec diminution de l'acidité totale du liquide recueilli. On peut observer une odeur douceâtre, lorsque le contenu stomacal contient une certaine quantité de sang. — L'odeur aigre présente toute une gamme de nuances, parmi lesquelles les plus reconnaissables sont l'odeur de vin blanc fermenté, qui est particulière aux fermentations consécutives à l'hyperchlorhydrie, l'odeur piquante de vinaigre dans la fermentation acétique qui peut s'observer chez les alcooliques, et l'odeur rance pénétrante d'acide butyrique. — L'odeur fétide du contenu stomacal peut être occasionnée, d'une part, par des affections ulcéreuses et néoplasiques des voies digestives supérieures, cavité buccale, pharynx, œsophage, d'autre part par un cancer ulcéré de l'estomac. — L'odeur fécaloïde s'observe non seulement dans les cas d'obstruction intestinale, mais encore dans les cas de fistules gastro-intestinales, dans la fistule gastro-colique (1). — Une odeur nettement ammoniacale s'observe dans l'urémie gastrique. — Il faut toutefois faire remarquer que, dans tous les cas où le liquide stomacal retiré après un repas d'épreuve offre une odeur anormale très prononcée, il existe également des vomissements, et que si le repas d'épreuve est administré après un lavage soigneux de la cavité gastrique, l'odeur s'atténue et finit par disparaître.

La coloration du contenu stomacal dépend, d'une part, de la nature des aliments ingérés, d'autre part, des substances pathologiques, comme le sang et le pus, ou bien de la bile qui se rencontre d'autant moins rarement que l'extraction du contenu stomacal est plus prolongée.

Filtration et résidu de filtration. — Il n'est pas jusqu'à la manière dont filtre le contenu stomacal qui ne puisse être utilisée dans le diagnostic des affections de l'es-

---

(1) Sur les signes de la fistule gastro-colique, voir : L. Bouveret, *Revue de médecine*, 10 avril 1899. — F. Béc, *Thèse de Lyon*, 1897.

tomac. Le suc gastrique pur ou le liquide retiré à jeun dans un cas d'hypersécrétion filtre assez rapidement. Les deux substances qui retardent le plus le passage du liquide à travers le papier Joseph sont les peptones et le mucus. Quelquefois on reconnaîtra déjà, à l'œil nu, quelle est celle de ces deux substances qui est cause de la lenteur avec laquelle filtre le liquide retiré. Dans le cas contraire, les réactions, que nous indiquerons plus loin, montreront s'il s'agit de peptones ou de mucus.

Avant de procéder à la filtration, il peut être très utile de verser le contenu gastrique dans un vase étroit et haut et d'observer la répartition de la masse alimentaire en couches superposées. Si cette masse contient beaucoup de gaz, on obtiendra trois couches sur lesquelles a beaucoup insisté M. Riegel. La couche supérieure, spumeuse, plus ou moins large, peut donner une idée approximative de l'abondance des gaz ; la couche moyenne est liquide et louche, tandis que la couche inférieure est granuleuse et se compose du résidu solide.

Le dépôt de filtration doit être soigneusement examiné. Il est d'autant plus intéressant à considérer que le repas d'épreuve est composé d'aliments plus variés. On portera son attention sur le degré de modifications qu'a subies chacune des substances alimentaires. La viande peut être plus ou moins intacte dans le cas d'anachlorhydrie et d'hypochlorhydrie, tandis qu'elle est fortement gonflée et a perdu sa striation lorsque le suc gastrique est riche en acide chlorhydrique ; en même temps, les fragments de viande sont peu nombreux. Au contraire, le pain est conservé à peu près intact dans les cas d'hyperchlorhydrie et disparaît rapidement lorsque le suc gastrique est pauvre en HCl. Lorsque le repas d'épreuve n'a pas été précédé d'un lavage de l'estomac, on recherchera attentivement si le dépôt ne contient pas de substances alimentaires provenant d'un repas précédent, par exemple des feuilles de choux ou d'autres légumineuses, et l'on s'enquerra à quel moment ces substances ont été ingérées.

Le liquide de filtration est clair et limpide dans certains cas, louche et opalescent dans d'autres, notamment s'il contient des peptones. Il est verdâtre quand il contient de la bile. Pauvre en acide chlorhydrique, il se putréfie plus ou moins rapidement, tandis qu'il peut être conservé assez longtemps dans les cas d'hyperchlorhydrie.

Substances anormales. — Les substances anormales qu'on trouve dans le contenu stomacal sont la bile, le mucus, le sang, le pus, les matières fécales, des parcelles de la muqueuse gastrique ou néoplasiques, des parasites, des corps étrangers, etc.

Nous nous sommes déjà expliqué sur la valeur sémiologique de la présence de *bile* dans le liquide retiré après un cathétérisme de l'estomac. — Le *mucus*, en petite quantité, n'a pas de valeur diagnostique ; s'il est plus abondant, il faut en établir la provenance et savoir s'il vient des voies digestives supérieures ou de l'estomac. Dans ce dernier cas il s'agit, le plus souvent, d'une *gastrite* muqueuse, subaiguë ou chronique, surtout d'une gastrite alcoolique.

L'apparition du *sang* dans le liquide retiré, après le cathétérisme de l'estomac, est plus rare depuis que l'on a abandonné la pompe gastrique, et que l'on se contente du procédé d'expression. En plus grande quantité, le sang dans le contenu gastrique indique une hémorragie de l'extrémité inférieure de l'œsophage ou de l'estomac et, le plus souvent, une ulcération ou un cancer. — De petites quantités *de pus* peuvent provenir de la déglutition de cette matière à la suite d'une affection suppurée de l'arrière-cavité des fosses nasales, du pharynx ou même des voies aériennes. On trouve du pus en plus grande abondance, dans les cas de gastrite phlegmoneuse ou dans le cancer de l'estomac sup-

puré. M. Strauss (1) estime que la constatation macroscopique de pus, à l'état de pureté, doit faire penser immédiatement à un cancer de l'estomac. Il ne faut d'ailleurs pas
oublier que la suppuration peut avoir eu lieu dans le pancréas, le foie, l'intestin grêle ou le colon, avec perforation
consécutive dans l'estomac. — L'existence de *matières fécales* dans le contenu gastrique, reconnaissables à l'odeur
et par la recherche du phénol, de l'indol et du scatol dans
les produits de distillation, est un des meilleurs signes de
communication de l'estomac avec l'intestin.

Si l'on prend l'habitude d'utiliser le dépôt de filtration du
contenu stomacal pour un examen microscopique, on peut
trouver, dans un certain nombre de cas, des *lambeaux de
la muqueuse* gastrique arrachés au moment où l'on reti-
rait le tube. Cet accident peut survenir même avec la
méthode d'expression et sans qu'on puisse incriminer le
tube employé. Dans ce cas, on peut admettre une friabilité
particulière de la tunique muqueuse de l'estomac qui est
due à un état inflammatoire ou à une dégénérescence. Il
importe de connaître la structure histologique de cette tunique muqueuse pour ne pas confondre le lambeau arraché
avec une *parcelle de néoplasme*. En effet, certains cancers
de l'estomac s'effritent facilement et l'on trouve alors, parmi
les substances retirées par la sonde, un conglomérat de cellules carcinomateuses qui constituent un signe très précieux
du néoplasme de l'estomac.

Le dépôt de filtration peut contenir des *parasites*, parmi
lesquels il convient de citer les ascarides, les lombrics, les
anneaux de ténias, l'ankylostome, les trichines et les échi-
noques provenant du foie, à la suite d'une perforation.—
Parmi les *corps étrangers*, la sonde ne ramène que ceux
qui ont un petit volume, par exemple des cheveux. Mais,
le plus souvent, les corps étrangers arrêtés dans l'estomac
ne sont trouvés qu'à la suite d'une gastrotomie.

(1) Strauss, *Berl. klin. Woch.*, n° 40, 1899.

CHAPITRE V

L'EXAMEN CHIMIQUE DU CONTENU STOMACAL

L'analyse chimique du liquide gastrique n'a pas la prétention de donner une réponse précise à la question de savoir quelle est la lésion anatomique de l'organe malade, ni d'établir un diagnostic. Son but est plus modeste ; elle cherche simplement à préciser l'état fonctionnel de l'organe, à nous renseigner sur les sécrétions de la muqueuse stomacale et sur la marche du processus digestif. Joint aux autres procédés d'exploration, le chimisme de l'estomac contribue à établir quelle est la force motrice de l'estomac; plus rarement, il sert à déterminer le pouvoir d'absorption, d'ailleurs très discuté, de cet organe.

Même réduit à ce rôle plus modeste, l'examen chimique ne peut donner de réponse vraiment utile qu'à la condition d'être fait à plusieurs reprises différentes, chez le même malade, tantôt dans les mêmes conditions d'observation, c'est-à-dire après le même repas d'épreuve, tantôt en modifiant les conditions de l'examen. L'analyse chimique du contenu gastrique devra être faite quelquefois à jeun. Dans l'hypersécrétion intermittente ou permanente, on peut retirer de l'estomac, à jeun, une certaine quantité, parfois assez considérable, d'un liquide qui contient l'HCl à l'état libre, qui digère la fibrine et l'albumine. Dans l'hypersécrétion muqueuse permanente (1), on trouvera, au contraire, un liquide riche en mucine, aussi bien à jeun que dans la période digestive. — Dans la rétention gastrique, l'estomac peut contenir à jeun des résidus d'aliments et beaucoup de liquide. Dans le reflux permanent de la bile qui s'observe dans les sténoses et les compressions du duodénum au-dessous du canal cholédoque, on trouvera dans l'estomac, à jeun, un liquide vert, qui donne les réactions de Gmelin et de Petenkofer. Dans les cas, assez rares, de fistules gastro-coliques, avec large ouverture de communication, on trouvera dans l'estomac à jeun des matières fécales.

Pour apprécier l'état des fonctions digestives, on ne se contentera pas d'un seul examen chimique après un repas d'épreuve, mais il sera parfois nécessaire de répéter cet examen plusieurs fois à des moments différents, après l'ingestion des aliments, pour obtenir une courbe évolutive de la digestion gastrique, suivant l'expression de M. Hayem. On pourra encore entreprendre l'examen après un repas d'épreuve peu copieux, comme celui d'Ewald et Boas, et un autre après un repas plus copieux comme celui de Riegel, pour s'assurer que la sécrétion gastrique, suffisante pour une tâche peu considérable, n'est pas trop faible pour satisfaire à un travail plus soutenu. Dans d'autres cas, il pourra être utile d'examiner les fonctions de sécrétion à la suite d'un repas de Bourget. — Lorsque la force motrice de l'estomac est exagérée, comme dans la boulimie, l'incontinence du pylore, dans certains cas de gastrite chronique, l'exploration chimique devra être hâtive, tandis qu'elle sera retardée par rapport aux cas normaux dans les cas d'affaiblissement de la motricité, comme dans l'atonie et les dilatations. Si la force motrice est normale ou exagérée, il

____

(1) Dauber, Continuirliche Magenschleimsecretion. *Arch. für Verdauungskr.*, t. III.

est le plus souvent inutile de faire précéder le repas d'épreuve d'un lavage de l'estomac. Si, au contraire, on se trouve en présence de signes de rétention gastrique même peu considérable, le lavage de l'estomac avant le repas d'épreuve devient de rigueur. Dans le cas particulier de rétention gastrique consécutive à l'hypersécrétion et à l'hyperchlorhydrie, le lavage de l'estomac doit être fait la veille du jour où l'on pratique l'examen chimique. Cet examen aura lieu lui-même, à deux moments différents : une fois le matin à jeun, et l'autre fois après un repas d'épreuve contenant de la viande.

L'examen chimique comprend l'analyse qualitative et quantitative. Celle-ci porte sur l'acidité totale, l'acide chlorhydrique libre, l'acide chlorhydrique combiné et aussi d'après MM. Hayem et Winter, sur le chlore total et sur les chlorures fixes. Elle porte ensuite sur les acides organiques, acides lactique, butyrique, acétique ; sur la pepsine, et son zymogène, sur le ferment de lab et son zymogène, sur la présence de produits de la digestion albumineuse et amylacée, sur la nature des gaz de l'estomac, etc.

ARTICLE I

Acidité totale.

A. — ANALYSE QUALITATIVE (1).

Le liquide filtré, provenant d'un repas d'épreuve, peut présenter une réaction acide, alcaline, neutre ou amphotère. La réaction alcaline peut provenir de la présence de

(1) Pour la description des divers procédés chimiques, de même que pour la description des appareils nous avons mis à contribution les monographies de G. Lyon, Stcherbakow, Martius et Lüttke, Kirikow, ainsi que les ouvrages classiques de Boas, Bouveret, Hayem et Lion, Jacksch et Riegel.

bile et de suc pancréatique ; la réaction neutre est due à la neutralisation de l'acidité du liquide stomacal par la bile et le suc pancréatique ; la réaction amphotère est due à la coexistence simultanée de substances qui donnent une réaction acide et d'autres dont la réaction est alcaline. Dans la grande majorité des cas, le contenu stomacal présente une réaction franchement acide. On détermine cette réaction, soit à l'aide du tournesol, soit à l'aide du rouge du Congo. L'un et l'autre de ces réactifs s'emploient sous forme de liquide ou bien de papier imprégné de la matière colorante.

Le tournesol. — La teinture de tournesol, qui est violette, vire au rouge sous l'influence de quantités minimes d'acide ; elle est sensible aussi bien aux acides minéraux qu'aux acides organiques, un peu plus aux premiers qu'aux derniers. D'après les recherches de M. Lüttke, le papier de tournesol est nettement sensible à l'acide chlorhydrique, dans la proportion de 0,058 0/00, à l'acide lactique à 0,092 0/00, à l'acide butyrique à 0,199 0/00. L'acide chlorhydrique combiné aux matières albuminoïdes est décelé par la teinture de tournesol, comme s'il était à l'état de liberté.

Le rouge du Congo. — Contrairement à la teinture de tournesol, le rouge du Congo ne décèle que les acides libres et reste sans changement sous l'influence de l'acide chlorhydrique combiné. Ce réactif, découvert par M. Bœtticher en 1884, vire au bleu sous l'influence des acides libres. Il a été vulgarisé par v. Hœsslin (1) et Riegel (2). Le rouge du Congo en solution est dix fois plus sensible que le papier imprégné de cette substance puisque la première décèle déjà l'acide chlorhydrique en dilution de 0,009 0/00, tandis que le dernier ne décèle cet acide qu'en dilution de 0,1 0/00 (Leo, Boas). D'autre part, ce réactif est bien plus sensible à l'action de l'acide chlorhydrique qu'à celle de l'acide lactique. En effet, l'intensité de la coloration bleue obtenue par

(1) v. Hösslin, *Münch. med. Woch.*, n° 6, 1886.
(2) F. Riegel, *Deut. med. Woch.*, n° 35, 1886.

une solution de HCl à 1 0/00 correspond à l'intensité de la coloration produite par une solution d'acide lactique à 3 0/00 (Boas). Employé pour déterminer la réaction d'un liquide gastrique, le rouge du Congo en solution ne permet de présumer que l'acidité de ce liquide est due à de l'acide chlorhydrique, que dans le cas où la coloration obtenue est très énergique, c'est-à-dire quand elle est d'un bleu d'azur. La coloration bleue simple indique, au contraire, soit une proportion très faible de HCl libre, soit une proportion beaucoup plus forte d'acides organiques.

B. — Dosage de l'acidité totale.

On détermine l'acidité totale du liquide gastrique à l'aide d'une solution titrée décinormale de soude caustique. Comme réactif indicateur on se sert d'une solution de phénolphtaléine ou bien de papier de tournesol. L'acide rosolique est moins bon, car il donne des chiffres d'acidité inférieurs à ceux obtenus avec les deux indicateurs précédents.

On prélève, à l'aide d'une pipette graduée, 10 cmc. du liquide gastrique qu'on verse dans un verre à fond plat. On y ajoute 1 à 2 gouttes d'une solution alcoolique à 1 0/0 de phtaléine de phénol, et on place le verre sur une feuille de papier blanc au-dessous de la burette de Mohr remplie de la solution décinormale de soude.

Tout en agitant le liquide avec une baguette en verre, on laisse tomber goutte à goutte la solution de soude dans le verre à expérience. Chaque nouvelle goutte de soude fait apparaître un nuage rose qui disparaît par l'agitation du liquide, tant qu'il reste dans le liquide à examiner de l'acide pour neutraliser la soude. Au moment où, malgré l'agitation, le mélange commence à conserver une légère teinte rose reconnaissable plus facilement quand le verre est placé sur un fond blanc, tout l'acide est saturé et la réaction est finie. Il n'y a qu'à faire le calcul qui est fort simple. Chaque centimètre cube de la solution décinormale de soude correspond à 0 gr. 00365 de HCl absolu ; il suffit donc de multiplier ce chiffre par le nombre de centimètres cubes de la solution décinormale de soude qu'on vient d'employer pour obtenir l'acidité de 10 cme. du liquide gastrique exprimée en HCl. En multipliant ce produit par le chiffre 100 on obtient l'acidité totale p. 1000 exprimée en HCl. — Certains auteurs, surtout à l'étranger, expriment l'acidité par le nombre de centimètres cubes de la solution décinormale de soude employée pour neutraliser 100 cme. de liquide examiné. Ils disent, par exemple, acidité 50 lorsqu'on a employé 5 cme. de la solution titrée de soude pour saturer 10 cme. de liquide gastrique. Dans cet exemple, l'acidité 50 correspond à $0,00365 \times 5 \times 100 = 1,825$ p. 1000 de HCl.

Au lieu de la phtaléine de phénol, on peut se servir comme réactif indicateur du papier tournesol rouge qu'on humecte d'une goutte du mélange après chaque addition de soude jusqu'à ce que l'on obtienne sur le papier réactif une teinte bleuâtre. — Quand l'acidité du liquide à examiner n'est pas trop faible, on peut diluer les 10 cme. employés avec une certaine quantité d'eau distillée. Si la quantité du contenu stomacal retiré est très faible, on se contente de 5 cme. pour le dosage de l'acidité.

Pour préparer les solutions dont on a besoin pour le dosage de l'acidité totale, on se rappellera les règles suivantes. On appelle *solution titrée normale* une solution qui contient par litre le poids de la substance chimique correspondant à son poids d'équivalence, c'est-à-dire le total des poids des atomes qui la composent. Le poids d'équivalence de HCl sera donc $1 + 35,5 = 36,5$; la solution normale de HCl sera celle qui contient 36gr,5 de HCl par litre. La solution normale de soude contiendra $23 + 1 + 16 = 40$ gr. NaHO par litre. La solution normale au 1/10e, appelée *solution décinormale*, contient, pour l'acide chlorhydrique, 3gr,65 de HCl; pour la soude — 4gr. de NaHO. Il va sans dire que, pour neutraliser un litre de solution normale d'acide chlorhydrique, il faut employer un litre de solution normale de soude. Pour neutraliser un litre de solution normale de soude, il faut employer un litre de solution normale d'acide oxalique, ou d'acide sulfurique, ou d'acide nitrique.

Voici comment on prépare les solutions titrées nécessaires. On dissout 63 gr. d'acide oxalique dans un litre d'eau distillée. On délaie en outre 150 gr. de potasse caustique en liqueur dans 1050 cmc. d'eau. Après avoir versé 10 cmc. de la solution normale d'acide oxalique qu'on vient de préparer dans un verre à essai et rempli une burette de la solution normale de potasse, on vérifie si effectivement 10 cmc. d'acide sont neutralisés par 10 cmc. d'alcali, en se servant pour cela de la phénolphtaléine ou de l'acide rosolique comme indicateur. Si les 10 cmc. d'acide sont neutralisés par une quantité moindre d'alcali, c'est qu'il faut ajouter à cette dernière solution une quantité d'eau distillée telle que 10 cmc. de l'alcali correspondent à 10 cmc. de l'acide.

Pour préparer la solution normale d'acide chlorhydrique, on dissout 146 gr. de HCl dont la densité est de 1,124 dans une quantité suffisante d'eau distillée pour obtenir un litre de solution. Un gramme de carbonate de soude très pur, récemment calciné, doit neutraliser exactement 18,8 cmc. de cette solution.

Les solutions normales doivent être bien conservées et vérifiées de temps en temps au point de vue de leur titre. Dès qu'on a constaté une modification de ce titre, on le corrige sur l'étiquette ou bien on le ramène au titre normal. En effet, les solutions de soude attirent l'acide carbonique de l'air et forment des carbonates, ce qui diminue d'autant le titre de la solution. Comme les solutions de potasse absorbent moins d'acide carbonique que les solutions de soude, on préfère se servir de ces premières (1).

Éléments de l'acidité totale. — L'acidité totale ainsi obtenue par la titration se compose des éléments suivants :

(1) J. Boas, *Allgem. Diagnostik.*, p. 163.

1° de l'acidité due à l'acide chlorhydrique libre ; 2° de celle de l'acide chlorhydrique combiné aux matières organiques, 3° de celle des acides organiques, 4° de l'acidité des phosphates acides de soude. Les deux premiers éléments peuvent être réunis sous la désignation commune de chlorhydrie (Hayem), le rôle des phosphates acides dans la production de l'acidité totale est fort restreint. Or, dans les liquides digestifs tels qu'on les obtient à la suite d'un repas d'épreuve, la proportion des acides organiques est d'autant plus faible que celle de l'acide chlorhydrique (libre et combiné) est plus forte. L'acidité totale peut donc nous indiquer approximativement la proportion d'acide chlorhydrique libre et combiné, si les réactions que nous étudierons plus loin ont démontré l'absence dans le liquide gastrique d'acides organiques. En effet, lorsque l'acidité totale est très forte, par exemple supérieure à 4 p. 1000, il est rare qu'on trouve dans ce liquide des acides organiques et l'on peut admettre qu'il s'agit d'un cas d'hyperchlorhydrie. Si, au contraire, l'acidité totale est faible, il est impossible de dire d'emblée dans quelle mesure elle est due à l'acide chlorhydrique, libre ou combiné, ou aux acides organiques.

L'acidité totale du contenu stomacal retiré après un repas d'épreuve de Ewald et Boas ou de G. Sée varie à l'état normal de 1,82 à 2,36 p. 1000, suivant les pays et les habitudes alimentaires. Elle est, d'après la notation allemande, de 47 à Berlin (Strauss), 68 à Giessen (Strauss), 49-50 à Buda-Pest (Kœvesi). A l'état pathologique, cette acidité peut varier de 0,8 p. 1000 à 8 p. 1000. Une acidité très faible correspond, le plus souvent, à une diminution de la sécrétion chlorhydrique, et l'acidité dans le cas d'anachlorhydrie complète est due aux fermentations acides. Cela s'observe surtout dans le cancer et l'atrophie de la muqueuse stomacale, mais aussi dans beaucoup d'autres affections organiques, et même fonctionnelles. Par contre, une acidité totale très forte indique, le plus souvent, l'hyperchlorhydrie.

ARTICLE II

L'acide chlorhydrique.

L'acide chlorhydrique libre et combiné.

En parlant des réactifs pour déceler l'acidité d'un liquide, nous avons mentionné, en passant, que le rouge du Congo ne donne la réaction qu'en présence des acides libres et que la teinture de tournesol devient rouge, aussi bien en présence des acides libres que de l'acide chlorhydrique combiné. Cette distinction entre l'acide chlorhydrique libre et l'acide combiné aux matières organiques joue un rôle très important dans l'étude chimique des processus de digestion. Pour mieux faire comprendre l'importance pratique de chacun des deux termes, nous exposerons, d'après M. Riegel (1), l'évolution historique de ces idées, avant de décrire les procédés chimiques qui servent à différencier ces deux variétés d'acide chlorhydrique.

Au début de la période clinique du chimisme stomacal, quand on a à peine commencé à rechercher l'acide chlorhydrique dans le contenu stomacal, on se servait surtout des matières colorantes telles que le violet de méthyle, le chlorhydrate de rosaniline et la tropéoline OO (orangé Poirier). En faisant des recherches systématiques sur les cas de dilatation de l'estomac, van den Velden (2) s'aperçut qu'il y avait des dilatations de l'estomac sans acide chlorhydrique libre, et d'autres où le suc gastrique contenait encore de l'acide chlorhydrique libre. Cet auteur a reconnu que les premiers cas correspondaient aux dilatations dues au cancer

____

(1) F. Riegel, *Die Erkrankungen des Magens*, Wien, 1897.
(2) van den Velden, *Deut. Arch. für klin. Med.*, t. XXIII, p. 369, 1879.

du pylore, tandis que les derniers étaient des ectasies bénignes. M. Ewald a critiqué les conclusions de cet auteur en
faisant valoir que les réactifs employés étaient insuffisants
pour trancher cette question. — Un deuxième point, avancé
par van den Velden, était que dans les dilatations dans
lesquelles on ne trouvait pas d'acide chlorhydrique libre,
l'estomac n'en contenait pas parce que les glandes gastriques n'en produisaient plus. M. Riegel a fait vérifier ces
recherches dans sa clinique en les étendant aux cas sans
dilatation gastrique et en faisant des digestions artificielles
avec le suc gastrique. On a trouvé que dans tous les cas
dans lesquels les réactions colorantes étaient positives, le
liquide gastrique filtré digérait bien l'albumine, et que
dans les cas dont la réaction était négative, ce liquide ne
digérait pas l'albumine. Si l'on ajoutait à un tel liquide dépourvu de pouvoir digestif, de l'HCl libre en quantité et en
concentration capables de donner par elles-mêmes une réaction positive avec les matières colorantes, l'essai fait avec
ce liquide donnait quand même un résultat négatif lorsqu'on le traitait par ces matières colorantes. D'où M. Riegel a conclu que ces liquides contenaient quelque chose
qui modifie l'acide introduit et empêche la manifestation
par les matières colorantes. MM. Cahn et v. Mering (1) ont
montré ensuite que dans certains liquides qui ne donnaient
pas de réaction avec le violet de méthyle, qui ne devaient,
par conséquent, pas renfermer de HCl libre, on pouvait,
après élimination des acides organiques, déceler la présence
d'un acide dont l'identité avec l'acide chlorhydrique pouvait être démontré par la méthode de cinchonine. Il y avait
donc là une contradiction entre les résultats des auteurs précédents et les recherches faites avec de nouvelles méthodes,
contradiction qu'il s'agissait d'éclaircir. L'honneur d'avoir
apporté de la clarté dans ces questions si controversées
appartient à MM. von Noorden et Honigmann. Dans le

(1) Cahn und v. Mering, *Deut. Arch. für klin. Med.*, t. XXXIX,
p. 233, 1886.

laboratoire de M. Riegel, ces auteurs ont montré (1) qu'on peut, à l'aide du procédé de MM. Cahn et von Mering, déceler dans les liquides stomacaux ne donnant pas la réaction avec les matières colorantes, la présence d'un résidu acide qui fait rougir le papier de tournesol, mais qui ne donne pas les réactions de HCl et qui ne digère pas l'albumine. Or, si l'on ajoutait à ces liquides de composition connue une quantité déterminée de HCl titré, une nouvelle analyse faite après le mélange montrait qu'il y avait moins de HCl qu'il ne devait y en avoir d'après les calculs. Cette expérience a prouvé que le reste acide de Cahn et v. Mering était bien de l'acide chlorhydrique, mais non de l'acide chlorhydrique libre, car, si l'acide avait été à l'état de liberté, on aurait dû en trouver une plus forte proportion après l'addition de la solution artificielle de HCl. Von Noorden et Honigmann ont pensé que les albumines de l'alimentation, après avoir absorbé tout l'HCl libre du suc gastrique, ont employé encore une partie de la solution artificielle additionnée, d'où le déficit constaté dans le deuxième dosage. En effet, en ajoutant de nouvelles quantités de HCl, ils ont fini par obtenir avec les matières colorantes une réaction positive. A ce moment, on pouvait admettre que toutes les albumines étaient saturées et que le liquide stomacal contenait de l'HCl libre.

Ces recherches de von Noorden et Honigmann ont donc établi qu'il fallait faire une distinction entre l'acide chlorhydrique à l'état de liberté et celui qui est combiné avec les albumines ; que seul le premier donnait une réaction positive avec certaines matières colorantes, celles qui ont été les premières connues ; que le reste acide dans le procédé de Cahn et v. Mering était bien dû à l'HCl, mais combiné aux matières organiques ; que cet acide combiné donnait une

____

(1) von Noorden und Honigmann, *Zeitschr. für klin. Med.*, t. XIII.

réaction positive avec la teinture de tournesol. On s'explique maintenant pourquoi les liquides qui donnent les réactions avec les matières colorantes digèrent l'albumine, et pourquoi ceux qui ne donnent pas ces réactions ne digèrent pas l'albumine : c'est que ces derniers ne contiennent plus de HCl à l'état de liberté. Enfin, ces expériences montrent qu'il ne suffit pas de constater qu'un liquide gastrique ne contient plus de HCl libre, mais qu'il faut encore s'assurer si toutes les substances albuminoïdes du contenu stomacal sont digérées, et dans le cas contraire établir quel est le déficit en HCl libre nécessaire pour saturer toutes les affinités des albumines, pour digérer toutes les matières protéiques.

En France, MM. Hayem et Winter (1) ont beaucoup insisté sur les diverses formes sous lesquelles les chlorures se présentaient dans le contenu stomacal : HCl libre, chlore combiné aux matières organiques, chlore fixe sous forme de sels minéraux. Ils ont donné une méthode générale pour déterminer la quantité du chlore sous chacune de ces formes.

A. — Analyse qualitative de l'acide chlorhydrique libre.

La présence de l'acide chlorhydrique dans le liquide gastrique peut être reconnue à l'aide de réactions parmi lesquelles les réactions colorimétriques occupent la première place. Pour satisfaire aux conditions d'un examen clinique, le réactif employé doit présenter une certaine sensibilité, c'est-à-dire qu'il doit déceler la présence de la substance cherchée même dans de très petites quantités. Il existe un grand nombre de substances qui possèdent cette propriété. Il doit, en outre, donner une réponse rapide et être d'un maniement commode, il ne doit pas exiger de connaissances tech-

(1) G. Hayem et J. Winter, *Du chimisme stomacal*, Paris, 1891.

niques spéciales. Cette condition encore se retrouve dans un
grand nombre de réactifs étudiés à ce point de vue. Enfin,
la réaction doit être spécifique, c'est-à-dire particulière à la
substance pour laquelle on l'emploie et exclusive à elle seule.
C'est ici que commence la difficulté, car la plupart des réactifs qu'on a proposés donnent la réaction en présence de
plusieurs acides, les uns étant communs aux acides minéraux et organiques, les autres, à l'acide chlorhydrique libre
et combiné. Toutefois, à la suite de recherches extrêmement
nombreuses dans cette direction, on est arrivé à une solution
satisfaisante de ce problème, et nous disposons aujourd'hui
de réactifs dont les uns sont vraiment spécifiques et les autres
extrêmement sensibles, tous étant d'une grande simplicité
dans leur emploi. Le lecteur, désireux de connaître d'une
façon plus détaillée les nombreuses études faites sur ces
substances, trouvera toutes les indications désirées dans les
monographies de M. G. R. Lyon (1), de M. Stcherbakow (2),
de Martius et Lüttke (3), qui ont mis au point le côté technique de l'analyse chimique du suc gastrique.

§ 1. — RÉACTIFS DE L'ACIDE CHLORHYDRIQUE LIBRE

Il n'existe que trois réactifs à la fois sûrs et spécifiques
qui décèlent dans le liquide gastrique la présence même de
très faibles quantités d'acide chlorhydrique libre. Ces réactifs ont été proposés l'un par M. Günzburg, l'autre par
M. Boas, le troisième par M. Tœpfer. Les autres, ceux de
Réoch, de Mohr, de Winkler ne présentent pas les mêmes
caractères de certitude.

(1) G. R. Lyon, *L'Analyse du suc gastrique*, Thèse de Paris, 1890.
(2) A.-J. Stcherbakow, *Sur les conditions de développement de
l'ulcère rond*, Thèse de Moscou, 1891, 184 pages.
(3) Martius und Lüttke, *Die Magensäure des Menschen*, Stuttgart,
1892.

1° Le réactif de Günzburg ou la phoroglucine-vanilline (1). La composition de ce réactif est la suivante :

Phloroglucine. . . . .   2 grammes.
Vanilline.   1   —
Alcool absolu 30 gr., ou alcool à 80° . . .   100   —

On verse dans une petite capsule de porcelaine trois gouttes du liquide filtré et autant du réactif, et on chauffe avec précaution sur une petite flamme d'une lampe à alcool. La température du mélange, qu'on agite fréquemment, ne doit pas approcher le point d'ébullition, autrement l'HCl se vaporiserait et on n'obtiendrait pas de réaction. On vérifie que le chauffage n'a pas été trop intense en appliquant le fond de la petite capsule sur le dos de la main pour constater que la chaleur est supportable. Lorsque tout le liquide est évaporé, on peut reconnaître la présence de HCl libre par l'apparition, sur les bords du mélange examiné, d'un magnifique anneau rouge carminé. La largeur et l'intensité de la coloration de cet anneau correspondent, à peu près, à la richesse du liquide en acide chlorhydrique libre. Si, au contraire, il n'y a pas d'acide libre, on obtient une tache jaune ou brune, mais pas d'anneau rouge.

Tous les acides minéraux donnent avec la phloroglucine-vanilline le même anneau rouge. Mais, comme à l'exception des cas d'empoisonnement, le liquide stomacal ne renferme pas d'autres acides minéraux que l'acide chlorhydrique, cette particularité ne présente pas d'inconvénient. Au contraire, les acides organiques ne produisent pas d'anneau rouge, même à de fortes concentrations. D'après M. Mierzynski, les phosphates de chaux monobasiques donneraient un résultat positif avec le réactif de Günzburg. En pratique, la valeur de ce réactif ne s'en trouve pas diminuée. L'acide chlorhydrique combiné n'est pas décelé par la phloroglu-

(1) Günzburg. *Centralbl. für klin. Med.*, n° 40, 1887.

cine-vanilline. Si la présence d'albumine et de peptones dans le suc gastrique paraît préjudiciable à la marche de la réaction (Lépine) (1), cette circonstance est négligeable en pratique; elle est sans doute en rapport avec la propriété de la phloroglucine-vanilline de ne pas donner de réaction avec les combinaisons organiques de l'HCl ou, comme le croit M. Linossier, à la présence de lactates alcalins. C'est donc bien un réactif de l'acide chlorhydrique libre qui a la valeur d'un réactif spécifique.

La sensibilité de cette solution est très grande, à la condition qu'elle ne soit pas trop vieille. La présence de HCl en dilution à 0,1 p. 1000 dans l'eau se manifeste encore par un anneau rouge très net; en solution à 0,05 p. 1000 on obtient encore quelques stries rouges. On peut aussi se servir d'un papier imprégné de la solution de Günzburg qu'on emploie de telle façon qu'on y laisse tomber deux ou trois gouttes du contenu stomacal et qu'on chauffe jusqu'à production de l'anneau rouge carminé.

Etant donné le prix élevé de la vanilline, M. Pouritz (2) a proposé de remplacer la vanilline par du sucre de canne ou de raisin, en imitant en cela le réactif de Boas. Cette modification ne s'est cependant pas généralisée.

L'anneau rouge obtenu avec la phloroglucine-vanilline persiste après refroidissement de la capsule.

2° Réactif de Boas ou la résorcine (3). — Voici la composition de ce réactif :

Résorcine sublimée. .	5 grammes.
Sucre , ...	3 —
Alcool faible	100 —

On mélange dans une capsule cinq ou six gouttes du

(1) R. Lépine, *Bulletin médical*, 2 mai 1888.
(2) Pouritz, *Vratch*, n° 21, 1889.
(3) Boas, *Centralbl. für klin. Med.*, n° 45, 1888.

liquide stomacal filtré avec trois à cinq gouttes de cette solution et on chauffe sur une petite flamme jusqu'à siccité. En présence d'acide chlorhydrique libre, on obtient un anneau dont la couleur varie du rose jusqu'au rouge cinabre analogue à celui obtenu avec le réactif de Günzburg. Cette coloration disparaît après refroidissement de la capsule. Ni l'acide chlorhydrique combiné, ni les acides organiques ne donnent cette réaction. — On peut aussi préparer du papier réactif : on trempe une bande de papier filtre dans le liquide qui contient l'acide chlorhydrique, on ajoute une à deux gouttes de la solution de résorcine et l'on chauffe lentement. On obtient alors une tache d'abord violette, mais qui devient rouge brique après dessiccation. Ni la tache rouge du papier imprégné du réactif de Günzburg, ni celle du papier réactif de Boas ne se décolorent sous l'influence de l'éther.

En somme, nous avons à notre disposition deux réactifs pour reconnaître la présence dans le suc gastrique de l'HCl libre, en tout point excellents et d'un emploi très pratique. Le réactif de Günzburg, le premier en date, est le plus répandu, mais celui de Boas ne lui cède en rien, sauf la fugacité de l'anneau obtenu. Ajoutons que le réactif de Günzburg a même trouvé son application dans l'analyse quantitative au point de vue de l'acide chlorhydrique libre, ainsi que nous le verrons en décrivant le procédé de Mintz.

M. Pouritz de même que M. Stcherbakov ont confirmé la grande valeur du procédé de Boas, mais ils lui reprochent d'être moins facile à manier que la phloroglucine vanilline et de donner des résultats moins constants.

3° **Réactif de Tœpfer** (1). — Les solutions faibles (à 1 p. 200) de diméthyl-amido-azobenzol prennent en présence de faibles quantités de HCl libre une coloration rouge. Les

1) G. Tœpfer, *Zeitschr. für physiol, Chemie*, t. XIX, p. 104, 1894.

acides organiques ne produisent ce changement de couleur que lorsque la solution du réactif dépasse la proportion de 1 p. 200. Cette réaction est dix fois plus sensible que celle de Günzburg et que la réaction au rouge de Congo. Elle a été également utilisée pour le dosage de l'HCl libre, en se servant de ce réactif comme indicateur et en titrant l'HCl avec la solution décinormale de soude.

On a recommandé encore quelques autres réactifs comme spécifiques de l'HCl libre, en première ligne le rouge de Congo (Riegel). A l'exemple de M. Boas nous le rangeons parmi les réactifs des acides libres (minéraux ou organiques). Les autres réactifs considérés pendant quelque temps comme spécifiques de l'HCl libre n'ont pas obtenu une consécration aussi éclatante que ceux que nous venons d'énumérer. Parmi eux nous ne citerons que les réactifs de Réoch, de Mohr et de Winkler.

4° Réactif de Réoch (1). — Réoch a montré que certains sels organiques de l'oxyde de fer ne donnent pas la coloration caractéristique de sulfo-cyanure de fer qui est rouge pourpre, sous l'influence des sulfo-cyanures alcalins, mais que cette coloration apparaît en présence de solutions même faibles d'acide chlorhydrique. L'acide lactique ne provoque pas cette coloration caractéristique. — Les recherches de Szabo (2) ont montré que ni les chlorures, ni les sulfates, ni l'acétate de soude, ni l'oxalate d'ammonium, ni les phosphates et les carbonates de soude ne provoquent cette réaction. Seuls, les acides minéraux donnent la coloration rouge pourpre, tandis que l'acide lactique agit seulement à un degré de concentration qui n'existe jamais dans l'estomac (14 p. 100). Les peptones n'ont pas d'influence sur la réaction. — Van den Velden (3) a vu que les phosphates empêchent la réaction. Nietchaïew (4)

(1) I. Réoch, *Journ. of anat. and physiol.*, p. 274, 1874.
(2) D. Szabo, *Zeitschr. für physiol. Chemie*, t. I, p. 140, 1877.
(3) van den Velden, *Deut. Arch. für klin. Med.*, t. XXIII, p. 369, 1879.
(4) Nietchaïew, *Thèse de Saint-Pétersbourg*, 1887 (en russe).

l'a trouvée relativement peu sensible. Par contre, Uffelmann (1) considère cette réaction comme très utilisable, si on la fait dans une petite capsule.

5° Réactif de Mohr (2). — Si l'on mélange une solution d'acétate de fer dépourvue d'acide acétique libre avec une solution de sulfo-cyanure de potassium, le liquide reste jaune brunâtre s'il n'y a pas d'acides minéraux, tandis qu'il prend une couleur rouge de sang en présence de l'acide chlorhydrique libre. M. Uffelmann conseille de procéder de la façon suivante. On étale une faible quantité du réactif en couche mince au fond d'une capsule de porcelaine ; puis on laisse couler sur le bord quelques gouttes du liquide gastrique. Si ce liquide contient de l'HCl libre, on obtient la réaction caractéristique. Mais comme la présence des phosphates et de l'acide lactique empêche la réaction, un résultat négatif ne prouve pas qu'il n'y ait pas d'acide chlorhydrique. Par contre, le résultat positif a une grande valeur. Ewald et Boas l'ont également recommandé il y a déjà longtemps (3), tandis que dans la dernière édition du livre de M. Boas, il n'en est pas fait mention. — Nietchaïew a vu que les peptones rendent la réaction moins sensible. M. Riegel (4) a également insisté sur la faible sensibilité de cette solution. Enfin, Schæffer (5) a trouvé qu'en solution aqueuse sa sensibilité est de 0,5-1 p. 1000, mais qu'elle est plus faible avec les liquides gastriques, par suite de l'action empêchante des peptones.

6° Réactif de Winkler (6). — Si l'on ajoute une goutte d'une solution alcoolique de naphtol α au 5e et 2 cent. cubes d'acide chlorhydrique concentré, à une solution de sucre, on obtient, après ébullition du mélange, une coloration violette du liquide. Cette propriété du naphtol α a été utilisée par

(1) Uffelman, *Deut. Arch. für klin. Med.*, t. XXVI, p. 431, 1880.
(2) Mohr, *Zeitschr. für anal. Chemie*, t. XIII, p. 321, 1874.
(3) Ewald und Boas, *Virchow's Archiv.*, t. CI, p. 325, 1885.
(4) F. Riegel, *Deut. Arch. für klin. Med.*, t. XXXVI, p. 100, 1884.
(5) B. Schæffer, *Zeitschr. für klin. Med.*, t. XV, p. 462, 1888.
(6) F. Winkler, *Centralbl. für innere Med.*, n° 39, 1897.

M. Winkler pour la recherche de HCl dans le liquide gastrique. — On additionne une solution alcoolique de naphtol α à 5 p. 0/0 contenant 0,5 à 1p. 0/0 de sucre de raisin, de quelques gouttes du contenu stomacal filtré et on chauffe doucement dans une capsule de porcelaine, de préférence sur un bain-marie. Vers la fin de l'évaporation, il se produit une zone bleue-violette qui devient rapidement foncée comme de l'encre. Si le chauffage a été trop rapide, les substances organiques carbonisées donnent une couleur brune foncée qui masquerait la réaction. Cette réaction ne s'obtient qu'avec l'HCl libre, ne se produit pas en présence d'acide lactique ou acétique et serait assez sensible, car elle avait déjà lieu avec un liquide contenant 0,04 p. 1000 de HCl anhydre.

§ 2. — RÉACTIFS SENSIBLES AUX ACIDES MINÉRAUX ET ORGANIQUES OU SENSIBLES A L'ACIDE CHLORHYDRIQUE COMBINÉ

Tous les réactifs que nous allons énumérer sont sensibles non seulement à l'acide chlorhydrique libre, mais aussi, bien qu'à un degré moindre, aux acides organiques. Les uns ne donnent la réaction qu'en présence d'HCl libre, les autres, comme le vert brillant, réagissent également en présence d'acide chlorhydrique combiné (Bouveret). Il existe un grand nombre de substances expérimentées, nous ne pouvons mentionner ici que les principales.

1° **Le violet de méthyle.** — Déjà Witz et Hilger s'étaient servi du violet de méthyle pour reconnaître les falsifications du vinaigre par les acides minéraux, lorsque Laborde (1) et Maly (2) le proposèrent en 1877 comme réactif des acides dans le suc gastrique. C'était la première substance du groupe des dérivés de la houille qui fût employé dans un

(1) Laborde, *Gaz. méd. de Paris*, p. 312, n°s 32-34, 1877.
(2) R. Maly, *Zeitschr. für phys. Chemie*, t. I, p. 174, 1877.

but de diagnostic; elle a été suivie bientôt de beaucoup d'autres.

Le violet de méthyle a été employé en clinique, d'abord par van den Velden (1). Sous l'influence d'une solution faible d'acide chlorhydrique ou d'une solution forte d'acides organiques, le réactif, auparavant violet, prend une coloration bleue. On peut se servir de ce réactif de différentes manières. On prépare une solution de violet de méthyle assez faible pour qu'elle reste nettement violette, on la répartit dans deux tubes à essai, dans l'un on verse le liquide stomacal, dans l'autre une quantité égale d'eau distillée. En présence d'acide chlorhydrique libre, apparaît une coloration bleue d'autant plus intense que la quantité d'HCl est plus grande. — Inversement, on peut porter dans les tubes d'essai, dans l'un du suc gastrique et dans l'autre de l'eau distillée, et ajouter ensuite la matière colorante. Le changement de couleur, sous l'influence de l'acide, se produit d'abord au point de contact des deux liquides. — Ou bien on porte du liquide gastrique dans un verre de montre et on y ajoute, avec précaution, une goutte de la solution qu'on laisse couler sur le bord. On peut encore verser d'abord la matière colorante et ajouter ensuite le liquide gastrique. — La sensibilité de ce réactif vis-à-vis de l'HCl est, d'après van den Velden, de 0,5 p. 1000, d'après Uffelmann (2) de 0,2-0,25 p. 1000; d'après Edinger (3), de 0,6 p. 1000, d'après M. Bouveret (4) de 0,1 p. 1000. — L'acide lactique ne donne cette réaction qu'à une concentration de 5 p. 1000, d'après Edinger, à 7-10 p. 1000, d'après Nietchaeff, à 3 p. 1000, d'après Bouveret. La présence des peptones affaiblit la netteté de la réaction produite par l'a-

(1) van den Velden, *Deut. Arch. für klin. Med.*, t. XXIII, p. 369, 1879.

(2) I. Uffelmann, *Ibid. loc. cit.*

(3) Edinger, *Ibid.*, t. XXIX, p. 555, 1881.

(4) L. Bouveret, *Traité des maladies de l'estomac*, 1893, p. 81.

cide chlorhydrique libre. Dans une solution de HCl à 2 p. 1000, contenant 40 p. 100 de peptones, la réaction est encore visible (Seemann) (1). Mais dans une solution de 1 p. 1000 de HCl contenant 40 p. 1000 de peptones, la réaction fait défaut (Cahn et von Mering).

Nous avons déjà dit plus haut que c'est à propos de leurs recherches sur la valeur du violet de méthyle comme réactif de l'acide chlorhydrique que MM. Honigmann et von Noorden sont arrivés à distinguer l'acide chlorhydrique libre de l'acide combiné. Le violet de méthyle est un réactif qui ne décèle que l'HCl libre. D'autre part, MM. Klemperer (2) et Schaeffer (3) n'attribuent une grande valeur à ce procédé que lorsque le résultat est négatif, car l'existence d'une réaction positive peut être attribuée soit à l'acide chlorhydrique, soit à l'acide lactique. Dans ce dernier cas, il est donc nécessaire d'établir la nature de l'acidité par d'autres réactifs.

2° La tropéoline-00. — Ce réactif a été introduit dans la pratique par M. van den Velden en 1879 et vulgarisé, en France, par M. Dujardin-Beaumetz, sous le nom d'orangé Poirier n° 4. Il s'emploie sous forme d'une solution alcoolique concentrée qui a une couleur jaune brun. En présence d'acide chlorhydrique jusqu'à 0,1 p. 1000, elle prend une couleur variant du rouge pourpre au rouge orangé, suivant que l'acide est en solution plus forte ou plus faible. Il faut une concentration de 2 p. 1000 pour obtenir la coloration rouge orangée avec l'acide lactique (Stcherbakow). M. Bouveret a constaté que l'HCl en solution à 0,05 p. 1000, ainsi que l'acide lactique à 0,5 p. 1000, font déjà apparaître un reflet rouge dans la solution colorante. — L'acide acétique est aussi

(1) Seemann, *Zeitschr. für klin. Med.*, t. V, p. 272, 1882.
(2) Klemperer, *Ibid.*, t. XIV, p. 147, 1888.
(3) Schäffer, *Ibid.*, t. XV, p. 162, 1888.

sensible que l'HCl, tandis que l'acide butyrique ne donne pas la réaction, même à une forte concentration.

On opère de la façon suivante : on ajoute cinq à dix gouttes de la solution alcoolique au suc gastrique contenu dans un tube à essai. Dans la modification de Boas (1), cette réaction permet de reconnaître la présence exclusive de HCl et d'éliminer les acides organiques. Voici comment on procède. On verse trois à quatre gouttes de solution alcoolique saturée de tropéoline dans une capsule de porcelaine et on étale la solution sur toute la surface ; on ajoute la même quantité de suc gastrique qu'on étale de la même façon. Si l'on chauffe alors le mélange sur une petite flamme, on obtient, sur les bords de la capsule, de magnifiques stries lilas allant jusqu'au bleu, absolument caractéristiques pour l'acide chlorhydrique. Ni les acides organiques, ni l'HCl combiné ne donnent cette réaction.

Le même auteur a recommandé l'emploi du papier de tropéoline imprégné de la même solution. Trempé dans le suc gastrique contenant de l'HCl, ce papier devient d'abord fortement brun et ensuite desséché sur une petite flamme ou à l'air libre, il prend la couleur lilas jusqu'au bleu. Les acides organiques très concentrés donnent également la teinte brune, mais celle-ci disparaît par le chauffage ou par l'exposition prolongée à l'air libre, sans qu'il y ait jamais une coloration bleue ou lilas. M. Boas recommande surtout ce papier comme un *réactif d'orientation* (2).

M. Riegel (3) l'emploie en solution aqueuse, et la considère comme un peu moins sensible que le rouge de Congo.

Parmi les divers produits du commerce qui se vendent sous le même nom, seule la tropéoline 00 ou l'orangé Poirier n° 4 a donné de bons résultats.

(1) J. Boas, *Deut. med. Woch.*, n° 39, 1887.
(2) J. Boas, *Allgem. Diagnostik und Therapie der Magenkr.* 1897, p. 157.
(3) F. Riegel, *Die Erkrankungen des Magens*, 1897, p. 101.

3° Le rouge du Congo. — Découverte par von Bœtticher cette matière a été recommandée, d'abord par Herzberg, puis par von Hœsslin (1) et Riegel (2) comme réactif des acides libres dans le suc gastrique. Les élèves de Riegel, Alt, Sticker, Kuhn, ont montré que c'était un réactif extrêmement sensible, surtout pour les acides minéraux. M. Boas fait valoir qu'on est exposé à des erreurs parce qu'une faible coloration bleue peut être produite aussi bien par les acides organiques que par les acides minéraux, et que seule la forte coloration bleue d'azur autorise à supposer qu'il s'agit de HCl. Tous les auteurs sont d'accord sur l'extrême sensibilité de cette substance qui, en solution aqueuse, permet de déceler déjà la présence d'une solution de HCl à 0,009 p. 1000. C'est pour cette raison que nous l'avons étudiée à propos des réactifs de l'acidité en général, en même temps que la teinture de tournesol. Nous y avons déjà vu que l'HCl combiné ne change pas la couleur de cette substance.

On emploie le rouge du Congo, soit en solution, soit sous forme de papier réactif. La solution est plus sensible que le papier. Très employée en Allemagne, cette substance ne jouit pas de la même faveur en France.

4° Le vert brillant. — Ce réactif a été introduit dans la pratique par MM. Lépine (3) et Lannois (4). En solution aqueuse, cette substance offre une belle couleur bleue ; sous l'influence de l'acide chlorhydrique elle prend une teinte verte ou même jaune. — Sa sensibilité vis-à-vis de l'HCl est de 0,2 p. 1000. G. Sée (5) a même proposé de doser l'acide chlorhydrique, à l'aide de cette solution, en partant de

(1) v. Hœsslin, *Münch. med. Woch.*, n° 6, 1886.
(2) F. Riegel, *Deut. med. Woch.*, n° 35, 1886.
(3) R. Lépine, *Soc. méd. des hôpitaux*, p. 46, 28 janv. 1887.
(4) Lannois, *Revue de médecine*, n° 5, 1887.
(5) G. Sée, *Bull. de l'Acad. de méd.*, 4 mai 1888.

ce principe que la solution à 1 p. 1000 donne une teinte verte, celle à 1.5-2 p. 1000, une teinte jaune, à 4 pour 1000, une teinte feuille morte. — M. Bouveret a trouvé que la solution à 0,06 p. 1000, n'était pas sensiblement modifiée ; de 0,1 à 0,05 p. 1000 : teinte vert pré de plus en plus marquée ; à 1 p. 1000 apparait la teinte jaune ; à partir de 3 p. 1000 la teinte est jaune d'or avec une nuance de plus en plus claire. Pour obtenir des résultats comparables, M. Bouveret recommande d'employer la technique suivante. On verse dans un tube à essai 3 cmc. du liquide gastrique et on ajoute une goutte de la solution colorante concentrée ou dix à quinze gouttes de la solution bleu foncé.

L'acide chlorhydrique combiné donne la même réaction que l'acide chlorhydrique libre. Les acides organiques et les phosphates acides de soude produisent le même effet, mais à une concentration beaucoup plus forte.

Le vert brillant a été également recommandé comme réactif très sensible par Popow, S. Grouzdew (1), Hellstrœm, Jacksch, Bourget, Georges (2), A. Mathieu (3). Par contre, Krukenberg, Martius et Lüttke le considèrent comme inférieur aux autres matières colorantes.

5° **La benzopurpurine 6B** a été introduite dans la pratique par v. Jacksch (4). On l'emploie sous forme de papier réactif qui se colore en bleu sous l'influence de HCl libre. L'acide chlorhydrique combiné ne modifie pas la couleur primitive qui est d'un rouge foncé. Les acides organiques donnent une teinte brun noir qui disparait après l'action de l'éther, tandis que la couleur bleue obtenue par l'acide chlorhydrique libre n'est pas modifiée sous l'influence de l'éther.

(1) S. Grouzdew, *Vratch*, n°s 15-16, 1889.
(2) Georges, *Arch. de méd. exp*, 1889, p. 718.
(3) A. Mathieu, *Thérap. des mal. de l'estomac*, 1893.
(4) v. Jacksch, *Klin. Diagnostik innerer Krankh.*, 2e éd., 1889, p. 123.

Il est nécessaire que l'éther présente une réaction rigoureusement neutre. Si la proportion d'acide chlorhydrique est très forte, la couleur devient même violette.

Un très grand nombre d'autres matières colorantes ont été proposées par divers auteurs. La fuschine, le vert de malachite, le vert émeraude, la phtaléine de phénol, etc. M. Hellström (1) a expérimenté la plupart des matières colorantes employées dans l'industrie et a dressé une liste de leur sensibilité en présence de l'acide chlorhydrique. Toutes ces substances ont été trouvées inférieures à celles que nous venons d'énumérer. On a, enfin, cherché à utiliser les matières colorantes végétales, celles du vin, de la mousse, de l'airelle.

6° *Le pigment du vin rouge.* — En 1880, M. Uffelmann (2) a trouvé que le vin de Bordeaux devient, sous l'influence des acides minéraux dilués, d'un beau rose. Pour obtenir cette réaction dans les meilleures conditions, l'auteur recommande de prendre du vin pas trop vieux, de le couper avec de l'alcool absolu jusqu'à ce qu'il devienne incolore et opalescent et de le filtrer. Mais il est encore préférable de se servir de l'extrait préparé à l'alcool amylique. En présence de HCl à 1 p. 1000, on obtient une belle coloration rose qui ressemble à l'extrait de fuchsine préparé à l'alcool amylique. Examiné au spectroscope, ce liquide donne une ligne d'absorption entre D et E.

L'acide lactique ne donne une coloration rose qu'en concentration à 4-5 p. 1000, mais l'éther fait disparaître la coloration produite par l'acide lactique, tandis qu'il laisse persister celle due aux acides minéraux. — Pour l'usage pratique, on peut se servir du papier réactif imprégné d'une solution glycérinée.

En 1884, le même auteur a recommandé l'extrait d'airelle préparé à l'alcool amylique (3). Sous forme de papier réactif, cette substance décèle l'HCl à 0,3 et même 0,24 p. 1000, l'acide lactique à 4-4,5 p. 1000, l'acide acétique à 5-6 p. 1000, l'acide butyrique à 4,5 p. 1000. — D'après Nietchaiew, le défaut de ce réactif réside dans les faibles contrastes des couleurs et dans l'inconstance du pigment.

(1) Hellstrœm, cité par v. Jacksch, *loc. cit.*
(2) I. Uffelmann, *loc. cit.*
(3) I. Uffelmann, *Zeitschr. für klin. Med.*, t. VIII, p. 392, 1884.

Enfin M. Uffelmann a préparé un papier avec l'extrait aqueux de fleurs de mauve qui présente une couleur bleue. Il réagit bien mieux (coloration rouge) avec l'acide chlorhydrique qu'avec les acides organiques. Le rouge provoqué par ces derniers disparaît par le traitement avec l'éther, alors qu'il persiste après l'action des acides minéraux.

Sensibilité comparée des réactifs colorants. — Pour résumer la valeur comparée des divers réactifs les plus employés, au point de vue de la sensibilité, nous donnons, ci-après, deux tableaux qui sont dus, le premier à M. Krukenberg, cité par Boas, l'autre à M. Stcherbakow.

Limite inférieure de la réaction, d'après M. Krukenberg.

Diméthylamido-azobenzol, à. . .	0,002 p. mille de HCl.
Rouge du Congo, en solution .	0,009 —
— papier . .	0,02 —
Phloroglucine-vanilline	0,05 —
Résorcine	0,05 —
Violet de méthyle.	0,2 —
Tropéoline OO	0,3 —
Vert smaragdite	0,4 —
Réactif de Mohr.	1,0 —

Limite inférieure de la réaction, d'après M. Stcherbakow.

	Pour l'acide chlorhydr.		Pour l'acide lactique
Phloroglucine-vanilline	0,02-0,03 p. mille		—
Rouge du Congo. . . .	0,1	—	0,2 p. mille.
Violet de méthyle 3 B.	0,1	—	—
Vert smaragdite	0,1	—	2,0 —
Tropéoline OO	0,2-0,3	—	5,0 p. m. (au-dessus de)
Réactif de Mohr	1,0	—	— —
Réactif de Uffelmann .	—	—	0,1 —

La valeur spécifique comparée des réactifs. — En réalité, il n'existe pas de réactif spécifique pour les diverses substances chimiques qu'on recherche dans le contenu stomacal. Nous avons vu que même les meilleurs réactifs sont sensibles non seulement à l'HCl libre, mais, dans une faible mesure, aussi aux acides organiques, soit à l'acide lactique, soit à l'acide acétique. On peut toutefois trouver, parmi le grand nombre des réactifs connus, quelques-uns qui correspondent le mieux au but qu'on se propose. C'est cette valeur relative de chacune des substances que nous voulons indiquer ici.

Une analyse qualitative du contenu stomacal doit donner une réponse aux questions suivantes, en ce qui concerne l'acidité de ce liquide : Y a-t-il acidité ? Y a-t-il acide chlorhydrique libre ? Y a-t-il acide chlorhydrique combiné aux matières albuminoïdes ? Y a-t-il acide lactique, butyrique, acétique ? — Le meilleur réactif de l'acidité est, comme nous l'avons vu, le rouge du Congo. L'acide chlorhydrique libre est le mieux reconnu par le réactif de Günzburg et par celui de Boas. Lorsque l'on sait que le contenu gastrique ne contient pas d'acide chlorhydrique libre, le vert brillant est le mieux indiqué comme réactif de l'acide chlorhydrique combiné (Bouveret). Pour s'assurer de l'existence de l'acide lactique dans un liquide donné, on s'adressera au réactif de Uffelmann que nous étudierons plus loin. Nous voyons donc qu'à chaque indication particulière correspond tantôt l'un, tantôt l'autre des réactifs étudiés et que quelques-uns ont presque une valeur spécifique, comme par exemple la phloroglucine-vanilline pour l'acide chlorhydrique libre, ou le réactif de Uffelmann pour l'acide lactique.

*

§1. — DOSAGE DE L'ACIDE CHLORHYDRIQUE LIBRE

Il existe plusieurs méthodes de dosage de l'acide chlorhydrique libre seul, indépendamment de celui qui est combiné aux matières albumineuses. A l'exemple de M. Boas,
nous décrirons ici les procédés de Mintz, de Mœrner et Boas
et de Hoffman.

1° **Procédé de Mintz** (1) : Cet auteur a utilisé la propriété
du réactif de Günzburg de ne donner la réaction qu'avec
l'HCl libre. Il part de ce principe que si l'on introduit dans
un milieu acide complexe une solution de soude, l'alcali se
combine d'abord avec l'HCl libre et ensuite seulement avec
les autres composés acides. On procède de la manière suivante : dans un verre à expérience contenant 10 cmc. du
liquide stomacal, on laisse tomber goutte à goutte la solution décinormale de soude, comme si on voulait déterminer
l'acidité totale. Seulement, au lieu d'employer comme indicateur la phtaléine de phénol, on se sert de la réaction de
Günzburg pour contrôler à quel moment de l'opération tout
l'HCl libre s'est combiné avec la soude. Comme pour déterminer la limite de la titration il faut prélever, de temps en
temps, une goutte du mélange pour en faire la réaction de
Günzburg, il peut arriver que le résultat obtenu soit légèrement inférieur à la réalité. Pour éviter cet inconvénient,
l'auteur a conseillé de faire deux examens successifs : le premier ne donnant qu'un résultat approximatif et le deuxième
permettant de ne faire la réaction de Günzburg qu'après avoir
ajouté la quantité de soude trouvée par le premier examen

___

(1) S. Mintz, *Wiener klin. Woch.*, n° 20, 1889.

FRENKEL. — Sémiologie.   13 approximatif. Quand au réactif lui-même, on peut s'en servir en solution ou, comme l'a proposé M. Rosenheim, sous forme de papier réactif. Ce procédé exige une certaine habitude dans les dosages, mais donne des résultats exacts, ainsi qu'il résulte des expériences de contrôle de MM. Bouveret et Magnien (1).

2° **Procédé de Mœrner** (2) **et Boas** (3). — Il se distingue du précédent en ce qu'on emploie, comme indicateur de la limite de la titration, du rouge du Congo, au lieu du réactif de Günzburg. M. Mœrner s'est servi du papier du Congo, M. Boas préfère cette substance en solution aqueuse. On a objecté à ce procédé la cause d'erreur qui résulte de la sensibilité du rouge du Congo vis-à-vis des acides organiques. En présence de faibles quantités de ces acides dans le suc gastrique, ce procédé peut encore servir pour les besoins cliniques ; en présence de plus fortes quantités d'acide lactique, il est nécessaire d'éliminer ce dernier à l'aide de l'éther, avant de faire le dosage. — Au lieu du rouge du Congo, Martius et Lüttke ont choisi comme indicateur la tropéoline.

3° **Procédé de Hoffmann** (4). — On sait que l'acide chlorhydrique dédouble le sucre de canne en dextrose et en lévulose, ce qui modifie le pouvoir de rotation de la solution. Les acides organiques ont, sous ce rapport, une action si faible qu'elle est négligeable au point de vue pratique. Hoffmann s'est servi de cette propriété pour doser l'acide chlorhydrique libre. — On prépare cinq flacons : le premier contient une quantité déterminée de sucre de canne et

(1) L. Bouveret, *loc. cit.*, p. 89.
(2) C. Mœrner, Analyse in *Maly's Jahresb. für Thierchemie*, t. XIX, p. 253, cité par Boas.
(3) J. Boas, *Centralbl. für klin. Med.*, n° 2, 1891.
(4) Hoffmann, *ibid.*, n° 46, 1889.

de HCl ; le deuxième la même quantité de sucre de canne et
de suc gastrique ; le troisième du suc gastrique seul ; le quatrième du suc gastrique, du sucre de canne et de l'acétate
de soude ; le dernier sert pour observer l'influence des ferments après neutralisation de l'acide chlorhydrique. Après
avoir déterminé le pouvoir de rotation des quatre premiers
mélanges, on les laisse pendant quelques heures à l'étuve
et on détermine de nouveau le pouvoir de polarisation. S'il
y a de l'HCl dans la solution, on observera une diminution
de ce pouvoir dans les flacons 1 et 2, tandis que la rotation
restera la même dans 3 et 4. En connaissant la proportion
de l'HCl dans la première solution, on peut calculer la quantité absolue de cet acide dans le contenu stomacal d'après
la formule suivante : log A — log (A — x) = C. — Une sim-
plification de ce procédé consiste à se servir de la propriété
qu'a l'acétate de méthyle de se dédoubler en alcool méthy-
lique et en acide acétique, au lieu de provoquer l'inversion
du sucre de canne. Il suffit de titrer l'acide acétique après
dédoublement.

§ 2. — PROCÉDÉS QUI DONNENT SÉPARÉMENT
LA VALEUR DE L'HCl LIBRE ET DE L'HCl COMBINÉ

Les méthodes que nous venons de décrire, tout en riva-
lisant les unes avec les autres au point de vue de l'exactitude,
ne donnent que la valeur de l'HCl libre, mais ne nous ren-
seignent pas sur la quantité de l'HCl combiné. M. Hayem a
le mérite d'avoir insisté sur la nécessité de doser les combinaisons chloro-organiques. Ce n'est pas qu'en Allemagne on
n'ait déjà remarqué la différence qui existe entre l'acide
chlorhydrique libre et combiné au double point de vue de
leurs réactions chimiques et de leur valeur sémiologique
(Riegel, Honigmann et v. Noorden). Mais M. Hayem, en
collaboration avec M. Winter, ont forcé l'attention du monde

médical sur la nécessité de doser cet acide chlorhydrique combiné au même titre que l'HCl libre. En même temps, ces auteurs ont créé un procédé chimique à la fois rigoureux et suffisamment clinique qui permet de doser les combinaisons du chlore sous ses différentes formes : le chlore sous forme d'acide libre, le chlore combiné aux substances organiques, le chlore des sels minéraux.

1° **Procédé de Hayem et Winter** (1). *Principe.* — Ce procédé, appelé aussi méthode chlorométrique, a pour but de déterminer la répartition du chlore sous forme d'acide libre, de sels minéraux ou fixes et de sa combinaison avec les matières organiques qui tient le milieu entre l'acide et le sel. Cette méthode utilise la propriété de l'HCl libre de se volatiliser par l'évaporation prolongée à 100-110°, ainsi que la propriété de l'HCl combiné d'être éliminé par la calcination. D'autre part, MM. Hayem et Winter se servent de carbonate de soude pour transformer chacune de ces formes de chlore en chlorures fixes.

Technique. — Dans trois petites capsules de porcelaine qu'on peut désigner par les lettres *a*, *b*, *c*, on met 5 cmc. de liquide gastrique filtré.

Dans la capsule *a* on verse un excès de carbonate de soude, puis on porte à l'étuve à 100° ou au bain-marie les trois capsules jusqu'à dessiccation complète.

On reprend la capsule *a*. Par suite de l'addition d'un excès de carbonate de soude, cette capsule renferme tout le chlore à l'état de chlorures fixes ; elle servira donc à doser le chlore total (T). Dans ce but, on les porte progressivement et avec précaution au rouge sombre naissant, en évitant les projections. On hâte la destruction des matières organiques et on diminue l'action de la chaleur en agitant fréquemment avec une baguette de verre. Dès que la masse

____

(1) G. Hayem et J. Winter, *Du chimisme stomacal*, Paris, 1891.

ne présente plus de points en ignition et qu'elle devient pâteuse par un commencement de fusion du carbonate de soude, la calcination est suffisante. L'opération ne doit durer que quelques minutes, et le résidu repris par l'eau doit fournir une solution incolore. Après refroidissement, on ajoute de l'eau distillée et un léger excès d'acide nitrique pur ; on fait bouillir pour chasser l'excès d'acide carbonique ; on ramène alors la solution à la neutralité ou même à une très légère alcalinité par l'addition de carbonate de soude pur. On chauffe, et on est averti que cette dernière limite est atteinte par une abondante précipitation des sels calcaires entraînant tout le charbon.

Après filtration sur papier Berzelius et lavage du résidu à l'eau bouillante, on réunit toutes les liqueurs, et on dose le chlore à l'aide de la solution décinormale de nitrate d'argent, en présence du chromate neutre de potasse. Cette réaction est extrêmement sensible. La quantité de chlore total est exprimée en HCl, afin que toutes les valeurs trouvées soient comparables entre elles.

Les capsules b et c exposées à une évaporation prolongée à 100° sont privées par le fait même de cette évaporation de tout l'HCl libre. Si dans la capsule b on ajoute alors un excès de carbonate de soude, on fixe tout le chlore restant, c'est-à-dire tout le chlore du contenu stomacal moins l'HCl libre. Il suffira, pour doser cette partie du chlore, de procéder comme il a été indiqué pour le chlore total (capsule a).

La valeur obtenue, soustraite de celle qui représente le chlore total, donnera la quantité de l'HCl libre. Autrement dit $a - b = HCl$ libre (II).

La capsule c, la troisième, une fois desséchée, est soumise à la calcination directe sans addition de carbonate de soude. L'opération doit être faite rapidement, en évitant tout surchauffage. A cet effet la capsule chauffée par son fond est garantie latéralement à l'aide d'une toile métallique, et on écrase le charbon avec un agitateur de manière à hâter la

calcination. On s'arrête dès que le charbon est sec et friable.
On détruit ainsi les combinaisons organiques du chlore et
on obtient un résidu qui ne contient plus que les chlorures
fixes. Ceux-ci sont dosés toujours par la même méthode,
c'est-à-dire qu'après le refroidissement de la capsule on
achève la manipulation, comme pour les capsules précédentes.

Connaissant le chiffre des chlorures fixes (F), il suffit de
retrancher ce chiffre de la valeur fournie par b (chlore
moins HCl libre) pour obtenir la quantité de chlore combinée
aux matières organiques et à l'ammoniaque. En d'autres
termes $b - c =$ HCl combiné aux matières organiques (C).

Un dosage par le procédé Hayem-Winter nécessite 3 heures de travail. On obtient par ce procédé quatre valeurs qui
représentent :

Le chlore total, T ;

Le chlore à l'état d'acide chlorhydrique libre, H ;

Le chlore à l'état de chlorures fixes, F ;

Le chlore combiné aux matières albuminoïdes, C.

Il ne reste qu'à déterminer l'acidité totale par le procédé
déjà décrit pour obtenir la cinquième valeur de M. Hayem, A.

Enfin, la sixième valeur, que M. Hayem désigne par la
lettre α, est le rapport entre l'acidité totale moins l'acide
chlorhydrique libre et les combinaisons chloro-organiques :

$$\alpha = \frac{A - H}{C}$$

En effet, si le contenu stomacal ne contient pas d'acides
organiques, comme cela a lieu normalement, et en négligeant les phosphates acides, l'acidité totale ne sera composée
que d'acide chlorhydrique libre et des combinaisons chloro-
organiques ; donc A $=$ H $+$ C ou A $-$ H $=$ C. A l'état normal, $\dfrac{A - H}{C}$ sera donc égal à 1 (en pratique 0,86). Le rapport
α indiquera donc, suivant qu'il se rapproche de l'unité ou

s'en éloigne, s'il existe ou non d'autres facteurs d'acidité que HCl libre et les combinaisons chloro-organiques, il indiquera, s'il y a ou non, dans le contenu stomacal, des acides organiques qui résultent, nous le savons, d'un processus de fermentation.

Pour se servir utilement du procédé Hayem-Winter, il importe de connaître la valeur moyenne des chiffres telle que ces auteurs l'ont établie, à la suite de nombreuses analyses faites chez l'homme sain. Ces chiffres indiquent la quantité de chlore exprimée en milligrammes de HCl par rapport à 100 cmc. de contenu stomacal filtré et extrait une heure après le repas d'épreuve d'Hayem.

$$A = 0,189 \text{ p. } 100$$
$$T = 0,321 \quad —$$
$$F = 0,109 \quad —$$
$$C = 0,168 \quad —$$
$$H = 0,044 \quad —$$
$$\alpha = 0,86 \quad —$$

Le procédé chlorométrique a fait l'objet d'un grand nombre de travaux, parmi lesquels citons ceux de Wagner (1), Cavallero, Riva-Rocci (2), A. Mathieu, Raulin, Houël, Nencki et Mizerski (3), etc., qui lui sont en général favorables. Toutefois, on lui a objecté que tout l'HCl libre n'est pas volatilisé, mais qu'une partie de l'acide libre est retenue par les albumoses et les peptones (A.-F. Hoffmann, Wagner, Mintz, Martius et Lüttke, Bouveret et Magnien, Sansoni). Il en résulte que la valeur de l'HCl libre obtenu par ce procédé est trop faible, et celle de l'HCl combiné trop forte. D'autre

(1) Wagner, *Vratch.*, nº 5-7, 1891 et *Archiv. de physiol.*, juillet 1891.
(2) Riva-Rocci, *Deut. med. Woch.*, nº 6, 1892.
(3) L. Nencki et Mizerski, *Arch. de sciences biolog.*, t. I, p. 235, 1892.

part, Kossler a trouvé que si l'on additionne une solution de chlorure de calcium d'un biphosphate acide et si l'on chauffe, on obtient un précipité de monophosphate acide de calcium avec formation de HCl libre qui se volatilise pendant l'évaporation, d'où une nouvelle cause d'erreur.

Modification de L. Cordier (1). Elle est fondée sur ce fait qu'un mélange de NaCl et de LiCl, traité par un mélange à parties égales d'alcool absolu et d'éther anhydre, cède complètement à ce véhicule le LiCl, tandis que le NaCl reste indissous et peut être enlevé par l'eau distillée très chaude.

Le procédé de M. Cordier présente une modification de celui de MM. Hayem et Winter, seulement on emploie une solution de carbonate de lithine au lieu du carbonate de soude. Mais sa grande infériorité par rapport au procédé de MM. Hayem et Winter consiste dans ce qu'il ne fait pas connaître la valeur de HCl libre qu'il faut déterminer soit par le procédé de Mintz, soit par celui de Tœpfer.

2° **Procédé de Tœpfer** (2). — On détermine séparément l'acidité totale, l'acide chlorhydrique libre et l'HCl combiné. La différence entre l'acidité totale et l'HCl total fournit la valeur des acides organiques et des phosphates acides. Le dosage de HCl libre se fait à l'aide d'une solution de diméthyl-amido-azo-benzol à 0,5 0/0. La couleur jaune de cette substance prend une teinte rouge en présence de faibles quantités de HCl libre, tandis que les acides organiques ne donnent ce changement de couleur qu'en présence de solutions plus fortes que 0,5 0/0. En employant ce réactif comme indicateur, on fait un titrage du liquide gastrique avec la solution décinormale de soude jusqu'à disparition de la teinte rouge et son remplacement par la couleur jaune. — L'alizarine qui a la propriété d'être sensible à tous les facteurs aci-

(1) L. Cordier, *C. R. Acad. des Sciences*, t. 126, p. 353, 1898.
(2) G. Tœpfer, *Zeitschr. für physiol. Chemie*, t. XIX, p. 104, 1894.

des du contenu gastrique, excepté à l'HCl combiné, offre un moyen de doser cette dernière substance. On ajoute quelques gouttes d'une solution aqueuse d'alizarine à 1 0/0 jusqu'à l'apparition d'une teinte violette.

Strauss a reproché à ces deux indicateurs la difficulté de saisir le passage des nuances, tandis que Hari recommande ce procédé pour les cas dans lesquels il y a de l'HCl libre.

M. Linossier (1) considère le procédé de Tœpfer comme le meilleur procédé clinique. Il se sert de la formule suivante : diméthyl-amido-azobenzol 0,25, phtaléine de phénol 2,0. Alcool 100 cme. On ajoute deux gouttes à la solution qu'on titre avec la soude jusqu'à la disparition de la coloration rose, pour déterminer la quantité de HCl libre. On continue à titrer jusqu'à la réapparition de cette couleur, pour déterminer l'acidité totale.

§ 3. — PROCÉDÉS QUI DONNENT LA VALEUR DE L'HCl TOTAL

1° Procédé de Cahn et von Mering (2). — Ces auteurs ont donné deux méthodes de dosage de l'acide chlorhydrique : l'une par titration, l'autre par pesée, dite de cinchonine.

A. Méthode de titration. — On soumet 50 cme. du contenu stomacal filtré à la distillation sur feu libre jusqu'à réduction au quart ; on ramène ensuite le liquide au volume primitif et on le distille de nouveau. On obtient ainsi, dans le liquide distillé, les acides volatils qu'on détermine par la titration avec la solution décinormale de soude. Le résidu de la distillation contient encore les acides organiques non volatils et l'acide chlorhydrique. Pour débar-

(1) G. Linossier, *Bull. génér. de thérap.*, 8 mai 1898.
(2) Cahn und von Mering, *Deut. Arch. für klin. Med.*, t. XXXIX, p. 233, 1886.

rasser ce résidu des acides organiques, on l'agite au moins six fois de suite avec de l'éther en employant chaque fois 500 cmc. de ce liquide. On chasse ensuite l'éther par la distillation et l'on dose les extraits réunis qui contiennent tout l'acide lactique. Le deuxième résidu acide ne renferme que de l'acide chlorhydrique qu'on peut doser par la titration.

B. Méthode de cinchonine. — Le liquide gastrique est débarrassé des acides volatils et de l'acide lactique, comme nous venons de le dire. Le résidu acide est additionné d'un excès de cinchonine fraîchement préparée jusqu'à la réaction neutre. On filtre et on agite avec 200 cmc. de chloroforme dans un entonnoir qui permet la séparation du liquide d'avec le chloroforme, grâce à un robinet adapté à la partie inférieure de l'entonnoir. On sépare alors les deux liquides et on dose l'acide lactique, après l'évaporation du chloroforme. Le résidu est, à son tour, dissous dans l'eau, acidifié avec de l'acide nitrique et traité avec du nitrate d'argent. On peut alors, après filtration et dessiccation, peser le chlorure d'argent obtenu et calculer la valeur d'HCl, sachant que 1 gr. de AgCl correspond à 0,25427 HCl.

Ce procédé présente une cause d'erreur qui résulte de ce fait que la valeur obtenue correspond, non seulement à l'HCl total, mais encore aux phosphates acides et aux combinaisons protéiques des acides organiques (Honigmann et von Noorden, Klemperer).

2° **Procédé de Hehner et Seemann** (1). — Proposé par Hehner pour la recherche des acides minéraux dans le vinaigre falsifié, il a été appliqué par Seemann pour le dosage de l'acide chlorhydrique dans le liquide gastrique. On détermine d'abord l'acidité totale à l'aide de la solution déci-

(1) Seemann, *Zeitschr. für klin. Med.*, t. V, p. 272, 1882.

normale de soude dans 10 cmc. de liquide gastrique. Tous les acides libres et l'acide chlorhydrique combiné sont transformés en sels de soude. On évapore et on calcine ensuite dans un vase en platine, en argent ou en amiante, pour transformer les sels organiques en carbonates. Après avoir dissous les cendres dans de l'eau distillée, on ajoute une quantité de solution décinormale d'acide chlorhydrique ou d'acide sulfurique égale à celle de la solution décinormale de soude employée pour déterminer l'acidité. L'acide employé se combine à la soude des carbonates. On chasse par l'ébullition l'acide carbonique devenu libre et l'on titre l'HCl resté à l'état d'acide. Comme on s'est servi d'une solution titrée d'acide chlorhydrique ou sulfurique en quantité égale à celle de soude, la quantité de HCl restée libre correspond exactement à la quantité de chlorure de sodium formé par la neutralisation avec la soude, c'est-à-dire à la quantité de HCl contenu dans le liquide gastrique examiné.

Ce procédé a également l'inconvénient de déterminer l'acidité du phosphate acide de soude, ce qui élève un peu la valeur de l'acidité (Kossler). D'après Hári (1), on peut éviter cet inconvénient en se servant comme indicateur pour la titration finale du diméthyl-amidoazobenzol. Mais si le liquide gastrique ne contient pas de HCl libre, ce procédé n'est pas utilisable parce que la titration finale n'indique alors que la quantité de phosphate contenu dans le liquide.

5° **Procédé de Sjœquist** (2). *Principe.* — Si l'on ajoute du carbonate de baryte au liquide stomacal, les acides libres se combinent au baryum et forment du chlorure de baryum et des sels organiques de baryte. Ces derniers peuvent être transformés en carbonates par la calcination. Dans l'eau bouillante on peut faire dissoudre le chlorure de baryum,

---

(1) Hári, *Arch. für Verdauungskr.*, t. II, 1896.
(2) Sjœquist, *Zeitschr. für physiol. Chemie*, t. XIII, p. 1, 1889.

tandis que le carbonate de baryte reste insoluble. Après séparation, on dose le chlorure de baryum avec une solution titrée de bichromate de potasse.

Technique. — A 10 cmc. de liquide gastrique filtré on ajoute dans une capsule de platine ou d'argent un excès de carbonate de baryte dépourvu de chlore. On évapore le mélange sur un feu doux et on calcine le résidu pendant quelques minutes. Après refroidissement, on reprend les cendres avec 10 cmc. d'eau distillée et on les traite à plusieurs reprises avec de l'eau chaude jusqu'à épuisement. Les liquides filtrés sont réunis jusqu'à concurrence de 50 cmc. On titre alors le baryte qui y est contenu par une solution de bichromate de potasse. Dans ce but, on ajoute 15 cmc. d'alcool et 3 à 4 cmc. d'une solution composée d'acide acétique à 1 p. 10 et d'acétate de soude au même titre. On favorise ainsi la formation du précipité de chromate de baryte et on empêche la précipitation de chromate de chaux dans le cas où les liquides gastriques contiendraient des sels calcaires. Pour reconnaître la fin de la titration par le bichromate, on se sert, comme réactif indicateur, d'un papier imprégné de tétraméthyl-paraphénylène-diamine. En présence d'un excès de bichromate de potasse, ce papier prend une coloration bleue.

La solution de bichromate employée pour la titration est préparée au titre de 8,5 p. 1000. Cette solution doit être vérifiée parce que le bichromate du commerce n'est pas toujours pur. Un centimètre cube de cette solution correspond à $0^{gr},00405$ d'HCl.

Le procédé de Sjœquist n'est plus employé dans sa forme primitive parce que la réaction finale n'est pas suffisamment exacte. Il a subi des modifications successives, soit de la part de l'auteur lui-même, soit de divers cliniciens. En 1895, l'auteur recommandait la technique suivante (1). On mélange

----

(1) Cité par Boas, *loc. cit.*, p. 167.

10cmc. de liquide gastrique avec 0,50 centigr. de carbonate de baryum finement pulvérisé dans une capsule de platine ou de nickel, on laisse évaporer et l'on calcine. On traite les cendres, à plusieurs reprises, avec une faible quantité d'eau bouillante. On ajoute ensuite à l'extrait filtré 4 cmc. d'une solution d'acétate d'ammonium (préparée par la neutralisation de l'acide acétique au 1/4 par l'ammoniaque au 1/10) et 1 cmc. d'acide acétique au 1/4 ; on fait bouillir et on précipite avec 15 cmc. d'une solution de chromate d'ammonium à 6 0/0. Au bout de deux heures on filtre, on lave le dépôt pour le débarrasser du chromate et on le dissout dans 10 cmc. d'eau additionnée de quelques gouttes de HCl. On ajoute alors 30 cmc. d'eau, 2 cmc. de l'iodure de potassium ioduré à 50 0/0 et 5 cmc. d'HCl au quart. Il se fait une réaction qui met en liberté autant d'iode qu'il y a de chromate de baryte dans la solution, d'après la formule :

$$2\ BaCrO_4 + 16\ HCl + 6\ KJ = 2\ Ba\ Cl_6 + Cr_2\ Cl_6 +$$
$$8\ H_2O + 6\ KCl + 3\ I_2.$$

On peut maintenant déterminer la quantité de l'iode à l'aide d'une solution d'hyposulfite en se servant de l'iodure de zinc amidonné comme indicateur. Un centimètre cube d'hyposulfite correspond à 0,003 milligr. de HCl.

Récemment, Sjœquist a indiqué une modification (1) de son procédé qui est basée sur le procédé de Fresenius de dosage du baryte par précipitation avec le chromate d'ammonium et sur une nouvelle titration des solutions d'hyposulfite ; le procédé de Fresenius repose sur ce principe que le chromate est décomposé par l'HCl fort en oxychlorure de chrome et en chlore libre. La technique de cette modification est assez compliquée et ne saurait être décrite ici. Cette modification présente, il est vrai, la méthode la plus exacte de dosage de l'HCl physiologiquement active, mais au point

(1) J. Sjœquist, *Zeilschr. f. klin. Med.*, t. XXXII, p. 431, 1896.

de vue clinique, il n'est pas nécessaire, d'après Ewald, d'avoir recours à une analyse chimique aussi minutieuse, et l'on peut se contenter d'autres procédés moins laborieux.

Les modifications du procédé de Sjœquist recommandées par les cliniciens sont les suivantes :

a) *Modification de Bourget* (1). — On emploie deux solutions titrées : l'une contient exactement 1 0/0 d'HCl, l'autre la quantité de soude nécessaire pour que 10 cmc. de la deuxième solution neutralisent exactement 1 cmc. de la première. On verse dans une capsule de porcelaine 10 à 30 cmc. de liquide gastrique et on ajoute une pincée de carbonate de baryte. Après évaporation et incinération, on continue comme dans le procédé de Sjœquist. Le liquide qui contient du chlorure de baryum est précipité par une solution de soude au tiers, et le dépôt de carbonate de baryte est réuni et lavé jusqu'à ce que l'eau du lavage ne donne plus de réaction alcaline. On porte alors le filtre avec le dépôt dans un ballon mesurant 100 cmc. et l'on ajoute 10 cmc. de l'HCl préparé. On agite et on complète avec de l'eau distillée jusqu'à 100 cmc. Après une nouvelle agitation, le liquide est filtré ; 10 cmc. de cette solution sont titrés à l'aide de la solution de soude préparée et en se servant du phénol de phtaléine comme indicateur. Le nombre de centimètres cubes de la solution de soude nécessaires pour neutraliser l'acide resté libre donnent directement la quantité de HCl. Il suffit maintenant de faire une simple multiplication pour obtenir la valeur de l'acide chlorhydrique total.

b/ *Modification de Boas* (2). — Lorsque le dépôt de carbonate de baryte a été suffisamment lavé, on le porte dans un verre contenant une certaine quantité d'eau et on ajoute une solution décinormale d'acide, jusqu'à dissolution de la totalité du carbonate de baryte et jusqu'à réaction acide

(1) Bourget, *Arch. de méd. expérim.*, n° 6, 1886.
(2) J. Boas, *Centr. für klin. Med.*, n° 2, 1891.

avec le papier tournesol. Après ébullition, on titre de nouveau avec la soude décinormale en se servant de phtaléine de phénol comme indicateur.

En résumé, le procédé de Sjœquist est d'autant plus exact qu'il est plus compliqué ; il est encore aujourd'hui utilisé par ceux qui ont l'habitude des manipulations chimiques. Au point de vue clinique, il a été détrôné par les procédés plus récents de Hayem et Winter ou de Martius et Lüttke.

3ᵉ Procédé de Leo (1) *Principe*. — Nous avons déjà dit que l'acidité totale du liquide gastrique est composée des facteurs suivants : acide chlorhydrique libre et combiné, acides organiques, phosphate acide de soude. Pour comprendre la valeur de ce procédé, il faut distinguer deux cas. Si le liquide gastrique ne contient pas d'acides organiques ou en contient très peu, comme cela a lieu dans beaucoup de cas, au moment où l'on procède à l'extraction du contenu stomacal, les résultats obtenus par la méthode de Leo sont très exacts. Son principe est basé sur ce fait que le carbonate de chaux sec et pulvérisé neutralise, à la température ordinaire, l'acidité due à l'HCl, mais ne modifie pas la réaction due aux phosphates acides de soude et de potasse. Il suffit donc de déterminer d'abord l'acidité totale et de doser ensuite l'acidité des phosphates acides, après addition de carbonate de chaux ; la différence entre les deux chiffres indique l'acidité qui provient de l'acide chlorhydrique libre et combiné. — Si le liquide gastrique contient des acides organiques, Léo recommande d'éliminer ces acides par l'extraction avec l'éther. Mais, MM. Hayem et Winter ont montré qu'il y a une cause d'erreur due à la plus grande solubilité de l'acide butyrique dans l'eau que dans l'éther, et à la solubilité de l'acide chlorhydrique dans l'éther hydraté.

(1) Leo, *Diagn. der Krankheiten der Bauchorgane*, p. 316, 1895.

Technique. — On détermine d'abord l'acidité totale à l'aide de la solution décinormale de soude et de la phtaléine de phénol. Ce temps présente cette particularité qu'on additionne le liquide gastrique de 5 cmc. d'une solution concentrée de chlorure de calcium pour précipiter les sels de chaux provenant de l'alimentation. — Ensuite on additionne 15 cmc. du liquide gastrique d'une pincée de carbonate de chaux très pur, dans un vase en verre sec ; le liquide est agité et filtré à travers un filtre sec dans un verre à pied également sec. Le liquide filtré contient du chlorure de chaux, des phosphates acides et de l'acide carbonique libre. Cet acide carbonique ne doit pas être chassé par ébullition pour ne pas modifier le volume du liquide. On élimine le CO_2, en faisant passer un courant d'air à travers le liquide qui entraîne tous les gaz. On ajoute maintenant 5 cmc. de chlorure de calcium en solution concentrée, on titre et on obtient la valeur de l'acidité due aux phosphates acides. En défalquant cette acidité de l'acidité totale, on a la valeur de l'HCl libre et combiné.

M. Bouveret qui a beaucoup étudié ce procédé a trouvé qu'en réalité la valeur obtenue présente une sorte d'intermédiaire entre l'acide chlorhydrique total et l'acide chlorhydrique libre. Il admet, comme probable, que le carbonate de chaux neutralise une partie de l'HCl combiné aux matières albuminoïdes. Julia de Roig (1) reproche au principe même de la méthode de Leo d'être inexact ; les erreurs sont d'autant plus grandes qu'on met plus de temps à manipuler, car les phosphates acides sont successivement saturés par le carbonate de chaux.

4° **Procédé de Lüttke** (2). *Principe*. — Le procédé de Lüttke, qui a certaines analogies avec celui de Winter (voir

____

(1) H. Julia de Roig, *Soc. de biol.*, 7 octobre 1899.
(2) Lüttke, *Deut. med. Woch.*, n° 49, 1891.

plus haut) ne détermine que le chlore total et les chlorures fixes ou minéraux ; par différence, on obtient la somme de l'HCl libre et de l'HCl combiné. Le dosage même du chlore a lieu par le procédé indiqué par Volhard pour le dosage des chlorures dans l'urine.

Technique : On prépare d'abord les solutions normales suivantes :

a) Solution décinormale d'argent titrant 17 gr. de nitrate d'argent par litre. L'indicateur, qui est du sulfate de fer, et l'acide nitrique en excès, entrent dans la composition de cette solution. Voici comment on la prépare : 17 gr. 5 de nitrate d'argent sont dissous dans 900 cmc. d'acide nitrique au quart et additionnés de 50 cmc. de sulfate de fer en solution ; on complète jusqu'à 1 litre et on détermine le titre à l'aide d'une solution décinormale de HCl.

b) Solution décinormale de sulfo-cyanure d'ammonium titrant 7 gr. 6 de cette substance par litre. On dissout 8 gr. de sulfo-cyanure d'ammonium dans un litre d'eau et on détermine son titre à l'aide d'une solution décinormale d'argent. Pour ce faire, on verse 10 cmc. de la solution de nitrate d'argent dans un verre à pied, on ajoute 200 cmc. d'eau et on laisse couler, goutte à goutte, la solution de sulfocyanure d'une burette jusqu'à ce que la coloration faiblement rouge ne disparaisse plus. Si l'on a employé 9,7 cent. cubes, il faut alors compléter les 970 cmc. de sulfo-cyanure d'ammonium jusqu'à un litre. La solution ainsi obtenue doit être de nouveau examinée pour s'assurer que son titre est exact.

En possession de ces deux solutions, on détermine d'abord la quantité du chlore total (a), et ensuite les chlorures minéraux (b). La valeur totale de l'HCl sera donc $a - b$.

Pour doser le chlore total, on verse dans un ballon taré, de contenance de 100 cmc., 10 cmc. de liquide filtré, ou mieux, d'après Martius, de liquide non filtré mais bien mélangé. Le petit vase qui a servi à mesurer les 10 cmc. est rincé deux fois avec de l'eau distillée. On ajoute alors

20 cmc. de la solution décinormale de nitrate d'argent, on agite et on laisse au repos pendant 10 minutes. Si le liquide était très coloré, on pourrait le décolorer après la combinaison de l'argent au chlore, en ajoutant cinq à dix gouttes d'une solution de permanganate de potasse au 1/15e; mais la nécessité de cette décoloration se fait rarement sentir. Le ballon est ensuite rempli jusqu'au trait pour obtenir un volume de 100 cmc. ; le liquide est agité et filtré à travers un filtre sec. On peut maintenant titrer 50 cmc. de ce liquide filtré avec la solution décinormale de sulfocyanure d'ammonium. Le nombre de centimètres cubes employés de cette solution nous indiquera la quantité de la solution décinormale de nitrate d'argent non décomposée par les chlorures. Ce chiffre doit être multiplié par deux, puisque l'on n'a pris que la moitié du liquide filtré, et le produit est ensuite retranché de 20, c'est-à-dire de la totalité de la solution d'argent introduite dans le liquide gastrique. La différence nous indique la totalité de la solution d'argent utilisée pour la précipitation du chlore, ce qui permet de calculer la valeur du chlore total.

Pour obtenir la quantité de chlorures fixes, on évapore 10 cmc. de contenu stomacal bien agité et non filtré, dans une capsule de platine, d'argent ou de nickel, sur un bain-marie. Après évaporation, on calcine le résidu sur un feu libre, jusqu'à ce que le charbon ne brûle plus avec une flamme éclairante. Après refroidissement, on écrase les cendres mouillées avec une baguette de verre, et on les épuise avec 100 cmc. d'eau chaude. Les liquides de lavage filtrés et réunis ont épuisé les cendres si les dernières gouttes de filtration ne se troublent plus sous l'influence d'une goutte de solution de nitrate d'argent. On peut maintenant doser le chlore contenu dans la totalité des liquides filtrés, en ajoutant 10 cmc. de la solution décinormale de nitrate d'argent et en titrant l'excès de cette solution, après précipitation de chlorure d'argent, comme on fait pour le dosage du chlore total. On peut exprimer la valeur des chlorures fixes en acide chlorhydrique, en multipliant la valeur obtenue b par 0 gr. 00365 qui représente la quantité de HCl contenue dans 1 cmc. de solution décinormale d'HCl. On obtiendra ainsi la quantité absolue de chlorures fixes contenue dans 10 cmc. ou, en multipliant par 100, la proportion de chlorures fixes p. 1000.

Il est facile de connaître la valeur de l'HCl total, c'est-à-dire libre et combiné en retranchant la valeur b (chlorures fixes) de la valeur a (chlore total) après avoir exprimé ces deux valeurs en HCl. Il va sans dire que si l'on ne tient pas à connaître la valeur du chlore total et des chlorures fixes, il suffit de multiplier par 0,00365 seulement après la soustraction $a - b$.

Les reproches qu'on a adressés à ce procédé sont les suivants. Pendant le chauffage, il peut se former de l'acide chlorhydrique libre par l'action du chlorure de calcium sur le biphosphate acide de soude. On trouverait, en outre, une certaine quantité d'ammoniaque dans le liquide stomacal normal, et le chlorure d'ammonium ainsi formé se décomposerait par la calcination et donnerait ainsi un chiffre trop fort pour l'HCl. Les mêmes objections s'appliquent, d'ailleurs, au procédé de Hayem et Winter (1).

Détermination de la valeur absolue de l'HCl. — Jusqu'à présent nous avons étudié les procédés qui permettent de doser l'HCl soit libre, soit combiné et de déterminer la teneur du liquide gastrique en principes acides exprimés par rapport à une certaine quantité de ce liquide (par exemple, par litre). A cette manière de procéder on a objecté que pour connaître le travail des glandes gastriques il faudrait déterminer la quantité absolue d'acide sécrété. Dans ce but, M. Bourget (2), et indépendamment de lui Geigel et

(1) Boas, *Allgem. Diagn.*, p. 174.
(2) Bourget, *Arch. de méd. expér*, n° 6, p. 844, 1889.

Blass (1), ont indiqué des procédés basés sur le même principe et qui consistent à déterminer exactement la quantité du liquide contenu dans l'estomac à un moment donné et à multiplier ensuite le chiffre indiquant le taux de l'HCl par celui de la quantité de liquide. Comme une partie des acides reste fixée sur le résidu solide après la filtration, M. Geigel a recommandé d'employer pour le dosage une partie du contenu stomacal bien mélangé et non filtré. Nous avons vu que M. Lüttke emploie également pour ses analyses du liquide gastrique non filtré. — Pour connaître la quantité du contenu stomacal, M. Geigel détermine la densité d'un échantillon non dilué de ce contenu et celle des liquides de lavage réunis, comme dans le procédé de Strauss. Toutefois, la viscosité de ce liquide, due particulièrement à la mucine, rend la détermination de la densité très difficile et peut constituer une cause d'erreur. Il est donc préférable de s'adresser, pour connaître la quantité absolue du contenu stomacal, au procédé de A. Mathieu et Rémond (voir p. 183).

Malgré l'intérêt que peut présenter la détermination de la valeur absolue de l'acide chlorhydrique, on peut se dispenser, en pratique, de cette recherche, parce que, ainsi que la montré M. Ewald (2), la quantité absolue de l'HCl augmente ou diminue suivant l'abondance du repas d'épreuve et suivant l'évacuation du contenu gastrique dans l'intestin ou sa résorption, tandis que la quantité relative, c'est-à-dire le taux de l'acidité, reste la même quelle que soit la quantité du liquide gastrique. De plus, la valeur absolue de l'HCl ne saurait être considérée comme la mesure du travail des glandes gastriques puisqu'un seul dosage n'indique, en tout cas, que le travail effectué à un moment donné et qu'il est impossible de déterminer toute la quantité d'acide sécrété depuis le début jusqu'à la fin de la sécré-

(1) Geigel und Blass, *Zeitschr. f. klin. Med.*, t. XX, p. 232, 1892.
(2) Ewald, *Ibid.*, t. XX, p. 559, 1892, cité par Riegel.

tion. Enfin, la quantité de liquide contenu, à un moment donné, dans l'estomac, dépend surtout de la force motrice de cet organe, et le séjour prolongé des aliments dans l'estomac constitue par lui-même une cause d'excitation pour la sécrétion chlorhydrique. M. Pfaundler (1) a récemment décrit un procédé qui permettrait de déterminer non seulement la quantité totale du suc sécrété, mais encore la durée de la sécrétion gastrique et la quantité évacuée de l'estomac dans l'intestin. Ce procédé exige des calculs quelque peu compliqués et n'a pas encore eu le temps de faire ses preuves. Aussi dispensons-nous de le décrire ici. Nous croyons cependant devoir mentionner les résultats obtenus par l'auteur sur lui-même, avec les repas d'épreuve qui ne diffèrent pas notablement des repas d'épreuve classiques. Voici ces résultats :

	DÉJEUNER D'ÉPREUVE	DÎNER D'ÉPREUVE
Quantité totale du suc sécrété . . .	105,5 cmc.	505,5 cmc.
Durée de la sécrétion	1 h. 1/2	4 h.
Richesse en HCl du suc gastrique . .	—	0,3514 $^0/_0$
Quantité évacuée de l'estomac dans l'intestin. . . .	99,1 — 53,3 — 11,4 cmc. par 1/2 heure	281,6 cmc. par heure

VALEUR COMPARÉE DES DIVERS PROCÉDÉS D'ANALYSE

QUANTITATIVE ET QUALITATIVE

Est-il réellement nécessaire de faire une analyse quantitative complète dans chaque cas de dyspepsie ? Nous avons déjà insisté sur les renseignements que peut donner l'interprétation judicieuse des signes subjectifs et objectifs recueil-

---

(1) M. Pfaundler, *Deut. Arch. für klin. Med.*, t. LXV, p. 255, 1899.

lis par les procédés physiques sans ou avec le concours des appareils, sans ou avec cathétérisme de l'estomac. S'il n'existe aucune contre-indication et si les renseignements ainsi obtenus ne suffisent pas pour éclaircir le diagnostic et motiver un traitement rationnel, il ne faut pas hésiter à administrer un repas d'épreuve et à examiner le chimisme stomacal. Quel est donc le procédé auquel il faut s'adresser ? Le choix du procédé est souvent subordonné aux renseignements qu'on veut obtenir et au but qu'on se propose. C'est ainsi que pour les recherches scientifiques il faut s'adresser aux procédés les plus rigoureux et à ceux qui donnent les renseignements les plus complets. Le procédé de Sjœquist dans sa modification la plus récente paraît donner le plus de garanties d'exactitude, mais, outre qu'il est très laborieux et exige des connaissances chimiques spéciales, les résultats obtenus n'indiquent que la valeur de l'HCl total. Il faut donc faire suivre cette analyse d'une autre destinée à déterminer la valeur de l'HCl libre. On s'adressera, dans ce but, au procédé de Mintz, ou à celui de Tœpfer. — Le procédé de Hayem et Winter est certainement plus commode et donne des renseignements plus complets, puisqu'il permet de connaître la valeur du chlore total et des chlorures minéraux. Mais nous avons vu que certains auteurs le croient entaché de causes d'erreurs dans sa partie la plus importante, celle qui donne la valeur de l'HCl libre. Un chimiste de profession cherchera donc un procédé plus rigoureux, tandis que le clinicien ne méconnaîtra pas les qualités de la méthode de Hayem et Winter.

Il en est tout autrement des besoins de la pratique courante. Pour ces cas, la méthode chlorométrique offre l'avantage incontestable de donner d'emblée une réponse à toutes les questions concernant la chlorurie. Mais, outre que ces procédés exigent trois heures pour une analyse, ils nécessitent une nouvelle opération pour déterminer la quantité des acides organiques. Quand il y a de l'acide chlorhydrique libre, on pourra utiliser aussi le procédé de Tœpfer. Dans tous les cas, avant de procéder aux dosages des diverses combinaisons chimiques du liquide gastrique, il est prudent de se faire une opinion sur leur présence ou absence, par les réactions qualitatives que nous avons étudiées.

On se demandera d'abord s'il y a dans le contenu stomacal de l'HCl libre. Les réactifs de Günzburg et de Boas sont les seuls qu'on puisse recommander. S'il n'y a pas de l'HCl libre, il est inutile d'employer le procédé de Hayem et Winter, ni celui de Tœpfer. Dans ce cas, ce qu'il importe de connaître, ce n'est pas la quantité de l'HCl combiné aux matières albuminoïdes, mais bien plutôt le déficit de l'HCl, c'est-à-dire la quantité nécessaire pour digérer toutes les albumines contenues dans l'estomac. M. Riegel a beaucoup insisté sur ce point. On peut titrer le liquide gastrique après addition de l'HCl libre en se servant du procédé de Müntz. D'autre part, il peut être également utile de déterminer la quantité de chlorures utilisés pour la digestion des albumines, et l'on peut se servir alors, soit du procédé de Sjœquist, soit de celui de Hehner et Seemann, ou mieux encore du procédé de Martius et Lüttke. Dans ce cas, il sera, en outre, nécessaire de doser les divers acides organiques.

Si, au contraire, la réaction de Günzburg indique la présence de HCl libre, on déterminera d'abord la quantité de cet acide par le procédé de Müntz et si elle a été trouvée très considérable, il est parfaitement inutile de doser l'HCl combiné aux matières organiques, parce que l'expérience a montré qu'il n'y a pas d'exemple de diminution de la puissance digestive pour les albuminoïdes dans les cas d'hyperchlorhydrie. Si, par contre, la quantité d'HCl libre est très faible, il peut être utile de se rendre compte de la quantité de HCl déjà utilisée pour digérer les albumines.

Le dosage de l'acidité totale est une opération complémentaire qui a pour but de nous renseigner si, à côté de l'acide chlorhydrique, il y a beaucoup ou peu d'autres acides. En cas de résultat positif, il sera nécessaire de rechercher, par un dosage quelle est la quantité des acides organiques, en particulier de l'acide lactique, butyrique, acétique. Nous y reviendrons en examinant les méthodes d'analyse de ces substances.

VALEUR SÉMIOLOGIQUE DE L'ACIDE CHLORHYDRIQUE DU CONTENU STOMACAL.

En étudiant les modifications de la composition chimique du liquide gastrique, au point de vue de sa teneur en acide chlorhydrique, on peut envisager ses modifications soit au point de vue de l'acide chlorhydrique seul, soit au point de vue de chacune des formes de l'acide chlorhydrique libre et combiné. En prenant pour base l'HCl libre seul, on obtient quatre types cliniques principaux; ce sont ceux qui se caractérisent par une quantité normale de HCl libre, ceux où cet acide est augmenté (hyperchlorhydrie), ceux où il est diminué (hypochlorhydrie), enfin ceux où il n'y a point de HCl libre (anachlorhydrie).

L'autre classification, basée sur plusieurs éléments fournis par l'analyse, a été proposée par M. Hayem (1). Suivant que l'acide chlorhydrique total est augmenté ou diminué, il distingue l'hyperpepsie et l'hypopepsie. Mais comme les valeurs de l'acide libre et combiné peuvent varier isolément, tantôt dans le même sens, tantôt en sens inverse, cet auteur admet diverses variétés d'hyperpepsie et d'hypopepsie. — Lorsque les deux composés de l'HCl total sont exagérés, l'hyperpepsie est générale. Quand l'acide chlorhydrique combiné est seul augmenté, l'acide libre restant normal ou même diminué, l'hyperpepsie est dite chloro-organique;

(1) G. Hayem, *Leçons de thérapeutique*, 3ᵉ série, 1893. — G. Hayem et G. Lion, *Maladies de l'estomac*. Traité de méd. de Brouardel et Gilbert, t. IV, 1897.

si, au contraire, l'acide libre est supérieur à la normale, il s'agit d'hyperpepsie chlorhydrique. Quant à l'hypopepsie, M. Hayem distingue trois degrés : dans le premier degré, l'acidité totale est plus grande que 100, dans le deuxième degré elle est plus faible que 100 ; dans le troisième degré, dit apepsie, l'acidité totale est nulle.

A côté de ces types déduits des altérations quantitatives, M. Hayem distingue encore divers types plus compliqués d'altérations qualitatives suivant la prédominance des groupes acides, des groupes chlorés, etc. Enfin, M. Hayem s'est attaché à l'étude des diverses modalités des troubles évolutifs, c'est-à-dire de l'accélération et du ralentissement du processus digestif.

Il nous est impossible d'entrer ici dans une discussion des diverses classifications cliniques et anatomiques proposées par les auteurs ; il nous suffira, pour apprécier la valeur sémiologique de l'acide chlorhydrique de l'estomac, de nous en tenir à la conception primitive de l'hyperacidité et de l'hypoacidité qui a été remplacée par celle plus précise d'hyperchlorhydrie et d'hypochlorhydrie. Quelle est la valeur pratique de la constatation de ces divers états ?

Le terme d'hyperchlorhydrie et d'hyperacidité est conventionnel et dépend de la limite qu'on assigne à l'acidité normale. D'après Schüle, la limite de l'acide chlorhydrique libre est atteinte, à l'état normal, à 2 p. 1000, celle de l'acidité totale, à 2,6 p. 1000 ; d'après Rosenheim, l'hyperchlorhydrie commence au-dessus de 2,2 p. 1000 de HCl ; d'après Kœvesi, déjà au-dessus de 1,5 p. 1000 de HCl ou au-dessus de 2,3 p. 1000 pour l'acidité totale.

La fréquence d'hyperchlorhydrie dépend donc de ce qu'on est convenu de considérer comme la limite de l'acidité normale. En adoptant le chiffre de 65 pour l'acidité totale (2,36 p. 1000), Kœvesi (1) donne le tableau suivant de la fré-

____

(1) Geza Kœvesi, *Arch. für Verdauungskr* , t. V, p. 190, 1899.

quence relative de l'hyperchlorhydrie dans divers pays : à Lemberg, 51,8 0/0 (d'après Jaworski); à New-York, 50,0 0/0 (d'après Einhorn), à Stockholm, 36,4 0/0 (d'après Johnson et Behm) ; à Budapest, 30,4 0/0 (d'après Kœvesi) ; à Zurich, 5,4 0/0 (d'après Schneider). En ce qui concerne l'influence de l'âge, l'hyperchlorhydrie est surtout fréquente entre 25 et 30 ans (Riegel, Kœvesi).

Une première condition nécessaire pour tirer une conclusion valable de l'examen du chimisme stomacal est d'être en présence de résultats constants, condition d'autant plus indispensable que les résultats obtenus s'éloignent plus de l'état normal. Il est également nécessaire de répéter l'examen dans diverses conditions et de varier soit les repas d'épreuve, soit le moment d'extraction du liquide gastrique, comme nous l'avons déjà expliqué dans un autre chapitre de cet ouvrage. Ce n'est que lorsque l'exploration du chimisme gastrique répétée dans ces diverses conditions donne toujours le même résultat, qu'on est autorisé à admettre soit l'hyperchlorhydrie, soit l'hypochlorhydrie ou l'anachlorhydrie. Si, par contre, les résultats de l'examen sont variables, ce qui s'observe dans un grand nombre de circonstances, il faudra être très réservé dans l'interprétation des résultats. En effet, s'il est fréquent de voir chez l'homme sain l'acide chlorhydrique de l'estomac osciller dans de larges limites, tantôt au-dessous, tantôt au-dessus du chiffre normal, le même fait s'observe assez communément dans certaines affections de l'estomac. Parmi ces affections il convient de citer en première ligne les diverses névroses gastriques ; mais, il n'est pas jusqu'au cancer du pylore qui ne puisse s'accompagner, à la vérité très rarement, de telles oscillations.

Supposons qu'on ait constaté d'une façon constante et malgré les variations des conditions expérimentales soit un chimisme normal, soit une altération déterminée de ce chimisme ; quelles sont les conclusions que nous pouvons en tirer?

1° La constatation positive et constante d'une *quantité normale* d'HCl libre, soit de 1 à 2 p. 1000, est un signe de la plus haute importance, puisqu'il permet, dans la majorité des cas, non seulement d'exclure l'existence d'une grave lésion anatomique de l'estomac, mais il permet encore, dans un grand nombre de cas, d'éliminer l'existence de toute affection de l'estomac. Il sera souvent possible de rattacher les troubles de la digestion qui ont motivé l'exploration du chimisme stomacal à une affection d'un autre appareil organique, ou bien simplement à quelques mauvaises habitudes (mastication imparfaite, repas trop précipités), à la dentition défectueuse, etc. Dans les cas, où la gastropathie paraît être primitive, on est amené à considérer ces cas dont le chimisme stomacal est normal comme entrant dans le grand groupe des dyspepsies nerveuses. Il ne faut, d'ailleurs, pas oublier que l'intégrité de la sécrétion de l'estomac n'est pas incompatible avec l'existence de troubles d'autres fonctions, par exemple de la motilité.

2° Supposons maintenant que nous ayons trouvé un chiffre de HCl libre de beaucoup supérieur à 2 p. 1000, c'est-à-dire de l'*hyperchlorhydrie*. La première question à trancher sera celle de savoir si cet excès d'acidité est lié exclusivement à la période de la digestion; ou bien, si on peut la constater également en dehors de la digestion, à jeun. Dans le premier cas, on a affaire à l'hyperchlorhydrie simple, dans le dernier à l'hypersécrétion hyperchlorhydrique appelée aussi gastrosuccorrhée ou maladie de Reichmann.

Pour diagnostiquer l'hyperchlorhydrie avec hypersécrétion permanente, il est nécessaire, après avoir constaté que la proportion d'HCl libre, à la suite d'un repas d'épreuve, est notablement supérieure à la normale, et atteint 3, 4, voire 6 et même 8 p. 1000, de procéder à un examen du contenu stomacal à jeun. Déjà, à l'état normal, il est possible chez quelques personnes de trouver, le matin à jeun, une certaine quantité de liquide qui dépasse rarement 20 cmc. ; sa présence dans l'estomac est due peut-être à l'excitation par la sonde. On admet que si on trouve plus de 50 cmc. de liquide dans l'estomac à jeun et cela d'une façon constante, il s'agit d'un cas pathologique. Reste à déterminer si le liquide ainsi trouvé n'est pas dû à la rétention des aliments ingérés la veille. Pour cela, la veille au soir, on lave l'estomac soigneusement jusqu'à ce que le liquide de lavage ressorte clair de l'estomac, et on laisse le malade jeûner jusqu'au lendemain matin. A la fin de ce lavage de la veille, on retire de l'estomac tous les liquides injectés jusqu'à la dernière goutte. Dans ces conditions, l'exploration avec la sonde, faite le matin à jeun, ne doit donner aucun liquide, ou du moins pas plus de 20 cmc. Or, dans les cas désignés sous le nom de gastro-succorrhée on trouve, dans les mêmes conditions 150-200 cmc. d'un liquide louche qui contient de fortes proportions de HCl libre et qui digère de l'albumine et de la fibrine. Quelques auteurs, parmi lesquels M. Schreiber (1), M. Hayem (2), Cohnheim (3) considèrent que même ce liquide est dû à la rétention gastrique et expliquent l'existence de l'HCl libre par la sécrétion de la muqueuse due à son excitation par les aliments résiduels. Il s'agirait donc toujours, en pareil cas, d'une sténose du pylore. Cette opinion qui peut être vraie pour certains cas de sténose soit cicatricielle, soit cancéreuse, et pour les phases avancées de la maladie de Reichmann, n'est pas admise dans sa formule exclusive, par la plupart des auteurs. En effet, au début de la maladie de Reichmann, on ne constate, dans le suc gastrique ainsi retiré à jeun, aucune parcelle alimentaire, aucune preuve de la stase, et si M. Hayem invoque, en faveur de son opinion, l'existence de débris alimentaires décelables par le microscope, cela ne

(1) Schreiber, *Deut. Arch. für klin. Med.*, t. LIII, p. 90, 1894; — *Arch. für Verdauungskr.*, t. II, 1896.
(2) G. Hayem, *Congrès de méd. interne*, Lyon, 1894.
(3) P. Cohnheim, *Arch. für Verdauungskr.*, t. V, p. 405, 1899.

peut pas être admis comme une preuve suffisante d'une rétention gastrique, mais cela montre seulement combien il est difficile, dans certains cas, de débarrasser l'estomac des derniers restes des résidus alimentaires non digérés (des amylacées dans l'hyperchlorhydrie). Par conséquent, si le cathétérisme de l'estomac, fait le matin à jeun, après lavage la veille suivi d'évacuation complète, permet de recueillir, plusieurs jours de suite, un liquide riche en HCl libre et dont la quantité est supérieure à 50, voire même 100 cmc., le diagnostic d'hypersécrétion chlorhydrique ou de maladie de Reichmann est par cela même fait.

Dans un travail récent, MM. Mathieu et Laboulais (1) admettent contrairement à M. Hayem, qu'un ulcère gastrique peut, indépendamment de la sténose pylorique, provoquer et entretenir le syndrome de Reichmann. Dans les formes sévères, l'ulcère serait constant ; les formes atténuées pourraient être la conséquence d'un simple trouble fonctionnel.

A côté du syndrome de Reichmann, il existe des cas de sécrétion continue sans excès d'acide chlorhydrique. M. Mathieu (2) a montré qu'il fallait distinguer une *gastrorrhée simple* et une *gastro-sucorrhée*. Pour reconnaître ces divers états, il faut tenir compte de la salive qui peut être mélangée au contenu stomacal. Les observations de M. Mathieu sur l'hypersécrétion sans hyperchlorhydrie ont été confirmées par Verhaegen, Fleiner, Stolz (3).

Enfin, d'après Dauber, il existe encore une sécrétion continue avec excès de mucus, mais sans exagération de HCl ; c'est l'hypersécrétion muqueuse.

Limitée à la période digestive, la constatation de l'hyperchlorhydrie peut également avoir une signification diagnos-

(1) A. Mathieu et Laboulais, *Congrès de méd. interne de Montpellier*, 1898.

(2) A. Mathieu, *Maladies de l'estomac*, in Traité de médecine de Charcot-Bouchard, 1re éd., t. III, p. 261.

(3) A. Stolz, *Zeitschr. für klin. Med.*, t. XXXVII, p. 282, 1899.

tique assez importante, et cela dans plusieurs circonstances. Elle explique d'abord un signe subjectif assez fréquent, le pyrosis qui est dû à un reflux dans l'œsophage du chyme stomacal très acide et qui brûle le gosier. Elle explique aussi un certain nombre de cas dans lesquels les malades se plaignent de crampes d'estomac. L'hyperchlorhydrie pendant la période digestive s'observe d'ailleurs dans un certain nombre de gastropathies primitives telles que la gastrite acide des auteurs allemands, mais surtout dans l'ulcère de l'estomac. Elle s'observe, en outre, dans certaines gastropathies secondaires d'origine nerveuse notamment dans les névroses de l'estomac. Elle a été constatée par plusieurs auteurs (Sahli) (1) dans les crises gastriques du tabes. Elle n'est pas rare chez les chlorotiques, et on sait que la chlorose est une des conditions prédisposantes dans le développement de l'ulcère de l'estomac. Mais c'est pour le diagnostic de cette dernière affection que la constatation de l'hyperchlorhydrie peut avoir une certaine valeur, surtout s'il existe des hématémèses ou du melœna. Au contraire, dans le cancer de l'estomac, l'hyperchlorhydrie est fort rare, bien qu'on ait publié un certain nombre de cas, dans lesquels les signes classiques de cancer étaient accompagnés d'hyperchlorhydrie. Mais, même dans ces cas on a attribué à cette constatation une valeur sémiologique dans ce sens que l'hyperchlorhydrie permettait de considérer le cancer comme consécutif à un ulcère de l'estomac (Rosenheim) (2). Signalons cependant que M. R. Tripier et son élève Duplant (3), en se basant sur des recherches anatomo-pathologiques très soigneuses, contestent l'existence de cancer de l'estomac consécutif à l'ulcère et qu'ils considèrent les faits comme étant des cancers ulcérés.

(1) Sahli, *Corresp.-blatt. für schweiz. Aerste*, 1885.
(2) Rosenheim, *Zeitschr. für klin. Med.*, t. XVII, p. 135, 1890.
(3) Fr. Duplant, De la prétendue transformation de l'ulcère rond en cancer. Thèse de Lyon, 1898.

3° Examinons maintenant la valeur sémiologique de l'*hypochlorhydrie*. C'est un signe très commun dans un grand nombre d'affections primitives de l'estomac et dans les gastropathies consécutives à des maladies d'autres organes. Dans la plupart des gastrites chroniques, dans beaucoup de cas de dilatation et d'atonie simple, dans le cancer au début, il est très commun de trouver des proportions de HCl libre au-dessous de 1- 0,5 p. 1000. Mais il est difficile d'attribuer l'hypochlorhydrie trouvée dans le liquide digestif à une lésion anatomique de l'estomac lui-même, parce que ce symptôme s'observe également dans diverses névroses de l'estomac, soit primitives, soit secondaires. On a, d'ailleurs, signalé l'hypochlorhydrie dans la plupart des maladies générales : dans les fièvres (Gluzinski), dans la chlorose (Hayem), dans la tuberculose pulmonaire (Einhorn, Rosenthal, Brieger, Chelmonski, Marfan, Hayem, etc.), dans le diabète (Rosenstein, Kirikow), dans les maladies du cœur (Einhorn, Hautecœur, Murdoch), dans les maladies des reins (Biernatzki, Kravkov), etc. Il serait facile d'allonger cette liste, mais nous devons expressément insister sur ce fait que dans toutes ces affections les mêmes auteurs ont pu constater également de l'hyperchlorhydrie ou une quantité normale de HCl, suivant l'état général des malades, la période de la maladie et suivant d'autres conditions analogues. En effet, la quantité d'HCl sécrété par l'estomac dépend, non seulement de l'état anatomique et fonctionnel des glandes gastriques, mais encore de son innervation et de la composition de la crase sanguine, toutes conditions qui sont subordonnées à des influences multiples. Il en résulte que la valeur sémiologique de la diminution de l'acide chlorhydrique libre est assez restreinte et que l'interprétation de ce signe exige une certaine prudence.

1° L'absence complète d'acide chlorhydrique libre ou *anachlorhydrie* est beaucoup plus rare que la simple diminution de cet acide, mais, en revanche, permet plus facilement de tirer certaines conclusions au point de vue du diagnostic. Il faut distinguer ici deux cas, suivant qu'il y a ou non des combinaisons chloro-organiques et suivant qu'il y a ou non des ferments digestifs (pepsine et propepsine, ferment de lab et son zymogène). Lorsqu'il n'y a ni acide libre, ni acide combiné, cela indique que les glandes stomacales n'ont pas sécrété la moindre quantité de HCl. Si, en même temps, le liquide gastrique filtré, additionné de HCl libre en quantité convenable et mis à l'étuve, ne digère pas l'albumine et ne donne pas de réaction de peptones, c'est que l'estomac n'a pas produit de pepsine. On peut souvent, dans ce cas, admettre l'existence d'une atrophie de la muqueuse stomacale; atrophie, soit primitive comme celle qui donne souvent le tableau clinique d'anémie pernicieuse, soit secondaire à une affection de l'estomac, à un cancer ou à une gastrique chronique. Il est d'ailleurs probable que l'atrophie de la muqueuse dite primitive n'est pas autre chose que la phase avancée d'une gastrite chronique. Toutefois, il ne faut pas se hâter de faire le diagnostic d'atrophie de la muqueuse, Einhorn, puis Martius et Lubarsch ayant montré que l'état anatomique de la muqueuse était souvent moins grave que ne permettait de le croire le résultat de l'analyse chimique. Ces cas ont été désignés sous le nom d'*achylie gastrique* simple, tandis que l'achylie gastrique due à une véritable atrophie des glandes est une achylie grave.

Le plus souvent, l'anachlorhydrie n'est pas accompagnée de la disparition de ferments digestifs et dans ce cas on peut encore déceler, avec le vert brillant, l'existence d'une faible proportion de HCl combiné. Cette variété d'anachlorhydrie est très fréquente au cours du cancer de l'estomac, et c'est elle qui a été constatée par van den Velden dans les dilatations par sténose du pylore de nature maligne. A la suite des recherches de cet auteur, confirmées par un grand nombre de cliniciens, on a pensé, pendant plusieurs années, que l'anachlorhydrie était un signe pathognomonique du cancer de l'estomac. Il est démontré aujourd'hui que cette proposition est erronée parce qu'elle est trop absolue. Il est vrai que l'anachlorhydrie constatée dans des conditions irréprochables, c'est-à-dire à n'importe quelle phase de la digestion et d'une façon constante est le signe d'une affection organique de l'estomac dans la plupart des cas. On connaît, cependant, un certain nombre de cas de névroses de l'estomac accompagnées d'anachlorhydrie. Cette réserve faite, il est parfaitement exact que l'anachlorhydrie est un symptôme très fréquent dans les gastrites chroniques anciennes et dans le cancer de l'estomac. Mais, pour établir le diagnostic de cette dernière affection, il est encore nécessaire de constater quelques-uns des signes classiques de la néoplasie, signes qu'on exigera d'autant plus nombreux que leur valeur diagnostique individuelle est plus restreinte. Les meilleurs de ces signes classiques sont : la tumeur, les hématémèses et les mélœna, la rétention gastrique, la cachexie. Nous verrons plus loin ce qu'il faut penser d'un autre symptôme tiré de l'examen chimique des liquides gastriques, nous voulons dire la présence de l'acide lactique. Mais, avant d'en étudier la valeur sémiologique, voyons quels sont les moyens de le reconnaître et d'en déterminer l'abondance.

ARTICLE III

Les acides organiques.

Les acides organiques qu'on peut rencontrer dans l'estomac sont : l'acide lactique, l'acide butyrique et l'acide acétique. Les deux derniers sont des acides volatils, tandis que l'acide lactique ne passe pas avec les produits de distillation. Tous les trois se trouvent dans l'estomac comme produits de digestion des amylacées, surtout dans les fermentations pathologiques. Mais, tandis que les acides volatils sont rarement introduits dans l'estomac avec l'alimentation et peuvent être considérés presque toujours comme des produits pathologiques, l'acide lactique se rencontre dans l'estomac déjà à l'état normal, soit sous forme d'acide sarcolactique qui provient de l'alimentation carnée, soit sous forme d'acide lactique de fermentation, à la suite de la digestion normale des amylacées. L'acide sarcolactique dévie le plan de polarisation, tandis que l'acide lactique de fermentation est inactif au point de vue polarimétrique. Seule cette dernière variété offre un intérêt pratique, et tout ce que nous exposerons dans la suite se rapporte à l'acide lactique provenant des amylacées.

§ 1. — ACIDE LACTIQUE

La digestion des hydrocarbures commence déjà dans la cavité buccale et se continue ensuite dans l'estomac. Sous l'influence de la diastase salivaire, dans un milieu faiblement alcalin, l'amidon est dédoublé en maltose et en sucre de raisin. Il se forme un certain nombre de produits intermédiaires, amylodextrine, érythrodextrine, achroodextrine, maltodextrine, maltose et dextrose. Arrivées dans l'estomac, ces substances hydrocarbonées poursuivent leurs transformations et aboutissent, en partie, à la formation d'acide lactique. La fermentation lactique a lieu sous l'influence d'un ferment figuré, découvert par Pasteur (1) en 1857, identique au bacille lactique qui se trouve normalement dans la bouche. Il y a, d'ailleurs, plusieurs agents microbiens susceptibles d'engendrer la fermentation lactique. D'autre part, l'acide lactique peut être introduit dans l'estomac avec les aliments comme la viande, le foie, etc. Il convient donc, dans le choix d'un repas d'épreuve, de

____

(1) L. Pasteur, *Annales de chimie et de physique*, 3ᵉ série, t. LII p. 404, 1858.

tenir compte des substances qui entrent dans la composition de ce repas. C'est ainsi que le repas de Riegel qui renferme de la viande est peu approprié à l'étude de la fermentation lactique dans l'estomac, tandis que le repas de Ewald
et Boas est généralement préféré. Pour faire des recherches
plus rigoureuses sur la production de l'acide lactique dans
l'estomac, M. Boas a recommandé un potage préparé avec
du gruau d'avoine.

Il y a quelques années encore, on admettait, avec
MM. Ewald et Boas, trois périodes dans la digestion normale de l'estomac. La première période, dite phase lactique,
était caractérisée par la présence d'acide lactique due à la
fermentation des substances amylacées. Avec le repas d'é-
preuve d'Ewald et Boas, cette phase a une durée de 30 minutes, et la proportion d'acide lactique ne dépasse pas, à
l'état normal, de 0,1 à 0,3 p. 1000. La deuxième phase,
dite intermédiaire, commence avec l'apparition de l'acide
chlorhydrique sécrété par l'estomac et se caractérise par
l'augmentation de l'acide chlorhydrique, tandis que l'acide
lactique décroît rapidement et disparaît. En effet, van den
Velden, Ellenberger, Hofmeister, Ewald et Boas ont démontré que les acides libres entravent l'action de la diastase
salivaire, déjà en faible quantité (l'acide chlorhydrique à
0,7 p. 1000) et suppriment complètement la digestion amylacée, lorsqu'ils sont en plus forte proportion (l'acide
chlorhydrique à 1,2 p. 1000). Au bout d'une heure après
le repas d'Ewald, il n'y a plus d'acide lactique, et l'acide
chlorhydrique libre est seul trouvé dans l'estomac jusqu'à
la fin de la digestion. Cette troisième période est appelée
phase chlorhydrique; l'examen du chimisme stomacal a
donc lieu au début de la phase chlorhydrique.

Cette division de la période digestive en phases lactique
et chlorhydrique est aujourd'hui abandonnée parce que
l'acide lactique ne joue dans la digestion qu'un rôle contingent (Martius et Lüttke, Boas, Riegel), et si l'on se sert du

repas au gruau d'avoine, on ne trouve d'acide lactique à
aucun moment de la digestion stomacale (Boas). En effet,
malgré la présence du bacille lactique dans la salive dégluti-
tie, la quantité d'acide lactique produit est insignifiante,
la soupe de gruau ayant quitté l'estomac avant que la fermentation lactique ait pu se produire. A la conception primitive de la phase lactique et de la phase chlorhydrique, on
a substitué la division plus physiologique de la période digestive en une phase amylolytique caractérisée par l'absence de l'HCl libre, et en une phase protéolytique pendant
laquelle on trouve déjà cet acide.

Il résulte de ces recherches que si l'on administre un
repas d'épreuve qui ne contient point d'acide lactique et
qui ne peut en produire (et sous ce rapport, même le pain
blanc est à rejeter, comme l'a montré Boas), si l'on ne se
sert que d'une soupe au gruau d'avoine, on ne doit pas
trouver d'acide lactique au moment de l'examen. Dans les
cas où l'on trouve cet acide quand même, on est autorisé à
admettre l'existence d'une fermentation pathologique.

Toutefois, les quantités d'acide lactique qu'on trouve normalement après un repas d'épreuve d'Ewald et Boas ou
même après celui de Riegel, sont si faibles que si l'on n'emploie pas des réactifs trop sensibles, on obtient un résultat
négatif. C'est ce qui constitue la valeur du réactif d'Uffelmann qui ne donne un résultat positif que lorsque le contenu stomacal renferme une quantité d'acide lactique qu'on
peut considérer comme pathologique.

A. Analyse qualitative.

1° **Procédé d'Uffelmann** (1). — C'est le procédé le plus
pratique, le plus couramment employé, suffisamment exact
pour les besoins cliniques.

(1) I. Uffelmann, *Deut. Arch. für klin. Med.*, t. XXVI, p. 434,
1880.

On mélange 3 gouttes d'une solution phéniquée très concentrée ou 10 cmc. d'une solution phéniquée à 40 p. 1000 avec 20 cmc. d'eau distillée et une goutte de perchlorure de fer. Ce mélange offre une coloration bleue améthyste, mais qui ne persiste pas longtemps et fait place à une teinte grisâtre ; aussi, faut-il préparer la solution extemporanément avant chaque recherche.

Si l'on ajoute de l'acide lactique, on obtient une teinte jaune citron ou jaune serin, suivant la proportion de cet acide. La sensibilité de cette réaction est de 1 p. 1000. — On peut aussi supprimer l'eau phéniquée et employer simplement une dilution d'une goutte de perchlorure de fer dans 50 cmc. d'eau distillée ; en présence d'acide lactique, on obtient la même coloration jaune citron (Boas, Bourget).

Lorsque la quantité d'acide lactique est faible, il est utile de l'extraire préalablement à l'aide de l'éther sulfurique dont la réaction doit être exactement neutre. Il faut employer beaucoup d'éther, 50 à 100 cmc. pour quelques centimètres cubes de liquide gastrique. On sépare ensuite l'éther du liquide gastrique à l'aide d'un entonnoir et l'on chasse l'éther sur un bain-marie. On reprend le résidu avec 5 cmc. d'eau distillée, on le réduit de moitié par évaporation et on recherche alors la réaction d'Uffelmann.

De cette façon on peut déceler même des traces d'acide lactique. On peut, d'ailleurs, appliquer la réaction d'Uffelmann directement à l'extrait éthéré, car, en présence d'acide lactique, ce dernier se colore en jaune (Fleischer).

Ayant constaté que l'acide lactique, même dilué à 1 p. 15000, donne encore par transparence une teinte verdâtre, M. Kelling a proposé de délayer le contenu stomacal avec 10 à 20 fois son volume d'eau distillée et d'y ajouter ensuite 1 à 2 gouttes d'une solution de perchlorure à 5 0/0.

M. Strauss (1) a recommandé de procéder de la manière

____

(1) Strauss, *Berl. klin. Woch.*, n° 37, 1895.

suivante : on se sert d'un entonnoir taré qui porte deux traits dont l'un indique 5 cmc. et l'autre 25 cmc. Cet entonnoir est rempli d'abord de 5 cmc. de liquide gastrique et complété jusqu'à 25 cmc. avec de l'éther. Le mélange est bien agité et, après séparation des deux couches, on laisse s'écouler par le robinet situé en bas de l'entonnoir le liquide gastrique privé de son acide lactique. On complète jusqu'au trait 25 avec de l'eau distillée, on ajoute deux gouttes de la solution de perchlorure et on agite de nouveau. En présence d'acide lactique, on obtient une coloration jaune-verdâtre dont l'intensité dépend de la proportion d'acide lactique.

Les causes d'erreur attribuables au procédé d'Uffelmann sont les suivantes (1) :

On peut observer une réaction analogue avec un certain nombre de substances qui se trouvent fréquemment dans le liquide gastrique ; ce sont certains acides organiques, et surtout l'acide butyrique, les acides minéraux en forte concentration, les phosphates, l'alcool, le sucre de raisin, les peptones, etc. En ce qui concerne l'influence des acides minéraux à une certaine concentration, il faut remarquer que la présence dans l'estomac de HCl en proportion supérieure à 2 p. 1000 empêche la fermentation lactique. Si, par exception, il devait y avoir une certaine quantité de cet acide, on pourra, soit préalablement délayer le liquide gastrique, ce qui rendra la solution de HCl moins concentrée, soit extraire l'acide lactique avec de l'éther. — Un certain nombre de substances alimentaires peuvent donner la réaction d'Uffelmann, par exemple la viande, les œufs, le lait, certains végétaux, etc. Enfin, le bicarbonate de soude donne aussi avec le perchlorure de fer une coloration jaune-paille allant au jaune-brun et au brun.

Il est évident que si l'on applique la réaction d'Uffelmann à un liquide gastrique quelconque, par exemple, à un

____

(1) J. Boas, *loc. cit.*, p. 185.

liquide de vomissement, toutes ces causes d'erreur rendent le résultat obtenu illusoire, mais, si l'on s'en tient à des examens faits après un repas d'épreuve, ces causes d'erreur ne restreignent nullement la valeur pratique de cette réaction. Dans ces conditions d'observation, un résultat positif, c'est-à-dire la constatation de la teinte jaune-serin ou jaune-citron ou verdâtre, indiquera la présence d'acide lactique. Si, au contraire, on obtient un résultat négatif, il convient d'abord de procéder à l'extraction avec de l'éther et de répéter la réaction d'Uffelmann.

2° **Procédé du coefficient de partage.** — On sait que si l'on mélange une solution aqueuse d'acide avec de l'éther, la quantité totale d'acide se partage, dans une certaine proportion, entre l'eau et l'éther. M. Berthelot a appelé coefficient de partage le rapport entre l'acide dissous dans l'eau et celui dissous dans l'éther. M. Richet (1) a trouvé que ce rapport s'exprime par le chiffre 10 pour l'acide lactique et il a, le premier, utilisé cette donnée pour l'analyse du suc gastrique. Pour les besoins cliniques, ce procédé a été adapté par Hoffmann et Volhard en Allemagne, par A. Mathieu et Rémond en France. Il donne de bons résultats à la condition que la solution ne contienne que de l'acide lactique de fermentation qui puisse passer dans l'éther.

3° **Procédé de cristallisation des lactates** (2). — Le procédé le plus sûr est l'examen microscopique des sels d'acide lactique, parmi lesquels le lactate de zinc est le plus facile à obtenir. On coagule les albumines par ébullition en milieu acide, on filtre et on réduit le liquide filtré sur un bain-marie jusqu'à consistance sirupeuse, après avoir ajouté une faible quantité de carbonate de baryte. On reprend le résidu à plusieurs reprises avec de l'alcool absolu et on laisse repo-

(1) Ch. Richet, *Du suc gastrique chez l'homme et chez les animaux.* Paris, 1878.
(2) Boas, *loc. cit.,* p. 186.

ser pendant quelque temps. L'extrait alcoolique est filtré, réduit de nouveau à un petit volume, et acidifié avec quelques gouttes d'acide phosphorique. On ajoute maintenant une grande quantité d'éther neutre et dépourvu d'alcool. Quand l'éther s'est chargé de l'acide lactique, on décante la couche éthérée, on chasse l'éther et on reprend le résidu avec de l'eau. Après avoir ajouté du carbonate de zinc fraîchement préparé, on fait bouillir le mélange, on le filtre et on laisse évaporer. Le lactate de zinc se dépose en cristaux rhombiques, isolés ou réunis, après refroidissement du résidu. Ce sel est peu soluble dans l'eau froide, bien soluble dans l'eau chaude, insoluble dans l'alcool. Il contient 18,18 p. 100 d'eau de cristallisation. Au contraire, le lactate de zinc de l'acide sarcolactique perd, après chauffage à 120°, seulement 12,9 p. 100 d'eau de cristallisation. Ce sont là des caractères qui permettent de distinguer les deux sels.

4° Procédé de Boas (1). *Principe.* — Si l'on chauffe une solution d'acide lactique avec une substance fortement oxydante, cet acide se décompose en aldéhyde acétique et en acide formique. Cet aldéhyde peut être facilement décelé par la réaction de Lieben qui consiste à transformer l'aldéhyde en iodoforme, à l'aide d'une solution alcaline d'iode.

Il ne faut pas pousser le chauffage trop loin parce que l'aldéhyde se transformerait en acide acétique, en même temps que l'acide formique se décomposerait en CO_2 et en O_2. Le procédé de Boas s'applique, à la fois, à l'acide sarcolactique et à l'acide lactique de fermentation.

Technique. — On laisse évaporer sur un bain-marie, jusqu'à consistance sirupeuse, 10 à 20 cmc. du liquide gastrique. S'il y avait de l'HCl libre, il faudrait le fixer d'abord avec du carbonate de baryte en excès. On ajoute alors quelques gouttes d'acide phosphorique, on chasse par l'ébulli-

(1) Boas, *Deut. med. Woch.* n° 39, p. 940, 1893.

tion le CO^2 et on laisse refroidir. Pour éliminer les hydrates de carbone qui pourraient produire de l'aldéhyde par oxydation, il est nécessaire d'extraire l'acide lactique avec de l'éther dépourvu d'alcool et d'acide. Cette opération exige une demi-heure ; on emploie 2 ou 3 fois 50 cmc. d'éther. Après avoir décanté l'extrait éthéré et chassé l'éther, on reprend le résidu dans un ballon avec 45 cmc. d'eau, on agite fortement et on filtre. Le liquide filtré est additionné de 5 cmc. d'acide sulfurique concentré et d'une pincée de bioxyde de manganèse. On ferme le ballon avec un bouchon percé qui laisse passer un tube coudé en verre, dont le bras le plus long plonge dans un cylindre étroit. Au fond de ce cylindre, se trouvent 5 à 10 cmc. d'un mélange composé d'une solution iodée au 10e et d'une solution normale de potasse. En chauffant le ballon à petit feu, l'acide lactique se décompose et l'aldéhyde passe dans le cylindre, dès la première ébullition. La réaction d'iodoforme est reconnue par l'odeur caractéristique et par la formation de cristaux d'iodoforme.

B. ANALYSE QUANTITATIVE.

Le procédé de Boas permet de doser la quantité d'acide lactique d'une façon assez simple. Seulement, pour cette analyse quantitative, il est nécessaire de distiller très soigneusement le résidu additionné de bioxyde de manganèse et d'acide sulfurique et en le refroidissant constamment. Dans ce but, le bouchon est percé de deux trous dont l'un est pourvu d'un tube coudé pour le réfrigérateur, et l'autre d'un tube également coudé, mais interrompu par un tube de caoutchouc avec pince pour pouvoir chasser, par un courant d'air, l'aldéhyde contenu dans le ballon ou dans le réfrigérateur. La partie inférieure de celui-ci contient un tube coudé en verre qui plonge dans un ballon assez haut, contenant 20 cmc. d'eau et placé dans un seau rempli de glace.

On continue la distillation jusqu'à ce qu'on ait fait passer les 4/5 du liquide et on procède à la titration.

Titration de l'acide lactique. — On se sert des solutions suivantes :

1° solution décinormale d'iode ;

2° solution décinormale d'arsénite de soude ou de thiosulfate ;

3° de l'HCl de 1,018 de densité ;

4° de la potasse contenant environ 56 gr. de KHO par litre d'eau ;

5° une solution étendue d'amidon, fraîchement préparée.

Le liquide distillé est recueilli dans un ballon d'Erlenmeyer additionné de 10 à 20 cmc. de la solution décinormale d'iode dissoute dans 20 cmc. de potasse préparée comme il vient d'être dit. Le flacon est bien bouché, soigneusement agité et laissé au repos pendant quelques minutes. On ajoute alors 20 cmc. d'acide chlorhydrique et du bicarbonate de soude en excès. On titre maintenant ce liquide avec la solution décinormale d'arsénite de soude, jusqu'à décoloration complète, et après addition de la solution d'amidon, on titre de nouveau à l'aide de la solution iodée, jusqu'à ce qu'une coloration bleue persistante indique que la réaction est finie. Le nombre de centimètres cubes de la solution iodée employée, moins celui de la solution d'acide arsénieux, indique la quantité d'iode qui a été nécessaire pour former l'iodoforme. M. Boas a montré que 1 cmc. de la solution décinormale d'iode correspond à 0 gr. 003388 d'acide lactique. Il suffit donc de multiplier ce chiffre par le nombre de centimètres cubes d'iode employés pour avoir la quantité d'acide lactique qui correspond à 10 à 20 cmc. de liquide gastrique.

Le dosage de l'acide lactique par pesées est très long, sans donner des résultats irréprochables. On emploie dans ce but la réaction qui donne du lactate de plomb.

Valeur sémiologique de la recherche de l'acide lactique.

Ce n'est pas l'exactitude du procédé, ni la sensibilité de la réaction qui doivent constituer la principale préoccupation dans la recherche de l'acide lactique, mais bien le souci de ne pas considérer comme un produit pathologique ce qui a pu être introduit dans l'estomac avec les aliments. Or, nous savons que la viande contient de l'acide sarcolactique, que le lait donne facilement lieu à une fermentation lactique aux dépens du sucre de lait et que même les diverses variétés de pain contiennent une grande proportion de substances qui donnent facilement lieu à la formation d'acide lactique. Il en résulte que quand on veut s'assurer s'il y a dans l'estomac des fermentations anormales, il est préférable d'employer comme repas d'épreuve le potage de gruau d'avoine de Boas. A la rigueur, le repas de Ewald et Boas peut être utilisé, mais dans ce cas il ne faut pas employer de réactifs trop sensibles et n'admettre l'existence d'une fermentation anormale que si, au bout de 30 minutes à 1 heure après ce repas, le réactif d'Uffelmann donnait un résultat nettement positif. M. Boas ne considère ce résultat comme valable que lorsque la teinte produite par le perchlorure de fer est d'un *vert intense*, tandis que les nuances jaunes ne sont pas probantes, même avec le repas au gruau d'avoine. Il va sans dire que, dans les cas de rétention gastrique, le repas d'épreuve doit être précédé d'un lavage de l'estomac pratiqué la veille.

Quant à la détermination de la quantité d'acide lactique, il est inutile pour la pratique courante d'entreprendre une analyse quantitative qui est très laborieuse et n'apporterait aucun élément nouveau pour le diagnostic. En effet, les faibles proportions d'acide lactique n'ont pas de valeur pour le diagnostic, tandis que les fortes quantités sont faci-

lement décelées par le réactif d'Uffelmann. Si l'on avait
des doutes sur les résultats de cette opération, on pourrait la confirmer par la réaction de Boas (réaction de l'aldéhyde). Pour se faire une idée sur la proportion d'acide
lactique, on peut diluer, d'après le procédé de Kelling, le
liquide gastrique avec 10 à 20 fois son volume d'eau ; et si
l'on obtient avec une à deux gouttes de la solution de perchlorure de fer à 1 p. 20 une teinte verte, on peut admettre
qu'il y a au moins 1 à 2 p. 1000 d'acide lactique dans le
contenu stomacal.

La valeur sémiologique de la constatation d'acide lactique
dans le contenu stomacal est très considérable. En effet, à
l'état normal, on ne trouve pas cet acide dans l'estomac,
même après un repas amylacé (Martius et Lüttke, Boas).
De plus, dans tous les cas d'hyperchlorhydrie non accompagnée de stase gastrique, l'acide lactique fait complètement
défaut dans l'estomac, parce que l'acide chlorhydrique libre
arrête la digestion des amylacées et la fermentation lactique. Ce le-ci ne peut avoir lieu que dans les cas d'hypochlorhydrie et surtout d'anachlorhydrie accompagnée d'une
stase des aliments dans la cavité gastrique. Aussi, la
constatation d'acide lactique, dans les conditions spécifiées
plus haut, signifie rétention gastrique à la faveur de l'hypochlorhydrie ou d'anachlorhydrie.

M. Boas (1) a montré tout le parti qu'on pouvait tirer de la
recherche de l'acide lactique pour le diagnostic précoce du cancer de l'estomac. Lorsque le néoplasme ne se manifeste pas
encore par une tumeur, l'existence d'une hématémèse peut
être interprétée dans le sens d'un néoplasme malin, et on
peut éliminer l'hypothèse d'un ulcère de l'estomac quand,
non seulement l'HCl libre fait défaut, mais qu'il y a encore
de l'acide lactique dans le liquide de digestion. Toutefois,
il est bon de retenir que la constatation seule de l'acide lac-

(1) J. Boas, *Zeitschr. für klin. Med.*, t. XXV, p. 285, 1894.

tique chez un malade cachectisé ne suffit pas, en l'absence
des autres signes d'un néoplasme, pour admettre un cancer,
parce que l'acide lactique n'en est pas, à lui seul, un signe
pathognomonique. D'une part, il y a des cas de cancer avec
hyperchlorhydrie (Rosenheim) et sans fermentation lactique, ou simplement d'hypochlorhydrie sans acide lactique (Klemperer) (1) ; d'autre part, il y a des cas vérifiés par
l'autopsie dans lesquels l'acide lactique constaté pendant la
vie n'était pas dû à un cancer de l'estomac (Bial (2), Rosenheim) (3). — Strauss (4), Riegel (5), ont publié des cas
montrant que la présence d'acide lactique dans l'estomac
pouvait être due à la régurgitation du chyme intestinal.
Toutefois, il convient de faire remarquer que les deux conditions qui favorisent la fermentation lactique, l'anachlorhydrie et la rétention gastrique ne se trouvent réunies
dans aucune autre affection aussi souvent que dans le
cancer de l'estomac. Ainsi envisagé, le signe de Boas permettra quelquefois sinon d'affirmer, du moins d'admettre
la possibilité d'un cancer de l'estomac et de discuter l'opportunité d'une intervention chirurgicale, surtout s'il y a
en même temps d'autres signes qui font penser à un néoplasme. Il existe, d'ailleurs, des cas dans lesquels, en l'absence d'une tumeur à la palpation, le diagnostic a pu être
fait grâce à la constatation de l'acide lactique (Hammerschlag (6), Boas (7).

Les conditions dans lesquelles se montre l'acide lactique
ont été l'objet d'études très étendues. Les auteurs sont d'accord sur la nécessité de deux conditions prédisposantes qui

(1) Klemperer, *Deut. med. Woch.*, n° 14, p. 218, 1895.
(2) Bial, *Berl. klin. Woch.*, n° 6, 1895.
(3) Th. Rosenheim, *Deut. med. Woch.*, n° 15, p. 328, 1895.
(4) Strauss, *Zeitschr. für klin. Med.*, t. XXVI, p. 511, 1894 et
XXVII, p. 51, 1895.
(5) F. Riegel, *Die Erkrank. der Magens*, p. 137, 1897.
(6) Hammerschlag, *Arch. für Verdauungskr.*, t. II, 1896.
(7) J. Boas, *Allgem. Diagn. u. Ther. der Magenkr.*, p. 193, 1897.

sont : 1° l'absence ou une forte diminution d'acide chlorhydrique libre ; 2° la coexistence d'une insuffisance motrice, d'une rétention gastrique (Martius, Strauss, Rosenheim, Langguth(1), de Jong (2), etc.). Mais Boas a montré, en se basant sur cinq cas de dilatation gastrique bénigne qui réalisaient ces deux conditions et dans lesquels il n'y avait pas d'acide lactique, qu'il faut admettre qu'une troisième condition est nécessaire pour provoquer la fermentation lactique. Quelle est donc cette troisième condition? Rosenheim et Richter (3) pensent que cette troisième condition consiste dans le contact prolongé des bacilles de la fermentation lactique avec les débris alimentaires, contact qui a lieu habituellement dans les replis et anfractuosités de la néoplasie cancéreuse. Strauss a émis une opinion analogue.

Au contraire, Hammerschlag (4) ayant soumis à un examen approfondi huit cas de dilatation avec hypochlorhydrie et insuffisance motrice (dont 3 sténoses cancéreuses et 5 sténoses cicatricielles non cancéreuses) dans lesquelles il n'y avait pas de fermentation lactique, a trouvé une base pour une nouvelle explication. En effet, dans tous ces cas, la digestion des albumines était normale ou seulement un peu diminuée (de 30 à 80 0/0), tandis que dans tous les cas avec acide lactique, la digestion de l'albumine était fortement affaiblie ou nulle. Hammerschlag en a conclu, que le troisième facteur nécessaire pour provoquer la fermentation lactique était l'absence des ferments digestifs ou du moins une diminution considérable de ces ferments. C'est ce qui explique les cas d'achylie gastrique cités par Einhorn dans lesquels, malgré l'absence de HCl libre et de pepsine, mais sans insuffisance motrice, l'acide lactique faisait défaut;

(1) Langguth, *Arch. für Verdauungskr.*, t. II, 1896.
(2) de Jong, *ibid.*, t. II, 1896.
(3) Rosenheim und Richter. *Zeitschr. für klin. Med.*, t. XXVIII, p. 205, 1895.
(4) Hammerschlag, *loc. cit.*

car il suffisait de laisser à la température de la chambre le contenu stomacal privé d'acide et de ferments, c'est-à-dire de provoquer la stase, pour voir apparaître la fermentation lactique. C'est ce qui explique aussi le cas de Hammerschlag où l'acide lactique faisait défaut chez un cancéreux dont le suc gastrique digérait 64 0/0 des albumines, mais où, 4 mois plus tard, lorsque la force digestive pour les albumines fut considérablement diminuée, on put trouver de l'acide lactique, bien que le contenu stomacal renfermât encore des traces d'acide chlorhydrique libre.

Enfin, les recherches histologiques de Hammerschlag faites sur 13 lambeaux de la muqueuse gastrique recueillis pendant l'opération, ont montré que, dans les cas d'anachlorhydrie avec apepsie accompagnées de fermentation lactique, on trouve une atrophie de la muqueuse caractérisée par une lésion en foyers avec disparition des éléments glandulaires et leur remplacement par de l'épithélium cylindrique. On sait que M. Mathieu (1) et M. Hayem considèrent, dans certains cas, la gastrite apeptique comme primitive et le cancer de l'estomac comme secondaire. L'atrophie de la muqueuse gastrique peut s'observer d'ailleurs dans les cas de cancer d'autres organes, ainsi que l'ont montré S. Fenwick (2) et W. Fenwick (3), dans l'anémie pernicieuse progressive, dans la gastrite avec sténose hypertrophique du pylore (Boas) (4), etc. Dans tous ces cas, on a pu trouver de l'acide lactique, dès qu'il y avait rétention gastrique.

Si l'absence de HCl et la rétention gastrique sont admises par tous les auteurs comme conditions nécessaires pour la production de l'acide lactique, il n'en est pas de même de l'hypothèse de Hammerschlag. En effet, Aldor(5) ayant étu-

(1) A. Mathieu, *Arch. génér. de méd.*, t. XXIII, p.402, 571, 1889.
(2) S. Fenwick, *Atrophy and Stomach*, p. 49, 1880.
(3) W. Fenwick, *Virchow's Archiv*, t. CXVIII, p. 187, 1889.
(4) J. Boas, *Arch. für Verdauungskr.*, t. IV, p. 47, 1898.
(5) L. Aldor, *Berl. klin. Woch.*, n° 29-30, 1898.

dié *in vitro* l'influence de la pepsine sur la fermentation lactique, l'a trouvée nulle, tandis que l'existence de grandes quantités de HCl combiné paraissait empêcher cette fermentation.

En ce qui concerne la question de savoir si, dans le cancer de l'estomac, l'acide lactique est un symptôme précoce, on ne peut pas poser à cet égard de règle générale. Martius, Ewald le considèrent comme un symptôme tardif qui apparaît après la tumeur, dans la phase de cachexie. D'autres auteurs, Boas, Hammerschlag ont pu trouver ce signe avant l'apparition de la tumeur, assez tôt pour rendre les conditions opératoires très favorables et pour motiver l'intervention chirurgicale.

§ 2. — ACIDE BUTYRIQUE

Le meilleur moyen de constater l'acide butyrique dans le contenu stomacal est l'odorat ; les plus faibles quantités de cette substance sont révélées par l'odeur pénétrante de beurre rance. Cette épreuve peut être corroborée par la réaction dite du *chlorure de calcium*. Après avoir épuisé une petite quantité de liquide gastrique avec 50 cmc. d'éther, on sépare la solution éthérée et on chasse l'éther par évaporation. Le résidu est repris dans un verre de montre avec une petite quantité d'eau distillée ; on ajoute à cette solution quelques petits fragments de chlorure de calcium. L'acide butyrique se dégage sous la forme de gouttelettes huileuses qui donnent l'odeur de beurre rance. — On peut aussi saturer l'extrait aqueux d'acide butyrique avec de l'eau de baryte ; le butyrate de baryte cristallise en tablettes brillantes.

M. v. Jaksch recommande de distiller le liquide gastrique avec de l'acide phosphorique, de neutraliser le produit de distillation avec une solution de carbonate de soude, d'évaporer à siccité, de traiter avec de l'alcool bouillant, de filtrer et de réduire le liquide de filtration à un faible volume.

L'acide butyrique est alors reconnu par les réactions suivantes. Les acides minéraux mettent en liberté l'acide butyrique reconnaissable par son odeur ; le perchlorure de fer ne donne pas de coloration rouge ; le nitrate d'argent donne un précipité composé de cristaux insolubles dans l'eau froide.

M. Hoppe-Seyler (1) précipite les albumines par l'alcool, laisse filtrer, ajoute du carbonate de soude au liquide filtré et le réduit de volume. Après addition d'acide sulfurique dilué, le résidu est distillé, alcalinisé, réduit de volume et de nouveau distillé avec un excès d'acide. Ce deuxième produit de distillation est maintenant traité par le chlorure de calcium. La présence d'acide propionique est reconnue par une distillation fractionnée.

Valeur sémiologique. — L'acide butyrique est le produit d'une fermentation dont l'agent est le bacille butyrique découvert par Prazmowski. Il se produit dans certains cas de rétention gastrique, à la faveur d'une diminution de l'HCl libre. Le bacille de la fermentation butyrique se rencontre dans la bouche d'où il pénètre dans l'estomac. La fermentation butyrique a lieu, notamment, dans les grandes dilatations, surtout dans celles de la sténose pylorique bénigne. Mais les conditions dans lesquelles se produit cette fermentation sont bien moins étudiées que pour l'acide lactique.

§ 3. — ACIDE ACÉTIQUE

Comme l'acide butyrique, on reconnaît l'acide acétique par l'odorat. On peut aussi préparer un extrait éthéré qu'on neutralise, après avoir redissous le résidu de l'évaporation de l'éther, avec une solution faible de carbonate de soude.

L'acétate de soude ainsi formé donne, avec une solution faible de perchlorure de fer, une coloration rouge intense

(1) Hoppe-Seyler, *Handb. der physiol. u. pathol.-chemischen Analyse*, 6e éd.

et, avec du nitrate d'argent, un précipité soluble dans l'eau bouillante. On peut encore, après neutralisation avec du carbonate de soude, mettre en liberté l'éther acétique en chauffant la solution avec de l'acide sulfurique et de l'alcool.

Le procédé de Cahn et v. Mering permet également, ainsi que nous l'avons vu plus haut, de reconnaître la présence des acides volatils et de les doser d'une façon approximative.

Valeur sémiologique. — L'acide acétique est le produit de la fermentation acétique. Les hydrocarbures se transforment d'abord en alcool, puis en acide acétique. Les agents de cette fermentation sont les levures (mycoderma aceti). La fermentation lactique la prépare et l'entretient. Elle s'observe dans des cas de dilatation et n'est pas rare chez les alcooliques.

ARTICLE IV

Les ferments gastriques.

La digestion des albumines dans l'appareil gastro-intestinal passe par deux phases : la première phase a lieu en milieu acide, la seconde en milieu alcalin. Celle-là se passe dans l'estomac, celle-ci dans l'intestin. L'une et l'autre ont lieu sous l'influence d'un ferment soluble qui est la pepsine pour la digestion stomacale, la trypsine pour la digestion intestinale.

En outre de la pepsine, l'estomac sécrète encore un deuxième ferment qui assure la digestion de la caséine. C'est le ferment de présure ou ferment-lab nécessaire pour la coagulation du lait.

La pepsine et la présure ne sont pas sécrétées par l'estomac dans leur forme définitive, mais se trouvent sous forme d'un zymogène. Ces zymogènes appelés substance pepsino-

gène ou propepsine (Schiff), lab-zymogène ou proënzyme
du lab, ne sont pas capables, à eux seuls, de digérer l'albumine ou la caséine, mais doivent être préalablement
transformés en pepsine ou présure pour manifester leur
activité. Ce sont les acides, et en particulier l'acide chlorhydrique, qui mettent en liberté le ferment et lui donnent la
puissance digestive.

On n'a jamais isolé, à l'état de pureté, ni les ferments de
l'estomac, ni leurs proënzymes. Leur existence est prouvée
empiriquement par les expériences de digestions artificielles. En effet, la pepsine transforme les albumines en
une série d'albumoses et enfin en peptones, à la condition
d'agir en présence d'acide chlorhydrique. Aucun autre
acide minéral, et encore moins les acides organiques, n'ont
la même activité, sous ce rapport, que l'acide chlorhydrique. Aussi, une digestion normale exige, pour sa réalisation, la présence à la fois des ferments ou de leurs zymogènes et de l'acide chlorhydrique libre. Mais, tandis que
la sécrétion de l'HCl libre doit atteindre une certaine intensité et être en rapport avec la quantité des albumines à digérer, le propre des ferments est d'agir d'une façon catalytique, c'est-à-dire qu'une très petite quantité de ferments est
capable de digérer une assez grande quantité d'albumine.
Il ne faut cependant pas croire qu'il suffise d'une quantité
infinitésimale de pepsine pour digérer toute l'albumine,
car, en diluant successivement le suc gastrique on arrive
rapidement à une limite où, malgré l'addition d'acide chlorhydrique libre, la pepsine ne digère plus les substances
protéiques. Ce fait a même servi de base pour plusieurs
méthodes de dosage approximatif de la puissance digestive
des ferments gastriques. On peut cependant retenir cette
différence entre la sécrétion acide et la sécrétion des ferments
que l'acide chlorhydrique, une fois combiné aux matières
organiques, est perdu pour la digestion de nouvelles quantités d'albumine, parce que les combinaisons chloro-orga-

niques sont devenues inactives ; tandis que la pepsine utilisée sous forme d'acide chlorhydro-pepsique peut être
régénérée par une nouvelle quantité d'acide chlorhydrique
libre et servir à une nouvelle digestion des albumines.

Au point de vue pathologique, la différence entre la sécrétion chlorhydrique et la sécrétion des ferments n'est pas
moins significative. Nous avons déjà vu que la sécrétion
chlorhydrique peut être diminuée, voire même abolie dans
un grand nombre de maladies de l'estomac, et diminuée dans
les affections générales les plus diverses. Au contraire,
la sécrétion des ferments présente une très grande stabilité
qui fait que ces derniers peuvent être trouvés dans le suc
gastrique, alors même que la sécrétion d'HCl est devenue
nulle. La résistance morphologique des glandes pepsiniques
et de celles qui sécrètent le zymogène du lab est si grande
qu'on ne connaît pas un seul exemple de disparition de la
propepsine ou du zymogène du lab, lorsque la sécrétion
chlorhydrique est conservée. De plus, dans les cas d'anachlorhydrie absolue, on peut encore, le plus souvent, déceler
la présence des enzymes des deux ferments, quand bien
même on ne trouve pas leurs ferments à l'état de liberté.
En ce qui concerne la résistance comparative de la propepsine et du lab-zymogène vis-à-vis des processus destruc-
tifs de la muqueuse gastrique, on sait que le proënzyme
du lab disparaît plus difficilement du suc gastrique que
celui de la pepsine.

§ 1. — LA PEPSINE ET LA PROPEPSINE

On démontre la présence de la pepsine et du pepsinogène
dans le suc gastrique par ce fait que celui-ci digère l'albumine
ou la fibrine en présence de HCl libre. La proportion d'HCl
libre la plus favorable pour transformer la propepsine en
pepsine est celle de 2,5 p. 1000. Une plus forte concentra-

tion d'acide chlorhydrique peut quelquefois entraver la digestion artificielle. Au contraire, dans le cas d'anachlorhydrie, il est nécessaire d'ajouter de l'HCl libre au liquide gastrique jusqu'à ce qu'on obtienne la réaction de cette substance avec le réactif de Günzburg ou le rouge du Congo. Dans des cas très rares, il peut arriver qu'un liquide gastrique, dont la réaction est alcaline, digère l'albumine ; dans ces cas on peut admettre que la digestion est due à la présence de suc pancréatique qui contient de la trypsine, substance active en milieu alcalin. Pour démontrer la présence du ferment stomacal, la réaction acide du milieu est de rigueur, car la pepsine perd son activité en milieu soit neutre, soit alcalin.

A. Recherche de la pepsine et de la propepsine

Si le liquide gastrique donne la réaction de l'HCl libre, il suffit de procéder à un essai de digestion artificielle pour se renseigner sur la présence de ce ferment. La peptonisation de l'albumine est une preuve qu'il y a dans le contenu stomacal de la pepsine active, tandis que si l'albumine ou la fibrine ne sont pas digérées, on peut admettre que non seulement la pepsine, mais encore son zymogène font défaut. — Dans les cas d'anachlorhydrie, le liquide gastrique est additionné de HCl libre en quantité nécessaire pour faire apparaître les réactions de cet acide.

Le liquide gastrique ainsi préparé est versé dans un tube à essai, à la quantité de 10 cmc. Parmi les substances albuminoïdes à digérer, la plus employée est le blanc d'œuf cuit qu'on prépare sous forme de rondelles ou de petits disques taillés avec un rasoir à double lame et ayant 1^{mm},5 d'épaisseur et 10 mm. de diamètre ; on peut aussi tailler de petits cubes de poids égal, par exemple de 5 centigr. La fibrine et l'albumine de sérum sont également employées. Toutes ces substances doivent être conservées dans la glycérine et lavées à l'eau distillée au moment de s'en servir. — Le fragment d'albumine est suspendu, à l'aide d'un fil, au milieu du liquide digestif, et le tube à essai est placé à l'étuve à 38°. On observe alors la rapidité avec laquelle la digestion artificielle fait des progrès. D'opaque qu'il était, le blanc d'œuf devient plus transparent dans ses parties périphériques, les angles et les arêtes s'émoussent, puis le fragment se désagrège peu à peu et finit par se dissoudre complètement. Ce n'est que quand la dissolution est complète qu'on peut considérer le résultat comme positif. — D'après M. Jaworski, cinq centigrammes de blanc d'œuf placés dans 25 cmc. de liquide gastrique dont l'acidité est normale et mis à l'étuve à 40° exigent trois heures pour être complètement dissous. Le même poids de fibrine est digéré en 1 heure 1/2, et l'albumine de sérum encore plus rapidement. Après la digestion de la fibrine, il reste un petit flocon de substance non dissoute qui est le squelette de fibrine constitué par une nucléoalbumine.

B. Dosage de la pepsine et de la propepsine

Tous les procédés de dosage ne donnent que des résultats approximatifs. Les plus pratiques sont basés sur la méthode de dilution recommandée d'abord par Brücke (1). Déjà, avant Brücke, M. Leube comparait deux échantillons de liquide gastrique mélangés avec la même quantité d'albumine et dont l'un était additionné de pepsine. Si ce dernier digérait plus vite l'albumine que son témoin, on admettait que le liquide gastrique contenait peu de pepsine.

1o **Procédé de Jaworski** (2). — On introduit par la sonde 200 cmc. de la solution décinormale d'acide chlorhydrique dans l'estomac à jeun. Sous l'influence de cette excitation,

(1) Brücke, *C. R. de l'Acad. des sciences de Vienne*, t. XXXVII, p. 131.
(2) Jaworski, *Wien. med. Presse*, n° 48-49, 1888.

les glandes gastriques sécrètent leurs produits spécifiques. Au bout d'une demi-heure on vide l'estomac, on filtre le liquide recueilli et on détermine son acidité. Après avoir ramené cette acidité jusqu'au degré correspondant au vingtième de la solution normale, soit à 1,825 p. 1000, on prépare une série de dilutions du liquide gastrique, mais en se servant comme véhicule de la solution de l'HCl dont le titre vient d'être indiqué. La plus faible solution qui digère encore en 24 heures, à la dose de 10 cmc., un disque d'albumine de 1 à 1 centigr. 5, indique la puissance digestive de la pepsine.

2° **Procédé de Boas** (1). — Cet auteur conserve un échantillon du liquide gastrique d'un homme sain, avec lequel il compare la force digestive du liquide à examiner. Si le premier digère un disque d'albumine en 1 heure et l'autre en 3 heures, la puissance digestive de ce dernier sera de 1/3.

3° **Procédé de Grützner** (2). — La fibrine qui sert à la digestion artificielle est préalablement imprégnée de carmin, et la teinte du liquide de digestion est comparée avec celle d'un autre liquide qui contient de la pepsine d'une puissance digestive connue.

En opérant avec le procédé de Grützner, Hasche a montré que les variations de la pepsine sont plus limitées que celles de l'acide chlorhydrique et que le contenu gastrique extrait à jeun est plus riche en pepsine que le produit de la digestion d'un repas d'épreuve.

4° **Procédé de Mette** (3). — On remplit de blanc d'œuf des tubes en verre de diamètre de 1 à 2 millim. et on les place

---

(1) Boas, *Allgem. Diagn.*, etc., p. 197.
(2) Grützner. *Arch. f. die ges. Phys*, t. VIII, p. 452, 1874.
(3) Mette. *Sur l'innervation du pancréas*, Thèse de Saint-Pétersbourg, 1889 (en russe).

dans un tube à essai rempli d'eau qu'on chauffe à 95° pendant une minute. L'albumine étant coagulée, on découpe les tubes en morceaux de longueur voulue qui sont portés dans le liquide gastrique et mis à l'étuve. Au bout d'un temps déterminé qui est considéré comme unité de temps, on examine les tubes d'albumine en mesurant la longueur du tube et la longueur de l'albumine non digérée. Le rapport entre les deux longueurs indique la force digestive du liquide. La digestion de l'albumine se fait avec une rapidité proportionnelle au temps du séjour à l'étuve, si la pénétration du suc gastrique dans la profondeur du tube est uniforme. D'après les calculs de Borisow, la force digestive de la pepsine est en raison directe des racines carrées de la longueur de l'albumine digérée. Si un liquide digère 4 fois plus d'albumine qu'un autre, sa pepsine est 2 fois plus active que celle de l'autre liquide. M. Samoyloff (1) a trouvé ce procédé très pratique et l'a beaucoup employé dans le laboratoire de J.-P. Pawlow.

Pour éviter la formation de bulles dans le bloc d'albumine et sa coagulation inégale, M. Kirikow (2) recommande de procéder de la manière suivante. On remplit un tube étroit de blanc d'œuf et on y plonge des pipettes d'un millimètre de diamètre, lavées et desséchées ; en les introduisant lentement, on prévient la pénétration d'air. On bouche le tube sans y laisser de l'air et on le porte dans un vase rempli d'eau froide. L'eau est chauffée graduellement jusqu'à 95°-96°, puis elle est refroidie. A ce moment seulement on enlève les pipettes en cassant le tube et on les débarrasse de l'albumine adhérente à la surface extérieure. Les pipettes lavées et séchées sont conservées dans la glycérine et de nouveau lavées et séchées avant de servir ; elles

____

(1) Samoylow, *Société des méd. russes à Saint-Pétersbourg, Vratch*, 1893, p. 1232.

(2) N. N Kirikow, *Le Suc gastrique dans les mal. du foie et dans le diabète*, Thèse de Saint-Pétersbourg, 1894, p. 50.

sont coupées en morceaux de $1^{cm},5$ de longueur. Pour augmenter la sensibilité de la réaction, M. Kirikow a employé, au lieu du blanc d'œuf, du sérum de sang épaissi jusqu'à la moitié de son volume par une évaporation à 50° C. et filtré. La sensibilité de la réaction de l'albumine de sérum est 2 à 3 fois plus grande que celle des pipettes de Mette.

M. Linossier (1) a comparé divers procédés de dosage de la pepsine et il donne la préférence à celui de Mette. Cet auteur insiste également sur l'importance de la formule de Borisow à savoir que les quantités d'albumine digérée varient comme les racines carrées des quantités de pepsine. Ses expériences personnelles ont montré que les variations de la pepsine sont de même sens que celles de l'acide chlorhydrique, sans leur être rigoureusement parallèles. (Voir aussi les expériences d'Oppler). Les rapports des quantités de pepsine aux quantités de HCl ont varié de 1 à 6. Comme Oppler, et contrairement à Kœvesi et Gintl (2), il a trouvé une augmentation de la pepsine au cours de l'hyperchlorhydrie.

5° **Procédé de Hammerschlag** (3). — On prépare deux échantillons de 10 cmc. chacun d'une solution d'albumine à 1 p. 100, additionnés d'HCl libre à 4 p. 1000. Un de ces échantillons est mélangé avec 5 cmc. d'eau, l'autre avec le même volume du liquide gastrique à examiner. Les deux mélanges restent à l'étuve pendant une heure et sont ensuite examinés, à l'aide de l'albuminimètre d'Esbach, au point de vue de leur richesse en albumine. L'échantillon qui sert de témoin indique la teneur primitive en albumine, et la différence entre les deux donne la quantité d'albumine digérée. Le rapport entre la quantité d'albumine

(1) G. Linossier, *Journ. de Physiol.*, mars 1899.
(2) Gintl, *Arch. für Verdauungskr.*, t. IV, p. 251, 1898.
(3) Hammerschlag, *Intern. klin. Rundschau*, n° 39, 1894.

digérée et la quantité initiale sert de mesure à la puissance
digestive.

Les recherches de Schüle (1), entreprises avec le procédé
de Hammerschlag sur six personnes bien portantes, ont
montré que la puissance digestive ainsi mesurée varie
entre 60 et 70 0/0. La quantité des ingesta n'a pas d'influence
sur la sécrétion de la pepsine, pas plus que sur l'intensité
de la sécrétion chlorhydrique. Par contre, l'activité de la
pepsine augmente à mesure que le processus digestif suit
son cours et présente, sous ce rapport, une certaine analogie avec la sécrétion de l'HCl.

M. Gintl (2) considère le procédé de Hammerschlag
comme excellent pour le clinicien et le praticien. Si le procédé de Oppler est plus rigoureux, il n'est pas nécessaire
dans la pratique d'avoir de résultats aussi exacts, parce que
les variations physiologiques de la pepsine sont plus grandes
que la cause d'erreur qui peut résulter de l'emploi du procédé de Hammerschlag. L'auteur a vu, en effet, que les valeurs de la pepsine variaient entre 85 0/0 et 96 0/0, dans la
digestion normale. Ni dans l'ulcère rond ou l'hyperchlorhydrie, ni dans la gastroptose, ni dans l'anémie, la chlorose ou la neurasthénie, l'auteur n'a trouvé de valeurs ty-
piques pour la production de la pepsine. Dans le cancer,
elle peut être fortement diminuée ou se rapprocher de la
normale. Dans le cancer consécutif à l'ulcère, la pepsine
ne paraît pas diminuée, de même que l'HCl libre n'est pas
diminué dans la plupart de ces cas. Mais même la diminution de la pepsine dans le cancer non consécutif à l'ulcère
n'a rien de caractéristique, puisqu'on peut trouver pour la
pepsine toutes les valeurs, depuis zéro jusqu'à la normale,
dans les cas d'hypochylie et d'achylie. En règle générale,
même avec une diminution ou abolition de la sécrétion

(1) A. Schüle, *Zeitschr. für klin. Med.*, t. XXXIII, p. 538, 1897.
(2) Fr. Gintl, *Arch. für Verdauungskr.*, t. IV, p. 251, 1898.

chlorhydrique, la production de pepsine peut être bien conservée.

Les recherches de Kœvesi (1) faites avec le procédé de Hammerschlag ont donné les résultats suivants. A l'état normal, la proportion de pepsinogène dans le contenu stomacal, une heure après le repas d'Ewald-Boas, varie entre 50 et 60 0/0. Il n'y a aucun parallélisme entre la sécrétion de l'HCl libre et le pepsinogène. Dans les liquides gastriques pauvres ou dépourvus de HCl, la quantité de pepsinogène est, à de rares exceptions près, diminuée, mais cette diminution ne correspond nullement à celle de l'HCl. Les altérations de structure du tissu gastrique ont une influence moins considérable sur la sécrétion du pepsinogène que sur celle de l'acide chlorhydrique. Dans les cas de dilatation et d'atonie, d'origine diverse, la sécrétion pepsinogénique demeure intacte, tandis qu'elle est diminuée dans les dilatations d'origine cancéreuse.

Troller (2) a modifié le procédé de Hammerschlag de la manière suivante : à une solution au centième de protogène (albumine durcie dans du formol) faite à l'aide d'acide chlorhydrique décinormal, on ajoute du suc gastrique (10 centim. cubes de solution de protogène et 3 cent. cubes du suc gastrique) ; le témoin contient de l'eau distillée au lieu de suc gastrique. Au bout d'une heure de séjour à l'étuve à 37°, on laisse refroidir le mélange, on ajoute le réactif d'Esbach et, au bout de 24 heures, on calcule le pouvoir peptonisant d'après la différence des dépôts.

A l'aide de ce procédé, Troller a pu montrer que la pepsine passait à l'état normal dans l'urine et que la richesse de la pepsine dans l'urine suivait une marche parallèle à celle dans le suc gastrique ; d'où un moyen de juger de la force digestive de l'estomac d'après la teneur de l'urine en substances peptonisantes.

(1) Geza Kœvesi, *Arch. für Verdauungskr.*, t. V, p. 190, 1899.
(2) Jul. Troller, *Arch. für Verdauungskr.*, t. V, p. 151, 1899.

6° **Procédé de Oppler** (1). — Ce procédé basé sur le dosage, par la méthode de Kjeldahl, de l'albumine digérée à l'étuve en présence du suc gastrique que l'on veut étudier, est beaucoup plus rigoureux, mais il ne se prête pas aux besoins cliniques. Pour plus de détails nous sommes obligés de renvoyer le lecteur à l'original.

Les expériences de Oppler sur la digestion artificielle ont encore une fois montré que l'action de la pepsine est d'autant plus faible que la sécrétion est plus pauvre en HCl et d'autant plus forte que cette sécrétion est plus riche en HCl, fait connu depuis longtemps ; mais ce qui l'est moins, c'est qu'il n'y a pas de parallélisme absolu entre l'activité de la pepsine et la richesse en acide chlorhydrique du suc gastrique.

Dosage de la propepsine. — Si l'on veut étudier séparément la pepsine et la substance pepsinogène, on peut mettre à profit le fait découvert par Langley à savoir que le carbonate de soude détruit la pepsine, alors qu'il reste sans action sur son zymogène. Pour doser la propepsine, on détruit d'abord la pepsine à l'aide du carbonate de soude, puis on ajoute de l'HCl en proportion convenable pour transformer la propepsine en pepsine et on procède à un essai de digestion artificielle par un des procédés que nous venons de décrire.

§ 2. — LE FERMENT LAB ET SON ZYMOGÈNE

Découvert par Payen, mais bien étudié seulement par Hammarsten, ce ferment a été l'objet de travaux de la part de Joly et Filhol, Schumberg, Boas, Raudnitz, Arthus et Pagès (2) et beaucoup d'autres. Le lab coagule le lait en dédoublant la caséine. Sa sécrétion a une marche

---

(1) Oppler, *Arch. für Verdauungskr.*, t. II, p. 40, 1896.
(2) M. Arthus et C. Pagès, *Mém. Soc. de biol.*, p. 131, 1894. — Pagès, *Thèse de Paris*, 1888.

parallèle avec celle de la sécrétion chlorhydrique, mais en est tout à fait indépendante. Sa sécrétion est aussi indépendante de celle de la pepsine, ce qui peut être démontré par ce fait que dans une infusion de la muqueuse stomacale additionnée d'HCl à 3 0/0, le ferment lab est détruit par un séjour à l'étuve à 37-40°, pendant 48 heures, tandis que la pepsine est bien conservée (Boas). Le ferment lab coagule le lait rapidement en solution acide, mais il produit le même effet en un milieu tout à fait neutre ; tandis que la pepsine ne manifeste sa puissance digestive qu'en milieu franchement acide. Le ferment lab est détruit de même que la pepsine par tous les alcalis, même en faible concentration. Par contre, le zymogène du lab est très résistant vis-à-vis de la lessive de potasse ou de soude. Après avoir détruit le ferment lab par un alcali, on peut obtenir une nouvelle coagulation du lait avec le suc gastrique si l'on ajoute à ce liquide du chlorure de calcium. Il est probable que cette substance transforme le zymogène du lab en ferment actif, puisque l'alcali a laissé intact le zymogène.

A. Recherche du ferment lab.

On neutralise exactement 10 cmc. de liquide gastrique avec une solution déci-normale de soude et on ajoute la même quantité de lait cru ou bouilli, autant que possible privé de germes. Si, au bout de 10 à 15 minutes de séjour à l'étuve à 38°, le lait est coagulé et si le caillot continue à se rétracter, on peut admettre la présence du ferment lab ; mais il faut pour cela que le liquide ait conservé sa réaction neutre.

Au point de vue pratique, on peut se contenter du procédé de Leo (1). On ajoute simplement à 5 cmc. de lait deux ou trois gouttes de liquide gastrique et on met à l'étuve.

(1) Leo, *Berl. klin. Woch.*, n° 49, 1888.

La coagulation en masse du lait au bout de 10 à 15 minutes est une preuve suffisante de la présence du ferment lab, parce que la quantité d'acide contenue dans les deux ou trois gouttes de suc gastrique est trop faible pour produire le même résultat et parce que l'acide coagule le lait en grumeaux et non en masse. Toutefois, l'absence de coagulation ne prouve pas qu'il n'y ait pas de lab à raison de la petite quantité de liquide gastrique employé.

Recherche du zymogène du lab. — On alcalinise faiblement 10 cmc. de liqueur gastrique et on ajoute 2-3 cmc. d'une solution de chlorure de calcium à 1 p. 100, puis on porte le tout à l'étuve. La production d'un caillot en masse prouve qu'il y a du lab-zymogène. On peut aussi employer le procédé de Jaworski consistant dans l'extraction des ferments des cellules gastriques à l'aide d'une solution étendue d'acide chlorhydrique injectée dans l'estomac comme pour la recherche de la propepsine.

B. DOSAGE DU FERMENT LAB.

Comme pour doser la pepsine, on emploie la méthode de dilution jusqu'à ce qu'on arrive à la limite à laquelle on n'obtient plus de coagulation. MM. Boas et Trzebinski ont montré qu'à l'état normal cette limite est atteinte, pour le ferment lab, avec une dilution à 1/30 ou 1/40 et pour son zymogène avec celle au 1/100 ou au 1/150. Voici comment on procède : on recherche d'abord la puissance de coagulation du liquide gastrique strictement neutralisé, en se servant d'une série de solutions à 1/10, 1/20, etc. Le liquide employé pour la neutralisation doit être compté dans la dilution. Arrivé à la limite qui indique la force digestive du ferment, on alcalinise le même liquide avec une solution faible de soude ou de potasse et on continue de la même façon pour déterminer la puissance de coagulation du lab-zymogène.

Valeur sémiologique de la recherche des ferments digestifs.

Autant la recherche de l'HCl libre est importante dans les affections gastriques légères, autant celle des ferments digestifs peut devenir nécessaire dans les gastropathies graves. Tandis que la sécrétion chlorhydrique peut être troublée, voire même abolie d'une façon passagère dans les affections de l'estomac les plus diverses, d'origine locale, ou dues à une cause générale, un trouble dans la sécrétion des ferments indique souvent une lésion organique plus profonde des éléments glandulaires de la muqueuse gastrique. En effet, un simple trouble de la circulation ou de l'innervation de l'estomac, susceptible de provoquer des perturbations considérables dans le chimisme des acides, reste généralement sans effet sur la puissance digestive des ferments qui ne font jamais défaut en pareil cas. Tant qu'on trouve dans le liquide gastrique de l'HCl libre, la recherche des ferments n'apporte aucun élément nouveau pour le diagnostic, on peut donc s'en dispenser dans la pratique courante. — Il n'en est pas de même, lorsque l'HCl libre fait complètement défaut. Nous avons déjà insisté sur ce point que l'anachlorhydrie en elle-même n'est pas fatalement l'indice d'une lésion anatomique irréparable. C'est ici que la méthode des digestions artificielles peut devenir un moyen précieux de se renseigner sur l'état anatomique de l'appareil glandulaire.

Il résulte des recherches que M. Boas a faites, soit seul, soit en collaboration avec M. Trzebinski, que, malgré l'absence de HCl libre, le ferment lab peut avoir conservé son activité, même à une dilution de 1 p. 100 et même à 1 p. 150, et qu'un tel résultat, s'il est bien constaté, permet d'éliminer l'hypothèse d'une affection organique grave. Si cette anachlorhydrie n'est que temporaire, si l'HCl libre réapparaît à d'autres moments, il est probable qu'il s'agit d'une affection qui n'est pas irréparable. — Dans d'autres cas, la puissance digestive du ferment lab est diminuée, par exemple de moitié; le plus souvent on pourra admettre l'existence d'une gastrite catarrhale dont le pronostic est d'autant moins grave que la puissance digestive du ferment se rapproche plus de la normale. Mais, si la production des ferments est très fortement diminuée (si une dilution au 1/10e ou au 1/25e donne un résultat négatif), si même le zymogène du lab a complètement disparu, il s'agit d'une gastrite irréparable ayant amené l'atrophie des glandes et on doit penser soit au cancer de l'estomac, soit à la gastrite atrophique, soit à la dégénérescence amyloïde de la muqueuse.

Il y a lieu, cependant, de faire ici une restriction importante. Lorsque la sécrétion du suc gastrique, de l'acide et des ferments, est abolie d'une façon prolongée, état qu'on désigne sous le nom d'*achylie gastrique*, il ne faut pas toujours en conclure à une atrophie de la muqueuse. En effet, les recherches de Einhorn (1), celles de Martius et Lubarsch (2) ont démontré que l'état anatomique de la muqueuse est souvent moins grave que ne le faisait supposer l'examen clinique. Ces cas d'*achylie gastrique simple* sont curables, si la motilité de l'estomac est bien conservée, car l'intestin supplée alors à l'insuffisance des sécrétions gastriques. Même dans la vraie atrophie de la muqueuse, la cachexie peut se faire attendre longtemps, si l'intestin est intact et si l'estomac peut chasser son contenu dans le duodénum. Martius va même jusqu'à exclure l'existence du cancer dans les cas d'achylie gastrique non accompagnés de troubles moteurs. Dans ces cas, on n'observe pas non plus de fermentation lactique, bien qu'il suffise de laisser

(1) Einhorn, *Arch. für Verdauungskr.*, t. I, p. 158, 1895.
(2) Martius, *Die achylia gastrica, ihre Ursachen und ihre Folgen*. Leipzig, 1897.

une partie du contenu stomacal à la température de la chambre pour voir apparaître de l'acide lactique (Hammerschlag).

En ce qui concerne la valeur comparée de la recherche de la pepsine ou du lab, on donne généralement la préférence à l'examen de la puissance coagulante, cette dernière recherche étant plus simple, plus rapide et plus exacte ; de plus, lorsque le liquide gastrique présente une réaction alcaline sous l'influence de la salive et du suc pancréatique, la recherche du lab est le seul moyen de reconnaître s'il y a réellement du suc gastrique dans le mélange. Enfin, l'examen au point de vue du lab-zymogène peut dans certains cas avoir une plus grande valeur que celle du ferment lab parce que le premier est plus long à disparaître que le dernier. Un résultat négatif au point de vue du zymogène du lab donne le pronostic le plus grave et indique l'inanité de nos ressources thérapeutiques.

ARTICLE V

Les produits de la digestion des albumines.

La recherche des agents de la digestion, acides et ferments, est souvent complétée par l'examen des produits de cette digestion. Ces produits sont multiples et présentent les phases diverses de la transformation des albumines. Entre les albumines et les peptones on connaît toute une série de produits intermédiaires englobés sous le nom d'albumoses. Il y a quelques années on considérait comme albumoses des combinaisons protéiques non coagulables par la chaleur, mais coagulables à froid par l'acide acétique et le chlorure de sodium en excès, ainsi que par l'acide nitrique en excès ou par l'acide acétique et le ferrocyanure de potassium ; on considérait comme peptones les combinaisons albuminoïdes qu'on ne pouvait précipiter par aucun de ces réactifs. — On admet aujourd'hui, d'une façon conventionnelle, que toutes les substances protéiques précipitées par le sulfate d'ammonium sont des albumoses; tandis que celles qui restent en solution sont rangées dans la catégorie des peptones (Kühne).

Entre l'albumine et les albumoses il y a un intermédiaire appelé syntonine, premier produit de digestion, qui est une combinaison chimique de l'albumine avec l'HCl (acid-albumine). La syntonine est soluble dans les acides et les alcalis, mais insoluble dans les solutions neutres; le dépôt formé dans ces dernières solutions est dit précipité de neutralisation. La recherche de la syntonine dans le liquide gastrique est basée sur cette propriété. Il suffit de neutraliser exactement le liquide filtré pour voir apparaître un trouble ou un dépôt dû à la syntonine qui se redissout immédiatement après addition d'un alcali ou d'un acide.

Les albumoses présentent une série de corps dont les uns se rapprochent plutôt de l'albumine et les autres des peptones; les premiers s'appellent protalbumoses, les derniers deutéroalbumoses. Les protalbumoses sont précipitées de leurs solutions neutres par l'addition d'un excès de chlorure de sodium, tandis que les deutéroalbumoses restent en solution et ne sont précipitées que par l'addition d'un acide.

En général, plus les albumoses se rapprochent des peptones, et plus il devient difficile de les précipiter de leurs solutions par les réactifs chimiques. A une certaine phase de la digestion des albumoses, on a l'hémialbumose ou la propeptone. Elle est caractérisée par cette réaction que l'acide acétique concentré et une solution concentrée de chlorure de sodium en excès provoquent un trouble intense qui disparaît à chaud et reparaît après refroidissement. Un excès d'acide nitrique provoque également un trouble qui se dissout par la chaleur en donnant la réaction xanthoprotique, et qui réapparaît après refroidissement. — Cette propeptone ou hémialbumose a ceci de commun avec la syntonine que toutes les deux donnent un trouble avec l'acide acétique et le ferrocyanure de potassium. Elle a, d'autre part, de commun avec toutes les albumines, à l'exception des vraies peptones, que l'acide picrique la précipite à froid, mais elle se distingue des autres albumines en ce que le précipité de l'hémialbumose se redissout par la chaleur.

Un moyen clinique de reconnaître les divers corps albuminoïdes dans le liquide gastrique, est la réaction dite du *biuret*. Le réactif pour le biuret est composé d'une solution de potasse à 4 p. 100 et de quelques gouttes d'une solution de sulfate de cuivre, à 1 p. 1000. On ajoute d'abord la solution de potasse et ensuite le sulfate de cuivre, goutte à goutte. Si le liquide gastrique ne contient que de la syntonine ou une albumose qui n'a pas atteint la phase de digestion qui correspond à l'hémialbumose, on obtient une coloration violette qui prend une teinte bleuâtre, si l'on continue à ajouter du sulfate de cuivre. Au contraire, toutes les propeptones et les peptones prennent, sous l'influence du réactif pour le biuret, une teinte rose qui devient rouge pourpre au bout d'un instant.

Les caractères chimiques des diverses substances albuminoïdes que nous venons d'indiquer d'une façon tout à fait sommaire permettent de comprendre comment il faut procéder pour étudier les diverses phases de la digestion des albuminoïdes dans l'estomac. Le liquide gastrique est d'abord filtré et chauffé. La réaction du liquide étant acide, seule l'albumine précipite. Après filtration, on neutralise exactement le liquide et on reconnaît l'existence de la syntonine (ou acidalbumine) par la formation d'un précipité, dit de neutralisation. Après une nouvelle filtration, on ajoute au liquide filtré une égale quantité d'une solution saturée de chlorure de sodium ; le trouble obtenu est dû aux protalbumoses. On élimine celles-ci et on acidifie le nouveau liquide de filtration avec de l'acide acétique. Le nouveau précipité ainsi obtenu est constitué par des hémialbumoses ou propeptones, si ce précipité se redissout par la chaleur. Enfin, on filtre de nouveau et si le liquide de filtration traité par le ferrocyanure de potassium et l'acide acétique ne donne plus de précipité et si le réactif pour le biuret donne une coloration rose ou rouge pourpre, on a isolé les peptones. Celles-ci peuvent être, à leur tour, précipitées par le tannin, le sublimé, l'acide phospho-molybdique, l'alcool absolu, etc.

Pour isoler les peptones d'emblée, on procède de la manière suivante : après élimination de la globuline et de la syntonine par la chaleur, si nécessaire après addition d'un peu d'acide acétique, on traite le liquide filtré par une solution concentrée et neutre de sulfate d'ammonium en excès. Au bout de 24 heures toutes les albumoses sont précipitées tandis que les peptones restent en solution.

Valeur sémiologique de la recherche des albumoses et des peptones. — D'après l'ancienne définition des peptones, toute substance qui donnait avec le réactif pour le biuret une coloration rose ou rouge pourpre était considérée comme une peptone. Nous appelons aujourd'hui la plupart des corps albuminoïdes qu'on trouve dans l'estomac et qui donnent la réaction du biuret, propeptones ou hémialbumoses, tandis que les vraies peptones ou les amphopeptones de Kühne n'existent qu'en faible quantité dans le liquide gastrique. En effet, la digestion des albuminoïdes n'est qu'ébauchée dans la cavité gastrique et se continue dans l'intestin.

Or, la production des albumoses entretenue normalement par l'action combinée de la pepsine et de l'acide chlorhydrique, n'est nullement impossible en l'absence de l'HCl libre, car les acides organiques peuvent également transformer une partie des albumines et donner naissance à des albumoses. Mais il y a plus ; les divers microbes de la cavité buccale arrivés dans l'estomac contribuent pour leur part à dédoubler les albumines et à créer des corps qui donnent la réaction du biuret. Enfin, la simple cuisson des substances alimentaires, telles que la viande, les œufs, le lait, etc. transforme une partie des albumines en albumoses, voire même en peptones.

La constatation de la réaction du biuret est donc tout à fait insuffisante pour qu'on puisse en conclure que la digestion gastrique s'effectue d'une façon normale ; et cela, non seulement parce que nous n'avons plus aujourd'hui la même conception qu'autrefois sur les peptones, mais surtout parce que tous les liquides de l'estomac donnent cette réaction, que l'estomac soit sain ou malade. Toutefois, si après avoir précipité les protalbumoses, la réaction du biuret reste négative, on peut admettre un trouble sérieux de la digestion gastrique. Restera à élucider si ce trouble dépend de l'insuffisance des ferments ou bien de la suppression de la sécrétion acide, ou des deux causes réunies.

Pour juger, d'après les produits de la digestion des albuminoïdes, de l'état des fonctions gastriques, il est préférable de comparer d'une part la richesse du liquide gastrique en syntonine et protalbumoses, d'autre part sa richesse en hémialbumoses et peptones vraies. Lorsque la quantité des peptones vraies est très considérable, la digestion des albuminoïdes doit être considérée comme satisfaisante. Au contraire, quand la syntonine et la protalbumose prédominent, la digestion des substances protéiques est entravée (1). Il va sans dire que cet examen ne pourrait être fait avec utilité que dans la deuxième phase digestive, phase protéolytique, c'est-à-dire une heure environ après un repas de Ewald et Boas.

En résumé, la recherche des produits de la digestion des albumines n'a une valeur pratique que lorsque le résultat

____

(1) Boas, *Allgem. Diagn.*, p. 205, 1897.

est négatif. Quant aux méthodes d'analyse quantitative, elles sont trop compliquées pour trouver leur application dans la pathologie de l'estomac.

ARTICLE VI

Les produits de la digestion des hydrates de carbone.

La digestion des hydrates de carbone commencée dans la cavité buccale, sous l'influence du ferment salivaire, se continue dans l'estomac pendant la première phase digestive dite amylolytique. Elle est interrompue lorsque la proportion de HCl libre atteint un certain degré et se continue ensuite dans le milieu alcalin des premières parties de l'intestin grêle. L'amidon qui est le type des hydrates de carbone, passe par plusieurs phases avant de se transformer en maltose et dextrose. Ces produits intermédiaires sont l'amiduline ou amidon soluble, l'érythrodextrine et l'achroodextrine. L'iodure de potassium ioduré (iode 1, iodure de potassium 2, eau 100) est le réactif qui permet de différencier ces divers états de la saccharification de l'amidon. L'amiduline ou amylodextrine n'étant que de l'amidon soluble, donne encore avec ce réactif une coloration bleue; l'érythrodextrine donne une teinte rouge-violette ou rouge, l'achroodextrine resté incolore. L'amiduline est précipitée par l'alcool et le tannin; l'érythrodextrine et l'achroodextrine sont précipitées par l'alcool et l'éther, mais ne le sont plus par le tannin. Elles ne réduisent pas la liqueur de Fehling et ne fermentent pas sous l'influence de la levure. La maltose est soluble dans l'alcool, insoluble dans l'éther; elle réduit la liqueur de Fehling, mais ne réduit pas le réactif de Barfœd (solution acétique d'acétate de cuivre) ; la levure la fait fermenter. Enfin, la dextrose est insoluble dans l'alcool fort et l'éther et réduit les liqueurs de Fehling et de Barfoed ; la levure la fait fermenter.

Valeur sémiologique. — Avant de tirer une conclusion quelconque de la digestion des hydrates de carbone *dans l'estomac*, il faut établir que la ptyaline salivaire n'a pas perdu son activité (1), ce qui s'observe dans diverses affections générales, telles que la néphrite et le diabète, le scorbut, la maladie d'Addison (Jawein), ainsi que dans certaines affections de l'estomac (cas de Boas, Klemperer). Le repas d'épreuve ne doit pas contenir de sucre.

A l'état normal, on ne trouve plus dans l'estomac ni d'amiduline, ni d'érythrodextrine, une heure après le repas d'épreuve d'Ewald et Boas ; à ce moment, le liquide gastrique ne contient que de l'achroodextrine, de la maltose et une faible quantité de dextrose.

Toutes les modifications de la digestion des hydrates de carbone dépendent de l'évolution de la sécrétion chlorhydrique. Lorsque cette sécrétion est exagérée, l'amylolyse s'arrête à une phase initiale, de sorte qu'on trouve encore dans le liquide gastrique de l'érythrodextrine, tandis que l'achroodextrine et la maltose sont en faible quantité. M. Bouveret a fait remarquer qu'il faut faire à ce point de vue une distinction entre l'hyperchlorhydrie et l'hypersécrétion. Si l'exagération de la sécrétion chlorhydrique ne se manifeste qu'en pleine période digestive, le processus de l'amylolyse n'est pas entravé et le stade de l'érythrodextrine peut être franchi. Au contraire, dans le cas d'hypersécrétion permanente, l'estomac contient constamment une forte proportion d'HCl et la saccharification de l'amidon ne dépasse pas la phase de l'érythrodextrine.

(1) Sur les rapports de la digestion salivaire et de la digestion stomacale, voir : Sticker, *Volkmann's Samml. klin. Vortr.* n° 297, 1887. — E. Biernatzki, *Zeit. für klin. Med* , t. XXI, p. 97, 1892.

En ce qui concerne l'influence de l'hypochlorhydrie sur la transformation de l'amidon, celle-ci arrive aisément à ses termes ultimes, de sorte qu'on ne trouve dans le liquide gastrique que de l'achroodextrine et de la maltose. Enfin, si l'hyperchlorhydrie se complique de rétention gastrique, on trouve divers produits de fermentation des amylacées. En même temps, la fermentation lactique ou butyrique, en ralentissant l'action de la ptyaline sur les amylacées, permet aux hydrates de carbone de donner naissance aux produits des fermentations pathologiques : acides organiques, alcools et gaz.

D'après Talma (1), les fermentations des hydrocarbures ne sont pas une conséquence des troubles digestifs, mais bien une de ses causes les plus puissantes. Elles provoquent d'abord de l'insuffisance motrice, puis du pylorospasme et de l'hyperchlorhydrie ; celle-ci peut amener un ulcère sur lequel viendra se greffer un cancer ou qui peut se terminer par la perforation. Tout exagéré que paraît un tel raisonnement, nous l'avons cité pour montrer tous les méfaits qu'on a attribués à la déviation du type normal de la digestion des hydrates de carbone.

(1) L. Talma, *Zeitschr. für klin. Med.*, t. XXXV, p. 342, 1898.

CHAPITRE VI

LA MOTILITÉ DE L'ESTOMAC

La première phase des recherches modernes sur les troubles de l'estomac inaugurées à la suite de la découverte de la sonde gastrique a été consacrée presque exclusivement au chimisme stomacal. M. Leube avait bien, dès 1871, recherché, à l'aide de la sonde, la durée de la digestion stomacale ; mais pendant une quinzaine d'années, on a été trop préoccupé de la question de la valeur diagnostique des sécrétions de l'estomac et on a quelque peu négligé ses autres fonctions. A l'heure actuelle, nous vivons dans une période pendant laquelle toute l'attention est attirée sur les fonctions motrices de l'estomac auxquelles on tend à attribuer une importance encore plus considérable que celle qu'on attachait naguère à la sécrétion chlorhydrique. Les faits expérimentaux de Czerny (1) et Kaiser complétés par ceux de Ludwig et Ogata (2) qui ont maintenu en vie pendant longtemps des chiens dépourvus de leur estomac, les expériences analogues de Carvallo et Pachon (3) sur des chats, le fait clinique de Schlatter (4) qui, ayant extirpé complète-

(1) Czerny, *Beiträge zur operat. Chirurgie*, Stuttgart, 1878.
(2) Ogata, *Arch. für Anat. und Physiol.*, 1883, p. 89.
(3) A. Carvallo et Pachon, *Arch. de Physiol.*, 1894, p. 106.
(4) C. Schlatter, *Corresp.-blatt für schweizer Aerste*, nᵒ 23, 1897.

ment l'estomac chez une femme atteinte de cancer, lui a procuré une survie de 14 mois, ont bien montré que la sécrétion de l'estomac n'est pas indispensable à l'assimilation des substances alimentaires. Les recherches de von Noorden (1) ont d'ailleurs mis en lumière le rôle de suppléance que joue la digestion intestinale dans tous les cas où la sécrétion gastrique est insuffisante et où la peptonisation des albuminoïdes est arrêtée dans l'estomac. Au contraire, lorsque la motilité de l'estomac a subi des troubles pathologiques, on ne manque pas de constater des conséquences sérieuses pour toutes les autres fonctions de l'estomac, ainsi que pour l'état général de l'organisme. Tant que les troubles de la motilité sont légers, il n'y a que des phénomènes subjectifs du côté de l'estomac, sans que la nutrition générale soit altérée ; mais lorsque les fonctions motrices sont plus profondément atteintes, la nutrition elle-même est bientôt compromise, précisément parce que l'intestin, ne recevant pas tout le chyme gastrique, ne peut pas exercer son action de suppléance vis-à-vis de la fonction stomacale défaillante. A cette première cause de troubles vient se joindre une autre qui n'en est pas moins importante. En effet, toute rétention gastrique plus prolongée et plus persistante est suivie, à un moment donné, de fermentations pathologiques qui sont la source de la formation des substances chimiques, produits de ces fermentations, très toxiques pour l'organisme. A ce moment, les effets purement mécaniques de l'insuffisance motrice se compliquent par les effets de l'intoxication, ainsi que l'a montré M. Bouchard (2) et comme tous les cliniciens l'ont reconnu depuis.

S'il est vrai que l'acide chlorhydrique libre possède des propriétés antiseptiques (Kitasato, Strauss et Würtz) et antifermentescibles (de Bary), de sorte qu'on est allé jusqu'à

(1) v. Noorden, *Zeitschr. für klin. Med.*, t. XVII.
(2) Ch. Bouchard, *Leçons sur les auto-intoxications*, Paris, 1887.

refuser à l'estomac tout autre rôle que celui d'aseptiser le chyme alimentaire (Bunge), l'observation clinique a montré qu'en réalité les fermentations pathologiques sont dues bien plutôt à l'insuffisance de la motilité qu'aux troubles de la sécrétion chlorhydrique. En effet, tant que les fonctions motrices restent normales, l'hypochlorhydrie n'est jamais accompagnée de fermentations assez abondantes pour troubler la digestion, d'autant plus que l'intestin assure l'utilisation parfaite des substances alimentaires. D'autre part, on sait que, dans les cas d'hypersécrétion permanente, les fermentations gazeuses sont favorisées par l'accumulation des substances amylacées non digérées et que ce sont les hydrates de carbone qui fournissent la matière première pour la production des gaz (Riegel, Kuhn, Bouveret).

Pour toutes ces raisons on attribue aujourd'hui une bien plus grande importance à l'intégrité des fonctions motrices de l'estomac qu'à l'état de ses sécrétions.

Les troubles de la contractilité peuvent intéresser soit les orifices de l'estomac, soit sa tunique musculaire. En ce qui concerne les troubles moteurs des orifices, les plus importants sont naturellement ceux qui ont leur siège dans la région pylorique. Certes, il n'est pas rare de voir du côté du cardia soit de l'insuffisance, soit des spasmes (1). L'insuffisance du cardia est une condition qui favorise la régurgitation des aliments dans l'œsophage, tandis que le spasme du cardia est un facteur indispensable pour la production du tympanisme stomacal ; mais ce sont là des états qui sont surtout fréquents dans les névroses de l'estomac et qui n'entraînent pas des conséquences aussi graves pour les fonctions motrices de l'estomac que lorsque les mêmes troubles siègent au niveau du pylore. Localisés

(1) Voir à ce sujet, S. Fenwick, *Wien. med. Blœtter*, 26 mai-2 juin 1898.

au niveau du pylore, ces troubles ont des effets variables, suivant qu'il s'agit d'insuffisance ou de rétrécissement. L'insuffisance du pylore détermine habituellement une évacuation trop rapide de la cavité gastrique et n'a pas de retentissement fâcheux sur la motilité de la tunique musculaire de l'estomac. Au contraire, le rétrécissement du pylore provoque toujours une réaction du côté de la musculature stomacale qui cherche à évacuer le contenu de la cavité gastrique, et, lorsque ses efforts restent infructueux, finit par s'affaiblir. De même que le rétrécissement du cardia, celui du pylore peut être organique ou fonctionnel. Ce sont les rétrécissements organiques qui amènent le plus souvent une insuffisance motrice de l'estomac.

Le rôle prépondérant que joue le pylore dans l'éclosion des maladies de l'estomac s'explique encore mieux depuis les travaux récents qui tendent à localiser le pouvoir moteur de l'estomac exclusivement dans la partie voisine du pylore, l'*antre pylorique*. Il y aurait même un sphincter spécial qui séparerait l'antre pylorique du corps de l'estomac réduit au rôle de simple réservoir. Ce qui vient à l'appui de cette manière de voir, c'est que Moritz, ayant mesuré la tension dans les diverses parties de la cavité gastrique, a constaté que la pression dans le grand cul-de-sac est toujours faible et indépendante de la digestion, tandis que l'antre pylorique possède une pression propre pouvant aller jusqu'à 50 cent. d'eau et qui est due aux contractions des muscles de cette région (1).

Les applications de ces données à la pathologie ne se sont pas fait attendre. C'est ainsi que Michaelis (2) a fait observer que la dilatation de l'estomac à droite de la ligne médiane indique une altération plus considérable de la motilité que l'abaissement de la grande courbure à gauche de l'ombilic.

(1) Voir aussi Marbaix, *La Cellule*, t. XIV, fasc. 2, 1898.
(2) Michaelis, *Zeitschr. für klin. Med.*, t. XXXIV, p. 244, 1898.

La contractilité de la tunique musculeuse elle-même présente aussi des troubles par exagération ou par diminution (G. Sée) (1). En dehors des cas rares de gastrospasme, c'est-à-dire d'une contraction plus ou moins soutenue de l'organe tout entier, les cas les plus fréquents de l'exagération de la motilité de l'estomac sont ceux dans lesquels, à la suite de l'ingestion des aliments, le contenu stomacal passe rapidement de l'estomac dans l'intestin. Toutes ces formes de l'exagération de la motilité de l'estomac présentent relativement peu d'intérêt clinique. Mais il n'en est pas de même des diverses formes de la diminution de la contractilité de l'estomac. Ce sont elles, en effet, qui engendrent la plupart des troubles digestifs, depuis les plus légers jusqu'aux plus graves.

Depuis que l'on s'est mis à étudier les fonctions motrices de l'estomac, on ne se contente plus de l'ancienne conception de la dilatation de l'estomac, et on établit une distinction tranchée entre l'état statique de cet organe et les phénomènes dynamiques dont il est le siège. Certes, une forte dilatation de l'estomac est le plus souvent accompagnée d'un affaiblissement de sa musculature, non pas qu'il s'agisse toujours d'une faiblesse absolue, mais le plus souvent l'estomac dilaté est trop faible pour satisfaire à la tâche qu'il doit accomplir. Mais ce qui est vrai pour les cas extrêmes, ne l'est pas toujours pour les cas d'intensité moyenne.

Et d'abord, un estomac peut présenter un volume considérable sans que sa force soit nullement diminuée ; des cas de ce genre, chez des personnes qui n'offraient aucun trouble digestif, ont été décrits par M. Ewald sous le nom de *mégalogastrie*. Ces personnes peuvent ingérer et digérer de grandes quantités d'aliments sans qu'on soit autorisé à admettre chez elles une dilatation de l'estomac. D'autre part, l'estomac peut avoir un petit volume et être incapable

(1) G. Sée, *Traité des dyspepsies gastro-intestinales*, 1881.

d'évacuer son contenu dans l'intestin, comme cela s'observe dans la cirrhose avec rétraction des parois de l'estomac, dans le cancer en nappe de la paroi postérieure, dans la périgastrite étendue avec adhérences.

Mais supposons le cas où le volume de l'estomac est réellement augmenté pendant la période digestive, on n'est pas autorisé pour cela à admettre une dilatation de l'estomac. Si l'estomac conserve son volume normal à l'état de vacuité, mais se laisse distendre par une quantité normale d'aliments, on est en présence d'une simple atonie. Si, au contraire, l'estomac est flasque et de dimensions anormales, même en dehors de la période digestive, on peut considérer cet organe comme dilaté. Or, dans les deux cas la force motrice est le plus souvent affaiblie, de telle sorte qu'elle peut devenir insuffisante pour satisfaire au travail imposé par une digestion normale. Les auteurs allemands désignent communément l'affaiblissement de la motilité qui accompagne l'atonie simple, sous le nom d'*insuffisance motrice de 1er degré*; tandis que l'affaiblissement de motilité, qui accompagne la dilatation vraie, est considérée par eux comme une *insuffisance motrice de 2e degré*. Mais ce n'est pas tout. La conception d'insuffisance motrice est toute relative, car ces mots signifient que l'estomac est insuffisant pour mener à bien une digestion au point de vue mécanique, étant donné les conditions dans lesquelles il se trouve. Or, le travail mécanique à accomplir peut être normal, par exemple, lorsqu'il n'y a pas d'obstacles anatomiques, ni de troubles fonctionnels du côté du pylore et que la masse alimentaire ne dépasse pas la moyenne d'un repas ordinaire. Si, dans ces conditions, la force motrice de l'organe est insuffisante, on est en présence soit d'une atonie simple, soit d'une *dilatation atonique*. Au contraire, lorsque la tunique musculeuse présente par elle-même une force motrice considérable, mais qui est insuffisante par rapport à l'obstacle pylorique à vaincre, il s'ensuivra fatalement une dilatation de l'estomac qu'on peut désigner sous le nom de *dilatation hyper-tonique* (Riegel).

Après ces explications préliminaires, nous pouvons nous adresser à l'étude des procédés qu'on a recommandés pour examiner la motilité de l'estomac.

ARTICLE I

Procédés d'examen de la motilité de l'estomac.

1° Procédé de Leube (1). — C'est le procédé le plus ancien et qui, aujourd'hui encore, est souvent employé. Le malade prend un repas d'épreuve composé de 400 gr. de bouillon, de 200 gr. de beefsteak, de 100 gr. de pain et de 200 cnc. d'eau. Leube a montré que sept heures après ce repas l'estomac était vide, chez l'homme sain. Si, au bout de ce laps de temps, on ne ramène rien avec la sonde, et si, après avoir lavé l'estomac deux fois avec un demi-litre d'eau, on ne retire pas de particules alimentaires, on peut admettre que la force motrice est normale. Si, au contraire, on trouve encore des résidus alimentaires, on peut admettre que la force motrice est insuffisante. Il peut s'agir d'une insuffisance relative, sans que la tunique moyenne ait subi un affaiblissement de sa contractilité, par exemple, dans le cas de sténose pylorique; ou bien l'insuffisance est due à la faiblesse musculaire, comme dans les dilatations atoniques.

On peut aussi modifier le procédé de Leube de la manière suivante. On administre le déjeuner d'épreuve d'Ewald et Boas. Au bout de deux heures ce repas est digéré, c'est-à-dire éliminé dans l'intestin, chez l'homme sain. Si le cathé-

(1) v. Leube, *Spec. Diagn. der inneren Krankh.*, 1889, p. 232.

térisme de l'estomac, suivi au besoin d'un lavage, ramène au bout de ce temps des résidus alimentaires, on peut admettre une insuffisance motrice. Mais il peut arriver que ce déjeuner ne dépasse pas la force motrice de l'estomac, alors qu'un repas plus copieux ne serait pas évacué dans les délais normaux. Il peut donc être utile de faire l'essai avec un diner d'épreuve comme celui de Leube (Riegel).

Pour se renseigner sur le degré de l'insuffisance motrice, M. Boas (1) a recommandé un souper d'épreuve qui ne doit pas laisser de résidus dans l'estomac le lendemain matin. Le malade reçoit, à huit heures du soir, un souper composé de 400 cmc. de thé au lait sucré, de deux petits pains au beurre et de viandes froides à volonté. Jusqu'au lendemain matin il ne doit prendre ni aliments solides, ni liquides. Si malgré cela l'estomac contient encore le matin des substances alimentaires, on peut en conclure non seulement qu'il y a insuffisance motrice, mais que cette insuffisance est plus considérable que celle qu'on peut constater par l'évacuation au bout de sept heures ; il s'agit alors d'une insuffisance motrice du deuxième degré.

2° Procédé de Klemperer (2). — On sait que les graisses liquides ne sont pas résorbées par l'estomac et qu'elles y sont très peu modifiées. En recherchant quelle est la proportion des graisses ingérées qui a passé, dans un temps déterminé, de l'estomac dans l'intestin, on peut se rendre compte de l'état fonctionnel de la motricité stomacale. Après un lavage de l'estomac, on introduit par la sonde 100 gr. d'huile d'olive (ou en tenant compte de la légère perte subie pendant l'injection on introduit 105 gr.) ; au bout de 2 heures, on retire le contenu stomacal par le procédé d'aspiration et pour obtenir la totalité de l'huile contenue dans

(1) J. Boas, *Deut. med. Woch.*, n° 28, 1894.
(2) Klemperer, *Deut. med. Woch.*, n° 47, 1888.

l'estomac, on lave à plusieurs reprises avec de l'eau tiède. Tous les liquides de lavage sont ensuite réunis, et la séparation de l'huile d'avec l'eau est effectuée à l'aide de l'entonnoir dit séparateur. Pour éviter toute perte, on peut reprendre les restes de l'huile avec de l'éther et chasser ensuite l'éther par évaporation. L'huile ainsi purifiée est finalement pesée. Chez l'homme sain, la quantié d'huile ainsi retirée de l'estomac au bout de 2 heures est de 70 à 80 grammes ; elle est plus faible dans les cas de diminution de la force motrice.

L'auteur lui-même reconnaît que ce procédé est trop compliqué pour la pratique courante et qu'il ne peut être utilement employé que pour des recherches scientifiques.

3° Procédé de A. Mathieu et G. Hallot (¹). — On donne un repas d'épreuve composé de 60 grammes de pain rassis et du liquide suivant : huile d'amandes douces 10 grammes, gomme arabique 5 gr., sirop simple 30 gr., thé léger q. s. pour 250 cmc. L'huile est intimement émulsionnée grâce à la gomme. Le liquide est extrait de la même façon que si l'on voulait mesurer la quantité totale du liquide gastrique. On prélève toutefois un premier échantillon plus considérable et on calcule la quantité totale du contenu stomacal par le procédé Mathieu et Rémond (voir p. 183). On met alors une quantité connue de suc gastrique pur à évaporer avec du sable fin, on traite ensuite ce sable par de l'éther anhydre dans un appareil à déplacement, de façon à lui enlever toute son huile. L'éther de lavage est reçu dans une capsule tarée et pesé après évaporation de l'éther ; la différence en plus donne la quantité d'huile.

Il est facile de calculer à l'aide de cette donnée, combien il restait d'huile dans l'estomac, combien, par conséquent, il restait du liquide primitivement ingéré, combien il y a

(1) A. Mathieu et G. Hallot, *Congrès de médec. interne de Lyon*, 1894.

de liquide de sécrétion. On détermine combien, sur 100 cmc., il y a de liquide de sécrétion et de liquide ingéré.

4- Procédé de Ewald et Sievers (1). — On sait que le salol ne se modifie pas dans les milieux acides et qu'il n'est décomposé en phénol et en acide salicylique que dans l'intestin ; on peut donc mesurer le temps pendant lequel cette substance a séjourné dans l'estomac, en recherchant le moment où l'acide salicylique apparaît dans l'urine (sous forme d'acide salicylurique qui donne une coloration violette avec une solution de perchlorure de fer). En partant de cette donnée, Ewald et Sievers font prendre au malade, trois quarts d'heure après un repas d'épreuve, c'est-à-dire au milieu de la digestion, 1 gramme de salol en cachet, et recherchent dans l'urine le moment d'apparition de la réaction au perchlorure de fer. Ce moment a lieu, à l'état normal, au bout de 3/4 à 1 heure, au plus tard au bout de 1 heure 1/4. Ces auteurs admettent qu'il y a insuffisance motrice de l'estomac, si la réaction ne se montre que beaucoup plus tardivement.

Les recherches de contrôle entreprises par un certain nombre d'auteurs ont montré qu'en réalité il y avait de grandes variations dans le moment d'apparition de la réaction, soit parce que le mucus stomacal favorisait la décomposition du salol dans l'estomac, soit parce que les troubles intestinaux retardaient cette décomposition. C'est pourquoi A. Huber (2) a modifié ce procédé dans ce sens qu'au lieu de rechercher le moment d'apparition d'acide salicylurique dans l'urine, cet auteur a proposé de rechercher la durée de son élimination par les reins. Il s'est assuré qu'à l'état normal cette durée d'élimination était de 26 à 27 heures, tandis que chez les personnes atteintes d'insuffisance motrice, l'élimination se prolongeait de 3 à 12 heures au delà de ce délai normal.

(1) Ewald u. Sievers, *Therap. Monatshefte*, août 1887.
(2) A. Huber, *Corresp.-blatt für schweizer Aerzte*, n° 3, p. 63, 1890.

On commence donc à rechercher la réaction au perchlorure de fer 27 heures après l'ingestion du salol et on examine les urines de 3 heures en 3 heures, jusqu'à la disparition complète de la coloration violette de l'urine sous l'influence du réactif.

M. Linossier a montré que ce procédé exposait à des erreurs, même avec la modification de Huber. Les résultats obtenus dépendent, en effet, non seulement de l'état de la motilité de l'estomac, mais surtout de l'état de la muqueuse intestinale, ainsi que de l'état fonctionnel des reins. Les recherches récentes de M. Achard sur la perméabilité rénale montrent combien les critiques de M. Linossier étaient justifiées, mais permettent en même temps d'obvier à une de ces causes d'erreur puisqu'elles nous ont donné un moyen de déterminer d'une façon précise le degré de la perméabilité rénale. On pourrait donc combiner le procédé de Huber basé sur l'ingestion de salol par voie gastrique avec une deuxième épreuve faite plus tard et qui consisterait à déterminer la durée de l'élimination de l'acide salicylique injecté sous la peau. Il va sans dire que la quantité d'acide salicylique injectée devrait être égale à celle qui correspond à un gramme de salol. Même avec ce correctif, il resterait à éliminer les causes d'erreur qui résultent de troubles intestinaux, ainsi que du dédoublement possible du salol dans l'estomac lui-même.

3° **Procédé de Fleischer** (1). — On introduit dans l'estomac 0,10 centigr. d'iodoforme renfermé dans une capsule de gélatine, au début d'un repas d'épreuve. L'iodoforme n'étant pas soluble dans les milieux acides, mais seulement dans un milieu alcalin, on observe le moment de l'apparition de la réaction iodée, soit dans la salive, soit dans l'urine, pour juger de la rapidité avec laquelle l'iodoforme passe par

____

(1) Fleischer, *Krankh. der Speiseröhre, des Magens u. Darmes*, 1896, p. 791.

l'estomac. A l'état normal la réaction iodée se montre au bout de une heure, au plus tard au bout de 1 heure 3/4 ; tandis que dans l'insuffisance motrice elle peut être retardée et n'apparaître qu'au bout de 3 à 4 heures.

Ce procédé n'a pas pénétré dans la pratique, malgré sa grande simplicité parce qu'il est sujet à de nombreuses causes d'erreur.

6° **Procédé de Goldschmidt** (1). — Il présente de grandes analogies avec celui de Mathieu et Hallot, avec cette différence que la quantité totale du liquide stomacal est déterminée par comparaison de la densité (procédé de H. Strauss) au lieu de l'être par la comparaison de l'acidité (Mathieu et Rémond). Voici comment on procède : une certaine quantité de liquide introduite dans l'estomac est retirée au bout d'un temps déterminé, en partie à l'état de pureté, et le reste à l'état de dilution dans 50 cmc. d'eau distillée. Les deux liquides, l'un dilué et l'autre non dilué, sont filtrés et examinés au point de vue de leur densité. On recherche ensuite le nombre de centimètres cubes du suc gastrique non dilué qu'il faut ajouter à 50 cmc. d'eau distillée pour obtenir la même densité que celle du liquide dilué. Ce chiffre indique la quantité de suc gastrique resté dans l'estomac, après avoir retiré la première portion du contenu stomacal non dilué. Connaissant ainsi la quantité de liquide qui se trouve dans l'estomac au bout d'un temps déterminé, on peut juger de l'intensité du transit des liquides de l'estomac dans l'intestin.

Ce procédé expose également à des erreurs, parce que le liquide retiré de l'estomac contient une certaine proportion de mucus, de bile, peut-être même de liquide transsudé dans l'estomac qui augmentent d'autant le chiffre indiquant le liquide résiduel et diminuent d'autant la valeur de transit.

(1) Goldschmidt, *Münch. med. Woch.*, n° 13, 1897.

7° Procédé de Sœrensen et Brandeburg (1). — Dans ce procédé, la quantité du résidu stomacal est déterminée par des dosages comparés de l'azote total, par le procédé de Kjeldahl; de plus, l'albumine employée pour le repas d'épreuve a la propriété de se dissoudre dans le liquide gastrique, quel que soit son degré d'acidité, exagérée, normale ou diminuée jusqu'à zéro. Cette albumine, appelée *protogène*, n'est pas autre chose que le corps albumineux qui résulte de l'action de l'aldéhyde formique (formol) sur le blanc d'œuf.

La pratique de ce procédé est la suivante : le matin à jeun, ou après un lavage de l'estomac, on fait boire au malade 300 à 500 cmc. d'une solution de protogène à 3 0/0. Lorsqu'au bout d'une demi-heure ou d'une heure cette substance est digérée, on retire une partie du contenu stomacal par l'expression et on dilue le résidu avec 100 à 200 cmc. d'eau. On retire alors une partie du mélange, on filtre les deux liquides stomacaux et on détermine la proportion d'azote dans chacun de ces liquides dont on n'a besoin pour le dosage que 5 cmc.

La quantité du résidu stomacal est calculée de la manière suivante : posons cette quantité x et sa richesse en azote déterminée sur l'échantillon prélevé a 0/0, on aura l'azote total $= \dfrac{x.a}{100}$; si l'on trouve dans le deuxième échantillon du contenu stomacal, après la dilution avec A (100 ou 200 cmc.) d'eau une proportion d'azote b 0/0, l'azote total sera $\dfrac{(x + A).b}{100}$. Or, ces deux quantités sont égales $x.\dfrac{a}{100} = (x + A).\dfrac{b}{100}$, d'où l'on tire $x = \dfrac{Ab}{a-b}$.

L'avantage de ce procédé est une certaine rigueur et la possibilité de son exécution avec des petites quantités de suc

(1) O. Sœrensen et K. Brandeburg, *Arch. für Verdauungskr.*, t. III, 1897.

gastrique, son inconvénient la longueur des dosages. En tout cas, il faut tenir compte de la résorption gastrique, si l'on veut connaître, à l'aide de cette épreuve, l'état des fonctions motrices de l'estomac.

8° **Procédé de Sahli** (1). — Sahli a utilisé l'action durcissante de la formaline pour préparer des capsules à la gélatine, réfractaires à l'action du suc gastrique et solubles sous l'influence du suc pancréatique. On peut donner aux capsules le degré voulu de dureté (faible, moyenne et forte) qui correspond à leur solubilité décroissante dans le suc pancréatique. La gélatine ainsi modifiée a reçu le nom de *glutoïde*. Les bactéries n'attaquent pas la glutoïde et le suc gastrique à la température de 37 à 40° ne la ramollit qu'au bout de 8 heures. Après l'administration d'une capsule de glutoïde renfermant de l'iodoforme, on trouve, chez l'homme sain, la réaction de l'iode dans la salive, seulement au bout de 4 à 6 heures.

L'auteur a recommandé son procédé surtout pour reconnaître les troubles de la sécrétion pancréatique. Dans cinq cas, où la réaction faisait défaut, on a pu faire le diagnostic d'obstruction du canal pancréatique, diagnostic confirmé plus tard par l'autopsie. Quant aux conclusions que ce procédé permet de tirer sur l'état de la motilité de l'estomac, elles ne sont univoques que lorsque la réaction n'est pas retardée. On peut se servir des capsules de glutoïde non seulement pour l'administration de l'iodoforme, mais aussi pour y renfermer du salol, comme dans le procédé de Ewald et Sievers.

9° **Procédé de Winkler et Stein** (2). — Au lieu de se servir de l'iodoforme, comme Fleischer, les auteurs ont employé

(1) H. Sahli, *Deut. med. Woch.*, n° 1, 1897. — *Corresp.-blatt für schweizer Aerzte*, n°s 10-11, 1898. — *Deut. Arch. für klin. Med.*, t. LXI, p. 445, 1898.
(2) F. Winkler u. C. Stein, *Centralbl. für innere Med.*, n° 33, 1899.

l'*iodipine* dans le but d'étudier soit la motilité de l'estomac, soit la perméabilité du pylore. L'iodipine, employée d'abord par Winternitz, est une préparation obtenue par une combinaison de l'iode avec de l'huile de sésame qui ne se décompose pas dans l'estomac et ne met en liberté de l'iode que sous l'influence du suc pancréatique ou de la bile.

On administre cette substance dont on corrige le goût à l'aide d'un peu d'huile de menthe, un quart à une demi-heure après un petit déjeuner, à la dose d'une cuillerée à café, et on recherche la réaction de l'iode libre dans la salive, de 15 minutes en 15 minutes. Le papier réactif employé dans ce but est du papier amidonné récemment préparé et imprégné dans l'obscurité avec une solution de persulfate d'ammoniaque à 5 0/0.

Les résultats obtenus par les auteurs dans 45 cas sont très analogues à ceux qu'on obtient avec le procédé de Sievers et Ewald ; ici également la réaction n'apparaît pas avant une demi-heure. Par contre, le temps normal de la réaction avec le procédé de Fleischer est de 55 à 65 minutes, dans la majorité des cas ; avec le procédé de Sahli, il est, comme nous l'avons dit, de 4 à 6 heures.

10° On a employé aussi les procédés de Dehio et de Rosenbach que nous avons décrits précédemment (voir pages 145 et 142) à propos de la détermination de la situation et de la grandeur de l'estomac, pour juger de la force motrice de cet organe. Ainsi que l'a fait remarquer M. Riegel, ces procédés donnent bien une mesure de la résistance de l'estomac à la distension, mais ne peuvent pas être considérés comme une méthode pour apprécier l'état de la force motrice de cet organe.

11° M. Strauss (1) a conseillé de se servir systématiquement de l'ÉPREUVE DE FERMENTATION, pour apprécier la moti-

____

(1) H. Strauss. *Zeitschr. für klin. Med.*, t. XXVI-XXVII.

lité gastrique. La question des fermentations gastriques est trop importante pour que nous puissions la traiter ici incidemment ; nous y avons réservé un petit chapitre spécial. Faisons cependant remarquer que le même auteur (1), à propos d'un examen radiographique d'un cas de cancer de l'estomac, a émis la supposition que le résultat positif de l'épreuve de fermentation joint au passage des liquides dans l'intestin avec une rapidité normale devait faire penser à l'existence des inégalités de la surface muqueuse de l'estomac, des sillons et fentes, anfractuosités et bosselures, telles qu'elles s'observent dans l'ulcère ou le cancer de l'estomac.

12° Une autre épreuve sur laquelle M. Strauss (2) a beaucoup insisté est L'ÉPREUVE DITE DE RAISINS DE CORINTHE. La veille du jour où l'on administre le repas d'épreuve, on fait prendre au malade une certaine quantité de raisins. A la suite de l'extraction faite le lendemain, après le repas d'épreuve, on ne doit pas trouver de grains, s'il n'y a aucune rétention gastrique. Dans l'ulcère et le cancer où il y a des anfractuosités et des cryptes dans la muqueuse stomacale, l'épreuve des raisins donne un résultat positif, sans qu'il y ait d'autres signes de rétention gastrique.

Sous l'inspiration de M. Strauss, M. Tuchendler (3) a fait des recherches systématiques sur un certain nombre des malades chez lesquels il a fait comparativement l'épreuve du pouvoir fermentatif du contenu gastrique, l'épreuve de raisins et la recherche de la quantité totale du résidu alimentaire. Déjà on savait que la quantité totale du liquide gastrique une heure après le repas de Boas et Ewald, au lieu de n'être que de 40 à 60 cc. pouvait atteindre 150 cc. M. Tuchendler a trouvé que la plupart des cas où cette quantité dépassait 150 cc. étaient des cas d'hyperchlorhydrie

---

(1) H. Strauss, *Deut. med. Woch.*, n° 24, supplém., 1896.
(2) *Zeitschr. für klin. Méd.*, t. XXIX, p. 221, 1896.
(3) Tuchendler, *Deut. med. Woch.*, n° 24, 1899.

ou d'ulcére rond. Il a confirmé, en outre, que la plupart des cas dans lesquels on trouvait des résidus de grains de raisins, dans lesquels l'on obtenait un résultat positif avec l'épreuve de fermentations, en même temps que la quantité totale du résidu gastrique n'était pas exagérée, permettaient de conclure à des inégalités de la surface interne de l'estomac, inégalités dues à un ulcère ou à un cancer gastrique.

Quelle que soit l'importance de ces divers procédés d'exploration, il faut bien se rappeler que ce ne sont pas là de véritables méthodes de détermination du pouvoir moteur de l'estomac. La quantité du liquide résiduel dépend non seulement des fonctions motrices de l'estomac, mais encore de sa sécrétion de dilution (sécrétion osmotique). En réalité, la quantité du liquide résiduel ou la recherche de grains de raisins n'indiquent que le *temps de séjour* des substances alimentaires ou autres dans l'estomac (H. Strauss) (1). Quant à la valeur de l'épreuve de fermentation, un résultat positif indique non seulement qu'il y a stagnation alimentaire, mais quelquefois encore que les fonctions de sécrétion sont plus ou moins troublées (hyperchlorhydrie dans les cas de fermentations gazeuses, anachlorhydrie dans la fermentation lactique). Un résultat négatif ne prouve pas que la motilité est normale, puisque dans l'insuffisance motrice légère (atonique ou de premier degré) l'épreuve de fermentation peut donner un résultat négatif.

ARTICLE II

Les gaz de l'estomac.

Les premières recherches précises sur les gaz de l'estomac sont dues à Magendie et Chevreul qui les ont analysés sur deux suppliciés. Parmi les nombreux travaux sur ce

(1) Roth und Strauss, *Zeitschr. für klin. Med.*, t. XXXVII, p. 191, 1899.

sujet, il convient de citer surtout ceux de Naunyn et Minkowski, Planer et Tappeiner et tout particulièrement ceux
de Hoppe-Seyler (1). Kuhn, Strauss, Moritz en Allemagne,
Vauthey (2) en France ont repris cette question dans ces
dernières années, au point de vue clinique, en apportant
des contributions précieuses. Dauber (3) a, tout récemment,
fourni la meilleure étude sur l'hydrogène sulfureux dans
l'estomac.

Lorsqu'on a introduit dans l'estomac un tube en caoutchouc, on peut mesurer la tension des gaz gastriques à
l'aide d'un manomètre adapté à l'extrémité extérieure du
tube; dans ce cas, l'extrémité gastrique du tube doit se terminer par une petite ampoule en caoutchouc souple. On
peut, au contraire, recueillir les gaz pour en faire une analyse chimique, à l'aide d'un flacon de Woulf renversé (Hoppe-
Seyler) adapté à l'extrémité extérieure du tube; dans ce
cas, l'extrémité gastrique du tube est laissée libre. A mesure
que l'eau s'écoule au dehors par une des tubulures du flacon de Woulf, les matières contenues dans l'estomac arrivent dans l'appareil, entraînent avec elles les bulles de
gaz qui s'accumulent dans le fond du flacon.

La présence des gaz dans l'estomac est un fait normal,
physiologique. Leur tension, faible au niveau du cardia (6
à 8 centim. d'eau), est assez forte dans la région pylorique
(jusqu'à 50 centim. d'eau) par suite des contractions du
pylore (Moritz). La composition de ces gaz se rapproche
beaucoup de celle de l'air atmosphérique : ce qui prédomine,
c'est l'azote; on y trouve aussi de l'acide carbonique, de
l'hydrogène, du formène (CH^4). En effet, les sources principales des gaz stomacaux sont d'une part *l'air atmosphérique* dégluti, d'autre part *les fermentations* dues aux ferments figurés, microbes et levures. On admet, en outre, que

(1) Hoppe-Seyler, *Deut. Arch. für klin. Med.*, t. L, p. 82, 1892.
(2) Vauthey, *Les Gaz de l'estomac*, Thèse de Lyon, 1896.
(3) Dauber, *Arch. für Verdauungskr.*, t. III, 1897.

les gaz peuvent être exhalés et résorbés à travers la paroi gastrique, mais cette origine des gaz est moins importante que les deux précédentes. On a signalé aussi que les carbonates de la salive, décomposés par l'acide chlorhydrique de l'estomac, donnaient naissance à de petites quantités d'acide carbonique. Le gaz de marais arriverait dans l'estomac de l'intestin en forçant le pylore (Landois). Toutes ces sources des gaz jouent toutefois un rôle secondaire.

A l'état *pathologique*, la proportion des gaz dans l'estomac est fortement exagérée, en même temps que leur composition est changée. Leur accumulation dans l'estomac donne lieu à des phénomènes de flatulence, météorisme, pneumatose qui sont des phénomènes mécaniques et aux symptômes plus éloignés qu'on attribue à l'auto-intoxication (Bouchard). Parmi toutes les causes que nous venons d'énumérer pour la production des gaz dans l'estomac, il en est une qui joue en pathologie un rôle vraiment dominant, ce sont les fermentations anormales dans la cavité gastrique.

Les fermentations gazeuses dans l'estomac se font à la faveur des ferments introduits avec l'alimentation et qui appartiennent soit aux bactéries, soit aux levures. Les substances qui donnent les matériaux pour ces fermentations sont en première ligne les hydrates de carbone et en deuxième ligne seulement les albuminoïdes, tandis que les fermentations intestinales tirent leurs matériaux plus particulièrement des substances albuminoïdes,

On a beaucoup discuté sur les conditions qui favorisent ou empêchent les fermentations dans l'estomac. Il n'y a pas longtemps, on considérait la présence d'acide chlorhydrique libre comme un obstacle aux fermentations gastriques, et Bunge a poussé cette opinion jusqu'à ses extrêmes limites en ne reconnaissant à cet acide d'autre fonction physiologique que celle d'antiseptique stomacal. On a beaucoup étudié la valeur antiseptique de l'acide chlorhydrique à l'égard des microbes (Koch, Perroncito, Strauss et Würtz), in vitro. Mais de nombreux auteurs plus récents ont insisté sur les différences qu'il y a, entre les phénomènes biologiques qui se passent dans l'estomac avec ses conditions particulières et le tube d'essai. On a fait valoir que l'acide chlorhydrique se trouve dans l'estomac à l'état de combinaisons organiques et non à l'état libre (Hayem, Gilbert, Lesage, Hamburger). Il est, d'autre part, démontré que dans l'hypersécrétion avec hyperchlorhydrie les fermentations, loin d'être rares, sont au contraire constantes, pour peu que l'affection se complique d'une stase des aliments dans l'estomac. On a donc été obligé d'abandonner l'hypothèse qui attribuait les fermentations anormales à la diminution ou à la suppression de l'acide chlorhydrique dans le contenu stomacal.

Il est à peu près généralement admis aujourd'hui que, parmi les causes qui favorisent les fermentations stomacales, la plus importante sinon la seule est l'insuffisance motrice dont le premier résultat est la stagnation des aliments dans la cavité gastrique. Etant donné que les ferments, microbes et levures, se trouvent en permanence dans l'estomac, il suffit que les substances fermentescibles ne soient pas évacuées dans l'intestin, dans les délais normaux, pour que les fermentations entrent en scène. Quant au rôle des substances chimiques antiseptiques et antifermentescibles, les recherches modernes l'ont réduit aux proportions plus modestes pour ne pas dire nulles.

Et en effet, si l'on met à l'étuve, ainsi qu'ont fait d'abord Nac Naught, puis Kuhn, Strauss, Moritz, Vauthey, un ballon contenant une quantité déterminée des matières retirées de l'estomac et si l'on recueille les gaz qui se dégagent pour en faire l'analyse ; si l'on compare ainsi les résultats obtenus chez les hyperchlorhydriques et les anachlorhydriques, chez les dilatés, atones et chez les personnes dont la motricité est bonne, on reconnaît vite que la condition constante, nécessaire, indispensable pour obtenir des gaz de fermentation est d'opérer sur des matières en stagnation, sur des malades dont la motricité stomacale est compromise.

Ces résultats, tout à fait comparables à ce qu'on observe dans tous les conduits qui peuvent s'obstruer, à ce qu'on observe dans l'intestin (hernie étranglée), l'appendice (appendicite), les voies biliaires (ictères infectieux), les cavités nasales accessoires (sinusites) s'expliquent par la loi générale qui attribue aux germes (microbes, ferments) la faculté d'exagérer leurs propriétés biologiques dès qu'ils se trouvent emprisonnés dans un espace organique clos (Dieulafoy).

Les fermentations les plus fréquentes sont la fermentation lactique, butyrique, alcoolique, acétique, albuminoïde.

La fermentation lactique est due à l'action du bacille lactique (Pasteur) sur les sucres, d'après la formule suivante : $C^6H^{10}O^5 + 6O = C^3H^6O^3 + 3CO^2 + 2H^2O$, dans laquelle on suppose que l'amidon est saccarifié, puis le sucre fermenté. Il se produit ici de l'acide lactique et un gaz, l'acide carbonique.

Fermentation butyrique. — Elle est due surtout au *bacillus butyricus* (Prazmowski) et a lieu, en même temps ou à la suite de la fermentation lactique, aux dépens précisément de l'acide lactique :

$$2(C^3H^6O^3) = C^4H^8O^2 + 2CO^2 + 2H^2$$

Ici on obtient, en outre de l'acide butyrique, comme gaz, de l'acide carbonique et de l'hydrogène. — Cette fermentation a lieu aussi directement, aux dépens des hydrocarbonés, sucres ou amylacés.

$$C^6H^{10}O^5 + H^2O = C^4H^8O^2 + 2CO^2 + 2H^2$$
amidon
$$C^6H^{12}O^6 = C^4H^8O^2 + 2CO^2 + 2H^2$$
glucose
$$C^{12}H^{22}O^{11} + H^2O = 2(C^4H^8O^2) + 4CO^2 + 4H^2$$
saccharose, maltose.

Fermentation alcoolique. — Elle est due surtout aux levures, s'accomplit aux dépens des hydrocarbonés qui passent au préalable à l'état de glycose :

$$C^6H^{12}O^6 = 2(C^2H^6O) + 2CO^2$$

En outre de l'alcool, est mis en liberté de l'acide carbonique.

Fermentation acétique. — Provoquée par le *mycoderma aceti*, elle est préparée par la fermentation précédente, de même que la fermentation butyrique est préparée par la fermentation lactique. L'alcool est transformé en acide acétique, sans dégagement de nouveaux gaz :

$$C^2H^6O + O = C^2H^4O^2 + H^2O.$$

Par contre, la *fermentation de la cellulose* par le *bacillus amylobacter* donne naissance à beaucoup de gaz, surtout à de l'acide carbonique, de l'hydrogène et du formène. — La *fermentation muqueuse* dégage aussi des gaz.

M. Abelous (1) a résumé ainsi les **fermentations des albuminoïdes**, d'après A. Gautier : les bactéries diverses font d'abord subir un commencement d'hydratation à la matière organique, grâce aux ferments solubles qu'ils élaborent. Puis l'attaque devient plus vive, la décomposition moléculaire plus profonde. D'abord apparaissent quelques gaz, H^2, CO^2 et des acides gras, acétique, lactique, butyrique. Puis la matière devient fortement alcaline; il se forme de l'ammoniaque, puis une très faible quantité d'azote, une trace d'hydrogène sulfureux et de composés phosphorés volatils complexes. Au bout de quelque temps, il ne se fait plus que du CO^2 et de l'AzH^3. Alors se forment des acides amidés à poids moléculaire élevé, de la tyrosine, de l'indol, du phénol, etc., enfin des peptones plus ou moins toxiques et des

(1) *Diction. de physiol.* de Richet, 1895, art. *Albuminoïdes.*

bases alcaloïdiques. Quand les bactéries aérobies interviennent seules, il ne se produit que peu ou pas de gaz odorants.

Enfin, les fermentations à base de corps gras provoquent d'abord un dédoublement de graisses en glycérine et acides gras. Les acides gras, surtout à l'état de savons, constituent un bon milieu fermentescible qui donne naissance à CO_2, H_2, CH_4.

RECHERCHE DES GAZ DE L'ESTOMAC.

Deux catégories de procédés ont été employées. La première plus expéditive et par conséquent plus clinique, au lieu de récolter les gaz de l'estomac, soumet le contenu gastrique à une fermentation *in vitro* ; c'est l'épreuve de fermentation proprement dite. La deuxième, réservée aux recherches de laboratoire, est basée sur la récolte des gaz produits dans l'estomac même.

A. Epreuve de fermentation. — Mac Naught (1) retire le contenu gastrique 4 heures après le repas et le recueille dans un flacon en communication par un bouchon de caoutchouc et un tube recourbé avec une éprouvette renversée au-dessus d'une cuve remplie d'eau ou de mercure ; le tout est placé sur un poêle ou dans une chambre chaude. — Kuhn (2) s'est servi de tubes à fermentation de Fiebig ou bien d'un petit appareil qu'on peut mettre à l'étuve et dont la disposition est la suivante (fig. 11). Un petit flacon de 100 c. c. de capacité porte un bouchon creux taillé qui se continue avec un tube recourbé sous l'eau ou le mercure ; le gaz est recueilli dans un tube gradué. Pour éviter le passage de débris alimentaires avec les bulles gazeuses, on ajoute un peu de laine de verre à l'entrée du tube. — Moritz (3) emploie

(1) Mac Naught, *Brit. med. Journ.*, 1er mars 1890.
(2) Kuhn, *Zeitschr. für klin. Med.*, t. XXI, p. 572, 1892.
(3) Moritz, cité par Riegel, *loc. cit.*

un gros tube à essai muni d'un bouchon de caoutchouc qui
porte un petit tube deux fois coudé ; le tube est complètement rempli de la bouillie stomacale, puis fermé par le

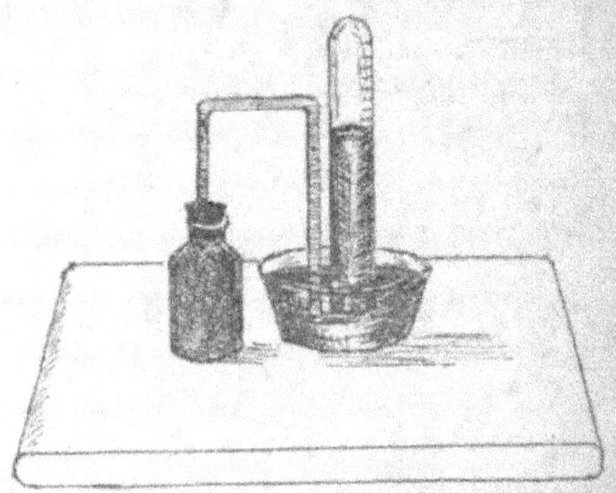

Fig. 11. — Tube à fermentation de Kuhn.

bouchon ; le petit tube coudé se remplit alors de liquide.
L'appareil, vide d'air, est retourné dans un vase quelconque.

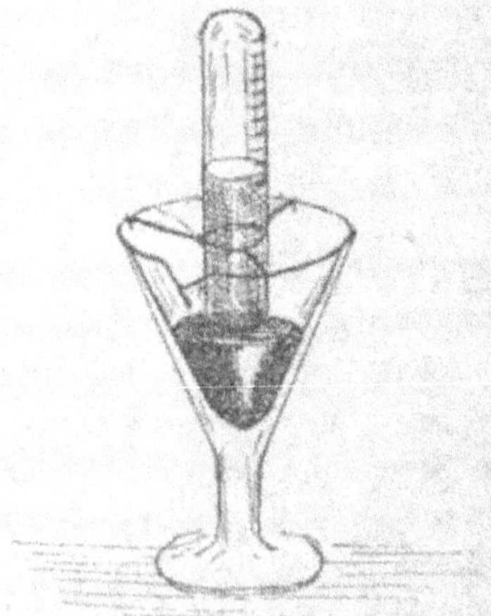

Fig. 12. — Tube à fermentation simplifié.

— Strauss emploie simplement de gros tubes à fermentation (fig. 12).

B. Récolte de gaz stomacaux. — Voici le dispositif adopté
par Hoppe-Seyler (fig. 13). Un flacon de Woulff à trois tubulures est pourvu d'un tube central qui va jusqu'au fond et ser-

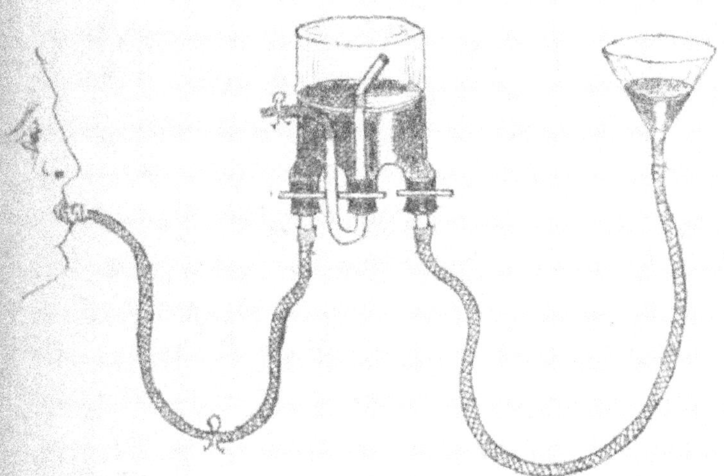

Fig. 13. — Appareil de Hoppe-Seyler pour extraire les gaz
de l'estomac.

vira à conduire les gaz de ce flacon dans un récipient spécial.
Des deux tubulures latérales, l'une est reliée à la sonde stomacale et l'autre est pourvue d'un tube avec entonnoir. Le
flacon et la sonde sont remplis d'eau par l'entonnoir. On
retourne alors le flacon un peu au-dessus du niveau de la
bouche du malade et on introduit la sonde dans l'estomac.
Puis on abaisse l'entonnoir : le contenu gastrique se répand
dans le flacon, y circule et on y trouve un liquide saturé des
mêmes gaz que ceux de l'estomac. Quand une certaine quantité de liquide a pénétré, les bulles gazeuses commencent à
s'accumuler dans le flacon au-dessus de la couche du liquide. On facilite leur expulsion par de légères pressions
sur l'épigastre. Le gaz recueilli est amené par la tubulure
centrale dans un récipient gradué. En laissant le flacon à
la température de la chambre, les gaz continuent à se déga-

ger du liquide et peuvent être conduits dans le récipient gradué. Ils sont alors soumis à l'analyse.

Cet appareil a été encore simplifié par Hoppe-Seyler et Wissel. MM. Martz et Vauthey ont décrit un dispositif encore plus simple qui est également bon (1).

L'hydrogène sulfureux dans l'estomac. — L'odeur caractéristique de l'hydrogène sulfureux permet de reconnaître facilement ce gaz dans les éructations des malades, ainsi que dans les liquides gastriques retirés par la sonde ou évacués par les vomissements. Dans ces dernières années, l'attention s'est plus particulièrement portée sur ce produit pathologique qui était déjà connu de Senator, Betz, Emminghaus (2).

Boas a remarqué qu'il se rencontrait relativement souvent dans les dilatations gastriques de nature bénigne, tandis qu'il se trouvait très rarement dans les cancers de l'estomac accompagnés de fermentation lactique (3). Dans l'occlusion intestinale, on trouve également souvent de l'H^2S dans l'estomac, soit que le gaz provient directement de l'intestin, soit qu'il est produit par le coli-bacille immigré de l'intestin dans l'estomac (4). D'après les recherches de Dauber (5), les conditions les plus favorables pour la production de ce gaz dans l'estomac sont l'insuffisance motrice de cet organe et la présence de microbes dans l'estomac, tandis que le degré d'acidité du milieu gastrique a moins d'importance, parce que les microbes producteurs de l'H^2S sont relativement résistants vis-à-vis de l'HCl. Presque toutes les anaérobies peuvent mettre en liberté l'hydrogène sulfureux dans un milieu qui contient des substances riches en soufre, comme

(1) Vauthey, *Les Gaz de l'estomac*, Lyon, 1896.
(2) Cités par Boas, *loc. cit.*, p. 224.
(3) Boas, *Centrabl. für innere Med.*, n° 3, 1895.
(4) H. Strauss, *Berl. klin. Woch.*, n° 18, 1896.
(5) Dauber, *Arch. für Verdauungskr.*, t. III, 1897.

le sont les corps albuminoïdes. Parmi les aérobies, 68 0/0
sont capables de produire l'H^2S. Les fermentations albuminoïdes et les fermentations du sucre ne sont pas empêchées
les unes par les autres, mais lorsque la solution du sucre
est trop concentrée, la formation de l'H^2S en est un peu entravée.

APPENDICE

LA RÉSORPTION DANS L'ESTOMAC

Les recherches modernes sur la résorption ont conduit
à ce résultat surprenant que l'eau n'est pas du tout résorbée
dans l'estomac, tandis que les solutions de certaines substances peuvent être résorbées jusqu'à un certain degré
(v. Mering). On admettait généralement que les substances cristalloïdes, telles que les sels et le sucre passent dans
le sang par la simple diffusion, tandis que les substances
colloïdes, comme l'albumine, le mucus, la colle seraient
résorbées par l'activité cellulaire de l'épithélium de l'estomac (Hoppe-Seyler, Heidenhain, Hofmeister). Cependant,
les recherches expérimentales de v. Mering, Moritz, Bandl,
etc., ont montré que les faits ne sont pas toujours d'accord
avec ces vues. Ayant pratiqué des fistules duodénales sur
des chiens, v. Mering (1) a prouvé que l'estomac ne résorbait pas de quantités appréciables d'eau, mais qu'il
résorbait de grandes quantités d'alcool, de plus faibles
quantités de sucre et une certaine proportion de dextrine,
de peptones, d'albumoses et de sels, proportion d'autant
plus forte que la solution est plus concentrée. En même
temps que ces substances se résorbent, l'eau est transsudée
des vaisseaux sanguins dans la cavité stomacale et cela en

____

(1) v. Mering, *Therapeut. Monatshefte*, 1893, p. 201.

quantité qui dépend de la concentration de la substance
résorbée. On a montré depuis que le liquide exsudé dans
l'estomac n'était pas simplement de l'eau, mais se rappro-
chait de la composition des liquides organiques et variait
suivant les lois de l'osmose.

En effet, les recherches contemporaines sur la concentration moléculaire des liquides de l'organisme entreprises
à l'aide de la méthode de détermination de l'abaissement
du point de congélation (cryoscopie, Raoult) ont donné
entre les mains de v. Koranyi, Winter (1), Hamburger, des
résultats fort importants qui montrent le rôle que jouent
les phénomènes de l'osmose dans le mouvement des liquides dans divers organes glandulaires, comme l'estomac, le
rein, etc. Récemment, MM. Roth et Strauss (2) ont appliqué cette méthode à l'étude de la résorption et de la sécrétion gastriques. Ils ont introduit dans l'estomac des solutions de concentration variable (hypertoniques, isotoniques
ou hypotoniques par rapport au plasma sanguin), ils ont fait
varier les substances à étudier (solutions de chlorure de sodium, de sucre, eau distillée, repas d'épreuve) et ont trouvé
que les phénomènes de résorption et de sécrétion pouvaient
être ramenés à trois processus qui se superposaient et s'intri-
quaient les uns avec les autres. Ces processus sont : 1° un
échange de liquides entre le sang et la cavité gastrique par
diffusion qui a pour but d'égaliser la tension osmotique totale des liquides du sang et de l'estomac ; 2° une sécrétion de
dilution venant de l'appareil glandulaire de l'estomac qui
tend à modifier la *tension osmotique* ou *concentration
moléculaire* des substances contenues dans l'estomac ;
3° une *sécrétion glandulaire* spécifique du suc gastrique
destinée à la digestion et contenant de l'HCl et des ferments.

(1) J. Winter, *Acad. des sciences*, 26 déc. 1892, 3, 17 juillet
1893. — *Arch. de Physiol.*, 1896, p. 114, 529.
(2) Roth und Strauss, *Zeitschr. für klin. Med.*, t. XXXVII,
p. 144, 1899.

Il résulte de ces recherches que l'activité de résorption dépend de la concentration moléculaire des solutions ingérées, mais qu'en tout état de choses, l'estomac ne fonctionne pas en vue de la résorption, mais bien en vue de la sécrétion ; tandis que la vraie résorption s'effectue dans l'intestin dont la structure et les fonctions sont adaptées à ce but spécial.

Si l'étude de la résorption a donné des résultats intéressants au point de vue physiologique, nous sommes moins bien renseignés sur les troubles de la résorption à l'état pathologique. On suppose que dans les gastrites, les dilatations de l'estomac, le cancer, il y a des modifications de cette fonction comme de toutes les autres. On a donc imaginé divers procédés cliniques pour examiner cette fonction. Malheureusement, les résultats obtenus avec ces procédés ne sont pas à l'abri de toute critique.

Procédé de Penzoldt et Faber (1). — Avant le repas d'épreuve, on fait prendre 0,20 centigr. d'iodure de potassium chimiquement pur et en particulier ne contenant pas d'acide iodique. L'iodure est administré en capsules de gélatine dont la face externe doit être préalablement débarrassée de toute trace d'iode. On recherche ensuite, toutes les deux ou trois minutes, la présence de l'iode dans la salive ou dans l'urine, à l'aide d'un papier amidonné et d'acide nitrique nitreux. Pour rechercher l'iode dans l'urine et la salive, M. Bourget (2) emploie un papier réactif préparé en plongeant du papier filtre dans une solution d'amidon cuit à 5 0/0 ; on fait sécher le papier et on trace ensuite à la surface des carrés de 5 cm. de côté. Au centre de chacun de ces carrés, on verse deux ou trois gouttes d'une solution de persulfate d'ammoniaque à 5 0 0 et on fait sécher de nou-

(1) Penzoldt und Faber, *Berl. klin. Woch.*, p. 343, n° 21, 1882
(2) Analyse in *Sem. médic.*, 7 sept. 1898.

veau à l'abri d'une lumière trop vive. Ce papier se colore
en bleu au contact de tout liquide renfermant des traces
d'iodure. Comme ce papier perd rapidement sa sensibilité,
on prépare d'avance seulement les papiers amidonnés, et on
verse le persulfate au moment de l'examen.

Chez l'homme sain, la réaction se manifeste au bout de
de 6 1/2 à 15 minutes, ou plus tard (au bout de 45 minutes)
si l'iodure a été administré après le repas (Riegel, Malinine).
— A l'état pathologique, la résorption est plus ou moins
retardée dans presque toutes les maladies de l'estomac, mais
surtout dans les cas de dilatation et de cancer de l'estomac.
C'est ainsi que, d'après Zweifel, la résorption est le plus souvent normale dans l'ulcère de l'estomac, tandis que l'apparition d'iode dans la salive est retardée jusqu'à 21 minutes
dans le catarrhe chronique de l'estomac, jusqu'à 82 minutes
dans le cancer de l'estomac et jusqu'à 120 minutes dans les
grandes dilatations.

Les recherches plus récentes de Boas et Abele ne sont
pas aussi favorables pour ce procédé. Ces auteurs ont pu
trouver des délais normaux pour la résorption dans plusieurs
cas d'ectasie bien prononcée, dans des cas anciens de gastrite chronique, tandis qu'ils ont vu, dans des affections relativement légères, des retards considérables dans la résorption.
M. Boas estime que le moment de l'apparition de l'iode dans
la salive ou dans l'urine n'est nullement l'expression du
pouvoir de résorption de l'estomac, parce que si le sel po-
tassique est décomposé dans l'estomac, le temps de la résorption s'en trouve considérablement modifié. Il admet cependant que dans les cas où l'on soupçonne une lésion grave
de la muqueuse, l'épreuve de l'iode peut rendre des services en confirmant le diagnostic.

CHAPITRE VII

EXAMEN DU CONTENU STOMACAL *(Suite)*

ARTICLE I

Examen des liquides de rétention.

Toutes les fois que la motilité de l'estomac est plus ou
moins sérieusement compromise, le contenu gastrique, au
lieu d'être évacué dans l'intestin, séjourne dans l'estomac
plus ou moins longtemps. Cet état appelé rétention gastrique peut se présenter à des degrés divers de gravité, depuis
les plus légers, dus à une simple inhibition passagère d'origine nerveuse, jusqu'aux plus graves engendrés par une
obstruction complète du pylore ou du duodénum. Beaucoup
d'auteurs distinguent deux degrés : l'un léger, l'autre grave.
Si l'estomac n'est pas vidé sept heures après un dîner d'é-
preuve composé de soupe, de pain et de viande, mais s'il est
vidé le lendemain matin, on admet une rétention légère ou
de premier degré ; tandis que si le même dîner d'épreuve
n'est pas évacué le lendemain matin, au bout de douze à
quinze heures, la rétention est considérée comme plus grave,
rétention de deuxième degré.

La rétention gastrique, pour peu qu'elle devienne durable,
conduit fatalement au vomissement, parce que l'estomac,
après une période d'efforts pour évacuer son contenu dans

l'intestin, finit toujours par se débarrasser des matières qu'il contient en les rejetant au dehors par le cardia. De même que la rétention gastrique, les vomissements sont donc une conséquence de l'insuffisance motrice. Mais si toute insuffisance motrice tant soit peu prolongée produit de la rétention gastrique d'abord et des vomissements ensuite, tous les vomissements ne sont pas dus fatalement à une rétention gastrique ou à une insuffisance motrice. Nous n'en voulons pour preuve que les cas de vomissements réflexes dus à une affection qui siège en dehors de l'estomac, ou même ceux qui sont dus à une affection gastrique, mais qui se produisent immédiatement ou peu de temps après l'ingestion des aliments. En effet, les vomissements par rétention gastrique offrent ce caractère particulier de se produire longtemps après l'ingestion des aliments, quatre à six heures après les repas, ou encore plus tard.

Si, au contraire, la rétention gastrique est légère, par exemple dans les cas de simple atonie de l'estomac, elle ne conduit pas fatalement aux vomissements, mais se manifeste seulement par une série de troubles digestifs, sensation de pesanteur, de brûlure, de flatulence, qui disparaissent à mesure que les liquides de rétention sont évacués dans l'intestin.

La rétention gastrique n'est jamais produite par les troubles de la sécrétion seule, ni par la seule diminution de l'absorption dans l'estomac. Nous avons déjà montré que, loin de jouer un rôle important dans le débit des liquides dans l'estomac, l'absorption stomacale ne s'exerçait qu'au profit de quelques substances, telles que l'alcool et le sucre, tandis que l'eau qui n'était pas évacuée par le pylore s'accumulait dans la cavité gastrique et s'augmentait des nouvelles quantités de liquides venus par transsudation des vaisseaux gastriques, peut être par l'intermédiaire des cellules épithéliales. Quant à la diminution du pouvoir sécréteur, il est vrai qu'elle peut amener un certain degré d'atonie de la tunique musculeuse, car nous savons que le suc gastrique acide est un excellent stimulant pour les contractions de la paroi stomacale. Mais, tant que la diminution du pouvoir sécréteur ne se complique pas d'un affaiblissement de la motilité de l'estomac, les aliments ingérés passent dans les délais normaux dans l'intestin, il n'y a donc pas de rétention. — Au contraire, l'hypersécrétion gastrique s'accompagne très souvent de signes de rétention gastrique; pour les uns, c'est l'hypersécrétion qui est primitive, pour les autres, elle n'est que la conséquence de la rétention. — L'affaiblissement de la motilité, qui conduit à la rétention gastrique, peut, à elle seule, réaliser les conditions nécessaires pour apporter une perturbation sérieuse dans l'évolution de la digestion chimique des substances alimentaires. En effet, la stase alimentaire est une condition nécessaire et suffisante pour mettre en train les processus de fermentations pathologiques, et cela quel que soit le type de la sécrétion digestive. Dans l'insuffisance motrice avec anachlorhydrie, ces fermentations sont dues aux bactéries diverses, ainsi qu'aux levures ; tandis que dans l'hyperchlorhydrie compliquée de rétention gastrique, les levures paraissent prédominer. Nous savons, en effet, que la fermentation lactique ne peut s'établir dans l'estomac qu'à la condition que la proportion d'acide chlorhydrique libre soit faible ou nulle. Il paraît en être de même pour la fermentation butyrique. Or, ces deux types de fermentation sont engendrés par divers bacilles dont les principaux sont aujourd'hui bien connus. Au contraire, dans les cas d'hyperchlorhydrie, les principales fermentations sont celles qui ont pour agents des levures, *saccharomycètes*, *mycoderma aceti*. Mais quel que soit le type de la fermentation, la condition essentielle pour sa réalisation est le séjour prolongé dans l'estomac de matières fermentescibles (hydrates de carbones).

La rétention gastrique peut être produite par toutes les

causes qui affaiblissent la motilité de l'estomac. Celles qui
ont une durée prolongée amènent à la longue une dilatation
permanente de l'organe. Les fermentations anormales qui
donnent naissance à la mise en liberté de divers gaz constituent un des facteurs les plus importants pour transformer
une simple insuffisance motrice qui n'est qu'un trouble fonctionnel en une dilatation stomacale qui est une véritable lésion anatomique. Ainsi la rétention contient en elle-même
les éléments les plus propices pour entretenir et aggraver
les conséquences de l'insuffisance motrice. Il y a là une
sorte de cercle vicieux, la rétention favorisant les fermentations anormales qui conduisent à la dilatation de l'estomac
laquelle, à son tour, est une nouvelle cause pour la rétention
gastrique.

Parmi les causes les plus importantes de l'insuffisance
de la motilité de l'estomac, il faut citer le rétrécissement de
l'orifice pylorique, qu'il soit d'origine cicatricielle ou produit par un néoplasme du pylore. Cette lésion conduit rapidement à la dilatation de l'estomac, et les cas les plus typi-
ques de la rétention gastrique sont dus précisément à cette
lésion.

Nous allons examiner maintenant les caractères des liquides retirés de l'estomac à un moment où cet organe devrait
être trouvé à l'état de vacuité, c'est-à-dire les caractères
des liquides de rétention. Il va sans dire que les vomissements survenus six à huit heures après le repas ou plus
tard encore peuvent être considérés comme un cas particulier de la rétention gastrique. De même que le contenu
stomacal retiré après le repas d'épreuve, les liquides de
rétention seront examinés au triple point de vue : physique,
chimique et microscopique.

La quantité. — La quantité du liquide retiré *huit à
douze heures* après les repas est très variable et dépend, en
première ligne, du degré de rétention, à moins que le ma-

lade n'ait restreint considérablement l'ingestion des aliments. Elle varie de quelques centaines de centimètres cubes jusqu'à plusieurs litres. M. Hayem qui considère le suc gastrique qu'on trouve chez les hyperchlorhydriques hypersécréteurs, même à jeun, comme une sécrétion due à la rétention gastrique, admet qu'un liquide même peu abondant peut être pathologique. Mais la plupart des auteurs exigent, pour admettre la rétention gastrique, une quantité qui dépasse 50 à 100 cmc., et des caractères indiquant qu'il ne s'agit pas d'un suc gastrique sécrété par l'estomac. — Dans la simple atonie gastrique, la quantité totale du liquide contenu dans l'estomac, six à huit heures après un repas ordinaire, est généralement moins abondante que dans les cas de vraie dilatation. En outre, un malade dont l'estomac n'est pas vide douze à quinze heures après le repas présentera une quantité de liquide plus abondante qu'un autre dont l'estomac doit être évacué six à huit heures après le dîner d'épreuve, parce que la rétention est plus prolongée. Cette plus grande abondance du liquide qu'on trouve dans les cas de rétention très prolongée, et notamment dans les grandes ectasies, s'explique par une double raison : en premier lieu, le liquide ingéré, au lieu d'être évacué dans l'intestin, s'accumule dans la poche gastrique dilatée et atone; mais, en outre, certaines substances alimentaires telles que l'alcool, le sucre, les peptones, provoquent une osmose de liquides dirigée des capillaires de l'estomac dans la cavité gastrique. L'accumulation de liquide dans la poche stomacale explique en outre la soif inextinguible que présentent habituellement les malades atteints de rétention gastrique.

La consistance de ce liquide est généralement très fluide, parce que les parties solides alimentaires non digérées sont très ramollies et délayées dans une grande quantité de liquide. La sonde ne ramène pas d'emblée tout ce qui est contenu

dans l'estomac, car les masses alimentaires mal désagré-
gées, par exemple les légumes, restent au fond de l'estomac ; et si l'on n'enfonce pas le tube gastrique jusqu'à la
grande courbure, on laisse dans l'estomac tous les résidus
solides et on ne retire que de l'eau. Quand on a enlevé par
l'expression ou par l'aspiration tout ce qu'on a pu, on lave
l'estomac à plusieurs reprises en introduisant chaque fois
1/2 à 1 litre de liquide, et l'on retire alors de nouveaux résidus alimentaires qui troublent fortement l'eau de lavage.
En général, l'orifice du tube gastrique n'est pas aussi souvent bouché par ces résidus alimentaires, que lorsqu'on
explore en pleine période digestive. Mais il arrive quelquefois, lorsque le malade a mangé des légumes quelques
jours ou quelques semaines avant l'exploration, qu'au moment où l'écoulement du liquide paraissant terminé, on retire la sonde, on trouve celle-ci coiffée par une feuille de
légume, ou l'œillère à moitié obstruée par la même substance. Même lorsque le lavage est terminé, c'est-à-dire
lorsque le liquide de lavage ressort clair, des débris alimentaires restent souvent encore emprisonnés entre les
replis de la muqueuse de la paroi postérieure de l'estomac ;
aussi M. Fleiner a-t-il recommandé de terminer le lavage
de l'estomac non pas dans la position assise du malade,
mais dans la position couchée. — Les dernières parties du
liquide de rétention sont quelquefois filantes, muqueuses
ou comparables à une solution de gomme. Il s'agit alors de
la présence d'une certaine proportion de mucus, ce que
l'on reconnaît encore par ce caractère que le liquide filtre
très lentement.

La couleur. — Le liquide peut être blanchâtre ou opalin,
grisâtre, jaunâtre ou verdâtre ; en présence de sang, suivant
la quantité et le temps qui s'est écoulé depuis l'hémorrhagie,
le liquide présente une teinte brunâtre et rappelle le marc
de café ou le chocolat. Il ne faut pas confondre cette colo-

ration avec les teintes analogues dues à la présence de vin, de café, de préparations de bismuth, de fer, etc. Après filtration, la coloration peut rester ou disparaître suivant qu'il s'agit de pigments solubles ou non.

L'odeur est surtout importante à relever pour reconnaître l'existence de fermentations anormales si fréquentes dans le cas de rétention gastrique. S'agit-il d'une odeur aigre, piquante, comme celle de vin blanc ou de vinaigre, on pensera à la fermentation acétique qui s'établit surtout dans l'hyperchlorhydrie. Au contraire, les fermentations lactique et butyrique ne sont guère possibles que dans les cas d'hyperchlorhydrie ou d'anachlorhydrie. La première ne se traduit par aucune odeur caractéristique, tandis que la fermentation butyrique, qui est moins fréquente que la fermentation lactique, se reconnaît par l'odeur de beurre rance. Toutes ces fermentations sont assez rares dans l'atonie simple, et d'autant plus fréquentes que la dilatation est plus forte. — Dans d'autres cas, il n'y a pas de fermentation anormale, mais l'odeur est fade et nauséeuse, comme, par exemple, dans le catarrhe chronique qui accompagne la dilatation. — Les cas de putréfaction des matières albuminoïdes sont bien moins communs que ceux de fermentation des amylacées ; le plus souvent cette putréfaction est occasionnée par un cancer ulcéré. — Lorsque la rétention gastrique est due à un obstacle qui siège, non au niveau du pylore, mais beaucoup plus bas, sur le trajet de l'intestin grêle, l'odeur du liquide retiré peut être fécaloïde. En même temps, on peut trouver une odeur d'œufs pourris. En effet, la présence d'hydrogène sulfuré dans l'estomac a le plus souvent une origine intestinale. Toutefois, dans la rétention gastrique, l'H_2S peut se former à la suite d'une putréfaction des matières albuminoïdes, sous l'influence des microbes anaérobies (Dauber).

Réaction de la lessive de soude. — Spitzer ayant montré que le contenu stomacal filtré prenait après l'addition de la lessive de soude ou de potasse une coloration jaune citrine, qui devient brunâtre après ébullition, Baer (1) a étudié de plus près la cause de cette réaction. Il a vu qu'elle existait toujours lorsque le liquide présentait une déviation au polarimètre à droite et faisait défaut quand la déviation était à gauche ; elle existait toutes les fois que la réaction de Trommer donnait un résultat positif. Avec un repas d'épreuve exclusivement albumineux, la réaction de soude restait négative, tandis qu'elle était très nette après un repas composé d'hydrates de carbone. Baer en a conclu que cette réaction était due à l'alimentation et indiquait l'existence dans le contenu stomacal d'hydrates de carbone. On ne peut donc attribuer à cette réaction aucune valeur diagnostique quant aux troubles fonctionnels de l'estomac, l'abondance d'hydrates de carbone n'étant caractéristique pour aucun trouble soit de la sécrétion, soit de la motilité de l'estomac.

§ 3. — TOXICITÉ DES LIQUIDES DE RÉTENTION

On sait que Brieger a retiré du liquide gastrique une toxalbumine et que MM. Bouveret et Devic ont attribué les propriétés toxiques de cette substance aux manipulations chimiques subies par le liquide gastrique. Par contre, MM. Bouveret et Devic ont montré que, chez les hyperchlorhydriques alcooliques, le même poison convulsivant pouvait se former dans l'estomac même, ce qui expliquait la fréquence relative, chez ces malades, de la tétanie d'origine gastrique. Ewald et Jacobson, Albu, Gumprecht ont également étudié le rôle des substances toxiques du contenu gastrique dans la production des accidents nerveux.

(1) A. Baer, *Berl. klin. Woch.*, n° 32, 1899.

En 1892, nous avons fait un certain nombre d'examens de la toxicité des vomissements, dans le service de notre maître, M. le professeur J. Teissier. Nous reproduisons ici quelques-unes de nos expériences.

1er CAS. — Homme âgé de 26 ans. Dilatation de l'estomac consécutive à une gastrite chronique. Hypopepsie de 1 degré avec fermentations acides, d'après la nomenclature de M. Hayem.

Examen chimique des vomissements :
Première analyse, d'après Hayem et Winter :

18 mars 1892 : A = 0,146
$\qquad$ T = 0,5767 H = 0,0073 $\Big\}$ 0,0073 ; $\alpha = \infty$
$\qquad$ F = 0,5694 C = 0

Deuxième analyse, avec un autre échantillon :

$\qquad$ A = 0,146
$\qquad$ T = 0,3504 H = 0,0292 $\Big\}$ 0,0949 ; $\alpha = 1,8$
$\qquad$ F = 0,2555 C = 0,0657

Réaction d'Uffelmann positive.

Toxicité des vomissements, le même jour : Lapin 1 kilogr. 900 reçoit dans les veines 150 cmc. du liquide filtré, mais non neutralisé et non chauffé et reste vivant. Quantité des vomissements, 5 litres. Poids du malade, 48 kgr. En admettant que c'est là la totalité du contenu stomacal, on obtient un coefficient vomitoxique inférieur à 1,32, chiffre tout conventionnel et qui n'a d'autre signification que celle de faciliter les comparaisons.

Toxicité urinaire, le même jour. Quantité d'urines par 24 h., 450 cmc.

Un lapin de 2 kgr. 225 gr. est tué par 30 cmc. d'urine. Coefficient urotoxique, 0,826.

Examen chimique du contenu stomacal : Une heure après le repas d'épreuve d'Ewald et Boas, après lavage de l'estomac la veille au soir. On retire 200 cmc. de liquide incolore qui donne avec le R. de Günzburg un résultat positif. Uffelmann, négatif.

29 mars 1892 : A = 0,132
$\qquad$ T = 0,4234 H = 0,0375 $\Big\}$ 0,1689 ; $\alpha = 0,72$;
$\qquad$ F = 0,2555 C = 0,1314

21 mars. *Epreuve de IK*, 0,20 cgr. L'iode apparaît dans la salive au bout de 30 minutes. *Epreuve de salol*, 1 gr. administré 3/4 d'heure après le repas. L'acide salicylurique apparaît dans l'urine entre 1 et 2 heures et disparaît entre 27 et 30 heures après l'ingestion.

20 mars. *Toxicité du contenu stomacal.* — Un lapin de 1 kgr. 800 gr. reçoit 60 cmc. du liquide filtré et reste vivant. Poids du malade, 48 kilogr. Coëfficient toxique du contenu après un repas d'épreuve, au-dessous de 1,250.

Examen chimique des vomissements :

25 mars 1892 : A = 0,1314
T = 0,4307 H = 0,0803
F = 0,2336 C = 0,1168 $\Big\}$ 0,1971 ; α = 0,44

Toxicité des vomissements :

Quantité des vomissements, 1500 cmc. Un lapin de 2 kg. 850 reçoit 270 cmc. du liquide filtré et succombe. Poids du malade, 48 kilogr. Coëfficient vomi-toxique, 0,330.

Dans ce cas, les vomissements ont été moins toxiques que le liquide après un repas d'épreuve d'Ewald et Boas, malgré l'existence de fermentations acides. La toxicité urinaire a été fortement augmentée.

2ᵉ CAS. — Dilatation de l'estomac.
Examen chimique des vomissements :

15 mars 1892 : A = 0,146
T = 0,7227 H = 0,0438
F = 0,6716 C = 0,0073 $\Big\}$ 0,0511 ; α = 15,0

R. Uffelmann, col. jaune. Epreuve de IK : au bout de 1 h. pas d'iode dans la salive. Epreuve de salol, élimination plus longue que 24 heures ; on ignore quand elle est finie. 2ᵉ épreuve de IK, au bout de 1 h. 1/2 pas d'iode dans la salive.

Toxicité des vomissements. — Quantité des matières vomies, 1500 cmc. Un lapin de 2 kilogr. 240 reçoit 110 cmc. de liquide filtré dans les veines, il a des convulsions légères, mais reste vivant.

3ᵉ CAS. — *Examen chimique*, 3 heures après un repas d'épreuve de Riegel. Hyperpepsie quantitative sans fermentat. acides.

11 mars 1892 : A = 0,438
                T = 1,0293 H = 0,2701 } 0,7081 ; α = 0,38
                F = 0,3212 C = 0,4380 }

Examen chimique des vomissements :

14 mars 1892 : A = 0,146
                T = 0,4645 H = 0,0411 } 0,0532 ; α = 8,75
                F = 0,4115 C = 0,0121 }

Toxicité des vomissements :

14 mars 1892. — Quantité des vomissements en 24 heures, 3 litres.

Un lapin de 1 kilogr. 800 gr. est tué par 15 cmc. de liquide filtré.

4e CAS. — *Examen chimique de vomissements :*

12 avril 1892 : A = 0,204
                T = 0,5548 H = 0,0292 } 0,2336 ; α = 0,85
                F = 0,3212 C = 0,2044 }

R. Uffelmann, résultat positif.

Toxicité des vomissements :
Lapin 2 kilogr. 600 gr. est tué par 50 cmc. de ce liquide.

Sans tirer des conclusions de ces quelques examens, nous voulons seulement souligner que les liquides vomis sont généralement assez peu toxiques, souvent moins toxiques que le liquide gastrique après un repas d'épreuve. On manque encore de matériaux suffisants pour en tirer des conclusions générales.

§ 3. — EXAMEN DU DÉPOT DE FILTRATION

Les résidus alimentaires. — Nous avons déjà insisté, à propos de l'examen des liquides retirés un certain temps après le repas d'épreuve, sur les caractères macroscopiques que peut présenter le dépôt formé après filtration, et sur leur valeur sémiologique. Ce qui est vrai pour un examen fait trois heures après un repas d'épreuve, l'est encore beaucoup plus lorsque cet examen n'est pratiqué que six à dix heures après le même repas. Mais en outre des conclusions qu'on peut tirer, de la digestion du pain ou de la viande, sur le type de la sécrétion stomacale, par excès ou par diminution, l'examen attentif des résidus alimentaires permet souvent de se rendre compte du degré de la rétention. En effet, si l'on trouve dans la bouillie stomacale certains résidus appartenant à des substances alimentaires ingérées plus ou moins longtemps auparavant, on aura une preuve d'insuffisance motrice supérieure à toutes les méthodes imaginées jusqu'à présent. Ce sont surtout les légumes et les fruits qui sont facilement reconnaissables par leurs résidus non modifiés par le suc gastrique (cellulose, grains de fruits). Dans la pratique, le malade se rappelle très bien depuis combien de temps il n'a pas mangé tel légume ou tel fruit. Voilà donc un moyen aussi simple que sûr de fixer la durée du séjour de certaines substances dans l'estomac. Si cette durée est de plusieurs semaines, on peut admettre avec beaucoup de probabilité que la rétention est due à un rétrécissement du pylore.

L'utilité pratique de la constatation de certains résidus de cellulose est si grande que M. Strauss a proposé d'ériger en méthode d'exploration l'ingestion de raisins pour étudier le temps de séjour dans l'estomac des grains de raisin. Il a même cru pouvoir tirer de cette recherche des conclusions concernant l'état anatomique de la muqueuse. En effet, lorsque la rétention pour les liquides est nulle, tandis que les grains de raisin se retrouvent dans le liquide de lavage 24 heures après l'épreuve de raisins, on est autorisé à penser à l'existence des inégalités, des plis, fissures, etc. qui retiennent au niveau de la muqueuse stomacale ces petits corps étrangers. On pensera dans ces cas à un ulcère ou à un cancer de l'estomac.

L'examen microscopique, en révélant une grande quanlité de débris alimentaires, peut mettre sur la voie du diagnostic d'une sténose sous-pylorique. D'après M. Hayem (1), on peut distinguer la sténose pylorique de la sténose sous-pylorique par les signes suivants. Dans la première, le liquide de rétention est abondant, souillé de débris alimentaires grossiers, facilement reconnaissables, et qui proviennent parfois d'aliments ingérés plusieurs jours auparavant. Dans la sténose sous-pylorique, le liquide résiduel est peu abondant, coloré plus ou moins par la bile, et les débris alimentaires qu'il contient ne peuvent être reconnus qu'au microscope.

Lorsqu'on peut éliminer l'existence d'une sténose pylorique, la présence dans les liquides de rétention (ou dans les vomissements) d'aliments déglutis plusieurs jours auparavant est un bon signe d'adhérences périgastriques (2).

Les substances anormales. — Si les caractères des liquides de rétention permettent jusqu'à un certain degré de se rendre compte de l'intensité de l'insuffisance motrice, l'examen du dépôt de filtration facilite souvent le diagnostic de la cause de cette insuffisance ; nous allons donc passer en revue les moyens de reconnaître les substances anormales capables de nous renseigner sur la cause de la rétention gastrique. Nous examinerons successivement le sang, le pus, le mucus, la salive, le suc pancréatique, la bile, les matières fécales, les parasites et les fragments de tissus.

1° Le sang. — Suivant que l'hémorrhagie est récente ou plus ancienne, le sang retiré par la sonde peut offrir une coloration plus rouge ou d'un brun foncé. La facilité avec laquelle on reconnaît le sang à l'œil nu dépend surtout de sa quantité. Une faible quantité de sang passe souvent ina-

(1) G. Hayem, *Acad. de méd.*, 18 mai 1897.
(2) A. Mathieu, *Soc. méd des hôpitaux*, janv. 1899.

perçue si elle a eu le temps de se mêler intimement au suc
gastrique, tandis qu'elle est plus facilement reconnue si
l'hémorrhagie a lieu au moment du cathétérisme. En effet,
le suc gastrique acide modifie rapidement l'aspect macroscopique du sang et lui donne une coloration qui rappelle le
marc de café ou le chocolat. Cette coloration peut cependant
être produite par diverses substances alimentaires, le vin
rouge, le café, la cannelle, ou médicamenteuses comme la
nutrose, le fer, voire même le bismuth, si le liquide stomacal contient une certaine proportion d'hydrogène sulfureux.
Si on est dans le doute sur la cause de la coloration brune
du contenu stomacal, ou si le sang s'y trouve en trop faible
quantité pour être reconnu à l'œil nu, on peut avoir recours
à l'examen microscopique, spectroscopique ou chimique.

a) Examen microscopique. — On reconnaît le sang au microscope par la constatation des globules rouges, biconcaves,
le plus souvent déjà déformés, hérissés d'épines, crénelés.
Mais l'acidité du suc gastrique déforme tellement l'aspect
morphologique des globules hématiques que, le plus souvent,
il est impossible de reconnaître le sang qui a séjourné quelque
temps dans l'estomac. Si la proportion d'acide chlorhydrique
est considérable, il peut même arriver qu'au bout d'un certain nombre de jours on trouve au microscope des cristaux
d'hémine, c'est-à-dire de chlorhydrate d'hématine. — En
revanche, si le contenu stomacal est très pauvre en acide
chlorhydrique, la forme des globules rouges est plus ou
moins conservée, et cette constatation assure immédiatement le diagnostic de l'hémorrhagie. On peut même conclure
à une faible acidité de la sécrétion gastrique par le degré
de conservation de la forme des globules rouges.

b) Examen spectroscopique. — Le liquide gastrique filtré
est d'abord examiné directement au spectroscope. Si l'on
trouve les deux raies entre D et E caractéristiques de l'oxyhémoglobine, on peut conclure ou bien que l'hémorrhagie
est récente et que l'hémoglobine n'a pas encore été modi-

fiée, ou bien que l'acidité du liquide est très faible et que l'oxyhémoglobine s'est conservée assez longtemps. Dès que le liquide contient une certaine proportion d'acide chlorhydrique libre, ou une forte proportion d'acides organiques, l'hémoglobine est transformée en chlorhydrate d'hématine insoluble dans l'eau, de sorte qu'on ne voit rien au spectroscope (Boas). Dans ce cas, on additionne quelques centimètres cubes du liquide filtré de deux à trois gouttes d'acide acétique concentré et on agite avec de l'éther. L'hématine passe dans la solution acétique éthérée et se reconnaît à sa teinte brune. Au spectroscope, la solution d'hématine donne quatre raies d'absorption : une dans le rouge, une dans le jaune, une entre le jaune et le vert et une entre le vert et le bleu. La raie dans le rouge est la plus intense, mais comme elle peut être produite également par la chlorophylle contenue dans les végétaux, il est nécessaire de provoquer la réaction de l'hémoglobine réduite, qui est plus caractéristique. D'après Weber (1), on traite, dans ce but, l'extrait éthéré de l'hématine avec une solution alcoolique de potasse et on ajoute du sulfure d'ammonium. L'hémoglobine réduite ainsi obtenue produit une teinte rouge du liquide et donne deux raies d'absorption dans le vert.

c) EXAMEN CHIMIQUE. 1° *Réaction de Heller*. — On mélange le liquide filtré avec de l'urine normale à quantités égales, on alcalinise les liquides et on fait chauffer. Les phosphates de l'urine ainsi précipités entraînent la matière colorante du sang qui donne un dépôt rouge grenat et dichroïque en couche mince. Cette teinte dichroïque permet de distinguer la coloration due au sang de celle produite par la rhubarbe, le séné et la santonine ; en présence de ces dernières substances, le liquide gastrique soumis à la réaction de Heller et exposé à l'air donne une coloration violette au bout d'un certain temps. Pour se débarrasser du chromogène d'origine

(1) H. Weber, *Berl. klin. Woch.*, n° 19, 1893.

alimentaire qui masque quelquefois la coloration du précipité des phosphates, on peut recueillir sur le filtre ce précipité et le dissoudre dans de l'acide acétique. La solution se colore en rouge, mais cette couleur disparaît par l'exposition à l'air. D'après M. Boas, la réaction de Heller n'est pas très exacte, ni très sûre.

2° *Réaction de gaiac*, réaction de Almén ou de van Deen. On ajoute à une faible quantité du liquide à examiner 1 cmc. de teinture de gaiac fraîche, et autant du mélange suivant : acide acétique 2 gr., eau distillée 1 gr., essence de térébenthine 100 gr., esprit de vin rectifié 100 gr. On agite le mélange dans un tube à essai et si le liquide à examiner contient une trace de sang, il se produit assez rapidement une coloration bleue. On peut obtenir la même réaction en mélangeant simplement la teinture de gaiac et de l'essence de térébenthine avec le liquide à examiner. Mais en présence d'HCl libre cette réaction peut faire défaut ; d'autre part, beaucoup de substances soit alimentaires, soit provenant des sécrétions (lait, végétaux, bile, salive, pus, etc.), peuvent donner la même réaction. Weber a donc proposé la modification suivante : on laisse agir sur une certaine quantité du liquide gastrique, de l'eau additionnée d'un tiers d'acide acétique glacial. On extrait ensuite avec de l'éther et on ajoute à quelques centimètres cubes de cet extrait éthéré dix gouttes de teinture fraîche de gaiac et vingt à trente gouttes d'essence de térébenthine. Après agitation, on obtient une coloration bleue violette, s'il y a du sang et une coloration rouge brunâtre, quelquefois verdâtre, s'il n'y en a pas. La réaction est plus saisissante encore si l'on extrait la matière colorante avec du chloroforme, après avoir additionné le liquide d'un peu d'eau.

3° *Réaction des cristaux d'hémine*, réaction de Teichmann. D'après Weber et Boas, la réaction de Teichmann ne donne pas de résultats très sûrs, lorsqu'on l'applique au liquide gastrique. Rappelons cependant sa technique. Une

parcelle du dépôt soupçonné de renfermer du sang est desséchée dans un verre de montre sur une petite flamme. Le
résidu est enlevé par grattage, mélangé avec une très petite

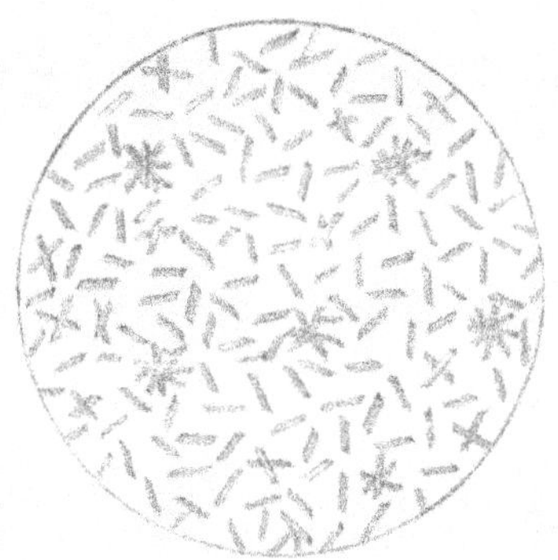

Fig. 14. — Cristaux d'hémine.

quantité de sel de cuisine en poudre et chauffé sur une lame
porte-objet, en présence d'une à deux gouttes d'acide acétique glacial. On attend l'apparition de bulles d'air et on
laisse refroidir. Si l'on examine maintenant au microscope
cette préparation, on trouve, lorsqu'il y avait du sang, des
cristaux losangiques, brun-noirâtres d'hémine ou de chlorhydrate d'hématine (fig. 14).

4° *Réaction de fer*, réaction de Korczynski et Jaworski.
On met dans une petite capsule de porcelaine une faible
quantité du sédiment brunâtre, un peu de chlorate de potasse et une goutte d'acide chlorhydrique concentré; on
chauffe doucement sur une petite flamme. Si nécessaire,
on ajoute de nouveau une goutte de HCl jusqu'à la décoloration complète du dépôt à examiner. Après évaporation
complète du chlore, on ajoute dans la capsule une ou deux
gouttes d'une solution faible de ferrocyanure de potassium.
La coloration bleue due au bleu de Prusse indique la présence de fer qui ne peut provenir que de la matière colo-

rante du sang si le malade n'a pas fait usage de préparations ferrugineuses.

La valeur sémiologique du sang dans le liquide retiré par la sonde est à peu près la même que celle du sang qu'on trouve dans le vomissement. Toutefois, on se rappellera, d'une part, que le cathétérisme de l'estomac lui-même peut devenir une cause d'hémorrhagie capillaire, il est vrai chez des sujets prédisposés ; d'autre part, que les hématémèses apparaissent aussi dans le cas où il n'y a point de rétention gastrique. Dans la pratique, on observera plus souvent des hématémèses sans rétention gastrique dans l'ulcère rond de Cruveilhier et dans l'exulceratio simplex décrite récemment par M. Dieulafoy (1), dans le cancer de la petite courbure, etc. En revanche, le cancer du pylore donne le plus souvent lieu à de la rétention gastrique caractérisée par la présence du sang dans le liquide résiduel, et cela déjà à un moment où l'hématémèse peut ne pas encore être bien accentuée. — En ce qui concerne les hémorrhagies provenant de varices œsophagiennes ou gastriques (2), elles donnent indubitablement lieu à des hématémèses qu'il faut bien connaître pour ne pas les confondre avec celles de l'ulcère et du cancer ; elles peuvent aussi être provoquées par le cathétérisme de l'œsophage. Toutefois, nous ferons remarquer que dans la cirrhose du foie il y a rarement des symptômes de rétention gastrique qui rendent nécessaire l'exploration de l'estomac longtemps après le repas d'épreuve. En effet, dans ces dernières années, on a de nouveau confirmé la constatation déjà faite par R. Bright que, dans la cirrhose atrophique du foie, l'intestin est généralement rétracté et raccourci, mais on n'a pas encore élucidé comment se comporait l'estomac dans la même affection : est-il rétracté comme l'intestin ou dilaté à la suite de l'in-

<hr>

(1) Dieulafoy, *Acad. de méd.*, 18 janv. 1898.
(2) Letulle, *Presse méd.*, 26 novembre 1898.

gestion de grandes quantités de vin et de boissons alcooliques? — Il va sans dire que si l'on a trouvé une assez grande quantité de sang à la suite d'un premier cathétérisme, on s'abstiendra de toute nouvelle exploration avec la sonde, du moins jusqu'à ce que toute trace d'hémorrhagie ait complètement disparu.

2° Le pus. — Il se reconnaît quelquefois même à l'œil nu, mais le plus souvent on est obligé de s'assurer de sa présence par la recherche au microscope des globules blancs. La constatation de pus par le cathétérisme permet bien d'éliminer sa provenance des voies digestives supérieures, mais pour être en mesure d'affirmer que ce pus a été réellement produit dans l'estomac, il faut encore éliminer la possibilité de la perforation gastrique d'un abcès d'un des organes voisins, foie, pancréas, côlon, etc. Le diagnostic du siège de la suppuration fait, la production du pus dans l'estomac même est le plus souvent due à un cancer infecté, plus rarement à un phlegmon de l'estomac. Strauss a récemment de nouveau insisté sur la valeur sémiologique du pus, pour le diagnostic du cancer.

3° Le mucus. — On ne confondra pas les glaires contenues dans les liquides de rétention avec aucune autre substance. Si elles sont contenues dans ces liquides en plus faible proportion, on a quand même l'attention attirée sur leur présence par la lenteur avec laquelle se produit la filtration. Pour s'assurer de la présence du mucus, il suffit de provoquer la réaction de la mucine, soit en additionnant d'acide acétique le liquide filtré, soit en versant du liquide filtré dans de l'acide acétique dilué. Suivant la proportion de mucus, on obtiendra un simple trouble ou bien un dépôt plus ou moins abondant. — L'examen microscopique peut également mettre sur la voie de la présence de mucus dans le liquide gastrique. Si ce liquide est riche en HCl libre, on trouvera

au microscope les cellules spirales ou en colimaçon de Jaworski. — Cet examen microscopique permet également de
se renseigner sur la provenance du mucus. En effet, en
plus forte proportion, cette sécrétion est le résultat d'un
catarrhe des glandes mucipares disséminées le long du
tractus digestif. Tout processus catarrhal s'accompagne, en
outre de la sécrétion muqueuse, d'une desquamation abondante de cellules épithéliales de la région affectée. La présence de cellules épithéliales pavimenteuses en plus forte
proportion indiquera donc que le catarrhe siège au niveau
du pharynx, tandis que les cellules cylindriques, voire
même caliciformes, témoignent de l'origine stomacale du
mucus sécrété.

En faible proportion, le mucus se rencontre dans la plupart des liquides recueillis par la sonde ; en plus forte proportion, il indique un catarrhe soit pharyngé, soit gastrique,
et s'observe surtout chez les alcooliques et chez les fumeurs.

4° Salive. — Il y a des cas dans lesquels on peut retirer de
l'estomac longtemps après un repas d'épreuve une certaine
quantité de liquide sans qu'il y ait rétention gastrique,
comme on peut trouver un peu de liquide dans l'estomac à
jeun sans qu'il y ait hypersécrétion gastrique. En examinant attentivement la bouche, on constatera alors qu'il s'a-
git d'une sialorrhée et l'examen du liquide retiré montrera
qu'en réalité ce liquide est composé de salive déglutie. On
reconnaît qu'il s'agit de salive par la réaction du sulfocyanure de potassium caractéristique pour la sécrétion des
glandes buccales. En ajoutant une solution de perchlorure
de fer au liquide filtré, on obtient une coloration rouge
lorsque la proportion de salive est assez considérable.

5° Suc pancréatique. — La présence du suc pancréatique,
en forte proportion, peut se trahir quelquefois par la réaction
alcaline du liquide examiné. Si cette réaction alcaline fait

dèfaut par suite de la présence d'une certaine quantité de suc gastrique acide, il convient d'abord d'alcaliniser le liquide filtré et de l'étudier au triple point de vue de son action sur les albumines, sur les hydrocarbures et sur les graisses.

La présence de la *trypsine* est prouvée par la réaction suivante : le liquide gastrique filtré et alcalinisé à l'aide d'une solution de bicarbonate de soude doit digérer, à la température de 39°, un fragment de blanc d'œuf cuit ou un flacon de fibrine. Dans le liquide de digestion on trouve, en outre des peptones, de la leucine et de la tyrosine. — L'existence dans ce liquide du ferment diastasique est démontrée par la saccharification des substances amylacées. Le liquide à examiner est alcalinisé avec une solution de carbonate de soude et additionné d'une petite quantité d'amidon en poudre. Au bout de plusieurs minutes de séjour à l'étuve, on obtient les réactions de la maltose et du glucose. — Pour constater le dédoublement des graisses sous l'influence du suc pancréatique, on verse dans un verre de montre quelques gouttes de liquide gastrique filtré et alcalinisé, quelques gouttes d'huile d'olive neutre et une à deux gouttes d'une solution alcoolique d'acide rosolique ou coraline. Le mélange présente une coloration violette ou rose. Après avoir couvert le mélange avec un deuxième verre de montre et réalisé une occlusion hermétique à l'aide d'une pince, on laisse le mélange une à plusieurs heures à l'étuve. Le suc pancréatique, en dédoublant la graisse, met en liberté les acides gras qui font disparaître la coloration rose de la coraline. La décoloration successive du mélange indique la rapidité de la réaction. Le dédoublement de la graisse peut se faire également sous l'influence de diverses bactéries ; mais l'action des microbes est beaucoup plus tardive, tandis que la décoloration sous l'influence du suc pancréatique commence déjà au bout d'une demi-heure ou d'une heure.

La présence du suc pancréatique dans l'estomac constatée à plusieurs reprises et d'une façon constante peut s'expliquer par l'existence d'une dislocation du duodénum ; liée aux phénomènes de rétention gastrique, elle se rapporte à un rétrécissement du duodénum, au-dessous de l'embouchure du canal cholédoque. En même temps que le suc pancréatique, le liquide gastrique présente une plus ou moins forte proportion de bile.

6° La bile. — On reconnaît, le plus souvent, la présence de la bile par la coloration verte du liquide examiné. Abandonné à lui-même, le liquide gastrique peut prendre une teinte analogue par suite de la pullulation des microbes chromogènes ; mais un liquide récemment retiré de l'estomac n'est guère coloré en vert que par la bile. Pour reconnaître de faibles quantités de bile, il est nécessaire de mettre en évidence la présence des matières colorantes de la bile, des acides biliaires ou de la cholestérine. — Les matières colorantes de la bile sont décélées par la réaction de Gmelin. Après avoir versé dans un verre à pied conique plusieurs centimètres cubes du liquide filtré, on laisse couler avec précaution, le long des parois du verre de l'acide nitrique nitreux. Au niveau du contact des deux liquides se forme alors la série des anneaux colorés parmi lesquels l'anneau vert est le seul caractéristique pour le chromogène normal de la bile. — Les acides biliaires sont reconnus par la réaction de Pettenkofer. On précipite d'abord les albumines par la chaleur ou par l'alcool. Le liquide filtré est versé en très petite quantité (quelques gouttes) dans une capsule de porcelaine, puis additionné d'un peu de sirop de sucre et de quelques gouttes d'acide sulfurique pur et concentré. En chauffant avec précaution à 60-70° c., on obtient une coloration rouge pourpre. Les albumines donnent quelquefois une réaction analogue ; pour la distinguer de la réaction de Pettenkofer, on peut étendre la solution pourprée avec beaucoup d'alcool et examiner au spectroscope. Les acides biliaires donnent deux raies d'absorption, l'une dans le vert entre D et E, l'autre dans le bleu avant F ; par contre, les albumines ne donnent pas ces raies d'absorption. — La recherche des cristaux de cholestérine se fait au microscope, après évaporation jusqu'à consistance sirupeuse du liquide gastrique, et après une nouvelle évaporation du résidu mélangé avec de l'alcool et de l'éther en excès. Les cristaux de cholestérine se caractérisent par leur forme losangique avec les découpures aux angles, leur forte réfringence, ainsi que par leurs réactions micro-chimiques.

On peut aussi déceler la présence de la bile en bloc par la réaction indiquée pour la recherche de la bile dans l'urine par un chimiste anglais, Hay. Si l'on verse dans de l'urine contenant de la bile une petite pincée de soufre en fleur, le soufre tombe rapidement au fond du verre à essai ; tandis que le soufre reste indéfiniment à la surface du liquide s'il n'y a pas de principes biliaires dans l'urine. Dans un cas d'hémoglobinurie nous avons vu également le soufre tomber au fond. Cette réaction qui rend de grands services pour la recherche de la bile dans l'urine, n'a pas encore été étudiée systématiquement au point de vue de son application au liquide gastrique.

La valeur sémiologique de la bile dans le contenu gastrique est en général très restreinte. Pour peu qu'on pousse assez loin l'aspiration ou même l'expression après avoir vidé l'estomac, on obtient, dans la majorité des cas, une certaine quantité de bile.

En effet, l'estomac vidé, la contraction du pylore cesse et la bile peut refluer dans l'estomac. On l'obtient plus facilement par le cathétérisme de l'estomac à jeun, qu'il y ait ou non hypersécrétion. Dans les cas de rétention gastrique, la présence constante de bile dans le liquide gastrique, jointe, le plus souvent, à une certaine proportion de suc pancréatique est un signe précieux de rétrécissement du duodénum au-dessous de l'ampoule de Vater (Boas). Ce rétrécissement dû, le plus souvent, à des brides péritonéales ou à la compression par des tumeurs, peut être produit par un simple déplacement du duodénum comme dans le cas de M. E. Weill (de Lyon).

7° Matières fécales. — Elles sont reconnues par l'odeur, ainsi que par la présence de divers corps chimiques qui ne se rencontrent habituellement que dans l'intestin, tels que le phénol, l'indol et le scatol. Deux causes président à l'accumulation des matières fécales dans l'estomac ; ce sont l'obstruction intestinale et une fistule gastro-intestinale qui met en communication l'estomac avec le colon transverse.

8° Parasites. — Ceux qu'on peut rencontrer dans l'estomac sont les ascarides, l'oxyure, les anneaux des ténias, l'ankylostome duodénal et plus rarement les trichines. M. Laboulbène (1) a décrit des accidents causés par le *gammarus pulex* apporté dans l'estomac d'un homme avec l'eau de boisson.

Dans d'autres cas on trouve dans les vomissements, de même que dans les selles, des larves de certaines mouches (J. Chatin) (2). Sans insister sur les faits trop anciens de noyaux de cerise, de grains d'avoine (3) qui auraient germé dans l'estomac, nous devons cependant faire mention des *corps étrangers* aussi nombreux que variés qu'on peut trouver dans la cavité gastrique. Nous renvoyons pour les détails à l'excellente revue de M. Mathieu (4) ; disons seulement que le plus souvent ces corps sont trop volumineux pour pouvoir être extraits autrement que par laparotomie et gastrotomie.

Enfin, on peut recueillir avec la sonde des *fragments de*

<hr>

(1) Laboulbène, *Bull. Acad. de méd.*, 4 janvier 1898.
(2) J. Chatin, *Bull. Acad. de méd.*, 7 sept. 1886. — Bachmann, *Deut. med. Woch.*, n° 12, 1898.
(3) Thibault, *Journal de méd., chirurgie et pharmacie*, t. XV, p. 52, 1761, cité d'après M. Mendelsohn. *Handb. der Ernährungsther.* von Leyden, t. I, p. 437.
(4) A. Mathieu, *Gaz. des hôpitaux*, n° 107, 1897.

tissus constitués soit par des lambeaux de muqueuse, soit par des parcelles néoplasiques. Nous reviendrons sur la question de leur valeur sémiologique, à propos de l'étude microscopique du dépôt obtenu après filtration du contenu stomacal.

ARTICLE II

Examen du contenu stomacal à jeun.

L'exploration gastrique après un repas d'épreuve, pratiquée en pleine période digestive, a surtout pour but d'établir l'état du chimisme stomacal, les fonctions de sécrétion. La même exploration faite plus ou moins longtemps après le repas d'épreuve est un des meilleurs procédés cliniques pour étudier l'état de la motricité de l'estomac. Ces deux épreuves seront toujours complétées par un examen à l'aide de la sonde effectué le matin à jeun, examen qui confirmera les notions déjà acquises, soit au point de vue des fonctions motrices, soit au point de vue des modifications de la sécrétion.

En effet, si le cathétérisme de l'estomac pratiqué le matin à jeun donne un résultat positif, je veux dire s'il est suivi d'une évacuation d'une certaine quantité de matières solides ou liquides, on peut se trouver en présence tantôt d'un trouble des fonctions motrices, tantôt d'un trouble des sécrétions de l'estomac. Bien plus, pour peu que la quantité des matières recueillies soit assez considérable, on pourra conclure qu'il s'agit d'un trouble pathologique d'une certaine intensité, conclusion qu'il n'est pas toujours possible de formuler par le seul examen après un repas d'épreuve.

— Lorsque les matières évacuées par la sonde contiennent une certaine proportion de substances solides, visibles à l'œil nu, le résultat n'est pas douteux : on est en présence d'une rétention gastrique due à une insuffisance motrice de l'estomac. De plus, on peut affirmer que cette insuffisance motrice appartient à la catégorie de celles qu'on appelle insuffisance de deuxième degré, et qui est liée généralement à une véritable dilatation de l'estomac avec sténose du pylore. La seule précaution à prendre est de s'assurer que le malade n'a pris aucune alimentation pendant la nuit.

Si, au contraire, le liquide recueilli le matin à jeun ne contient pas de parcelles alimentaires visibles à l'œil nu, mais seulement un liquide plus ou moins trouble ou louche, l'hypothèse de rétention gastrique n'est pas exclue, mais elle se double d'une autre hypothèse, celle d'hypersécrétion gastrique. Il va sans dire que la rétention de résidus alimentaires solides, le matin à jeun, n'est pas, non plus, en opposition avec la possibilité d'une hypersécrétion. Dans l'un et l'autre cas, il est nécessaire, pour trancher la question, de procéder à un lavage complet et soigné de l'estomac dans la soirée et de recommencer l'exploration gastrique le lendemain matin à jeun, sans que le malade ait pris une nourriture quelconque, soit solide, soit liquide, depuis le moment du lavage jusqu'à celui de l'exploration matinale. Le lavage de l'estomac sera fait, non seulement dans la position assise, mais aussi, suivant le procédé de Fleiner, dans la position couchée. On doit aussi retirer le liquide de lavage jusqu'à la dernière goutte pour éviter l'excitation de l'estomac par le liquide résiduel. Si dans ces conditions on trouve encore, le matin à jeun, une quantité de liquide qui dépasse 60 à 100 cmc., on peut admettre un état pathologique, mais qui est dû, cette fois, non plus à un trouble de la motilité, mais à un état pathologique de la sécrétion gastrique. Cet état, étudié pour la première fois par M. Reichmann en 1882 (1), appelé ensuite par cet auteur *gastrosuccor-*

____

(1) *Soc. méd. de Varsovie*, 20 juin 1882. — *Gazeta lekarska*, juin 1882.

rhée, est connu aujourd'hui sous le nom de maladie de Reichmann (Bouveret). Dans la première observation de Reichmann, le liquide obtenu le matin à jeun, après évacuation la veille, ne présentait aucun dépôt, était presque limpide, coloré en vert par l'adjonction d'une certaine quantité de bile, et mesurait de 180 à 300 cmc. Son acidité déterminée à quatre reprises différentes était, en moyenne, de 2,5 p. 1000 ; elle était due presque exclusivement à de l'acide chlorhydrique. Ce liquide contenait de la pepsine, digérait un fragment de fibrine en sept minutes, et n'était pas composé de salive déglutie, puisqu'il était incapable de saccharifier l'amidon même en une heure et demie. Depuis cette époque, l'exactitude des observations de l'auteur polonais a été vérifiée et confirmée par Riegel, Jaworski et Gluzinski, Honigmann, Bouveret et Devic et beaucoup d'autres. Il n'est pas de praticien qui n'ait eu l'occasion d'en rencontrer plusieurs cas dans sa pratique, car c'est une affection qui est loin d'être rare. Le seul moyen d'en faire le diagnostic précis est le cathétérisme de l'estomac à jeun, après un lavage la veille, et la constatation dans le liquide ainsi recueilli de l'acide chlorhydrique libre.

M. Schreiber (1) a affirmé que l'estomac pouvait sécréter du suc gastrique sans aucune excitation alimentaire et que la présence d'une petite quantité de suc gastrique dans l'estomac à jeun n'était nullement la preuve d'un état pathologique. Mais en réalité cette sécrétion physiologique, lorsqu'elle existe, est toujours trop faible, et même en tenant compte de l'excitation produite par la sonde, on ne trouve pas, chez l'homme sain, plus de 20 à 40 cmc. de suc gastrique. — D'autre part, M. Hayem soutient, depuis le Congrès de médecine interne de Lyon (2), cette idée que les observa-

(1) Schreiber, *Deut. medic. Wochenschr.*, n°⁵ 29-30, 1893 ; *ibid.* n°⁵ 18-21, 1894.

(2) G. Hayem, *Congrès de médecine interne de Lyon*, 1894. — Maladies de l'estomac. *Traité de médecine* de Brouardel et Gilbert, t. IV, p. 253.

tions rapportées par Reichmann et par les nombreux auteurs qui l'ont suivi sont des cas de sténose pylorique et que la gastro-succorrhée est une sécrétion stomacale due à l'excitation par les résidus alimentaires. Dans l'esprit de M. Hayem, l'existence de parcelles alimentaires qu'on peut déceler par l'examen microscopique est une preuve suffisante de la réalité de cette rétention gastrique. — Ni les restrictions de M. Schreiber, ni les critiques de M. Hayem n'ont pu entraîner la conviction de la majorité des auteurs, et si beaucoup parmi ces derniers se refusent à considérer l'hypersécrétion permanente comme une maladie autonome, il n'en reste pas moins acquis que c'est un syndrome clinique des mieux caractérisés. Son diagnostic repose sur un ensemble de signes subjectifs et objectifs dont la signification véritable trouve son explication dans l'exploration gastrique faite le matin à jeun. — L'hypersécrétion permanente est souvent combinée avec un trouble de la motilité, ainsi qu'il résulte des recherches de Schreiber, Boas et Rosenheim. Ce trouble de la motilité peut être dû à un spasme du pylore (A. Robin, Doyen). Il en est ainsi surtout dans le cas d'ulcère de l'estomac dans le voisinage du pylore. Mais il existe sans aucun doute des cas d'hypersécrétion hyperchlorhydrique sans rétention gastrique. Aussi M. Linossier (1), qui a récemment étudié les rapports de la maladie de Reichmann avec la sténose du pylore, distingue-t-il les quatre types pathologiques suivants : 1° la gastrosuccorrhée primitive sans sténose pylorique ; 2° la gastrosuccorrhée primitive avec sténose pylorique ; 3° la gastrosuccorrhée primitive avec ulcère et sténose du pylore ; 4° la rétention par sténose du pylore avec gastro-succorrhée secondaire.

En somme, ce qu'il faut retenir c'est que l'hypersécrétion chlorhydrique peut s'accompagner d'une sténose du pylore ou s'observer en dehors de toute sténose organique.

(1) Linossier, *Semaine médicale*, 16 février 1898.

Dans ces derniers temps, on a une tendance à dissocier l'hypersécrétion d'avec l'hyperchlorhydrie. Déjà Riegel, Fleiner, Mathieu, Johnson et Behm, Stiénon, Verhægen ont rapporté des cas d'hypersécrétion dans lesquels la quantité d'acide chlorhydrique n'a pas été augmentée. M. Fleiner a fait prendre à un malade de l'alcool ou du vin colorés avec du violet de méthyle, après lui avoir lavé l'estomac le soir. Le lendemain matin, il trouva une quantité considérable d'un liquide contenant de l'alcool, mais dépourvu de HCl libre, de sorte que le violet de méthyle n'avait pas pris la coloration bleue. — M. Mathieu (1) a distingué dès 1892 la gastrorrhée simple de la gastrosuccorrhée chlorhydrique. Dans certains cas, dit-il, il y a exagération de la sécrétion alors que le suc gastrique a perdu ses propriétés chimiques et surtout son acidité chlorhydrique. Il ajoute qu'il est difficile de faire la part de la salive dans le liquide accumulé dans l'estomac. — Verhægen a également vu des cas d'hypersécrétion sans hyperchlorhydrie. — Mais l'observation la plus probante est celle de Stolz (2) qui a trouvé, dans un cas de cancer de pylore, une hypersécrétion très considérable avec une forte diminution de la sécrétion de l'acide chlorhydrique.

Au lieu du suc gastrique riche en HCl libre, l'estomac peut contenir à jeun une certaine quantité de mucus. Il existerait donc à côté de l'hypersécrétion chlorhydrique une hypersécrétion muqueuse continue, si le fait signalé par Dauber venait à être reconnu comme n'étant pas exceptionnel.

Enfin, on peut trouver dans l'estomac à jeun une assez grande quantité de bile, par exemple dans le cas de reflux permanent de la bile décrit pour la première fois

(1) A. Mathieu, *Traité de médec.* de Charcot et Bouchard, t. III, p. 261, 1892.
(2) A. Stolz, *Zeitschr. für klin. Med.*, t. XXXVII, p. 282, sqq. 1899.

par Riegel (1). Il faut, d'ailleurs, distinguer sous ce rapport trois catégories de cas. Dans la première catégorie, il s'agit d'une faible quantité de bile évacuée dans l'estomac, à la faveur du relâchement du pylore, sans aucune signification pathologique, comme cela arrive souvent à la suite d'un cathétérisme prolongé de l'estomac. La deuxième catégorie est représentée par les cas de reflux permanent de la bile (Riegel) produits quelquefois par un simple déplacement du duodénum au-dessus du niveau de l'orifice pylorique (E. Weill) (2). Enfin, dans une troisième catégorie de faits, la bile s'écoule dans l'estomac en même temps que le contenu intestinal par suite d'une obstruction de l'intestin grêle produite par des adhérences, torsions, néoplasmes, etc. M. Boas a réuni sous le nom de suc entérique l'ensemble de la bile, de la sécrétion pancréatique et de la sécrétion intestinale, qui offre l'aspect, lorsqu'il n'est pas mélangé avec la sécrétion gastrique, d'un liquide verdâtre, visqueux, légèrement gélatineux. Ce liquide présente les propriétés de la sécrétion pancréatique, car il peptonise, en milieu alcalin, les albumines, transforme l'amidon et les glycogènes en maltose et dextrose et dédouble les graisses. La présence constante du suc entérique dans l'estomac à jeun est une preuve de l'obstruction intestinale. M. Boas (3) a encore montré que si le suc entérique qu'on rencontre ainsi constamment dans l'estomac est privé des propriétés digestives qui caractérisent la sécrétion pancréatique, on peut admettre soit une affection du pancréas, soit une obstruction du canal de Wirsung.

Dans une autre série de cas, on trouve dans l'estomac à jeun une certaine quantité de salive reconnaissable par sa réaction avec le perchlorure de fer. Il s'agit, le plus souvent, d'une affection de la cavité buccale, tandis que la sia-

(1) F. Riegel, *Zeitschr. für klin. Medic.*, t. XI.
(2) E. Weill, *Lyon médical*, t. LXV, pp. 463, 499, 1890.
(3) J. Boas, *Deut. medic. Woch.*, n° 28, 1891.

lorrhée d'origine pancréatique est tout au moins discutable. M. Martynoff (1) a soumis à une critique serrée la réalité des faits de salivation dite pancréatique.

La présence de mucus dans l'estomac à jeun est liée à une pharyngite chronique ou à une gastrite catarrhale. Les vomissements matinaux des alcooliques se produisent habituellement à jeun, et les matières vomies offrent à la fois les caractères chimiques de la salive (coloration rouge avec le perchlorure de fer) et du mucus (réaction de mucine), mais ne contiennent pas d'HCl libre, ni de ferments de l'estomac, pas de pepsine, pas de présure.

Enfin, il peut arriver que le cathétérisme de l'estomac fait le matin à jeun soit suivi d'une hémorrhagie qui, lorsqu'elle est d'origine gastrique, peut être faible ou plus considérable. Nous nous sommes déjà expliqué sur la valeur sémiologique des petites hémorrhagies de l'estomac, à la suite de l'emploi de la sonde. Une hémorrhagie plus considérable, caractérisée par l'évacuation de sang rouge, rutilant, fera immédiatement penser à un ulcère de l'estomac ; mais les cancers ulcérés peuvent également donner lieu, bien que plus rarement, à des hémorrhagies artérielles. La rupture des varices œsophagiennes provoque généralement une hématémèse caractérisée par du sang noir veineux, mais dont la quantité ne laisse pas que d'être abondante. Les autres hématémèses consécutives au cathétérisme sont beaucoup plus rares.

(1) A. Martynoff, *La Chirurgie du pancréas*, Moscou, 1897, p. 24 (en russe).

ARTICLE III

Examen microscopique du contenu stomacal.

L'examen microscopique du dépôt obtenu après la filtration du liquide gastrique est un complément souvent fort utile de l'inspection macroscopique et de l'analyse chimique des produits de la digestion. Cet examen microscopique a lieu soit directement, soit à l'aide de réactions micro-chimiques y compris les réactions colorantes. Lorsqu'on suppose que le dépôt sur le filtre contient des parcelles de nature néoplasique, il peut être nécessaire de les examiner sur des coupes histologiques après durcissement et inclusion préalables.

Les substances qu'on rencontre sous le champ du microscope peuvent être rangées dans trois catégories : les résidus alimentaires, les éléments morphologiques provenant du tube digestif lui-même et leurs dérivés, les micro-organismes (levures et bactéries) (fig. 15).

1° **Les résidus alimentaires**. — Nous avons déjà insisté sur l'importance pratique de l'inspection macroscopique des résidus alimentaires. L'examen microscopique ne fait, le plus souvent, que confirmer les résultats constatés macroscopiquement. On portera son attention sur le degré de digestion que présentent la viande et les hydrates de carbone, ainsi que sur la présence et la nature des débris végétaux.

On apprécie la rapidité de la digestion de la viande par l'aspect des fibres musculaires bien reconnaissables par leur striation transversale. La présence d'un grand nombre de ces fibres, plusieurs heures après le repas, sous le champ du microscope, indique une digestion ralentie des albuminoïdes, ce qui est dû, le plus souvent, à une diminution de l'activité de la pepsine. Au contraire, la disparition des élé-

ments musculaires caractéristiques ne prouve pas toujours
que le suc gastrique ait conservé son activité normale, parce

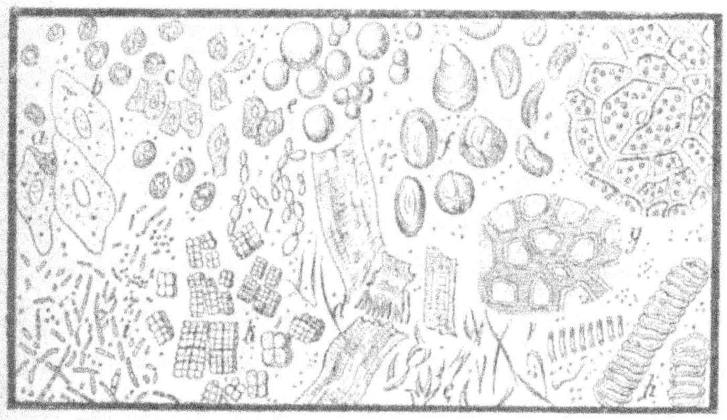

Fig. 15. — Microscopie du contenu stomacal.

Examen du contenu stomacal. — Dans les vomissements, ou après le cathétérisme, on trouve : *a*, de l'épithélium pavimenteux de l'œsophage et de la cavité
buccale ; *b*, des leucocytes ; *c*, de l'épithélium cylindrique, des parcelles alimentaires ; *d*, des faisceaux musculaires ; *e*, des gouttes de graisse et des cristaux de graisse ; *f*, des grains d'amidon ; *g*, des parties de plantes à chlorophylle ; *h*, des fibres en
spirales ; *i*, des bactéries ; *k*, tout spécialement, des sarcines de l'estomac ; *l*, des cocci
en amas qui sont augmentés de nombre dans les processus de la fermentation ; des
champignons bourgeonnants et parfois aussi des globules rouges de sang, etc.

que la putréfaction des albuminoïdes peut également faire
disparaître la striation transversale des fibres musculaires.

Les amylacées sont généralement rencontrées en grande
abondance dans les cas d'hyperchlorhydrie qui sont caractérisés précisément par la digestion rapide des fibres musculaires ; tandis que dans l'anachlorhydrie où l'on trouve
souvent en abondance des résidus de nature musculaire, la
matière amylacée est digérée. Celle-ci se trouve au microscope dans sa forme primitive, à l'état d'amidon qui offre une
forme, un aspect, une structure et des réactions bien caractéristiques. Elle se présente, en effet, sous la forme de
grains (fig. 16) de forme et de dimension variables, suivant
leur origine, constitués par une série de couches alterna-
tivement pâles et sombres, disposées concentriquement

autour d'un noyau nommé hile. L'amidon se caractérise, en outre, par la coloration bleue qu'il prend sous l'influence

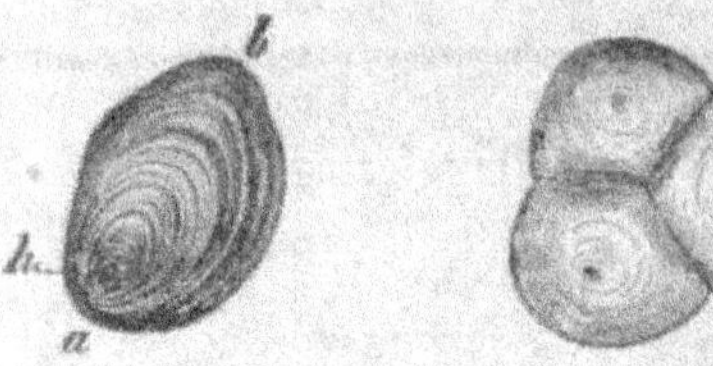

Fig. 16. — Grains d'amidon de la pomme de terre.

de l'iode, disparaissant par la chaleur pour se reformer de nouveau par le refroidissement.

L'alimentation végétale donne lieu constamment à des résidus non digérées, constitués par les cellules et les fibres végétales dont l'abondance peut donner une idée générale de la force motrice de l'estomac. En effet, le suc gastrique est sans effet sur ces substances qui sont normalement éliminées dans l'intestin, grâce aux mouvements péristaltiques de l'estomac. Au microscope, les résidus végétaux se reconnaissent par la forme cellulaire, tandis que la cellulose qui forme la membrane des cellules végétales se caractérise par une série de réactions micro-chimiques. Elle est insoluble dans tous les dissolvants, excepté dans la solution ammoniacale d'oxyde de cuivre. Elle se gonfle dans la potasse et se colore en jaune par l'iode. Lorsqu'on la traite par l'acide sulfurique et l'iode, elle prend une teinte bleue-violette ; la même réaction se produit en faisant agir le chloro-iodure de zinc.

L'alimentation riche en graisses peut donner lieu à la production d'acides gras, sous l'influence de fermentations anormales. On trouve alors, à côté de gouttelettes de graisse qui se colorent en noir par l'acide osmique, des cristaux de margarine et de stéarine (fig. 17 et 18) qui fondent par la chaleur et se reforment par le refroidissement. Ils se rencontrent surtout dans les cas de dilatation avancée de l'estomac.

Avec ces cristaux, on ne confondra pas ceux de leucine (fig. 19) qui se forment par suite de la décomposition de matières organiques, sous l'influence des acides ou des alcalis, de la pepsine ou de la putréfaction. Ce sont des cristaux

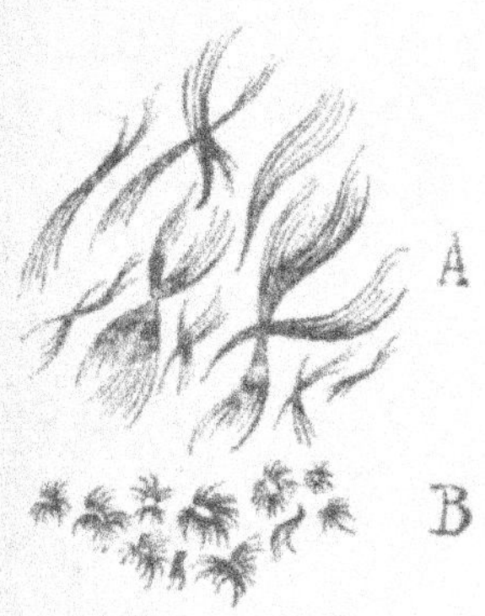

Fig. 17. — Cristaux de margarine.

A, margarine du beurre de vache frais; B, margarine retirée du beurre rance fondu.

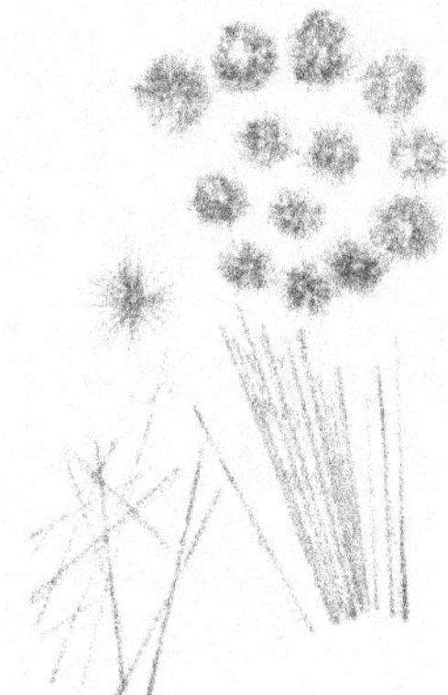

Fig. 18. — Cristaux de stéarine.

aciculaires ou des petites aiguilles blanches, brillantes, nacrées ou réunies en plaquettes. Les cristaux de leucine se trouvent dans l'estomac, en même temps que les tablettes de cholestérine (fig. 20) notamment dans les cas où il y a de la bile dans le contenu stomacal. Au contraire, les cristaux de tyrosine (fig. 21) qui ont la même origine que la leucine et se présentent en fines aiguilles réunies en rosettes ou en pinceaux, ne se rencontrent pas directement dans l'estomac bien qu'on puisse les préparer avec n'importe quel liquide stomacal contenant de la bile.

Parmi les autres cristaux rencontrés dans l'estomac, mentionnons les cristaux de phosphate ammoniaco-magnésien trouvés par Eichhorst dans les vomissements alcalins d'une chlorotique et par Boas dans deux cas de dilatation ; les cristaux d'acide oxalique constatés par Naunyn dans le contenu stomacal d'un cas de catarrhe de l'estomac.

Les cristaux de cholestérine se trouvent rarement tels quels dans le liquide gastrique, à moins qu'il ne s'agisse

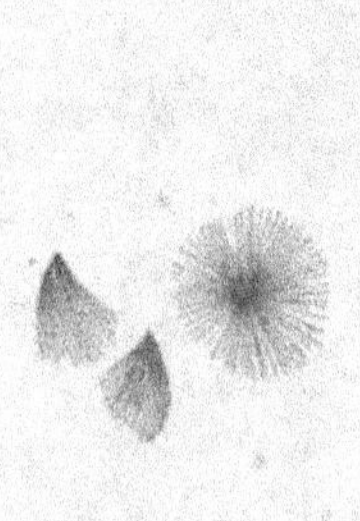

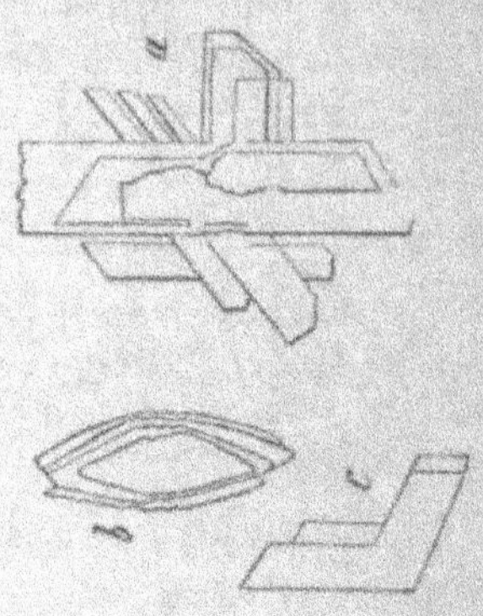

Fig. 19.
Cristaux de leucine.

Fig. 20.
Cristaux de cholestérine.

d'un kyste hydatique perforé du foie. Mais ces cristaux peuvent être obtenus avec tout liquide gastrique con-

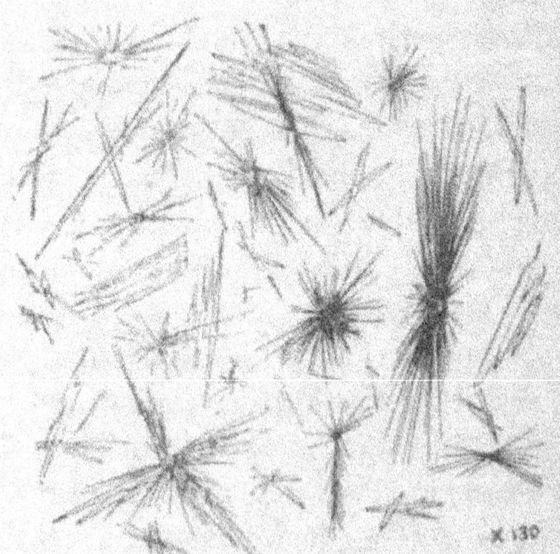

Fig. 21. — Cristaux de tyrosine.

tenant une certaine proportion de bile. Le liquide évaporé et traité avec de l'alcool et de l'éther est de nouveau évaporé. Les cristaux qui se déposent ont un aspect gras, luisant, et présentent au microscope une forme losangique avec des coupures en escalier ; en même temps, ils sont fortement réfringents. Ces cristaux sont solubles dans l'éther, insolubles dans l'eau, les acides et les alcalis. Sous l'influence de l'acide sulfurique faible et de la teinture d'iode, ils prennent successivement une teinte violette, bleue, verte et rouge. L'acide sulfurique seul donne à leurs bords une coloration jaune allant jusqu'au rouge-violet. En outre de ces réactions micro-chimiques, on peut aussi faire la réaction suivante dans un tube à essai. Une petite quantité de cristaux dissous dans du chloroforme, est additionnée d'acide sulfurique concentré et agitée pendant quelques minutes. Le chloroforme prend une teinte jaune citron jusqu'au rouge pourpre. Si l'on verse cette solution dans un vase contenant de l'eau, elle devient d'abord bleue, ensuite verte et enfin jaune.

2° **Les éléments morphologiques et leurs dérivés.** — Les cellules épithéliales de l'estomac, de l'œsophage et de la cavité buccale se rencontrent plus facilement dans le liquide gastrique retiré à jeun, mais elles ne sont pas rares non plus dans le liquide retiré par le cathétérisme après un repas d'épreuve. L'épithélium de la cavité buccale se reconnaît par sa forme plate, tandis que l'épithélium d'origine gastrique a une forme cylindrique plus ou moins modifiée. Dans les cas d'irritation catarrhale du pharynx ou de l'estomac, on rencontre un certain nombre de globules blancs et de cellules muqueuses. Dans les cas rares de gastrite phlegmoneuse, mais surtout dans le cancer ulcéré, on peut s'attendre à trouver la proportion des globules de pus considérablement augmentée. Dans le suc gastrique à jeun on trouve, en outre, des noyaux cellulaires mis en liberté par l'action du liquide acide sur les globules blancs et sur les cellules épithéliales. Il est, d'ailleurs, facile de produire artificiellement cette mise en liberté des noyaux cellulaires en faisant agir une solution d'acide chlorhydrique sur du mucus gastrique.

Une forme particulière d'éléments morphologiques a été décrite par M. Jaworski, sous le nom de cellules spirales ou cellules en limaçon. Elles résultent de l'action de l'acide chlorhydrique sur la mucine et peuvent être facilement obtenues avec du mucus de n'importe quelle origine, stomacale, pharyngée ou bronchique (Tellering, P. Cohnheim). M. Boas les a trouvées constamment dans tout suc gastrique retiré à jeun et contenant de l'acide chlorhydrique libre; il s'agirait donc de cas de maladie de Reichmann. Toutefois, M. Boas ne leur attribue aucune valeur sémiologique parce qu'on les rencontre dans tous les liquides gastriques acides, à la condition qu'ils contiennent une proportion notable de mucosités.

Nous avons déjà dit, à propos du cathétérisme de l'estomac, qu'il arrive quelquefois que l'aspiration, voire même l'expression du contenu gastrique, soit suivie d'une légère hémorrhagie qui ne présente d'ailleurs pas de gravité. Dans ces cas, on peut souvent trouver dans l'œillère de la sonde une parcelle de la muqueuse gastrique qui peut être soumise à l'examen microscopique. Ces lambeaux de muqueuse peuvent d'ailleurs être trouvés aussi, quand on les recherche attentivement, sans qu'il y ait la moindre hémorrhagie. M. Boas, qui a souvent mis à profit cette constatation, a vu que l'exfoliation de la muqueuse était particulièrement fréquente dans la gastrite chronique, qu'elle s'observait aussi dans les cas d'hyperchlorhydrie, même sans ulcère, et qu'elle pouvait se trouver même dans les simples névroses.

Einhorn (1) et Pariser (2) pensent qu'il s'agit dans ces cas de l'affection connue sous le nom d'érosion hémorragique,

---

(1) M. Einhorn, *Berl. klin. Woch*, n° 20, 1895. — *Arch. für Verdauungskr.*, t. V, p. 347, 1899.
(2) C. Pariser, *Medicinische Revue*, avril 1897.

tandis que Boas, sans admettre une forme clinique particulière, croit cependant que la muqueuse gastrique présente
un état de laxité et de gonflement qui favorise l'exfoliation de la muqueuse. Hemmeter (1) a émis une opinion

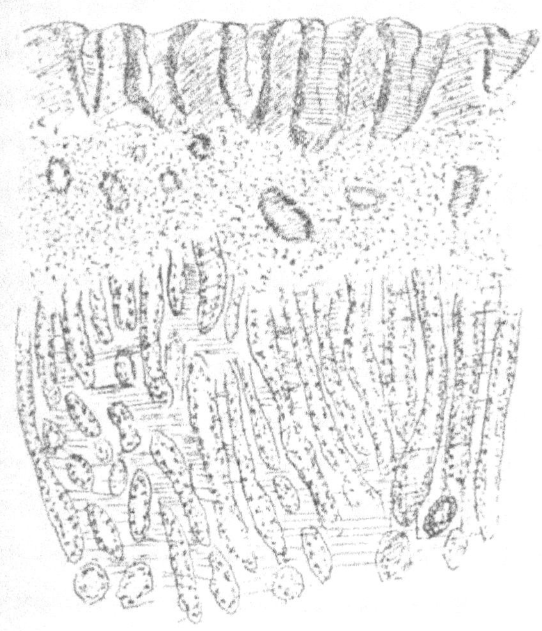

Fig. 22. — Muqueuse gastrique normale, d'après Boas.

analogue. Quoi qu'il en soit de ces hypothèses, les parcelles de la muqueuse ainsi recueillies ont déjà souvent
servi pour le diagnostic microscopique de l'état anatomique
de la muqueuse. C'est ainsi que le diagnostic différentiel entre
une névrose de l'estomac et le catarrhe gastrique pourrait
être tranché par un simple examen extemporané d'un tel
lambeau dans la solution physiologique. Dans un autre cas,
Boas a pu reconnaître par l'examen de la pièce durcie dans
l'alcool une gastrite interstitielle au début, susceptible de

(1) Hemmeter, *Diseases of the Stomach*, p. 126.

guérir. Cet auteur rapporte dans son ouvrage (1) une série
de dessins fort instructifs faits d'après les observations personnelles de gastrite muqueuse (fig. 22), de gastrite hy-
perplasique, de gastrite interstitielle, de gastrite prolifé-
rante, de gastrite atrophique et d'atrophie de la muqueuse,
dans lesquelles le diagnostic anatomique a pu être réalisé
par la biopsie de lambeaux de la muqueuse durcis dans l'alcool et inclus dans la celloïdine ou la paraffine (fig. 23).

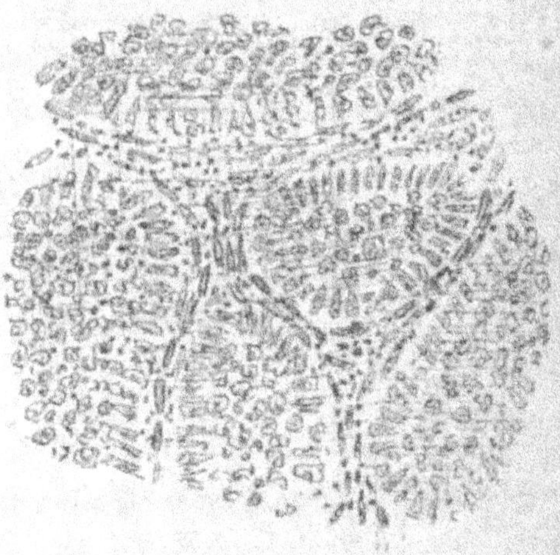

Fig. 23. — Parcelle d'un néoplasme, d'après Boas.

Au point de vue pratique, l'examen microscopique des
parcelles néoplasiques ramenées par la sonde est encore
plus important puisque le diagnostic précoce du cancer de
l'estomac peut conduire à une intervention thérapeutique
dont l'utilité est d'autant plus grande qu'elle est faite plus
tôt. Des faits de ce genre ont été publiés par Rosenbach,
Reineboth, Boas. Des fragments d'épithélioma gastrique
peuvent encore être expulsés par le vomissement (2). Il est
à remarquer que le diagnostic anatomique du cancer, d'a-

(1) J. Boas, *loc. cit.*, p. 238.
(2) A. Mathieu, *Soc. méd. des hôp.*, 6 janv. 1899.

près les parcelles néoplasiques ainsi obtenues est généralement fort difficile et exige beaucoup de prudence dans les conclusions. On ne se contentera pas d'un examen extemporané par dissociation, mais il faut pratiquer des coupes ; même sur ces coupes, il ne faut pas prendre le tissu glandulaire pour de l'épithélioma, mais il faut bien spécifier l'absence de la membrane propre autour des bourgeons épithéliaux et tous les caractères qui établissent nettement la nature néoplasique des cellules. M. Leuk (1) qui a soumis cette question à une étude spéciale ne croit le diagnostic de cancer possible que dans des cas exceptionnels, si on n'a à sa disposition que des parcelles recueillies par hasard ; il considère les conditions comme légèrement plus favorables pour l'examen quand on a abrasé, de propos délibéré, des parcelles de la muqueuse, Quant au diagnostic précoce du cancer par ce moyen, il pense comme Lubarsch qu'il ne faut pas se faire d'illusions à ce sujet.

3° **Les microorganismes**. — Dans tout contenu stomacal soit normal, soit pathologique, on trouve une quantité très considérable de microorganismes, les uns appartenant aux levures, les autres à la classe des bactéries. Les moisissures qui poussent si facilement sur les liquides gastriques abandonnés à eux-mêmes ne se trouvent que fort rarement, et seulement en très petit nombre, dans le liquide qu'on vient de retirer de l'estomac. On a signalé aussi des protozoaires dans le contenu stomacal, surtout dans le cancer (2).

Les levures. — Elles sont facilement reconnaissables au microscope par leur forme ovalaire, leur double contour,

---

(1) Leuk, *Zeitschr. für klin. Med.*, t. XXXVII, p. 296, 1899.
(2) H. Hensen, *Deut. Arch. für klin. Med.*, t. LIX, p. 450, 1897. — F. Cohnheim, in *Beitrage zur innern Medizin. Festschrift Laza-rus*, Berlin, 1899.

leur aspect luisant, leur arrangement en chaînes et leurs réactions histo-chimiques qui donnent une coloration jaune sous l'influence de l'iode. De même qu'elles font lever le pain, elles provoquent dans l'estomac des fermentations gazeuses aux dépens des substances amylacées, à la condition toutefois que ces substances séjournent assez longtemps dans l'estomac. Quant à l'HCl libre, nous savons aujourd'hui qu'il n'est nullement nuisible aux levures, à la concentration à laquelle il se trouve habituellement dans l'estomac. Ne sait-on pas que dans les grandes dilatations des hyperchlorhydriques hypersécréteurs, il arrive toujours un moment où les fermentations gazeuses sont abondantes.

L'action des levures sur les hydrates de carbone ne s'exerce pas d'emblée sur l'amidon, mais il faut que l'amidon soit préalablement saccharifié par l'action de la diastase salivaire. C'est alors que la levure du genre des saccharomycètes, *saccharomyces cerevisiæ*, s'attaque à la glucose qu'elle dédouble en alcool éthylique et acide carbonique. L'alcool est, à son tour, décomposé par les ferments microbiens. De même que l'amidon est transformé en sucre à l'aide d'une diastase, la levure agit sur le sucre par l'intermédiaire d'un ferment soluble, l'invertine. — Une autre levure rencontrée fréquemment dans l'estomac est l'agent de la fermentation acétique, *mycoderma aceti*, qui transforme l'alcool en acide acétique. Bien que la fermentation acétique n'ait pas habituellement lieu à une température supérieure à 35°, il n'est pas très rare de trouver de l'acide acétique dans l'estomac dilaté. En effet, on peut souvent constater que le liquide gastrique de l'hypersécrétion permanente compliquée de dilatation de l'estomac présente une forte odeur de vinaigre.

On rencontre aussi dans l'estomac le muguet, *saccharomyces* ou *oïdium albicans*, qui provient, de même que les précédentes, de la cavité buccale. Son intervention est d'ailleurs beaucoup plus rare. Ici encore la rétention gastrique favorise la multiplication de la levure non seulement dans l'estomac, mais encore dans la bouche, ainsi que le prouve l'efficacité du traitement du muguet chez les nourrissons inauguré par M. Hutinel. Cet auteur fait disparaître le muguet par les lavages de l'estomac avec de l'eau de Vichy et sans toucher à la bouche de l'enfant. En effet, la levure, qui s'accommode bien d'un milieu acide, ne résiste pas aux alcalins comme on le sait depuis fort longtemps.

Parmi les bactéries qu'on trouve dans l'estomac, les unes appartiennent aux *coccacées*, mais les plus nombreuses variétés ont la forme bacillaire. L'espèce micrococcique la plus connue est la sarcine de l'estomac.

Les sarcines. — Découverte par Goodsir (1), bien étudiée par Lebert et Robin (2), la sarcine est extrêmement fréquente dans tous les liquides de l'estomac, et particulièrement dans les vomissements. Ce sont des *corci* de 2,5 µ de diamètre, réunies en petites masses cubiques, formées d'un nombre plus ou moins considérable d'éléments, toujours en multiple de 4 (8, 16, 32, 64) à cause de leur mode spécial de division. Elles poussent sur tous les milieux employés, mais se développent mieux sur les milieux neutres que sur ceux qui sont légèrement acides. En culture sur milieux ordinaires, l'arrangement des cellules en paquets disparaît, mais il peut être obtenu en les cultivant dans une infusion de foin (Falkenheim) (3). Le développement se fait mieux si l'on ajoute à l'infusion de foin 2 à 3 p. 100 de glucose. La sarcine se présente d'ailleurs dans le contenu stomacal sous deux formes. L'une à grosses cellules qui affectent la forme de ballots de marchandise ; l'au-

(1) Goodsir, *Edinb. med. and surg. Journ.*, t. LVII, p. 430, 1842.
(2) Robin, *Histoire naturelle des végétaux parasites*, p. 331, Paris, 1853.
(3) Falkenheim, *Arch. für exper. Pathol.*, t. XIX, p. 339, 1885.

tre à cellules plus petites réunies en amas irréguliers ou en masses cubiques, sans présenter la même forme régulière de ballots. Les unes et les autres donnent la réaction de la cellulose en se colorant en rouge violet avec la solution de iodochlorure de zinc.

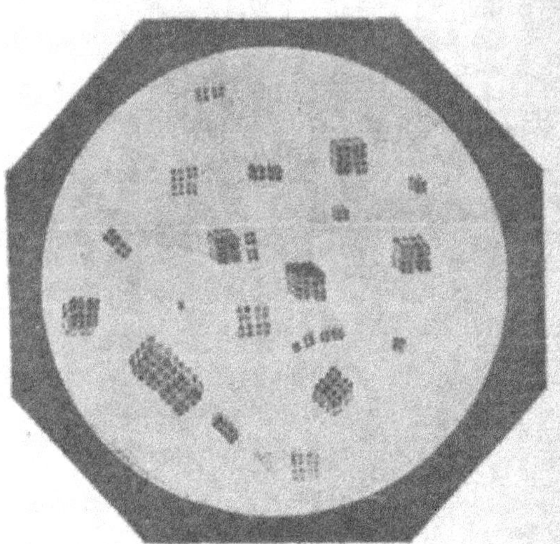

Fig. 24. — Sarcines 700/1, d'après Macé.

D'après les recherches de Ehret (1), la sarcine (fig. 24) se trouve, dans le contenu stomacal, soit associée aux levures et aux bactéries, soit, mais très rarement, sans que la proportion des levures et bactéries dépasse la normale. Dans ce dernier cas, la fermentation gazeuse peut même être plus considérable qu'avec l'intervention des levures. Les produits les plus importants de cette fermentation sont les acides, à savoir l'acide acétique en grande quantité, l'acide formique, l'acide carbonique, et en outre de l'alcool, de l'aldéhyde, peut-être de l'hydrogène. Le rôle pathogène des sarcines est d'autant plus vraisemblable que cette fer-

(1) Ehret, *Grenzgebiet. der Med.*, t. II, 1897.

mentation cesse dès qu'on modifie les conditions de végéta-
bilité de cet agent. — Ehret ne considère, d'ailleurs, pas les
sarcines comme une espèce à part et distingue, au point
de vue morphologique, une croissance régulière dans les
trois dimensions, une sporulation endogène et une division
irrégulière.

La sarcine se rencontre aussi dans l'estomac normal, où
elle pénètre à la faveur des aliments (lait, eau, surtout avec
la bière) : elle n'y provoque pas de fermentations pathologiques, parce qu'une condition essentielle de celles-ci est la
stagnation des aliments. La présence de HCl, même en forte
proportion, n'est pas un obstacle à la fermentation de la
sarcine, pas plus que la quantité des acides qui résultent
de la fermentation elle-même. Mais dès qu'il y a obstacle à
l'évacuation de l'estomac, et quelle que soit la nature de
cet obstacle (cancer, cicatrice non cancéreuse), la sarcine
peut développer son activité fermentative.

Quand on trouve la sarcine dans l'estomac, on peut la
rencontrer aussi dans les selles et cela en quantité proportionnelle à sa richesse dans l'estomac. Elle disparaît des
selles à la suite des lavages de l'estomac bien faits.

Les bactéries. — La plupart des bactéries rencontrées
dans l'estomac y végètent à l'état de saprophytes. De même
que les champignons, elles proviennent de l'air, de l'eau,
des aliments, ainsi que de la cavité buccale et pharyngée.
On les trouve aussi bien dans l'estomac sain que chez les
sujets malades. Dans le premier cas, elles n'ont pas l'occasion de manifester leurs fonctions végétatives et fermenta-
tives, parce que les aliments sont trop rapidement évacués
dans l'intestin. Les travaux de W. de Bary (1), Miller (2),

(1) W. de Bary, *Arch. für exper. Pathol.*, t. XX, p. 243, 1886.
(2) Miller, *ibid.*, t. XVI, p. 291, 1883. — *Deut. med. Woch.*, nº 49,
1885.

Vignal (1), Abelous (2), Capitan et Morau (3), Lesage (4),
ont fixé les divers types morphologiques et les principales
propriétés de ces germes. Les espèces les plus fréquemment
rencontrées sont : le *Leptothrix buccalis*, le *Bacillus amylobacter*, le *Bacillus lactis erythrogenes*, le *bacille pyo-
cyanique*, le *Bacillus subtilis*, le *Vibrio rugula*, le *Bacte-
rium coli commune*, variétés saprophytes, et beaucoup
d'autres mal classées, qu'il serait trop long d'énumérer ici.
On trouve constamment, dans les liquides gastriques, diverses espèces chromogènes sans qu'il faille attribuer une
signification particulière à telle ou telle des variétés rencontrées. Les espèces auxquelles on a attribué un rôle actif
dans les fermentations gastriques sont : *le bacille lactique*
et *le bacille butyrique* (fig. 25).

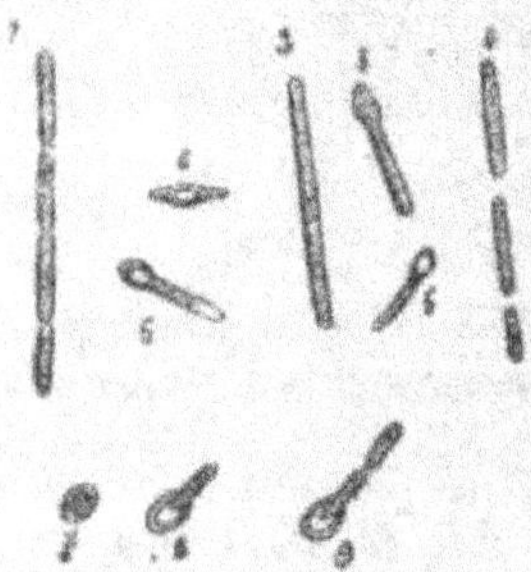

Fig. 25. — Bacillus butyricus 1200/1, d'après Macé.

Tant que ces bacilles ne se rencontrent qu'à l'état isolé
dans le liquide qu'on vient de retirer de l'estomac, leur
signification peut être considérée comme nulle. En effet, là
où ils interviennent dans la production de fermentations
anormales, on les trouve généralement en quantité très

(1) Vignal, *Arch. de Physiol.*, p. 286, 1887.
(2) Abelous, *Thèse de Montpellier*, 1888.
(3) Capitan et Morau, *Soc. de Biologie*, 12 janv. 1889.
(4) Lesage *in* Hayem, *Leçons de thérapeut.* 4e série, 1893, p. 201.

considérable, réunis en masses et en paquets, comme s'il y avait une véritable culture bactérienne. En général, chaque fermentation peut être produite par plusieurs espèces microbiennes ; on a pu, cependant, rapporter la fermentation lactique plus spécialement à une espèce identique au bacille lactique découvert par Pasteur, et la fermentation butyrique au bacille butyrique de Prazmowski (1). Le bacille lactique se rencontre à l'état de culture pure dans les cas de dilatation de l'estomac due au cancer du pylore. Boas et Oppler (2) ont montré le parti qu'on peut tirer de cette constatation pour le diagnostic du cancer de l'estomac. C'est un bacille long, filamenteux, immobile, dont l'identité avec le bacille lactique a été démontrée par Kaufmann et Schlesinger (3). Mais bien que l'existence de ce bacille en masses abondantes comparables à une culture soit particulièrement fréquente dans les cas de cancer, il ne s'agit pas là d'un signe pathognomonique de cette affection, puisque l'on peut le rencontrer dans les autres variétés de rétention gastrique. C'est ainsi que Sternberg (4) a trouvé le bacille lactique dans les vomissements pendant la vie et dans le liquide stomacal après la mort, dans un cas de hernie étranglée. — Quant au bacille de la fermentation butyrique reconnaissable à sa forme en massue, sa valeur sémiologique est très restreinte ; il se rencontre dans les cas de dilatation avec fermentation butyrique.

Les microbes pathogènes ne sont reconnus pendant la vie, dans le contenu stomacal, qu'exceptionnellement. Cela tient à ce que les microbes pathogènes perdent leur virulence dans la cavité stomacale, soit par l'action de l'acide chlo-

---

(1) Prazmowski, *Unters. über die Entwickelung und Fermentwirkung einiger Bakterienarten*, Leipzig, 1880.
(2) Oppler, *Deut. med. Woch.*, n° 5, 1895.
(3) Kaufmann und Schlesinger, *Wiener klin. Rundschau*, n° 15, 1895.
(4) C. Sternberg, *Wien. klin. Woch.*, 4 août 1898.

rhydrique, soit par la concurrence vitale de la riche flore gastrique. Si M. Lesage (1) a souvent trouvé dans l'estomac le coli-bacille, ce microbe a toujours été dépourvu de virulence. Ni la tuberculose de l'estomac, ni le charbon, ni les autres infections spécifiques de l'estomac n'ont été jusqu'à présent diagnostiquées pendant la vie par l'examen microscopique du contenu stomacal, peut-être parce que les recherches n'ont pas été suffisamment dirigées dans cette direction. Que de telles recherches ne restent pas toujours infructueuses, cela résulte des cas de H. Meunier (2) qui a pu diagnostiquer la tuberculose pulmonaire chez l'enfant, par la bacilloscopie des crachats extraits de l'estomac.

(1) Lesage et Macaigne, *Arch. de médec. expér.*, 1er mai, 1892, p. 350.
(2) H. Meunier, *Presse médicale*, n° 67, 13 août 1898.

CHAPITRE VIII

LES SYMPTOMES DU COTÉ DES AUTRES ORGANES ET APPAREILS

Quand il s'agit d'établir le bilan symptomatologique dans un cas d'affection gastrique, on ne peut pas se contenter de relever les signes qu'on trouve du côté du tube digestif, mais il faut aussi rechercher tous les autres symptômes que peuvent présenter les divers organes ou appareils de l'organisme. La plupart de ces signes sont soit la conséquence des troubles morbides engendrés par le fonctionnement défectueux du tube digestif, soit l'expression d'organopathies qui ont provoqué et qui entretiennent l'état gastrique morbide ; d'autres sont complètement indépendants de l'affection gastrique, bien qu'il ne soit pas toujours facile d'exclure toute relation causale avec la gastropathie. Mais que les signes rélevés du côté des autres organes ou appareils soient l'expression d'une affection causale ou, au contraire, la conséquence de la maladie de l'estomac, leur constatation a une certaine valeur aussi bien pour le diagnostic que pour le pronostic de l'affection. Certes, la signification diagnostique de ces symptômes, dont l'énumération complète serait trop longue, est très variable, leur importance très inégale. Mais nous devons d'autant plus nous arrêter sur quelques-uns d'entre eux que dans ces derniers temps on a cherché à utiliser, pour le diagnostic différentiel des maladies de l'estomac, un certain nombre de ces signes objectifs extra-gastriques (numération des globules du sang, leucocytose digestive, rapports de l'urée aux chlorures urinaires, etc.).

Les autres symptômes, qui n'ont pas la même valeur sémiologique pour le diagnostic différentiel, peuvent avoir leur utilité tantôt pour le diagnostic étiologique, tantôt au point de vue du pronostic. En ce qui concerne la première catégorie de symptômes, nous nous abstiendrons de décrire tous ceux que chaque clinicien doit connaître et qui n'ont rien de spécial dans les affections de l'estomac. On recherchera donc toujours, par exemple les stigmates de l'hystérie, de la neurasthénie, ou les signes caractéristiques d'une affection cardiaque, respiratoire, urinaire, sans que nous ayons besoin d'insister ici sur toutes ces notions. Mais nous ne pouvons passer sous silence les rapports des maladies de l'estomac avec la chlorose, l'anémie pernicieuse et toutes les affections dont la connaissance peut jeter une certaine clarté sur la nature de la gastropathie.

Au point de vue du pronostic, les organes éloignés peuvent apporter des renseignements nouveaux, mais qu'il faut savoir interpréter. La constatation d'une *phlegmatia alba dolens* au cours d'une maladie de l'estomac chronique et cachectisante assombrira le pronostic en faisant penser à un cancer de l'estomac. D'autres symptômes n'ont pas la même signification omineuse. Si au cours d'une maladie de l'estomac ou seulement chez une personne dyspeptique, on trouve des palpitations, des intermittences cardiaques, de l'arythmie qui inquiètent si souvent le malade, on ne conclura pas fatalement à une maladie de cœur, mais on se convaincra souvent qu'il s'agit d'un simple réflexe cardiaque d'origine gastrique. Nous pourrions multiplier les exemples ; ceux que nous venons d'indiquer suffisent pour montrer combien il est nécessaire de faire un examen complet du malade, sans oublier aucun organe, ni aucune fonction.

Mais pour l'intelligence de l'état du malade il ne suffit pas de faire le diagnostic, voire même le diagnostic étiologique et de rechercher les éléments du pronostic, soit dans les symptômes de la maladie elle-même, soit dans les symptômes éloignés ; il est utile de connaître, en outre, toutes les manifestations de la maladie. A ce titre, nous devons passer en revue, tout en discutant leur valeur sémiologique, les symptômes les plus importants qu'on peut trouver du côté des autres organes et appareils (1). Si quelques-uns de ces symptômes ou syndromes sont de véritables complications, comme par exemple la tétanie d'origine gastrique, nous avons cru devoir les faire entrer dans notre exposé à raison du grand intérêt général que présente leur étude depuis les remarquables recherches de MM. Bouveret et Devic sur leur pathogénie.

§ 1. — LE SANG

Les signes fournis par l'étude du sang sont tantôt en rapport plus ou moins direct avec la maladie primitive de l'estomac, tantôt et le plus souvent ils ne constituent qu'une déviation fortuite de l'état normal, sans aucun rapport avec les troubles gastriques. Ces signes concernent les globules rouges, leur valeur globulaire, la densité du sang qui en dépend, les globules blancs, l'alcalinité du sang et la composition du sérum.

Les globules rouges. — La diminution du nombre des globules rouges qui caractérise l'anémie simple est très commune dans les affections de l'estomac qui donnent lieu à des hémorrhagies : cancer et ulcère de l'estomac. Dans l'ulcère de l'estomac, l'anémie est rapidement réparée, tan-

---

(1) Une étude très complète de ces symptômes se trouve dans : H. Herz, *Die Störungen des Verdauungsapparates als Ursache und Folge anderer Erkrankungen*, 1898, 543 pages.

dis que dans le cancer elle se complique d'une cachexie persistante, à marche progressive, due à la foisaux troubles de nutrition et à l'intoxication d'origine gastrique.

Fr. Henry (1) attribue une grande valeur à la numération des globules rouges pour le diagnostic différentiel entre le cancer latent de l'estomac et l'anémie pernicieuse. Il n'a jamais vu un cas de cancer de l'estomac dans lequel le chiffre de globules soit descendu au-dessous de 1.500.000, alors que dans l'anémie pernicieuse mortelle ce chiffre finit toujours par s'abaisser au-dessous de 1.000.000. L'hypoglobulie du cancer stomacal n'est pas en rapport avec la cachexie, tandis que dans l'anémie pernicieuse, la cachexie n'est pas en rapport avec l'hypoglobulie.

L'hémoglobine présente les mêmes modifications quantitatives que le nombre des globules rouges dans les cas d'hémorrhagie, quelle qu'en soit l'origine. Mais les pertes en éléments morphologiques peuvent être réparées alors que le taux de l'hémoglobine reste encore au-dessous de la normale. M. Lépine a montré que la valeur globulaire subissait une forte diminution dans le cancer de l'estomac et a conseillé de rechercher ce signe dans les cas où le diagnostic est douteux (2). Rappelons cependant que du Menil de Rochemont (3) a trouvé dans un grand nombre d'ulcères de l'estomac une forte diminution du taux de l'hémoglobine, avec une légère diminution des globules rouges.

La densité du sang, qui dépend de la richesse du sang en hémoglobine, a également été trouvée diminuée dans les cancers en général (Lloyd Jones), et en particulier dans le cancer de l'estomac (Hammerschlag, B. Lyonnet). La

(1) Fr. P. Henry, *Arch. für Verdauunskr*, t. IV, p. 1, 1898.
(2) Voir aussi Mouisset, *Revue de méd.*, p. 885, 1891.
(3) Du Menil de Rochemont, *Münch. med. Woch.*, n° 51, 1897.

moyenne de cinq cas de néoplasme stomacal rapportés par Lyonnet (1) donne une densité de 1039,1.

Chez un certain nombre de jeunes filles atteintes de troubles gastriques, on trouve des altérations du sang caractéristiques de la *chlorose*. Les recherches de Buzdygan et Gluzinsky, celles de M. Hayem ont d'ailleurs montré que chez les chlorotiques l'hyperchlorhydrie est une fois et demie plus fréquente que l'hypochlorhydrie. Sur 72 chlorotiques, M. Hayem a trouvé 42 fois de l'hyperchlorhydrie, 28 fois de l'hypochlorhydrie et 2 fois une sécrétion normale. M. Bouveret a également vu cette fréquence de l'hyperchlorhydrie. Nous avons déjà insisté sur les rapports de la chlorose avec l'ulcère de l'estomac et dit que, d'après la plupart des auteurs, c'est l'hyperchlorhydrie qui explique la fréquence de l'ulcère chez les chlorotiques.

L'anémie pernicieuse offre des rapports multiples avec les maladies de l'estomac manifestes ou méconnues. Il faut distinguer l'anémie pernicieuse symptomatique d'une affection grave de l'estomac ou d'un autre organe et celle qui est encore aujourd'hui considérée par quelques auteurs comme protopathique. L'anémie pernicieuse secondaire s'observe comme complication rare de l'ulcère de l'estomac ou bien à la suite d'un cancer de l'estomac. Nous avons observé un cas d'anémie pernicieuse considérée comme primitive et qui n'était qu'un cancer latent de l'estomac ainsi que le démontra l'autopsie. Des cas de ce genre ont été déjà souvent signalés. — L'anémie pernicieuse se distingue de l'anémie cancéreuse par les hémorrhagies, surtout celles de la rétine, par les souffles vasculaires et par la conservation de la valeur globulaire. — Fenwick (2) et après lui,

(1) B. Lyonnet, *La densité du sang*, *Thèse de Lyon*, 1892.
(2) Fenwick, *The Lancet*, 1877.

Quincke (1), Nothnagel (2) et beaucoup d'autres ont établi les relations qui existent entre l'atrophie de la muqueuse de l'estomac et certaines anémies profondes. D'après Fenwick, l'atrophie serait l'affection primitive dont l'anémie pernicieuse n'est que l'expression symptomatique. Il existe plusieurs cas dans lesquels l'autopsie a paru confirmer cette manière de voir. Mais, en revanche, il y a d'autres cas dans lesquels l'anémie pernicieuse n'a pas été accompagnée de lésions importantes de la muqueuse gastrique (Quincke), et d'autre part tous les cas d'atrophie de la muqueuse ne se manifestent pas cliniquement par de l'anémie progressive.

Les altérations qualitatives des globules rouges ont également été citées dans certaines affections de l'estomac, notamment dans le cancer. C'est ainsi que Jez (3), ayant examiné huit cas d'épithélioma de l'estomac et 9 cas d'ulcère rond, a vu que la présence d'érythrocytes nucléés était constante dans l'épithélioma et leur absence également constante dans l'ulcère rond.

L'examen du sang a paru à quelques auteurs un moyen de diagnostic différentiel très utile. Sur dix-huit malades atteints d'affections stomacales, examinés par M. Blindermann (4), ceux atteints de catarrhe gastrique aigu n'offraient point de modifications, tandis que dans le catarrhe chronique et dans la dilatation de l'estomac, il y avait une légère diminution du taux d'hémoglobine avec conservation du nombre des globules rouges et des globules blancs. Dans l'ulcère rond, le taux d'hémoglobine et le nombre des globules rouges étaient diminués, alors que le nombre des globules blancs restait normal ; mais ces phénomènes étaient dus non à l'ulcère lui-même, mais aux hémorragies et à l'anémie concomitantes. Par contre, dans le cancer de

<hr>

(1) Quincke, *Volkmann's Sammlung klin. Vorträge*, n° 100, 1876.
(2) Nothnagel, *Deut. Arch. für klin. Med.*, t. XXIV, p. 353, 1879.
(3) Jez, *Wien. med. Woch.*, 2 et 9 avril 1898.
(4) M. Blindermann, *Wien. med. Blætter*, n° 44, 1896.

l'estomac, le taux d'hémoglobine ne dépassait jamais 60 0/0 avec diminution du nombre des globules rouges et augmentation ou conservation du nombre de leucocytes. M. Blindermann conclut qu'on peut toujours distinguer un cancer d'un catarrhe chronique de l'estomac par l'examen du sang, que cet examen facilite le diagnostic différentiel du cancer d'avec l'ulcère, surtout si l'on considère que la diminution du taux de l'hémoglobine est progressive dans le cancer, tandis qu'elle n'est que passagère dans l'ulcère avec hématémèses. Seuls les cas d'anémie pernicieuse succédant à l'ulcère rond (Rosenheim) rendraient ce diagnostic hématologique délicat, mais seraient reconnus par la forte diminution du nombre d'hématies, par la poikilo-, micro et macrocytose.

Leucocytose digestive. — A la suite d'un repas, le nombre des globules blancs augmente d'une façon passagère dans le sang. Ce phénomène est surtout net, lorsque le repas est administré après une courte période de jeûne. Or, ayant examiné à ce point de vue dix-huit cas de cancer de l'estomac et douze cas d'ulcère rond, Schneyer (1) a constaté que, dans tous les cas de cancer, la leucocytose digestive faisait défaut, tandis que dans onze cas sur douze d'ulcère la digestion était suivie d'une leucocytose normale ; quant au douzième cas d'ulcère, il s'agissait d'une personne en état de cachexie. L'auteur a donc attribué à la leucocytose digestive une grande valeur pour le diagnostic différentiel entre le cancer et l'ulcère.

En se basant sur les recherches de Pohl (2) d'après lesquelles seules les albuminoïdes ont la propriété d'exciter la leucocytose, tandis que les hydrates de carbone, les graisses, les sels et l'eau sont sans effet sous ce rapport, Schneyer

(1) Schneyer, *Zeitschr. für klin. Med.*, t. XXVII, p. 475, 1895.
(2) Pohl, *Arch. für exper. Pathol.*, t. XXV, p. 51, 1888.

attribue l'absence de la leucocytose digestive, chez les cancéreux, à un trouble de la peptonisation des albumines,
trouble dont le siège serait l'appareil lymphatique. L'abolition de la leucocytose digestive n'est donc pas encore une
preuve suffisante de cancer, mais l'existence de cette leucocyte serait, pour Schneyer, un argument contre le cancer
de l'estomac. — Il faut remarquer que la nucléine, qui provoque une leucocytose artificielle après injection (Horbaczewski), n'est plus capable de la produire chez les cancéreux.

Le signe de Schneyer, accueilli d'abord avec une certaine
faveur, a suscité un grand nombre de travaux. Hartung (1)
a d'abord confirmé les recherches de Schneyer; mais bientôt vinrent des publications discordantes, on trouva de
nombreuses exceptions (Hassmann (2), Hofmann (3), Sailer et Taylor (4).

Burian et Schur (5) considèrent la leucocytose digestive
comme une leucocytose toxique résultant de la lutte des
leucocytes contre les toxines ingérées avec les aliments.
Cette opinion n'est cependant pas admise par la généralité
des auteurs.

D'après Queirolo la leucocytose digestive peut exister
dans le cancer; elle ne manque dans cette affection que si
la peptonisation est entravée. Pour Capps, la conclusion de
Schneyer correspond bien à la réalité; l'existence d'une
leucocytose digestive est un bon argument contre l'hypothèse du cancer, mais son absence ne prouve pas qu'il y
ait néoplasme. Jez (6), au contraire, admet que l'absence de

(1) Hartung, *Wien. klin. Woch.*, 1895, p. 697.
(2) Hassmann, *ibid.*, n° 17, 1896.
(3) Hofmann, *Zeitschr. für klin. Med.*, t. XXXIII, p. 460, 1897.
(4) Sailer et Taylor. Anal. in *Arch. für Verdauungskr.*, t. IV, p. 88,
1898.
(5) Burian und Schur, *Berl. klin. Woch.*, p. 434, n° 20, 1897.
(6) Jez, *Wiener med. Woch.*, 2-9 avril 1898.

leucocytose plaide en faveur du cancer. Marchetti (1), a trouvé, comme d'autres, que la leucocytose digestive est en rapport direct avec la protéolyse. — Chadbourne (2) a obtenu des résultats variables dans les diverses anémies non cancéreuses (atrophie de la muqueuse, ulcère, anémie grave) et l'a vu persister dans deux cas sur dix de cancer gastrique.

Pour M. Hayem (3), l'augmentation du nombre des globules blancs pendant la période digestive est insuffisante à l'état normal, pour qu'on puisse baser sur ces variations un procédé de diagnostic. Elle n'est, en effet, que de 6 à 10 0/0 du nombre des globules blancs (Dupérié et Cadet), alors qu'entre deux numérations faites dans les mêmes conditions, chez le même sujet, on peut trouver des différences de 10 à 15 0/0.

L'alcalinité du sang a également paru intéressante à étudier dans les maladies de l'estomac, d'autant plus que la sécrétion acide de cet organe doit entraîner une augmentation correspondante de l'alcalinité du sérum. On sait, en effet, que, pendant la période digestive, au moment où le suc gastrique est le plus riche en HCl, l'alcalinité du sérum subit une exagération appréciable (Sticker et Hübner). Mais les recherches de von Noorden (4), entreprises pour élucider la valeur sémiologique de ce signe, n'ont abouti qu'à des résultats négatifs. D'après du Menil de Rochemont (5), l'alcalinité du sang est diminuée dans les 3/4 des cas d'ulcère de l'estomac ; comme cette alcalinité est généralement diminuée dans la chlorose, alors qu'elle est augmentée dans l'anémie simple, ce fait explique bien la prédisposition des chlorotiques à l'ulcère rond.

(1) Marchetti, Anal. in *Revue génér. de pathol. interne de Courtois-Suffit*, p. 380, 1898.
(2) Chadbourne, *Berl. klin. Woch*, n° 2, 1898.
(3) G. Hayem, *Presse médic.*, p. 114, 27 août 1898.
(4) v. Noorden, *Lehrbuch der Pathologie des Stoffwechsels*, 1893.
(5) Du Menil de Rochemont, *loc. cit.*

La composition du sérum et sa richesse en albumine ont été trouvées modifiées dans le cancer de l'estomac, surtout dans les phases avancées de cette affection, dans la période de cachexie. Ces modifications sont quelquefois si importantes qu'elles peuvent donner lieu à des œdèmes en dehors de toute phlébite. Strasser (1), qui a bien étudié cette question de la composition du sérum, n'a cependant pu tirer de ces modifications aucun signe caractéristique du cancer.

§ 2. — APPAREIL CIRCULATOIRE

On sait que la digestion normale s'accompagne d'une certaine excitation de l'activité cardiaque qui se manifeste par une légère augmentation de la fréquence du pouls. Inversement, à l'état de jeûne, le pouls est généralement ralenti sans que le nombre des pulsations descende au-dessous de soixante par minute. Dans les maladies de l'estomac, ces phénomènes physiologiques sont notablement accentués et on a signalé depuis longtemps, aussi bien de la tachycardie, que de la bradycardie dans les diverses formes dyspeptiques. L'indigestion accompagnée de nausées et de vomissements peut être suivie, dans certains cas, d'un ralentissement du pouls qui peut durer plusieurs jours. Tantôt il s'agit d'un simple réflexe sur le pneumogastrique du cœur, tantôt on a incriminé l'épuisement par les vomissements (Ozanam) (2). M. Riegel, qui s'est depuis longtemps occupé de cette question, a constaté que le ralentissement du pouls est surtout fréquent dans les dilatations de l'estomac et l'ulcère rond où le nombre des pulsations peut descendre à 44 ou 40 par minute. Il est convaincu que la bradycardie est plus constante dans les affections gastriques

(1) Strasser, *Zeit. f. klin. Med.*, t. XXIV, cité par Riegel.
(2) Ozanam, *La Circulation et le pouls*, Paris, 1886.

graves avec lesquelles elle présente des rapports directs. Il rappelle les expériences physiologiques dans lesquelles l'insufflation de l'estomac et sa distension, ainsi que l'excitation des nerfs sensitifs provoquent un ralentissement du cœur avec augmentation de la pression artérielle. Depuis les recherches de M. Bouchard sur les auto-intoxications d'origine gastrique, on peut admettre une pathogénie toxique pour une partie de ces faits, surtout pour la bradycardie de la dilatation de l'estomac.

Un autre symptôme cardiaque d'origine gastrique est constitué par les intermittences du cœur déjà connues de Lasègue, mais particulièrement bien étudiées par M. J. Teissier (1). Ce sont des intermittences vraies, c'est-à-dire que l'absence de la pulsation artérielle est due à un défaut de systole cardiaque. Le malade éprouve, au moment de l'arrêt du cœur, une sensation extrêmement pénible, comparable à une torsion profonde, avec angoisse et sentiment de mort prochaine. M. Teissier a montré que ce que le malade perçoit en pareil cas ce n'est pas l'arrêt même de son cœur, mais l'excitation spasmodique qui, partie de son estomac, va retentir sur le pneumogastrique pour produire l'arrêt du cœur. La preuve en est que plus tard, lorsque les intermittences s'atténuent, le malade perçoit des intermittences ébauchées qui ne se traduisent par aucune modification de la pulsation cardiaque ou radiale ; il a bien perçu l'excitation gastrique, mais l'intermittence ne s'est pas produite. Le malade n'a pas besoin de tâter son pouls pour constater ses intermittences, quelquefois il les annonce même d'avance. Les intermittences cardiaques d'origine gastrique s'accompagnent parfois de vertige.

Parmi les accidents réflexes du côté du cœur, il faut citer,

(1) J. Teissier, *Influence de la dyspepsie sur les intermittences cardiaques. Soc. nat. de méd. de Lyon*, 1883. — Lecreux, *Thèse de Lyon*, 1888. — Laveran et Teissier, *Nouveaux Éléments de pathologie médicale*, IVe édition, 1894, t. II, p. 605.

en outre des intermittences, la dilatation du cœur. Déjà
M. Potain avait étudié la dilatation aiguë du cœur droit
dans le cours d'une colique hépatique, lorsque M. Teissier (1) a montré que le cœur droit peut se dilater aussi à
la suite des affections douloureuses de l'estomac, de l'intestin et des organes du petit bassin. La pathogénie de ces
accidents est la suivante : sous l'influence de l'excitation viscérale, il y a un resserrement des capillaires du poumon qui
entraîne une augmentation de la pression dans l'artère
pulmonaire. Arrivée à un certain degré, cette hypertension
artérielle provoque la dilatation du cœur droit. Expérimentalement, M. Arloing et son élève Morel (2), M. Fr.
Franck (3) ont montré la réalité de cette augmentation de
tension dans l'artère pulmonaire, sous l'influence de l'excitation des organes de la cavité abdominale. Quant à la voie
par laquelle ce réflexe se transmet, on croyait d'abord que
c'était le pneumogastrique qui jouait un rôle exclusif. En
s'appuyant sur les faits cliniques dans lesquels le réflexe
avait pour point de départ l'intestin ou l'utérus, M. Teissier
a pensé qu'il fallait faire intervenir le sympathique, du
moins pour la voie centripète. Depuis, Brown-Séquard,
Hénocque, Fr. Franck ont montré que les vaso-moteurs
du poumon provenaient des nerfs thoraciques ; on peut donc
admettre comme établi que l'acte réflexe est constitué
dans tout son parcours par les filets du sympathique.

Chez les malades atteints d'affections gastro-hépatiques,
M. Potain a signalé de même de l'arythmie, le bruit de ga-
lop tricuspidien et même l'asystolie.

Tous ces accidents cardiaques d'origine réflexe s'observent
surtout dans les affections légères du tube digestif, tandis

---

(1) J. Teissier, *Assoc. franç. pour l'av. des sciences*, Montpellier,
1879.
(2) Morel, *Thèse de Lyon*, 1879.
(3) Fr. Franck, *Soc. de biol.*, 1881. — Barié, *Rev. de méd.*, p. 4,
117, 1883.

qu'ils sont très rares dans les maladies destructives telles que le cancer. Pour que les réflexes puissent se produire, les nerfs sensitifs doivent être simplement excités et non détruits. Si M. Riegel a vu la bradycardie plus constamment dans les affections sérieuses comme l'ulcère et les ectasies gastriques, cela tient peut-être à ce que la bradycardie persistante pendant quelques jours avait dans ce cas une origine toxique. Il est d'ailleurs probable que la pathogénie toxique n'est pas exclusive d'un mécanisme réflexe. Dans tous les cas, les auteurs sont d'accord sur ce point que les accidents cardiaques d'origine gastrique sont très rares dans le cancer de l'estomac, du moins ceux qui reconnaissent une origine purement réflexe.

Certains auteurs admettent aussi que, dans la dilatation de l'estomac, la distension gazeuse de la grosse extrémité refoule le diaphragme au point qu'elle gêne le fonctionnement du cœur, d'où accès de palpitations et d'oppression. Un exemple curieux de refoulement du diaphragme par l'estomac distendu est le cas suivant rapporté par M. Hayem (1). Chez un individu présentant de l'oppression, une légère cyanose, du refroidissement des extrémités, un œdème mou des membres inférieurs, une augmentation du ventricule droit, une tuméfaction du foie avec diminution des urines, tous signes d'asystolie aiguë, on trouve une telle distension de l'estomac par des liquides et des gaz que le diaphragme en est immobilisé et le foie et le cœur refoulés. M. Hayem pense que le refoulement du diaphragme a comprimé le poumon plus encore que le cœur.

La tachycardie s'observe bien plus rarement que le ralentissement du pouls. Une simple accélération des battements du cœur après le repas, avec bouffées de chaleur vers le visage et sensation de plénitude, est très commune chez les dyspeptiques, surtout chez les femmes. Mais les véritables

(1) G. Hayem, *Méd. moderne*, 13 juillet 1895.

accès de tachycardie tels que, par exemple, les cas cités par Klemperer, dans lesquels il y a eu jusqu'à 200 battements par minute, sont beaucoup plus rares. Certains faits décrits sous le nom de tachycardie paroxystique essentielle procèdent peut-être de troubles digestifs.

Il en est de même de certains cas de *pseudo-angine de poitrine* considérés par M. Hayem comme de simples accès gastralgiques. Les prodromes d'un tel accès pseudo-angineux, nausée, tension épigastrique, pyrosis indiquent déjà l'existence de troubles gastriques. La douleur siège plutôt au creux épigastrique qu'au sternum ; mais ce qui distingue surtout ces accès du véritable angor pectoris, c'est leur indépendance de tout effort et leur curabilité par un traitement approprié.

Du côté du *système artériel* on a signalé des accidents graves dus à l'obstruction de la lumière artérielle. MM. Sabrazès et Cabannes (1) ont vu un cas de gangrène des extrémités, d'origine artérielle, dans le cancer de l'estomac.

Beaucoup plus fréquentes sont les complications du côté du système veineux, notamment la *phlegmatia alba dolens*. Tous les cliniciens connaissent les phlébites au cours du cancer de l'estomac, et la haute valeur sémiologique de cette complication n'a pas échappé à Trousseau (2) qui a pu reconnaître à ce signe l'existence chez lui-même d'un cancer latent de l'estomac.

§ 3. — APPAREIL RESPIRATOIRE

Les gros mangeurs présentent habituellement, après le repas, un certain degré de dyspnée qui est due à la distension mécanique de l'estomac avec refoulement du diaphragme

(1) Sabrazès et Cabannes, *Arch. génér. de médec.*, janv. 1898.
(2) Trousseau, *Clinique médicale de l'Hôtel-Dieu*, t. III, p. 40. 1868.

et compression de la base du poumon. Au bout de 1 à 2 heures, à mesure que la digestion s'avance, cette légère incommodité se dissipe. C'est tout le contraire qui a lieu chez les gastropathes qui présentent des accès d'oppression pendant la période digestive. Chez eux, la dyspnée peut se montrer même après un repas peu copieux et ne débute, habituellement, qu'au bout de une à deux heures après l'ingestion des aliments. Ici l'accès d'oppression est dû aux troubles du chimisme stomacal et en particulier aux fermentations anormales.

Chez des individus prédisposés l'accès d'oppression peut revêtir les caractères de l'asthme connu sous le nom d'*asthme dyspeptique* (1). En réalité, l'asthme dyspeptique ne correspond pas exactement au tableau clinique de l'asthme nerveux. Les malades présentent une accélération de la respiration qui est en même temps superficielle, avec de la cyanose, un pouls petit et fréquent, avec refroidissement des extrémités et phénomènes de collapsus. Ces accès ont été constatés plus souvent chez les enfants que chez les adultes. Dans tous les cas décrits, les accès ont été provoqués par une indigestion des substances alimentaires, à la suite d'un repas trop copieux ou mal digéré. La durée d'un tel accès ne dépasse généralement pas une journée. Quelquefois le vomissement a mis fin à l'accès.

La pathogénie de l'asthme dyspeptique a été rapportée à une action réflexe sur les vaso-moteurs de la circulation générale et des vaisseaux pulmonaires. La constriction des vaisseaux périphériques expliquerait la petitesse du pouls et le refroidissement des extrémités ; la

(1) Henoch, *Berl. klin. Woch.*, n° 18, 1876. — Lauterbach, *Wien. med. Presse*, n° 48, 1894. — Oppler, *Allgem. med. Central-Zeitung*, n° 74, 1896. — Boas, *Arch. für Verdauungskr.*, t. II, p. 544, 1896. — Huchard, *Semaine médic.*, p. 251, 1897. — Picard, *Thèse de Paris*, 1897. — Fr. Ehrlich, *Arch. für Verdauungskr.*, t. V, p. 126, 1899.

constriction des vaisseaux pulmonaires entraînerait à sa suite la distension du cœur droit. Les troubles de la circulation pulmonaire auraient à leur tour pour conséquence l'oppression et la cyanose. La théorie toxique émise d'abord par G. Lewin est aujourd'hui défendue surtout par Albu, tandis que Boas s'en tient à la théorie réflexe. — Il ne faut pas confondre avec cet asthme dyspeptique les cas de dyspnée toxique ou ptomaïnique d'origine alimentaire décrite par M. Huchard et qui s'observent surtout chez les artérioscléreux. M. Picard attribue la dyspnée toxique alimentaire à une insuffisance hépatique.

La toux gastrique est très commune chez les tuberculeux dyspeptiques qui sont pris, immédiatement après le repas, d'une série de quintes de toux très pénibles. Cette toux provoque à son tour des vomissements (Morton, Peter, Marfan).

§ 4. — SYSTÈME NERVEUX

Les troubles nerveux sont très communs au cours des maladies de l'estomac. Les uns sont très légers et fugaces, les autres plus graves et persistants présentent de véritables complications. Dans ces derniers temps, on a même décrit des lésions de cellules nerveuses produites expérimentalement avec des poisons provenant de la digestion gastrique et intestinale (Nageotte et Ettlinger) (1). Par ordre de gravité, nous étudierons successivement les troubles vaso-moteurs, sensitifs, sensoriels et moteurs.

Les troubles vaso-moteurs sont extrêmement fréquents chez les dyspeptiques et se présentent sous la forme d'une rougeur de la face et des pommettes qui accompagne les digestions lentes et pénibles. Lorsque les réflexes vaso-moteurs

(1) Nageotte et Ettlinger, *Presse médicale*, n° 25, 1898.

portent sur les organes viscéraux, par exemple sur le poumon, ils peuvent donner lieu à des accès d'intermittence cardiaque, voire même d'arythmie et d'asystolie aiguës.

Les troubles sensitifs consistent, le plus souvent, en céphalée, en névralgies diverses parfois accompagnées d'anesthésie et d'hyperesthésie. M. Leven et M. Rueff ont décrit beaucoup de ces phénomènes sensitifs qu'ils ont rattachés à la dyspepsie, mais on peut admettre avec M. Bouveret qu'il s'agit là, le plus souvent, de manifestations de l'hystérie. Une place à part parmi ces troubles sensitifs a été accordée à la migraine (1) qui est, en effet, très fréquente chez les dyspeptiques. Dans la variété décrite sous le nom d'*hémicrânie gastrique*, l'accès serait précédé d'une période prodromique pendant laquelle s'aggravent les phénomènes dyspeptiques. M. Bouveret ne croit pas que la vraie migraine soit plus fréquente chez les malades atteints de catarrhe ou de dilatation de l'estomac. — M. Dol (2) a récemment rattaché les accès de migraine chez les gastropathes à l'atonie de l'estomac. Il distingue deux formes : *a*) un type intense, identique à l'accès de migraine, mais survenant toujours après le repas ; ce type coëxiste parfois chez le même malade avec la vraie migraine, mais il est reconnaissable par le malade lui-même ; *b*) un type moins violent. M. Dol croit qu'il s'agit de troubles circulatoires cérébraux survenant chez des migraineux. — D'après Fenwick (3), l'hyperacidité paroxystique simule souvent la migraine, chez les enfants.

L'existence des névrites périphériques d'origine gastrique est encore moins certaine. Il se peut, dit M. Babinski (4),

(1) Navarre, *Lyon médical*, t. LXIX, p. 323, 1892. — Mœbius, *Die Migraene*, Wien, 1896.
(2) E. Dol, *Thèse de Lyon*, déc. 1897.
(3) W. S. Fenwick, *Lancet*, 8 janv. 1898.
(4) J. Babinski, *Traité de médecine*, 1re éd., t. VI, p. 710.

que la névrite périphérique soit déterminée, dans certains cas, par des auto-intoxications d'origine intestinale. M. Cuffer (1) a attribué les accidents cérébraux des cancéreux à une névrite ascendante du pneumogastrique propagée au bulbe.

Hyperalgésies réflexes. — Depuis les recherches de H. Head (2) sur les troubles de la sensibilité dans les affections viscérales, on sait que les gastropathies provoquent par voie réflexe des hyperesthésies cutanées dont la distribution topographique est constante, de même que celle des hyperesthésies réflexes dans les affections des autres viscères, foie, rate, etc. Cet auteur a insisté aussi sur la valeur diagnostique de cette distribution particulière. Récemment, Knud Faber (3) est revenu sur cette question et a montré que ces hyperesthésies ou hyperalgésies occupaient une région plus ou moins considérable de la peau de l'abdomen ou du dos, en affectant la forme de zones transversales étroites, quelquefois s'étendant à une moitié du ventre et du dos. Il suffit de soulever un pli de la peau entre l'index et le pouce, pour provoquer la douleur, si ces régions ne sont pas spontanément douloureuses ou très sensibles au moindre attouchement. Ces placards d'hyperalgésie peuvent s'observer chez des sujets nullement névropathes. Leur fréquence est de 15 0/0 des femmes examinées. Ils n'indiquent ni la nature, ni le siège de la lésion, mais peuvent servir à faire supposer l'existence d'une lésion latente du tube digestif. Les affections les plus diverses de l'estomac (ulcère, hyperchlorhydrie, anachlorhydrie) et de l'intestin (entéroptose, colite chronique) peuvent s'accompagner de ce symptôme. P. Gaddi a pu retrouver la même hyperalgésie réflexe dans le sexe masculin, chez des sujets non neurasthéniques.

(1) Cuffer, *Revue de méd.*, p. 281, 1890.
(2) H. Head, *Brain*, 1893-1895. — G. Marinesco, *Semaine médicale*, 1896, p. 259.
(3) Knud Faber, *Deut. Arch. f. klin. Med.*, t. LXV, p. 329, 1899.

Troubles sensoriels. — Les plus fréquents parmi les troubles sensoriels sont ceux de la vue et de l'ouïe. A la première catégorie appartiennent l'obscurcissement de la vue, l'amblyopie passagère, l'hémiopsie transitoire, les hallucinations visuelles, etc. Parmi les troubles de l'ouïe, les plus fréquents sont les étourdissements, les bourdonnements et les vertiges.

Vertige gastrique. — C'est peut-être la plus connue de toutes les formes de vertige, depuis que Trousseau (1) lui a consacré une de ses cliniques.

En réalité on est beaucoup trop enclin à prendre pour du *vertigo a stomacho læso* ce qui est souvent dû à un bouchon de cerumen dans les oreilles, à une otite scléreuse, à des troubles de réfraction, à de l'artério-sclérose cérébrale ou à de la neurasthénie. Le vertige stomacal survient habituellement à jeûn, beaucoup plus rarement après le repas. Le malade est pris d'une sensation de vide dans la tête suivie d'un état nauséeux ; puis les objets oscillent et tournent devant ses yeux ; ou, au contraire, c'est lui-même qui se croit entraîné en avant ou en arrière. Toutefois la forme giratoire est de beaucoup la plus fréquente. Souvent le vertige se produit au moindre mouvement, quelquefois par suite du redressement brusque de la tête pour regarder en avant et en haut. D'après G. Sée, le vertige stomacal serait dû à l'anémie, M. Jaccoud croit qu'il s'agit d'un réflexe sur le pneumogastrique. Les autres attribuent le vertige gastrique à une auto-intoxication (Albu), ce qui peut se justifier par les cas où il survient à la suite de l'ingestion des aliments (Leube), mais ce qui serait en opposition avec les cas plus nombreux de vertige à jeûn (Riegel).

Troubles moteurs. — Parmi les phénomènes moteurs observés dans les maladies de l'estomac citons : l'accable-

---

(1) Trousseau, *Gaz. des hôpitaux*, n° 39, 1862. — *Cliniques médicales de l'Hôtel-Dieu*, t. III, p. 1.

ment des forces au réveil, l'engourdissement passager des
membres, les paralysies passagères, la diplopie, les mono-
plégies, les crampes, la contracture des extrémités et la tétanie. Cette dernière est une véritable complication qui
mérite d'autant mieux de retenir notre attention qu'elle a
fait l'objet de nombreuses études dans ces dernières années.

La tétanie (1). — C'est une complication grave, le plus
souvent mortelle (dans 69,5 0/0 des cas, d'après Bouveret et
Devic, 16 cas de mort sur 27, d'après M. Riegel), qui s'observe surtout dans les cas de grande dilatation. Décrite pour
la première fois par Kussmaul (2), la tétanie d'origine gastrique a été présentée sous un jour nouveau par MM. Bouveret et Devic (3). Ces auteurs ont, en effet, montré que
la tétanie ne survient pas indistinctement chez tous les
dilatés, mais seulement chez ceux qui présentent les symptômes de l'hypersécrétion permanente. Bien qu'à l'époque
où ils ont publié leur mémoire on ne disposât pas encore
d'observations assez nombreuses dans lesquelles l'examen
du chimisme fût pratiqué, à plusieurs reprises, ils ont pu
conclure à l'excès de la sécrétion, grâce à la symptomatologie
si typique de cette affection. Dans leurs cas personnels,
MM. Bouveret et Devic ont toujours trouvé cette condition.
Les auteurs qui ont observé depuis, des cas de tétanie n'ont,
d'ailleurs, pu nier la fréquence de l'hypersécrétion chez les
malades atteints de cette complication, et ils se sont attachés
surtout à montrer qu'il existe des cas de tétanie sans hypersécrétion. Sur les quatre cas personnels rapportés par Fleiner (4), deux présentaient cette condition. Toutefois l'auteur,

(1) Voir l'excellente monographie de Frankl von Hochwart, in
Nothnagel's specielle Pathologie, Wien, 1897.
(2) Kussmaul, *Deut. Archiv für klin. Med.*, t. VI, p. 455, 1869.
(3) L. Bouveret et E. Devic, *Rev. de méd.*, p. 48, 1892.
(4) W. Fleiner, *Lehrbuch der Krank. der Verdauungsorg.*, 1896,
p. 388 et suiv.

après une discussion approfondie de la théorie de Bouveret et Devic, n'a pas cru devoir s'y rallier. M. Riegel ne nie pas non plus ce rôle de l'hypersécrétion dans certains cas, mais il admet la possibilité de la tétanie par auto-intoxication d'origine intestinale, plus rarement par voie réflexe (helminthiase). L'hypersécrétion chlorhydrique n'est d'ailleurs qu'un facteur de cette auto-intoxication qui donne lieu à la tétanie ; les nombreuses expériences de MM. Bouveret et Devic ont montré qu'il faut encore l'intervention de l'alcool agissant sur les peptones en milieu acide pour provoquer la formation dans la cavité gastrique du poison convulsivant. Nous n'ignorons pas que MM. Cassaët et Ferré ont obtenu le même poison avec le contenu stomacal d'un hyperchlorhydrique hypersécréteur qui n'était pas atteint de tétanie, mais cette constatation ne nous paraît nullement infirmer la validité de l'opinion de MM. Bouveret et Devic, du moins pour un certain nombre des cas.

Il est cependant juste de faire remarquer que ceux qui ont publié des cas de tétanie d'origine gastrique, depuis le mémoire de MM. Bouveret et Devic, ne paraissent pas, pour la plupart, disposés à accepter cette théorie (Fleiner, Queirolo (1), Sievers (2), etc.). Si la valeur pathogène de l'hyperchlorhydrie jointe à l'alcoolisme ne jouit pas de la faveur des auteurs allemands, ils ne sont pas tous aussi réfractaires à la théorie de l'auto-intoxication en général. De nombreuses recherches ont été dirigées dans cette direction.

Albu, de même que Ewald et Jacobson (3) ont pu retirer de l'urine d'un malade atteint de crises de tétanie, une substance alcaloïdique qui ne s'y trouvait pas en dehors des crises tétaniques. Mais ce malade n'était pas hyperchlorhydrique et l'alcaloïde retiré de l'urine n'était pas toxique. —

---

(1) Queirolo, *Il Morgagni*, n° 5, 1898.
(2) Sievers, *Berl. klin. Woch.*, nos 31-32, 1898.
(3) Ewald und Jacobson, *Kongress für innere Medizin*, 1893.

Gumprecht (1) a trouvé la toxicité urinaire augmentée pendant les accès de tétanie, mais la même augmentation de la toxicité urinaire a pu être constatée chez le même sujet, quelque temps après la guérison. Un corps albumosique retiré du contenu stomacal qui a été très toxique, n'a pas paru être susceptible de la résorption et n'a par conséquent pu être incriminé dans la production de la tétanie. — Von Mering (2) a provoqué des accès de tétanie chez des chiens auxquels il a pratiqué une fistule duodénale, de sorte que le contenu stomacal s'écoulait au dehors. On pourrait donc penser que la suppression d'une substance sécrétée par l'estomac et résorbée de nouveau dans l'organisme favoriserait l'apparition de la tétanie.

Plusieurs autres théories ont été invoquées pour expliquer ces accidents. La première en date, celle de Kussmaul, attribue ces accès à la deshydratation des tissus à la suite des vomissements. M. Fleiner la considère, encore aujourd'hui, comme la moins mauvaise et pense à des lésions dans les cellules nerveuses de la moelle et du cerveau. — La théorie réflexe a également des partisans. M. Riegel l'admet, du moins pour certains cas. — MM. Korczynski et Jaworski ont invoqué la diminution des chlorures du sang.

Il y a, d'ailleurs, de grandes divergences au sujet de la définition elle-même de la tétanie, divergences qui ont conduit à des polémiques entre Fleiner (3) et Albu (4), et qui font diversement apprécier la fréquence de cette complication.

Au point de vue symptomatologique, on distingue trois degrés de la tétanie gastrique. Dans le premier, les convulsions toniques interrompues par des convulsions cloniques intéressent seulement les extrémités sans s'étendre au tronc;

(1) Gumprecht, *Centralbl. für innere Med.*, n° 24, p. 369, 1897.
(2) von Mering, *Kongress für innere Medizin*, 1894.
(3) Fleiner, *Arch. für Verdauungskr.*, t. V, p. 149, 1899.
(4) Albu, *Ibid.*, t. V, p. 123, 1899.

il y a plusieurs accès dont chacun dure de plusieurs minutes à quelques heures. Dans le second degré, la contracture qui a débuté aux extrémités, s'étend aux muscles du
tronc, du cou et de la face et dure plus longtemps. Dans la
troisième forme, la plus grave, il s'agit d'un véritable téta-
nos généralisé avec perte de connaissance, coma et mort
(Bouveret). Pour admettre la tétanie, certains auteurs
exigent qu'on ait constaté le signe de Trousseau qui consiste dans l'apparition de l'accès convulsif par la compression des artères et des nerfs du membre intéressé, le signe
de Chvostek qui permet de provoquer les convulsions dans
les muscles correspondants par la percussion du nerf facial
ou de ses branches, de même que l'exagération de l'excitabilité faradique et galvanique des nerfs dans les régions
contracturées, phénomène signalé par Erb.

Le vomissement joue un rôle important dans l'apparition
des crises qui surviennent très souvent immédiatement
après l'évacuation de l'estomac. Même un lavage de l'estomac à l'aide de la sonde donne souvent lieu à l'apparition
d'un accès convulsif. Le traitement médical ayant le plus
souvent échoué dans ces cas et la dilatation de l'estomac
étant souvent liée à une sténose du pylore soit organique,
soit spasmodique, M. Fleiner a proposé et fait exécuter une
intervention chirurgicale (pyloroplastie), sans obtenir jusqu'à présent un succès définitif. Dans un cas où le résultat
immédiat de l'opération était excellent, le malade est mort
au bout de neuf mois d'une péritonite dont l'origine est
restée obscure, de sorte qu'on ne peut pas se prononcer sur
la valeur réelle de l'intervention chirurgicale dans le traitement de la tétanie gastrique, à défaut de résultats éloignés.

Coma dyspeptique. — Dans certains cas graves, Litten (1) a observé le coma dyspeptique. Celui-ci débute par
une dyspnée sans aucune localisation pulmonaire ou car-

(1) Litten, *Berl. klin. Woch.*, p. 641, 1882.

diaque, avec abaissement de la température. La respiration
est accélérée ; le pouls est petit, filiforme, très fréquent ; la
mort survient au bout de 24 à 72 heures. D'après Stadelmann et Minkowski, le coma serait dû à une intoxication
acide, peut-être par l'acide β-oxybutyrique.

§ 5. — APPAREIL CUTANÉ

Les manifestations cutanées au cours des affections gastro-intestinales sont extrêmement variées. M. Bouchard,
dans ses leçons sur les auto-intoxications, a beaucoup insisté
sur leurs relations avec l'élaboration vicieuse des matières
contenues dans le canal gastro-intestinal. M. Hallopeau (1)
est récemment revenu sur ce rôle des toxines en dermatologie. On peut observer chez les dyspeptiques l'acné, l'urticaire, l'eczéma, le pityriasis capitis, le pityriasis rosé de
Gibert, des érythèmes polymorphes, le prurigo, la furon-
culose, l'hyperhydrose locale ou généralisée, des purpuras,
etc. M. Comby (2) a décrit l'urticaire chez les enfants dyspeptiques. M. Albert Robin (3) a trouvé dans deux cas de
dyspepsie des acnéiques de l'acide lactique et butyrique
dans l'estomac et a pu faire disparaître l'éruption cutanée
par des purgatifs salins. Albu (4) considère les vaso-moteurs de la peau comme le point d'attaque pour les toxines
gastro-intestinales.

On connaît depuis longtemps des cas où l'ingestion de
certaines substances alimentaires est suivie de maladies de
la peau. Après l'ingestion d'écrevisses, de homards, d'huîtres, de caviar, de fraises, de groseilles, certaines per-

(1) Hallopeau, *Annal. de dermat. et syphil.*, n°° 8-9, 1897, p. 854,
et *Traité de dermatologie*, Paris, 1900.
(2) Comby, *Gaz. des hôpitaux*, 1889, n° 129.
(3) Voir Mitour, *Thèse de Paris*, 1896.
(4) Albu, *Auto-intoxicationen des Intestinaltractus*, Berlin, 1893.

sonnes sont atteintes régulièrement d'urticaire ou d'un érythème diffus. D'autres personnes présentent une idiosyncrasie pour certains médicaments, par exemple pour l'antipyrine ou la quinine. L'acné iodique qui est si fréquent est également attribué aux troubles digestifs provoqués par les iodures et à l'auto-intoxication gastro-intestinale ; on a même pu faire disparaître ces manifestations cutanées de l'iodisme par une antisepsie gastro-intestinale combinée avec l'administration de ce médicament. — Dans quatre cas publiés par Oppenheimer (1), il y a eu des œdèmes en même temps que de l'urticaire, à la suite des troubles gastriques : dans le premier, le malade avait pris du santal pour une blennorrhagie, dans le deuxième, le malade avait mangé du gibier faisandé, dans le troisième, le malade atteint de cystite et mis au régime lacté avait pris du salicylate de soude, dans le quatrième une femme avait mangé des moules.

§ 6. — APPAREIL URINAIRE

La sécrétion urinaire présente des rapports très intimes avec l'état de la sécrétion, de la motilité et les phénomènes osmotiques de l'estomac et de l'intestin. Tant que la sécrétion urinaire est normale au triple point de vue de la quantité, de la densité et de la réaction, on peut admettre avec une certaine probabilité que les fonctions de l'estomac ne sont pas profondément troublées. Il est plus difficile de juger, d'après la modification constatée dans la composition de l'urine, quel est le trouble gastrique dans un cas de dyspepsie. Tout au plus peut-on faire quelques suppositions qui ne sont d'ailleurs pas dépourvues d'intérêt.

Toutes les fois que l'organisme subit une déperdition aqueuse notable par le vomissement, la diarrhée, les sueurs,

(1) H. Oppenheimer, *Lancet*, p. 570, 26 février 1898.

etc., **la quantité** d'urines éliminée par 24 heures est d'autant diminuée. Dans les maladies de l'estomac, une diminution constante du volume de l'urine est due généralement à des vomissements. La diminution des boissons a une influence bien moindre sur l'abondance de la diurèse qui n'atteint jamais de chiffres aussi faibles que dans les dilatations gastriques accompagnées de vomissements. A une diminution de la quantité d'urine correspond habituellement une augmentation de sa densité ; mais le taux des matières solides éliminées par 24 heures se trouve, en définitive, d'autant plus abaissé que les vomissements sont plus abondants et que l'alimentation est plus défectueuse.

La réaction de l'urine présente, même à l'état physiologique, des variations nyctémérales qui sont en rapport direct avec la succession de l'état de jeûne et de la période digestive. On sait, depuis les recherches sur ce point de Bence Jones (1), que l'acidité de l'urine diminue pendant la digestion et que la réaction peut même devenir alcaline dans certains cas. Cette diminution de l'acidité, qui est d'autant plus forte que le repas est plus copieux, est due à la soustraction au sang de l'acide utilisé pour la digestion. Sticker et Hübner ont montré que les animaux soumis à un jeûne prolongé ne présentent pas les mêmes variations journalières de la réaction urinaire qui sont si constantes chez les animaux nourris. Ils ont vu également que l'acidité de l'urine ne diminue pas dans les cas où l'ingestion des aliments n'est pas suivie d'une accumulation de l'HCl dans l'estomac. Mais nulle part les rapports étroits entre l'acidité de l'urine et la sécrétion stomacale ne sont plus évidents que dans les diverses affections stomacales.

Dans l'hyperchlorhydrie simple, il est très commun d'observer, quelques heures après le repas, que l'urine se trouble et

____

(1) Bence Jones, *Philosoph. Transact.*, 1819, p. 235, cité par Riegel, *Die Erkr. des Magens*, p. 194.

devient lactescente. On peut s'assurer que cet aspect est dû à la précipitation des phosphates en le faisant disparaître par l'addition de quelques gouttes d'acide acétique. Or, les phosphates ne précipitent que dans une urine alcaline. Dans la forme permanente de l'hypersécrétion gastrique ou maladie de Reichmann, cet aspect lactescent de l'urine s'étend au delà de la période digestive, et il est beaucoup plus prononcé que dans l'hyperchlorhydrie simple. Dans l'ulcère de l'estomac, l'urine est également très souvent alcaline parce que l'ulcère s'accompagne souvent d'hyperchlorhydrie; au contraire, dans le cancer de l'estomac qui est marqué par de l'anachlorhydrie, du moins dans les phases avancées, la réaction de l'urine est fortement acide.

L'élimination de **l'urée** dépend en première ligne de l'intensité de la désassimilation des matières albuminoïdes qui est elle-même une résultante de deux facteurs, de l'alimentation albumineuse et de l'intensité de la destruction des molécules protéiques. Dans l'hyperchlorhydrie simple, de même que dans l'hypersécrétion acide, la quantité d'urée est le plus souvent augmentée. Cela tient à ce que les malades atteints d'une sécrétion hyperacide ont une certaine prédilection pour l'alimentation quaternaire (viande, œufs, etc.) qui saturent le mieux l'acidité gastrique. A cette ingestion exagérée des matières azotées correspond une élimination plus considérable d'urée. Il y a lieu, cependant, de faire une distinction entre les hypersécréteurs qui ne vomissent pas et ceux qui vomissent. Chez les premiers le taux de l'urée peut atteindre 60 grammes par jour et davantage, tandis que chez ces derniers le chiffre d'urée peut tomber au-dessous de 25-30 grammes qui est la moyenne physiologique chez l'homme sain. — Dans la dilatation de l'estomac, la quantité d'urée dépend d'abord de l'état de la sécrétion gastrique, mais surtout des troubles moteurs, suivant qu'ils engendrent ou non des vomissements. Lorsque la dilatation

de l'estomac est consécutive à la maladie de Reichmann et
que le malade continue à faire usage de l'alimentation carnée, le chiffre de l'urée peut se maintenir à un taux élevé.
Chez les dilatés qui mangent peu, il n'est pas étonnant d'observer de l'hypoazoturie. Dans les grandes dilatations qui
caractérisent le cancer du pylore, cette hypoazoturie peut
même devenir extrême. — Dans le cancer de l'estomac,
l'urine contient, à peu près constamment, une très faible
quantité d'urée, ce qui a fait dire à M. Rommelaere (1) que
l'hypoazoturie est un signe pathognomonique du cancer de
l'estomac lorsqu'elle descend au-dessous de 12 grammes
d'urée par jour. De nombreux auteurs (A. Robin, Rauzier) (2), etc. ont combattu cette manière de voir en ce qu'elle
a d'exclusif. Il est exact que généralement, dans le cancer de
l'estomac, le taux de l'azote urinaire est fortement abaissé.
Il y a pour cela de nombreuses raisons parmi lesquelles
l'alimentation insuffisante et les vomissements sont les plus
importantes. Mais s'il est vrai qu'il y a dans le bilan nutritif des cancéreux une diminution de la destruction de l'albumine circulante, à la suite d'un faible apport de matières
azotées, il y a d'autre part une exagération relative dans la
destruction de l'albumine de constitution, de l'albumine des
tissus. Tout comme un animal en état d'inanition, le cancéreux est un carnivore qui vit aux dépens de ses éléments
cellulaires. Les recherches de F. Müller (3), confirmées par
celles de Klemperer et de v. Noorden ont montré que chez
la plupart des cancéreux, la destruction de l'albumine des
tissus était plus grande encore que dans la simple inanition
et que, même chez ceux qui s'alimentent passablement, l'élimination azotée dépassait l'ingestion de l'azote. Quant à la
question de savoir si la résorption des poisons cancéreux est

(1) Rommelaere, *Journ. de méd. de Bruxelles*, 1883.
(2) Rauzier, *Thèse de Montpellier*, 1889.
(3) F. Müller, *Zeitschr. für klin. Med.*, t. XVI.

capable d'activer la destruction de la molécule albumineuse des tissus, c'est une hypothèse qui nécessite encore de nouvelles recherches.

Les chlorures. — Chez l'homme sain, l'élimination des chlorures par l'urine se maintient à un certain taux fixe au-dessous duquel elle descend difficilement (la moyenne de l'élimination étant 10 à 11 grammes par jour).

Tous les chlorures au-dessus de ce taux proviennent de l'alimentation. Pendant une courte période de jeûne, l'urine continue à éliminer du chlorure de sodium qui ne disparaît jamais de l'urine même dans les maladies graves. Une forte diminution des chlorures urinaires est donc un signe d'une affection sérieuse, car elle montre que le sang a subi un appauvrissement notable en chlorures. Inversement, lorsque les chlorures augmentent de nouveau dans les urines, on peut admettre que la résorption de substances alimentaires a subi une amélioration. M. v. Noorden a même attribué à l'augmentation des chlorures urinaires, survenant après une période de diminution, une valeur pronostique plus considérable qu'au rétablissement de la diurèse.

Les variations des chlorures urinaires présentent un très grand intérêt, notamment dans les cas d'hypersécrétion permanente. Tandis que, dans l'hyperchlorhydrie simple, la quantité de chlorures est peu modifiée en vertu de la tendance de l'organisme à maintenir l'élimination chlorée à un taux fixe, dans la maladie de Reichmann l'équilibre est plus facilement rompu, ce qui indique qu'il s'agit ici d'une affection plus sérieuse. La diminution des chlorures urinaires dans l'hypersécrétion permanente a été étudiée par Gluzinski, Rosenthal, Sticker, Stroh, Bouveret et Devic. Les causes de cette diminution sont nombreuses : le défaut de résorption par suite de la rétention gastrique, le vomissement, l'hypersécrétion chlorhydrique sont autant de facteurs de l'appauvrissement du sang en chlorures et, par conséquent, de leur diminution dans la sécrétion urinaire. Pour M. Bouveret, il convient d'attribuer à l'hypersécrétion un rôle d'autant plus important qu'elle est accompagnée de vomissements ou suivie d'une évacuation par la sonde. Même si le contenu gastrique n'est pas évacué par la sonde ou les vomissements, tout le chlore sécrété par l'estomac ne serait pas toujours repris par l'absorption gastrique ou intestinale. Il résulte des recherches de MM. Bouveret et Devic sur l'élimination des chlorures urinaires comparée à celle de l'urée que, dans l'hypersécrétion permanente, le rapport normal entre l'urée et les chlorures est rompu aux dépens de ces derniers sels, même sans qu'il y ait déperdition de sel marin par les vomissements ou les lavages de l'estomac. — La diminution des chlorures urinaires peut atteindre un très haut degré. Si le malade s'alimente peu et vomit beaucoup, le chiffre du chlorure de sodium peut même tomber au-dessous de un gramme par 24 heures.

La diminution des chlorures n'est d'ailleurs pas spéciale à l'hypersécrétion gastrique ; elle s'observe au même degré dans les sténoses cancéreuses du pylore avec dilatation gastrique et vomissements abondants. M. Jaccoud (1) a beaucoup insisté sur la valeur diagnostique de cette hypochlorurie dans le cancer de l'estomac, mais nous venons de voir qu'il en est absolument de même dans la dilatation de la maladie de Reichmann. M. Głuzinski (2), en discutant la valeur sémiologique de l'hypochlorurie dans les grandes ectasies, est arrivé à cette conclusion qu'un abaissement considérable des chlorures urinaires, voisin de leur disparition complète, plaiderait plutôt en faveur de l'hypersécrétion chlorhydrique que d'un néoplasme. Mais cette opinion n'a pu être confirmée par les recherches de Stroh entreprises dans la clinique de M. Riegel.

(1) Jaccoud, *Semaine méd.*, p. 185, 1887.
(2) Gluzinski, *Berl. klin. Woch.*, n° 52, 1887.

Les rapports de l'urée aux chlorures urinaires. — L'étude de l'élimination des chlorures seuls est donc insuffisante pour différencier les dilatations dues à la maladie de Reichmann de celles provoquées par un cancer du pylore. Pour arriver à faire ce diagnostic différentiel, M. Bouveret (1) a eu l'idée d'étudier les modifications que peut présenter le rapport des chlorures urinaires à l'urée. A l'état normal, ce rapport est de 2, 3, en admettant 25 gr. d'urée et 11 gr. de chlorures par jour. Il résulte des analyses fort nombreuses faites chez des malades atteints d'hypersécrétion gastrique que ce rapport est sensiblement plus fort que 2,3 et qu'il peut s'élever au-dessus de 5,1 et atteindre jusqu'à 59 (2). Au contraire, dans le cancer gastrique sans inanition prononcée et sans vomissements, ce rapport est plus faible qu'à l'état normal.

Les phosphates. — L'élimination des phosphates dans les maladies de l'estomac a été bien moins étudiée. Chez l'homme sain, la quantité moyenne des phosphates urinaires est de 2 gr. 5 P^2O^5 par jour. Dans l'hyperchlorhydrie, M. Robin a trouvé 5 gr. par jour, M. G. Lyon 3 gr. 20 par litre d'urine, MM. Bouveret et Devic 1 gr. 30 à 3 gr. 80 par jour. Dans le cancer de l'estomac, M. Rommelaere a trouvé de l'hypophosphaturie d'une façon constante, tandis que F. Müller a vu l'élimination de phosphates augmenter, mais pas dans tous les cas.

Les sulfates. — L'élimination du soufre total est en rapport direct avec l'assimilation des albuminoïdes. Dans les affections du tube digestif, l'élimination de l'éther sulfoconjugué est beaucoup plus importante à connaître que

----

(1) Bouveret, *Revue de méd.*, 10 juillet 1891. — Mathieu et Hallopeau, *Soc. méd. des hôp.*, 11 déc. 1891.

(2) Bouveret et Devic, *La dyspepsie par hypersécrétion gastrique*, 1892, p. 219.

celle des sulfates minéraux parce qu'elle indique l'intensité des putréfactions intestinales. On a cru un moment que dans les cas d'hypochlorhydrie gastrique, l'élimination des sulfates conjugués devait être augmentée parce que le suc gastrique pauvre en acide chlorhydrique favoriserait les fermentations gastriques. Mais les recherches de von Noorden (1) entreprises sur onze malades atteints d'hypochlorhydrie très considérable ont donné seulement 3 fois sur 46 analyses des chiffres de sulfates conjugués supérieurs à la normale, et Boas (2), dans un cas de sténose duodénale avec anachlorhydrie, a également vu que l'élimination des sulfates conjugués n'était pas accrue. On s'explique ce résultat, si l'on admet que l'anachlorhydrie n'a aucune influence sur les putréfactions intestinales qui pourraient être favorisées tout au plus par une rétention gastrique consécutive à des troubles moteurs.

Albuminurie. — L'albuminurie s'observe dans des circonstances si variées qu'elle ne saurait avoir aucune signification diagnostique. On a signalé l'albuminurie à la suite des attaques gastralgiques, dans l'ulcère rond, à la suite des hématémèses et surtout dans le cancer de l'estomac. Dans tous ces cas, l'albuminurie était transitoire et ne s'accompagnait pas de cylindres urinaires.

Les dyspepsies qui s'accompagnent de dilatation de l'estomac provoquent souvent de l'albuminurie qui a été bien étudiée par M. Bouchard (3). Tantôt sous forme de traces, tantôt allant jusqu'à 4 grammes par litre, cette albuminurie dyspeptique s'observe dans 21 0/0 des cas. Elle ne s'accompagne jamais de cylindres urinaires, varie en intensité suivant les repas, l'exercice, l'état des fonctions digestives

(1) v. Noorden, *Lehrb. der Pathol. der Stoffwechsels*, 1893.
(2) Boas, *Deut. med. Wochen.*, n° 28, 1891.
(3) Ch. Bouchard, *Leçons sur les auto-intoxications.* — Le même, *Gaz. méd. de Paris*, n° 40, 1894.

et guérit toujours en même temps que la maladie de l'estomac qui l'a provoquée. M. Bouchard a montré, en outre, que cette albuminurie était trois fois plus fréquente chez les dilatés dont le foie était congestionné que chez ceux dont le foie était normal.— M. A. Robin (1) a trouvé une fréquence sensiblement égale, 19,5 0/0 des cas de dyspepsie, et l'a vu souvent coexister avec la phosphaturie ou la glycosurie passagère ; en même temps, il y a élévation du coefficient de l'oxydation azotée et diminution du chimisme respiratoire.

Peptonurie. — Dans les cas désignés sous le nom de peptonurie d'origine gastrique ou intestinale, il ne s'agit pas de véritables peptones, mais des albumoses qui donnent la réaction du biuret. Cette albumosurie a été signalée dans l'ulcère, mais surtout dans le cancer de l'estomac. Maixner l'a vue 12 fois sur 12 cas de cancer de l'estomac. Robitschek l'a observée 2 fois sur 7. Pacanowski l'a signalée dans les cancers des organes les plus divers.

Acétonurie. — Depuis les recherches déjà anciennes de Kaulisch et Cantani sur l'acétonurie chez les dyspeptiques, recherches suivies et complétées par celles de v. Jacksch, Lorenz, Litten, Bouchard, on sait que, dans les cas de dilatation gastrique, on peut trouver très souvent soit de l'acétone, soit de l'acide di-acétique. Traitée par le perchlorure de fer, l'urine donne une coloration rouge vin de Bourgogne, comme celle de certains diabétiques. Cette réaction constatée chez un dyspeptique ne prouve qu'une chose, c'est qu'il y a un trouble dans la digestion des albuminoïdes. Il en est de même pour la réaction de l'indican qui s'observe plus particulièrement lorsque la gastropathie se complique d'une putréfaction intestinale.

(1) A. Robin, *Bull. de thérap.*, 1898. — *Traité de thérap.*, Fasc. XII, partie I, p. 324, 1897.

Emissions laiteuses. — *Gravelle et calculs phosphatiques.* — *Hématurie.* — M. Albert Robin (1) a décrit une complication de l'hypersthénie gastrique qui n'avait pas encore été signalée. Elle se présente sous trois formes. — Dans la première, la plus atténuée, il y a des émissions laiteuses avec pesanteur lombaire et ténesme vésical. Il y a de la faiblesse intellectuelle, des vertiges, de l'amnésie, de la dépression nerveuse, de l'insomnie, des intermittences cardiaques, de la lassitude physique. — Dans la deuxième, l'émission laiteuse s'accompagne de la formation de masses calculeuses, blanches comme la craie, de consistance pâteuse dont l'expulsion se fait au prix de vives douleurs et de véritables crises. — Dans la troisième, il y a, de plus, de l'hématurie.

(1) A. Robin, *Traité de thérap. appliquée*, Fasc. XII, 1re part., p. 327, 1897.

DEUXIÈME PARTIE

TRAITEMENT DES MALADIES DE L'ESTOMAC

Le traitement des maladies de l'estomac s'inspire d'un certain nombre de considérations *générales* basées sur les faits d'observation clinique et sur l'expérimentation. Il met aussi en œuvre de nombreuses prescriptions *spéciales* qui s'adaptent à l'individualité de l'affection et qui varient d'un cas à l'autre. A la première catégorie de méthodes de traitement appartient, en particulier, le régime dont l'importance s'impose de plus en plus à l'attention du praticien. Mais si le régime alimentaire constitue la base du traitement dans toutes les affections de l'appareil digestif, il varie dans de larges limites dès qu'on veut l'appliquer dans chaque cas particulier. Dans les maladies aiguës de l'estomac et de l'intestin, les prescriptions diététiques peuvent être d'autant plus restrictives qu'elles ne seront appliquées que pendant un temps relativement court, tandis que les affections chroniques ne s'accommodent pas d'un régime trop sévère, sous peine de déchéance nutritive de l'organisme. Ici chaque prescription doit être rigoureusement adaptée à l'état des fonctions de l'organe malade. On doit éviter avec soin tout ce qui est nuisible, mais on doit en même temps permettre tous les aliments que l'estomac supporte. On ne privera pas le malade inutilement du bénéfice des diverses préparations culinaires, sous prétexte d'une théorie mal interprétée, voire même erronée dans sa base. Il est donc bien entendu que toutes les considérations dans lesquelles nous allons entrer à propos du traitement diététique ne constituent que les grandes lignes dont on peut s'inspirer en règle générale, mais qui, pour être applicables dans la pratique, exigent encore la connaissance de l'état fonctionnel de l'estomac malade, de sa tolérance, de même qu'il faut tenir compte de l'état général du malade et de son état de nutrition.

A côté du traitement diététique, le traitement des maladies de l'estomac met en œuvre l'influence sur l'organisme des agents physiques et mécaniques qui ont été si longtemps négligés et qui sont cependant d'une si grande utilité pour réveiller et stimuler le fonctionnement des organes malades. A cette catégorie de prescriptions appartiennent l'hydro-et la balnéothérapie, l'emploi des eaux minérales; le traitement mécanique, y compris le lavage de l'estomac et la douche gastrique, le massage de l'estomac et de l'abdomen, la gymnastique et le traitement orthopédique; ici se place aussi l'électrothérapie de l'estomac. Toutes ces applications des agents physiques sont très fécondes en résultats, surtout dans les gastropathies nerveuses, mais elles ont encore de nombreuses indications dans les maladies organiques de l'appareil digestif. Elles ont des indications très générales de même que le régime alimentaire, mais la technique de leur emploi varie dans chaque cas particulier.

Le traitement médicamenteux proprement dit a beaucoup perdu de son importance à mesure que la diététique a pénétré dans la pratique courante et que le traitement par les agents physiques et surtout le lavage de l'estomac ont conquis les suffrages des médecins. Dans ces derniers temps, la pharmacopée a perdu la majeure partie de son ancien outillage. On a trop abusé des stimulants locaux, des vins médicamenteux, des ferrugineux et nous vivons au milieu de la période de réaction contre ce qu'on appelle la *polyphar-*

macie. Bien avisée, la pharmacie contemporaine s'est adressée à la fabrication des préparations alimentaires artificielles qui peuvent, en effet, rendre de grands services dans le traitement des affections du tube digestif, mais dont la généralisation est entravée par leur prix élevé, encore supérieur à celui des médicaments. — Toutefois, malgré l'assaut que la pharmacologie a eu à subir dans le domaine du traitement des maladies de l'estomac par la concurrence des autres méthodes de traitement, sa part reste encore belle. Nous aurons à discuter les indications et les applications multiples des agents médicamenteux extrêmement utiles tels que le bicarbonate de soude, la magnésie calcinée, le sous-nitrate de bismuth, les opiacées, les amers, les astringents, les antiseptiques, etc., etc.

Enfin, les progrès réalisés dans la technique chirurgicale et préparés par l'avènement de l'antisepsie et de l'asepsie opératoires, progrès provoqués et encouragés par le perfectionnement du diagnostic des affections de l'estomac, ont créé une nouvelle série de méthodes de traitement, les méthodes de traitement chirurgical. Il nous est impossible, dans un court exposé didactique, d'indiquer, même à grands traits, tout ce qu'on a réalisé dans ce domaine; il faudrait y consacrer une étude spéciale que d'autres, plus autorisés, ont déjà entreprise. Nous dirons seulement, en peu de mots, quelles sont les indications, quelles sont les limites et quelles sont les *desiderata* pour l'avenir, en ce qui concerne le traitement chirurgical. On verra que si les résultats obtenus ne sont pas exempts de sujets de critique, l'avenir est plein de promesses. De la collaboration des médecins qui perfectionnent le diagnostic et des chirurgiens qui assurent la technique opératoire surgira, espérons-le, la cure radicale du cancer de l'estomac, la plus redoutable de toutes les affections dont nous étudions ici le traitement.

CHAPITRE PREMIER

LE RÉGIME ALIMENTAIRE

Tout organe malade doit être ménagé. Aux cardiaques
on interdit le travail physique excessif, mais on permet
des mouvements en rapport avec l'état du cœur. Aux brightiques on interdit les aliments et un genre de vie qui mettraient à l'épreuve l'émonctoire rénal, mais on leur permet une alimentation (régime lacté) qui entretient une activité normale de la glande malade. Il en est de même de
l'estomac. Dans toutes les maladies de cet organe, il faut
éviter une surcharge alimentaire ou une alimentation qui
inciterait l'organe malade à un travail exagéré ; mais on
permettra une activité mitigée de cet organe, activité en
rapport avec ses ressources fonctionnelles. Il y a cependant
des infractions à cette formule générale. Chez un cardiaque, quelle que soit la gravité de la maladie, on cherche à
alléger le travail du cœur, mais on ne cherche jamais à
l'arrêter. Chez le brightique, on évite de surmener l'épithélium rénal, mais on entretient la diffusion et l'osmose
et jusqu'à un certain degré la sécrétion épithéliale du rein.
Or, dans les affections de l'estomac, il arrive quelquefois
qu'on condamne l'organe malade au repos absolu, à l'inactivité complète, pendant un temps qui dépend des moyens
dont on dispose pour alimenter le malade par une autre
voie. En effet, l'estomac est un organe dont l'importance

pour la vie ne peut soutenir aucune comparaison avec celle
que présente, par exemple, le rein, et surtout le cœur.
Il en résulte que nos ressources thérapeutiques sont éminemment plus efficaces dans leurs applications à l'estomac
que dans le traitement des maladies du cœur ou des reins.
En ce qui concerne, en particulier, le traitement diététique,
son importance et son efficacité sont d'autant plus grandes
qu'il s'adresse à un organe le plus directement intéressé
dans l'élaboration des substances alimentaires pour les
besoins de la nutrition et que cet organe peut supporter,
s'il en est besoin, une période d'inactivité complète.

Le régime alimentaire pourra donc varier, dans le traitement des maladies de l'estomac, depuis l'abstinence absolue jusqu'aux repas mixtes les plus complets, avec tous
les intermédiaires où la restriction portera tantôt sur les
aliments azotés, tantôt sur les hydrocarbonés, tantôt sur
les graisses. Mais avant d'étudier le régime alimentaire
proprement dit, il convient de dire quelques mots de la
technique de l'alimentation, de sa préparation culinaire et
de sa préparation par les voies digestives supérieures.

§ 1. — La préparation des aliments.

L'expérience journalière nous rappelle à chaque instant
que les substances alimentaires ont besoin d'une certaine
préparation pour être bien utilisées par l'appareil digestif.
L'influence de la préparation artificielle des aliments s'é-
tend au delà de la sphère de la vie individuelle, puisqu'on
fait dater l'ère de la civilisation de la découverte du feu
dont la première application était la cuisson des aliments.
Au cours des siècles, notre organisme s'est adapté aux conditions de l'alimentation raffinée, de sorte que notre tube
digestif réagit aux moindres modifications dans la composition de nos aliments. Il est donc tout naturel que notre

attention doive se porter tout d'abord sur les caractères physiques des aliments, leur préparation culinaire, leur état de division, leur consistance, leur température, leur quantité, etc.

La préparation culinaire des aliments. — Elle constitue un des problèmes les plus importants de la diététique en général, mais elle est surtout importante à connaître dans le traitement des maladies de l'estomac. Suivant qu'un aliment est ingéré cru, à moitié cuit ou bien cuit, suivant la lenteur ou la rapidité de la cuisson, suivant le véhicule dans lequel a lieu la cuisson, eau, beurre, graisse, huile, suivant les condiments et épices dont il est additionné, l'effet sur les glandes digestives, sur la tunique musculeuse et jusque sur les nerfs sensitifs peut varier dans de larges limites. Les aliments fortement épicés excitent plus la sécrétion gastrique que ceux dépourvus de condiments ; les viandes rôties l'excitent plus que les viandes bouillies. Les auteurs qui ont étudié l'influence de diverses substances alimentaires sur la sécrétion gastrique sont arrivés à des conclusions souvent contradictoires parce qu'ils n'ont tenu aucun compte de la préparation des aliments, et M. Riegel a montré toute l'importance de ce facteur, lorsqu'il a fait reprendre cette question par ses élèves. — Il est facile de voir l'influence de la préparation des aliments sur les fonctions motrices de l'estomac d'après ces quelques exemples empruntés à Pentzoldt. Les œufs à la coque, à la quantité de 100 grammes, séjournent dans l'estomac de 1 à 2 heures, tandis que les œufs durs, à la même quantité, ne sont évacués qu'au bout de 2 à 3 heures. Le bifteck ou le veau rôti, froid ou chaud, en quantité de 100 grammes, passe dans l'intestin au bout de 3 à 4 heures, alors que la viande fumée, à la même quantité, n'y passe guère qu'en 4 à 5 heures. On sait que, chez beaucoup de malades, les mêmes substances peuvent provoquer des douleurs, des gastralgies suivant leur préparation.

Dans ces cas, c'est surtout l'addition des épices qui est souvent incriminée, mais l'état de division imparfaite, la cuisson incomplète peuvent également provoquer des douleurs.

La cuisson a pour but de préparer les substances alimentaires de telle façon que l'action des sucs digestifs puisse s'exercer avec le maximum d'efficacité. Avant la cuisson, les céréales et les légumineuses sont débarrassées de leur enveloppe indigeste et de leurs fibres de cellulose inattaquables par les sucs digestifs. Par la cuisson, le tissu conjonctif et fibreux de la viande subit une gélatinisation partielle, sa myosine est coagulée, ce qui amoindrit d'autant le travail de l'estomac ; la cuisson du pain transforme en partie l'amidon en dextrine, après que la levure a exercé son action préparatoire sur l'amidon. En un mot, la préparation culinaire modifie l'état physique et introduit des changements chimiques dans les matières alimentaires, ce qui constitue une sorte de digestion préalable extra-buccale.

L'état de division mécanique. — Vient ensuite une deuxième phase de digestion, la digestion buccale qui a pour but principal de diviser mécaniquement les aliments solides et de les imprégner de salive qui est le premier suc digestif. La salive agit sur les amylacées par sa diastase, la ptyaline, en les saccharifiant, mais cette action n'est que partielle dans la bouche et dans l'estomac, elle s'achève dans l'intestin. Par contre, la division mécanique assurée par la mastication doit être aussi complète que possible, car chez l'homme la tunique musculeuse de l'estomac ne possède aucune disposition pour suppléer à l'insuffisance de la division mécanique. L'acte de mastication est si important pour la marche normale de la digestion que le célèbre homme d'État Gladstone attribuait la bonne conservation de ses fonctions digestives et par conséquent une des causes de sa longévité, à l'habitude qu'il avait de mâcher plus de vingt fois chaque bol alimentaire. On a calculé que la seule mastication d'un repas ordinaire doit avoir une durée d'au moins 30 minutes. On est étonné de voir que dans les grandes Écoles d'État, y compris celles où on prépare des médecins, la durée réglementaire de chacun des deux principaux repas atteigne à peine ce laps de temps et lui soit souvent inférieure.

Chez les dyspeptiques, on surveillera tout particulièrement cet acte important de la digestion et on considérera comme faisant partie du traitement, les soins à donner à la cavité buccale et particulièrement aux dents. On fera plomber les dents cariées, on remplacera les plus mauvaises par des dents artificielles, on traitera les gingivites, stomatites et pharyngites, avant même de commencer le traitement de la dyspepsie elle-même. Pour les malades qui ne peuvent pas mâcher, on a imaginé un masticateur artificiel, petit appareil qui permet de diviser plus ou moins finement les aliments, mais qui ne saurait remplacer les mâchoires pourvues des dents, d'autant plus que l'insalivation consécutive n'est jamais aussi complète que lorsqu'elle se fait pendant la mastication naturelle.

La température des aliments. — La température la plus favorable pour la digestion est celle qui est voisine de la température du corps. Et cependant, il y a des personnes qui prennent leur café à 65° C, d'autres qui prennent la soupe à 70°C, et la température à laquelle on prend du thé en Russie atteint souvent 80° (1). Or, ces températures sont plus qu'excessives, et le maximum qu'on ne doit jamais dépasser est de 35°C. Ne sait-on pas que la pepsine est détruite entre 55° et 60° (2), que les aliments et les boissons chaudes provoquent de l'hyperémie, puis de l'inflamma-

(1) M. Mendelsohn, *Die Technik und der Comfort der Ernährung*, Handbuch der Ernahrungstherapie, t. I, p. 439, 1898.
(2) A. Mayer, *Zeitschr. für Biologie*, t. XVII, p. 351, 1881.

tion catarrhale de la muqueuse gastrique, des lésions de brûlure qui, lorsqu'elles ne sont pas rapidement réparées, peuvent donner lieu aux ulcérations et même à l'ulcère rond de
l'estomac. S'il est vrai que dans les expériences de Quincke,
de Stcherbakow, l'excitation thermique de la muqueuse
gastrique des chiens n'a produit que des ecchymoses et des
érosions et que même les ulcérations plus profondes ainsi
produites étaient facilement curables, on sait aujourd'hui
qu'il suffit qu'à ces conditions vienne s'ajouter de l'hyperchlorhydrie pour voir se constituer un ulcère à tendances
progressives. Quelques auteurs (v. Nussbaum) ont même
incriminé la chaleur comme cause étiologique dans la production du cancer de l'estomac.

Mais avant d'arriver à l'estomac, les aliments et les boissons chaudes exercent leur action sur la muqueuse buccale
et sur les dents. La sensibilité de l'estomac est moins
exquise que celle du palais et de la langue, non seulement
pour les sensations gustatives, mais encore pour la chaleur et le froid. Une température qui est à peine ressentie
comme chaude par l'estomac est déjà brûlante pour la
bouche. Aussi les personnes qui ont la mauvaise habitude
de manger très chaud, avalent-elles très vite les aliments
sans les mâcher convenablement, d'où une nouvelle cause
de dyspepsie qui s'ajoute à l'action directe de la haute température. De plus, chez les personnes qui mangent chaud
et boivent froid, les alternatives de haute et de basse température agissent d'une façon pernicieuse sur les dents
dont l'émail, bon conducteur de la chaleur, est soumis à des
dilatations et raccourcissements brusques, d'où production
des fentes et fissures qui ouvrent la porte à la carie dentaire.

Les boissons glacées dont on fait si grand usage en été
sont surtout nuisibles pour l'estomac lorsqu'elles sont ingérées à jeûn ; elles provoquent des crampes d'estomac et
des coliques. Pris pendant ou après le repas, les boissons et

les mets très froids retardent la digestion, en ralentissant les mouvements de l'estomac. Au contraire, un verre d'eau froide pris à jeun stimule les mouvements péristaltiques du tube digestif et joue l'office d'un purgatif léger. Mais pour ne pas être nuisible, cette eau doit être simplement froide, (10-12°) et non glacée (4-6°).

L'influence de la température des aliments sur la digestion a été étudiée par Micheli (1). Cet auteur a vu que la sécrétion trouvait ses meilleures conditions après l'ingestion d'eau à la température de 35 à 37°, et qu'elle était mal influencée par l'eau à 45-50°. L'eau froide à 2-4° excite mieux la sécrétion gastrique que celle à la température de la chambre. La motricité est mieux tonifiée par l'eau froide; l'eau tiède et l'eau chaude agissent à peu près de la même façon sur la motricité. — Appliqués sur l'épigastre (sous forme de compresses), le froid et le chaud excitent la sécrétion, mais diminuent la motricité de l'estomac.

La meilleure température pour les plats chauds est celle de 40 à 50°, pour l'eau de boisson celle de 12°,5. On ne doit pas manger au-dessus de 55°, ni boire au-dessous de 7°,5. Certains dyspeptiques ne s'accommodent pas de boissons froides et se trouvent, au contraire, bien des boissons chaudes, au moment du repas.

La consistance des aliments. — Elle mérite d'attirer toute l'attention du médecin. Il est des malades qui ne supportent pas les aliments solides quelque soigneuse que soit leur mastication. Ce sont surtout les dilatés, ceux atteints d'atonie gastrique avec ou sans gastroptose, les personnes atteintes d'ulcère rond, ou même de certaines dyspepsies nerveuses. Ils commencent à souffrir dès qu'ils ont à digérer des aliments solides. Ces malades se trouvent alors souvent très bien des mets de consistance mi-solide, mi-liquide, des pu-

(1) F. Micheli, *Arch. ital. di clin. med.*, t. XXXV, 1897.

rées, des viandes rapées et finement tamisées, sans qu'il
soit nécessaire de recourir à l'alimentation exclusivement
liquide. Seuls les cas d'ulcère rond nécessitent le régime
liquide, bien que beaucoup d'ulcéreux supporteraient à la
rigueur une alimentation plus compacte ; ici on applique le
régime lacté pour mettre au repos la partie malade. — Inversement, il y a des malades qui ont une faible tolérance
pour le régime des liquides et qui se trouvent mieux des
aliments mi-solides. Chomel a même créé une variété spéciale, la dyspepsie des liquides. Ces cas correspondent probablement à ce que nous appelons aujourd'hui atonie gastrique (1).

§ 2. — Prescriptions générales, concernant les repas.

La quantité *des aliments* ingérée par 24 heures varie en
moyenne de 1500 à 2000 grammes suivant les pays, les habitudes individuelles, le genre de vie, etc. Cette quantité
est divisée en deux repas principaux et en un ou deux repas
accessoires. D'après J. Munk, 1 6 de la quantité totale
devrait être pris au premier déjeuner, la moitié au repas de
midi et le tiers au repas du soir (2). Dans les maladies de
l'estomac on est souvent contraint de modifier cette répartition. On maintiendra les trois repas par jour, suivant les
conseils de M. Bouveret acceptés par Riegel et plusieurs
autres auteurs, notamment dans l'hyperchlorhydrie avec
hypersécrétion, et cela pour donner à l'estomac une période
de repos suffisamment longue sans le surcharger par des
repas trop copieux. Dans les autres maladies de l'estomac,
on est souvent obligé de diminuer considérablement l'a-

(1) Voir aussi Plicqué, La dyspepsie des liquides, *Presse médic.*,
n° 57, 1899.
(2) J. Munk, *Zeitschr. für Krankenpflege*, t. XIX, p. 73, 1896.

bondance de chaque repas et d'augmenter leur nombre. Dans l'atonie gastrique, dans certaines dilatations, cinq et six petits repas par jour sont quelquefois nécessaires. Dans l'ulcère rond, le régime lacté est appliqué de telle façon que 3 litres de lait sont répartis en 12 portions que le malade prend de 2 heures en 2 heures ou plus souvent, sans que la quantité ingérée en une fois dépasse le quart de litre.

La quantité de *liquides* permise dépend également de la nature de l'affection. Les dilatés tourmentés par une soif continuelle ont une tendance à boire beaucoup, ce qui ne peut qu'augmenter les vomissements et, peut-être même, favoriser les progrès de la dilatation. Sans aller jusqu'à leur infliger le régime sec, comme on l'a conseillé, il faut surveiller chez ces malades la quantité des boissons, quitte à combattre la soif par des gargarismes fréquents avec de l'eau fraîche, ou à l'aide des lavements aqueux. Chez l'homme sain, la quantité de liquides nécessaire à l'organisme est évaluée par Forster (1), à 2245 à 3538 c. c. dont 500 sont apportés avec les aliments solides toujours riches en eau. Restent donc 1700 à 3000 c. c. pour les boissons, suivant la saison et le genre de vie, suivant aussi les habitudes. La majeure partie de ces liquides sera ingérée pendant les repas, tandis qu'il est bon de laisser l'estomac en repos dans les intervalles. Seuls les hyperchlorhydriques peuvent réserver une partie des liquides à ingérer à la période digestive, pour diluer leur suc gastrique hyperacide, s'ils éprouvent du pyrosis ou une douleur rétrosternale. Les dilatés, nous venons de le dire, remplacent avantageusement leurs boissons par des lavements désaltérants, car les liquides non résorbés par l'estomac sont mal évacués dans l'intestin et s'accumulent par conséquent dans la grande poche stomacale.

En ce qui concerne enfin le moment du repas auquel il convient de boire, il est certain qu'il vaut mieux manger

____

(1) Forster, *Zeitschr. für Biologie*, t. IX, p. 387, 1873.

d'abord et boire ensuite, pour ne pas diluer le suc gastrique avant qu'il se soit mélangé aux aliments. Le potage du commencement du repas, loin de diluer le suc gastrique, en favorise, au contraire, la sécrétion grâce à ses substances peptogènes (Schiff, Herzen).

Une question qui se pose souvent au médecin est celle de savoir comment le malade doit se comporter *après le repas*. Les dyspeptiques ont souvent une tendance invincible à dormir après le repas, tendance qui est en rapport avec les congestions vers la face et le cerveau, l'inaptitude au travail et une lourdeur particulière. En général, le sommeil après le repas ralentit la digestion, et pour peu que ce sommeil se prolonge, l'estomac n'est pas vidé au moment du repas suivant. S'il est donc impossible de proscrire complètement la petite sieste de l'après-midi, ce qui serait une grande privation pour certaines personnes, du moins faut-il insister pour que ce sommeil ne dure pas plus d'une demi-heure à une heure. — Chez les personnes atteintes d'atonie gastrique, de gastroptose ou de dilatation de l'estomac, la position couchée ou demi-couchée après le repas est la plus favorable, la position assise ou debout faisant porter tout le poids du contenu gastrique sur la grande courbure qui est le lieu de moindre résistance. En tout cas, tout travail physique ou intellectuel devra être défendu immédiatement après l'ingestion des aliments, car l'afflux du sang vers les organes en travail diminue d'autant la richesse sanguine des organes abdominaux et entrave la sécrétion des liquides digestifs. Une petite promenade après le repas peut convenir aux cas caractérisés par des troubles de la sécrétion, mais le décubitus dorsal est plus indiqué dans les affections relevant des troubles de la motilité. Il faut toutefois se garder de trop généraliser ; chaque cas a ses indications particulières.

Peut-on permettre aux dyspeptiques de prendre du café, des alcools, de fumer après le repas ? Le café est pour beaucoup de personnes un stimulant nécessaire à la digestion et ne peut présenter aucun inconvénient chez ceux qui y sont habitués. Il y a lieu de se montrer plus sévère pour les alcools qui, favorisant la digestion à petite dose, la ralentissent ingérés en quantité plus considérable. L'alcool est toujours nuisible dans les cas où prédominent les troubles de sécrétion et présente peut-être moins d'inconvénients dans les troubles moteurs peu accentués. Il est prudent de ne pas laisser s'enraciner cette habitude. — Quant au tabac, personne ne songera à conseiller de fumer à ceux qui ne fument pas. Par contre chez les fumeurs avérés, le cigare ou la pipe peu de temps après le repas incitent très énergiquement la motilité de l'estomac et de l'intestin, ce qui devient à la longue une partie intégrante de la digestion normale chez les fumeurs. En dehors de la période digestive, le tabac doit être en tout cas proscrit, quelle que soit l'accoutumance à ce poison, parce qu'à ce moment les organes digestifs en subissent l'action sans être protégés par la présence des matières alimentaires ; la diminution de l'appétit qui en résulte n'en est qu'un des moindres inconvénients, l'intoxication générale se trouve, à ce moment, particulièrement favorisée.

§ 3. — La nature des aliments.

Le point le plus important dans toute prescription diététique est le choix des aliments. Appliqué au traitement des maladies de l'estomac, ce choix aura en vue deux propriétés principales de chaque substance alimentaire : d'une part, sa valeur nutritive, d'autre part, sa digestibilité.

a) VALEUR NUTRITIVE DES SUBSTANCES ALIMENTAIRES

On divise tous les aliments en trois grandes classes, suivant leur composition chimique : en substances azotées, en hydrates de carbone et en graisses. On sait qu'un homme de 70 kgr. de poids qui travaille sans trop se fatiguer 10 h. par jour, a besoin, pour maintenir son poids initial, de 118 gr. de substances azotées, de 500 gr. d'hydrates de carbone et de 56 gr. de graisses par jour. Chez la femme, les chiffres correspondants sont 94 gr. d'albumine, 400 gr. d'hydrates de carbone et 45 gr. de graisses. Ce sont là les proportions les plus favorables pour le maintien de l'équilibre du bilan nutritif et chaque diminution d'une variété de ces substances alimentaires exige, pour être compensée par une autre classe d'aliments, une proportion beaucoup plus forte de ces derniers. La valeur nutritive de ces substances alimentaires peut être calculée, d'après Rubner (1), suivant leur valeur calorique. En effet, 1 gr. d'albumine brûlée dans l'organisme met en liberté la quantité de force vive qui correspond à 4,1 de calories ; 1 gr. d'hydrates de carbone donne à peu près le même chiffre, 4,1 de calories ; tandis que 1 gr. de graisses donne plus du double, soit 9,3 de calories. D'après ces données, il est facile de se rendre compte de la valeur nutritive de chaque repas qu'on ingère, en se rappelant qu'un homme de 70 kgr. utilise par jour :

$$118 \times 4,1 = 483,8 \text{ calories en albumines}$$
$$500 \times 4,1 = 2050 \quad — \quad \text{en hydrates de carbone}$$
$$56 \times 9,3 = 520,8 \quad — \quad \text{en graisses}$$

soit 3054,6 calories ou 3000 calories en chiffres ronds (près de 45 calories par kilogr. de poids).

J. Kœnig (2) a dressé des tableaux très détaillés de la composition chimique de toutes les substances alimentaires usuelles sous leurs diverses formes, ce qui permet

(1) M. Rubner, *Lehrbuch der Hygiene*, 4e éd., 1892.
(2) J. Kœnig, *Die menschlichen Nahrungs-u. Genussmittel*, 2e éd. — Voir aussi : J. Munk und J. Uffelmann, *Die Ernæhrung des gesunden u. kranken Menschen*, Édition française Ewald et Munk, *Diététique*.

d'exprimer en calories la valeur nutritive des aliments, en se servant des équivalents caloriques que nous venons d'indiquer. Pour fixer les idées, nous rapportons ici la valeur en calories de quelques substances alimentaires par kilogr. ou litre d'aliment.

Valeur nutritive de quelques substances alimentaires (1) :

1 kilogr. (ou litre) correspond à calories		1 kilogr. (ou litre) correspond à calories	
Viande de bœuf maigre	980	Pois.	2950
— — grasse.	3270	Pommes de terre	660
— de veau moyenne	1070	Sucre	3830
— de porc grasse.	3130	Lait pur	670
Boudin	2900	Lait écrémé	390
Jambon.	3790	Fromage de gruyère	3400
Pain de seigle	2030	Beurre	7560
— de froment.	2290	Lard	6170
Zwieback	3320	Un œuf	73
Riz	3420	Epinards	240
Haricots	3030	Salade	90

Chez les malades qui restent au lit ou qui ne travaillent pas, la ration alimentaire pourra être plus faible que chez ceux qui peuvent encore vaquer à leurs occupations. Dans les affections chroniques du tube digestif, on se contentera quelquefois d'une quantité d'aliments qui correspond seulement à 1800 ou à 2000 calories. Lorsqu'on est obligé d'avoir recours au régime lacté, il faut, pour atteindre ce chiffre, faire prendre au malade 3 litres de lait par jour (670 $\times$ 3 = 2010 calories). Il faudrait 1 kilogr. de pain ou 3 kilogr. de pommes de terre pour arriver au même résultat. Or, tous les aliments qui ont, à des quantités diverses, la même valeur nutritive n'ont pas la même valeur au point de vue de la digestibilité : 3 litres de lait et 3 kilogr. de pommes de terre équivalents au point de vue nutritif

<hr>

(1) v. Leyden, *Indicationen der Ernæhrungstherapie*, Handb. der Ernæhrungsther., t. I, p. 281, 1898.

ne sont pas équivalents pour la digestion. On peut très bien digérer 3 litres de lait, mais il est absolument impossible de digérer 3 kilogr. de pommes de terre en un jour. Nous allons donc examiner les aliments au point de vue de leur action sur le tube digestif.

b) DIGESTIBILITÉ DES SUBSTANCES ALIMENTAIRES

Le problème de la digestibilité des divers aliments peut être envisagé au double point de vue de l'action des aliments sur les fonctions de la sécrétion et de leur action sur les fonctions motrices de l'estomac.

1. ACTION DES ALIMENTS SUR LA SÉCRÉTION STOMACALE

Pour comprendre l'action des diverses substances alimentaires sur les fonctions de la sécrétion stomacale, il est nécessaire de connaître les résultats si précis et si intéressants auxquels est arrivé le physiologiste russe J. P. Pavlow, en opérant sur des chiens pourvus de la double fistule œsophagienne et gastrique qui permet de recueillir du suc gastrique non mélangé de salive et d'observer la sécrétion gastrique pendant l'alimentation fictive (les aliments introduits dans la cavité buccale ressortant par la fistule œsophagienne). Les travaux de Pavlow et de ses élèves (1) ont montré qu'il y a lieu de distinguer une sécrétion psychique et une sécrétion chimique des glandes de l'estomac. Les diverses substances alimentaires provoquent des résultats différents, les unes produisant plutôt une sécrétion psychique, les autres une sécrétion chimique.

(1) J.-P. Pavlow, *Die Arbeit der Magendrüsen*. Leipzig, 1898. — P. Khigine, *Travail de la sécrétion de l'estomac du chien. Thèse de Saint-Pétersbourg*, 1894. — *Arch. des sciences biol.*, t. III, p. 461. — Lobasow, *Ibid.*, t. V, p. 425.

Repas de viande. — Cinq à six minutes après le commencement du repas, on trouve une sécrétion caractérisée par sa forte acidité et son pouvoir digestif élevé. C'est une sécrétion psychique pure, d'origine réflexe dont le point de départ est la muqueuse gustative et dont les voies de réflexion sont les filets du nerf pneumogastrique. De 25 à 30 minutes après le commencement du repas, à cette sécrétion psychique s'ajoute une sécrétion chimique provoquée par l'action des substances extractives de la viande sur les terminaisons nerveuses intra-muqueuses et transmise aux glandes par les rameaux du sympathique. Cette sécrétion chimique se manifeste par une acidité et un pouvoir digestif moindres que ceux de la sécrétion psychique. Celle-ci a son maximum vers la fin de la première heure ; à ce moment la sécrétion chimique est bien établie. C'est donc à la fin de la première heure que se produit le maximum de la sécrétion. Le maximum de l'activité digestive correspondant à la sécrétion psychique seule se produira pendant la première heure.

Repas de pain. — Il se produit une sécrétion psychique et pas de sécrétion chimique. On sait, en outre, que l'amidon du pain modifie les caractères de la sécrétion psychique. C'est pour cela que la sécrétion qui se produit 5 à 6 minutes après le début du repas augmente progressivement jusqu'à une valeur considérable et se tarit rapidement.

Repas de lait. — Pas de sécrétion psychique, mais seulement une sécrétion chimique. Par ses graisses émulsionnées, le lait agit sur les caractères de cette sécrétion et diminue son pouvoir digestif. Par conséquent, la sécrétion apparaît tardivement, dure longtemps et se distingue par la faiblesse de son pouvoir digestif.

Voilà pour l'expérimentation. Voyons maintenant quels sont les résultats des recherches faites chez l'homme pour étudier l'influence de la qualité des aliments sur la sécrétion gastrique. Ces recherches ne sont pas encore définitivement closes et seront probablement reprises sur un plan conforme aux idées de M. Pavlow que nous venons de résumer. On étudiera la courbe évolutive de la digestion, sous l'influence de diverses substances alimentaires, viandes, amylacées, graisses. Mais d'ores et déjà on peut admettre que la qualité de nos aliments n'a pas une très grande influence sur la sécrétion de l'estomac, chez l'homme.

Schüle (1) qui a dressé des courbes de la sécrétion chlorhydrique comparativement après les repas de viande, de farineux, de purée de pomme, de lait, en étudiant aussi bien l'acide chlorhydrique libre que l'acide combiné, a trouvé que la nature chimique des aliments (azotée ou hydrocarbonée) n'a pas une influence considérable sur l'intensité de la sécrétion chlorhydrique. Dans un travail plus récent (2), le même auteur a montré que la qualité des aliments n'a pas plus d'influence sur la production de la pepsine.

Sœrensen et Metzger (3) ont confirmé les résultats de Schüle et ont vu que les albumines ne provoquent pas une plus forte sécrétion de suc gastrique que les amylacées.

D'après les expériences faites à la clinique de Riegel (4), les différences dans la sécrétion de l'HCl, après un repas riche en viande et après un repas composé d'amylacées, ne sont pas très grandes, mais le mode de préparation culinaire et l'état de plus ou moins fine division ne paraissent pas être sans influence sur la sécrétion chlorhydrique.

Hemmeter (5), pense qu'il ne faut pas s'en tenir exclusivement à l'HCl libre, mais qu'il faut prendre en considération tout l'HCl sécrété. D'après ses expériences, faites par le

(1) Schüle, *Zeitschr. für klin. Med.*, t. XXVIII, p. 461, 1895, et XXIX, p. 49, 1896. — *Arch. für Verdauungskr.* t. III, 1897.
(2) Schüle, *Zeitschr. für klin. Med.*, t. XXXIII, p. 538, 1898.
(3) Sœrensen und Metzger, *Munch. med. Woch.*, sept. 1898.
(4) F. Riegel, *Handb. der Ernæhrungsther.*, t. II, p. 199, 1898.
(5) Hemmeter, *Arch. für Verdauungskr.*, t. IV, p 38, 1898.

procédé de Bourget et Geigel et qu'il ne considère, d'ailleurs, pas comme définitives, la quantité absolue de l'HCl libre et combiné serait plus grande après l'alimentation carnée.

Chr. Jürgensen a depuis longtemps critiqué les bases de la diète dans l'hyperacidité gastrique et soutenu que les amylacées ne sont nullement nuisibles dans l'hyperacidité. Tout récemment (1), après avoir discuté les diverses opinions des auteurs, il a conclu que la question de l'influence de la qualité des aliments sur la sécrétion n'était pas encore tranchée ni pour l'homme sain ou malade, ni pour les cas d'hyperchlorhydrie.

En effet, toute cette discussion a été suscitée parce qu'on se demandait si l'alimentation carnée n'était pas susceptible d'augmenter l'acidité du suc gastrique, si elle n'était pas nuisible aux hyperchlorhydriques.

Bachmann (2) dont les études expérimentales sur le traitement diététique de l'hyperacidité sont très instructives, distingue le moment de la première apparition de l'HCl libre, la durée de la digestion gastrique et la valeur maxima de l'HCl total, en pourcentage. En ce qui concerne le moment d'apparition de HCl libre, le beefsteak exige deux à trois fois plus de temps que les purées et le pain, pour la provoquer, tandis que les pommes de terre et le lait occupent une place intermédiaire. Le beefsteak et les œufs mettent beaucoup plus de temps à être digérés que le pain, le lait, la purée ou la pomme de terre. La valeur maxima de HCl total est plus considérable avec un repas d'épreuve carné qu'avec un repas exclusivement végétal.

Malgré ces expériences de Bachmann, on admet généralement qu'il n'y a pas de raison pour éviter les matières albuminoïdes chez les hyperchlorhydriques. Au contraire, la viande utiliserait, d'après certains, beaucoup d'acide chlor-

(1) Ch. Jürgensen, *Therap. Monatshefte*, juin 1899.
(2) W. Bachmann, *Arch. für Verdauungskr*, t. V, p. 336, 1899.

hydrique du suc gastrique et diminuerait pour un instant, l'acidité de ce suc. D'autre part, l'avantage des substances azotées dans l'alimentation des hyperchlorhydriques est de fournir beaucoup de calories sous un petit volume, ce qui est précieux chez les hyperchlorhydriques dilatés ; elles sont aussi plus rapidement expulsées dans l'intestin, ce qui évite les fermentations secondaires.

Mais les albumines seules ne sauraient constituer tout le régime de l'hyperchlorhydrique. Elles fourniraient trop de matières extractives, toxiques pour l'organisme ; elles donneraient lieu à des putréfactions intestinales abondantes ; brûlées, elles ne mettraient pas en liberté la quantité de calories nécessaire pour l'entretien de l'organisme. Il ne faut pas, sous prétexte d'éviter les fermentations stomacales, favoriser les fermentations intestinales, sous prétexte de ménager l'estomac, épuiser les forces de l'économie. Toute alimentation exclusive est nuisible aux hyperchlorhydriques, comme à tous les gastropathes.

En ce qui concerne les *amylacées* chez les hyperchlorhydriques, il faut faire une distinction entre l'hyperacidité simple et l'hyperacidité avec hypersécrétion. Dans le premier cas, les hydrates de carbone n'ont aucun inconvénient et constituent un excellent supplément de l'alimentation. Au contraire, dans l'hypersécrétion avec troubles moteurs, les hydrates de carbone sont contre-indiqués, du moins en forte proportion. Seulement, cette contre-indication est tirée non de l'action des amylacées sur la sécrétion qui est presque nulle, mais pour éviter les fermentations pathologiques. Dans l'hyperacidité simple, le suc gastrique devient très acide seulement au milieu de la période digestive, alors que les amylacés sont déjà en partie digérés et évacués dans l'intestin ; tandis que dans l'hypersécrétion chlorhydrique, le contenu stomacal reste toujours acide, la phase amylolytique n'est même pas commencée et les amylacés subissent presque fatalement les fermentations organiques.

Ce qui est vrai pour les hydrates de carbone en général, s'applique aussi au sucre. Nous savons (Strauss) que les solutions riches en sucre séjournent assez longtemps dans l'estomac, de 1 h. 1/2 à 3 heures. Qu'il s'agisse d'hyperacidité, d'hypoacidité ou d'estomacs normaux, la solution sucrée est d'abord diluée dans l'estomac, sans qu'on sache encore, avec certitude, s'il y a résorption de sucre ou sécrétion d'un liquide aqueux dans la cavité stomacale. Il est, en tout cas, certain que l'acide chlorhydrique est sécrété en bien plus faible proportion après ingestion d'une solution sucrée qu'après un repas d'épreuve d'Ewald. C'est ce qui a conduit Strauss à recommander les solutions sucrées dans les cas de dyspepsies hyperacides, si toutefois il n'y a pas d'atonie gastrique qui pourrait favoriser des fermentations. Ainsi se justifierait la proposition émise depuis longtemps par Hirschberg, d'administrer du sucre dans le traitement des maladies de l'estomac.

Enfin, en ce qui concerne l'emploi des *graisses*, les recherches de Strauss et Aldor viennent de montrer que les graisses en général et l'huile d'olives en particulier, loin d'entraver la digestion chez l'hyperchlorhydrique, sont très bien supportées et utilisées, à la condition d'entrer en faible quantité dans le menu (30 à 60 gr.). Ces auteurs insistent donc sur l'importance des graisses dans le régime des hyperchlorhydriques et recommandent plus particulièrement celles dont le point de fusion est bas, par exemple les graisses de lait, la crème, le beurre, l'huile d'olives, etc.

La digestibilité proprement dite des aliments, c'est-à-dire la facilité avec laquelle les diverses substances sont transformées pour devenir absorbables, dépend de beaucoup de facteurs parmi lesquels le mode de préparation, l'état de division et les autres propriétés physiques ont déjà été mentionnés. Elle dépend de l'état des fonctions gastriques. Elle dépend enfin de la nature des aliments. Les albumines sont normalement peptonisées, sinon en totalité, du moins en partie ; les amylacés sont saccharifiés, également en partie ; les graisses ne subissent pas de changements. Mais la digestibilité des aliments ne dépend pas seulement de leurs transformations chimiques dans l'estomac. Un des facteurs les plus importants est la durée du séjour des aliments dans l'estomac, durée que nous allons étudier maintenant.

2. ACTION DES ALIMENTS SUR LA MOTILITÉ DE L'ESTOMAC.

Nous venons d'étudier l'action des divers aliments sur la sécrétion stomacale et l'influence de la sécrétion stomacale sur les aliments. Cette dernière question ayant été longuement étudiée dans la première partie de cet ouvrage, nous avons pu nous dispenser d'y revenir. Il convient d'envisager également les rapports de la nature des aliments avec la motilité de l'estomac, au double point de vue de l'influence de la motilité sur la digestion des aliments et de l'influence de divers aliments sur l'énergie des fonctions motrices. L'influence de la motilité sur la digestion a déjà été traitée dans la partie consacrée à la sémiologie. Il nous reste donc à examiner l'influence des diverses substances alimentaires sur les fonctions motrices.

Pour apprécier cette influence, la méthode employée jusqu'à présent par la plupart des expérimentateurs, par Beaumont, Richet, Leube, Ewald, Penzoldt, consistait à étudier la durée du séjour des diverses substances alimentaires dans l'estomac, suivant leur température, mode de préparation, quantité et surtout suivant leur nature. Nous donnons ci-après deux tableaux, empruntés l'un à Beaumont et Richet, l'autre à Penzoldt. En réalité, ces tableaux ne donnent pas la mesure directe de la digestibilité des aliments, mais indiquent la rapidité avec laquelle les diverses substances passent dans l'intestin. Pour apprécier la digestibilité des composés alimentaires, il faut tenir compte, en outre de tous les facteurs que nous avons énumérés, de la prédisposition individuelle et de l'influence du système nerveux (état subjectif et moral) sur la digestion.

TABLEAU DE LA DIGESTIBILITÉ DES ALIMENTS

d'après Beaumont et Richet.

TABLEAU DES ALIMENTS d'après leur digestibilité	MODE de préparation	DURÉE DU SÉJOUR DANS L'ESTOMAC	
		BEAUMONT	RICHET
Eau-de-vie	»	»	30 à 40 minutes
Lait	»	»	30 à 60 minutes
Pieds de porc	cuits	1 heure	»
Riz	—	1 heure	»
Pommes de terre frites	»	»	1 h., 2 h. 1/4, 2 h. 1/2, 3 h.
Œufs battus	crus	1 h. 1/2	»
Potage d'orge	cuit	1 h. 1/2	»
Truites, saumon	—	1 h. 1/2	»
Pommes mûres	crues	1 h. 1/2	»
Cervelle de veau	bouillie	1 h. 3/4	»
Sagou	—	1 h. 3/4	»
Epinards	—	»	1 h. 3/4, 2 h., 4 h.
Nouilles au gras	—	»	1 h. 3/4, 2 h. 1/2, 3 h. 1/4
Œufs	crus	2 heures	»
Lait	—	2 heures	»
Pain	grillé	2 heures	»
Riz au gras	cuit	»	2 h., 2 h. 3/4, 3 h. 1/4
Fèves	—	2 h. 1/2	2 heures
Pommes de terre	—	2 h. 1/2	2 h. 1/2
Choux-fleurs au gras	—	»	2 1/2, 2 h. 3/4
Macaroni au gras	—	»	2 h. 1/2, 3 h. 3/4
Œufs clairets	—	3 heures	»
Mouton	rôti	3 heures	»
Beefsteak	—	3 heures	»
Jambon	cuit	3 heures	»
Bœuf maigre	grillé	3 heures	»
Poisson	bouilli	3 heures	»
Viande de porc	rôtie	4 heures	»
Volaille	—	4 heures	»
Bœuf, veau	—	4 heures	»

DURÉE DE SÉJOUR DES ALIMENTS DANS L'ESTOMAC

d'après Penzoldt (1)

(la lettre A représente la quantité d'albumine, la lettre G la
quantité de graisse ; la lettre C l'hydrate de carbone).

1 à 2 heures

100 à 200 gr. d'eau pure ;
220 gr. d'eau chargée d'acide carbonique ;
200 gr. de thé ;
200 gr. de café ;
200 gr. de cacao ;
200 gr. de bière ;
200 gr. de vin léger ;
100 à 200 gr. de lait bouilli (A. 3,5 ; G. 3,5 ; C. 5) ;
200 gr. de bouillon ;
100 gr. d'œufs clairs.

2 à 3 heures

200 gr. de café avec crème ;
200 gr. de cacao avec lait ;
200 gr. de malaga ;
300 à 500 gr. d'eau ;
300 à 500 gr. de bière ;
300 à 500 gr. de lait bouilli ;
100 gr. d'œufs crus ou brouillés, durs ou en omelette (A.
    12, G. 12) ;
100 gr. de saucisson de bœuf cru ;
250 gr. de cervelle de veau bouillie ;
250 gr. de ris de veau ;
 72 gr. d'huîtres crues ;
200 gr. de carpe bouillie ;
200 gr. de brochet bouilli (A. 18 ; G. 0,5) ;
200 gr. d'aigre-fin bouilli (A. 17 ; G. 0,5) ;
200 gr. de morue bouillie (A. 80 ; G. 1) ;
150 gr. de choux-fleurs bouillis (A. 2 ; G. 4) ;
150 gr. d'asperges bouillies (A. 2 ; G. 2) ;
150 gr. de pommes de terre au sel (A. 2, G. 20) ;
150 gr. de purée de pommes de terre ;
150 gr. de compote de cerises ;
150 gr. de cerises crues ;
 70 gr. de pain blanc frais ou rassis, sec ou avec du thé
    (A. 7 ; C. 52) ;

(1) Penzoldt, *Deut. Arch. für klin. Med.*, t. LI, p. 535, 1893, et
LIII, p. 209, 1894.

70 gr. de zwieback frais ou rassis ; sec ou avec du thé ;
70 gr. de brechtelles ;
50 gr. de biscuits Albert.

3 à 4 heures

230 gr. de jeune poulet bouilli (A. 20 ; G. 4) ;
230 gr. de perdreau rôti ;
220 à 260 gr. de pigeon bouilli ;
195 gr. de pigeon rôti ;
250 gr. de bœuf cru, cuit (A. 21 ; G. 1,5) ;
250 gr. de pied de veau bouilli ;
160 gr. de jambon cuit (A. 24, G. 36) ;
160 gr. de jambon cru ;
100 gr. de rôti de veau chaud et froid (A. 20 ; G. 1,5) ;
100 gr. de beefsteak rôti froid ou chaud ;
100 gr. de beefsteak cru, râpé ;
100 gr. d'entrecôtes rôties ;
200 gr. de saumon bouilli (A. 46 ; G. 28) ;
 72 gr. de caviar salé (A. 31 ; G. 46) ;
200 gr. de hareng mariné ou fumé ;
150 gr. de pain noir (A. 6 ; G 0,5 ; C. 50) ;
150 gr. de pain grillé ;
150 gr. de pain blanc ;
100 à 150 gr. de biscuits Albert ;
150 gr. de carottes ;
150 gr. de riz bouilli (A. 3 ; C. 76) ;
150 gr. de chou-rave bouilli (A. 3 ; C. 8) ;
150 gr. de carottes bouillies (A. 3 ; C. 9) ;
150 gr. d'épinards bouillis ;
150 gr. de salade de concombres ;
150 gr. de radis crus ;
150 gr. de pommes.

4 à 5 heures

210 gr. de pigeon rôti ;
250 gr. de filet de bœuf rôti ;
250 gr. de beefsteak rôti ;
250 gr. de langue de bœuf fumée (A. 24, G. 21) ;
100 gr. de tranche de viande fumée (A. 27, G. 45).
250 gr. de lièvre rôti
240 gr. de perdreaux rôtis ;
250 gr. d'oie rôtie ;
280 gr. de canard rôti ;
200 gr. de harengs salés ;
150 gr. de lentilles en purée (A. 25, C. 54) ;
200 gr. de purée de pois (A. 23, C. 52) ;
150 gr. de haricots verts bouillis (A. 3 ; C. 6).

§ 4. — Le régime alimentaire suivant les affections de l'estomac.

Il est de règle d'indiquer, dans les traités des maladies de l'estomac, un certain nombre de menus applicables dans les diverses formes cliniques. Ces formulaires sont nés de la préoccupation des auteurs de bien indiquer qu'il ne suffit pas de dire au malade que tel aliment lui est permis et tel autre défendu, mais qu'il faut encore lui indiquer la quantité de chaque aliment, son mode de préparation, sa consistance, le nombre et le moment des repas, etc. Nous donnerons plus loin quelques formules de menus empruntées à M. Riegel pour faciliter au lecteur de comprendre les principes généraux du traitement diététique. Rappelons seulement qu'il est loisible à chaque médecin de se conformer aux particularités que présente chaque cas et de composer lui-même le menu le plus approprié, en s'inspirant d'une part de la nécessité de donner au malade un certain nombre de calories (valeur nutritive des aliments), et d'autre part en se basant sur l'état des fonctions digestives pour choisir telle ou telle substance (digestibilité des aliments).

1° **Régime dans l'hyperchlorhydrie simple**. — Il faut éviter avant tout les mets excitants, épicés, faisandés, le poivre, le sel, en excès. Les viandes fortes ou celles qui contiennent beaucoup de tendons sont également excitantes. Mais il n'est pas prouvé que la viande en elle-même provoque la sécrétion exagérée (Schüle), bien que Bachmann ait trouvé une plus forte acidité totale après le repas animal qu'après le repas végétarien. On recommande généralement les viandes blanches, le veau, le poulet, moins souvent l'agneau ; le ris de veau, les poissons maigres, la viande en purée sont très bien supportés. Dans les cas plus graves, la consistance des aliments doit être plus molle, même liquide, dans les cas les plus prononcés. — Dans l'hyperchlorhydrie simple, l'usage des hydrates de carbone n'est nullement nuisible, pourvu qu'il ne soit pas exagéré et que la consistance de ces substances soit en rapport avec la courte durée de la phase amylolytique de la digestion. On prépare les farineux qui contiennent beaucoup de substances quaternaires, la farine d'avoine, le sago, les féculents ou légumes secs bien décortiqués, le riz passé au tamis, etc. M. Strauss recommande surtout les solutions de sucre qui présentent des hydrates de carbone complétement saccharifiés. Les recherches récentes de M. Chauveau (1) sur la valeur nutritive du sucre contribueront sans doute à vulgariser encore davantage l'emploi de cette substance alimentaire. Les pommes de terre ne seront prises qu'en faibles quantités et sous forme de purée seulement.

D'après les expériences de Bachmann (2), le régime végétarien ou tout au moins certaines substances végétales (pain, purées) conviendraient mieux chez les hyperchlorhydriques que le régime animal (viande, œufs). Les pommes de terre seront cependant exclues de l'alimentation des hyperchlorhydriques, chez lesquels elles provoquent des troubles subjectifs dus à l'augmentation de la sécrétion acide et surtout à la fermentation lactique. Par contre, le beurre et la crème seront recommandés à cause de leur influence favorable sur la sécrétion chlorhydrique qu'ils font diminuer, lorsqu'elle a été augmentée par une autre substance alimentaire.

Les raves, choux, salades et autres substances végétales contenant beaucoup de cellulose sont à rejeter. Les épinards au beurre peuvent être permis, de même que les têtes d'asperges et les choux-fleurs. — Parmi les graisses, on autorise le beurre, les crèmes, l'huile d'olives, mais dans les cas seulement où il n'y a point de troubles moteurs, pas d'atonie, ni de dilatation.

(1) Chauveau, *Acad. des sciences*, décembre 1897.
(2) W. Bachmann, *Arch. für Verdauungskr.*, t. V, p. 336 et 494, 1899.

On recommande aux malades de boire après manger pour diluer le suc gastrique qui devient acide au moment de la digestion. Quant au nombre des repas par jour, nous avons déjà dit que, d'après M. Bouveret, trois repas conviennent le mieux dans l'hyperchlorhydrie de même que dans l'hypersécrétion.

Nous donnons ici, à titre d'exemple et sans lui attribuer d'autre importance que pour fixer les idées, quelques menus que nous empruntons à M. Riegel (1).

I. *Pour les hyperchlorhydriques très sensibles et excitables.*

		calories
matin :	250 cmc. de lait.	170
—	50 gr. de zwieback	178
10 heures :	200 cmc. de bouillon avec œuf	71
midi :	soupe avec farine d'avoine et un jaune d'œuf (ou soupe de farine de légumineuses ou de riz, tapioca, orge, etc.).	130
—	100 gr. de ragoût de veau blanc	136
3 heures :	250 cmc. de cacao au lait	265
—	50 gr. de zwieback	178
6 heures :	200 gr. de riz au lait.	353
8 heures :	200 cmc de lait, 3 zwieback	253
—	20 gr. de caséine de soude (nutrose) dans du lait ou bouillon	70

Total 1806

II. *Pour les hyperchlorhydriques moins irritables*

		calories
matin :	250 cmc. de lait	170
—	40 gr. de pain grillé avec 10 gr. de beurre.	222

A reporter. 392

(1) F. Riegel, *Ernæhrungstherapie bei den organ. Erkrank. des Magens. In* Nothnagel's *Ernæhrungstherapie*, t. II, p. 208, 1898.

		calories
	Report,	392
10 heures :	3 œufs brouillés avec 30 cmc. de lait et 5 gr. de beurre.	271
—	20 gr. de pain grillé	72
midi :	soupe de farine d'avoine avec un jaune d'œuf.	130
	150 gr. de beefsteak	204
	Asperges avec sauce, 20 gr. de pain grillé	87
	50 gr. d'entremets à la semoule . . .	144
l'après-midi :	200 cmc. de lait avec thé	135
—	50 gr. de zwieback.	178
le soir :	soupe au tapioca (30 gr. de tapioca, 10 gr. de beurre et un œuf)	282
—	100 gr. de jambon cru rapé	68
—	40 gr. de pain grillé et 10 gr. de beurre	222
	Total	2185

**2° Régime dans l'hyperchlorhydrie avec hypersécré-
tion**. — Ici les prescriptions deviennent plus sévères. Non
seulement il faut éviter tout ce qui excite la sécrétion de
l'estomac, mais il faut compter encore avec la grande tendance aux troubles moteurs et aux fermentations organiques.
L'usage des substances azotées, loin d'être défendu, est au
contraire un bon moyen d'utiliser l'excès d'acide chlorhydrique. Seulement ces substances azotées doivent être données dans une forme qui impose peu de travail à l'estomac.
Les viandes seront bien préparées, débarrassées de toutes les
parties indigestes, râpées, tamisées. On donnera de la viande
à tous les repas. Les œufs sont particulièrement utiles dans
cette affection ; dans les cas d'hypersécrétion avec fermentations organiques, le blanc d'œuf seul sera donné, le jaune
contenant trop de matières grasses. Le lait est également un
aliment dont on se passera difficilement : il n'excite pas
l'estomac et il dilue le suc gastrique.

Les amylacés ne seront permis qu'en petite quantité et
seulement dans les cas non accompagnés de dilatation. Les
farines finement divisées, comme celles qu'on emploie pour

les enfants, farine d'avoine, farine de Maggi, farine d'aleuronate, farine de Nestlé, surtout les farines riches en albumines, conviennent le mieux. — Tant qu'il n'y a pas de
tendance aux fermentations secondaires, on peut utiliser
les solutions de sucre, le pain grillé riche en dextrine et
les autres hydrates de carbone qui ont déjà subi l'inversion
en dextrose. Ces substances sont à proscrire, dès que la maladie de Reichmann est compliquée de dilatation de l'estomac.

La quantité de boissons doit être, en général, assez restreinte par rapport à la tendance naturelle qu'ont ces malades à boire. La meilleure boisson est le lait qu'on peut
additionner de bicarbonate de soude, à la quantité de 5 gr.
par litre. Dans l'hypersécrétion, on peut permettre de boire
à jeun, puisque la sécrétion est continue et que le malade
souffre surtout à jeun. En outre du lait, on donnera comme
boisson de l'eau alcaline, surtout de l'eau de Vichy dont on
ne trouve pas de meilleure indication que dans la maladie
de Reichmann. Mais il faut se rappeler que souvent ces
malades sont des dilatés chez lesquels l'excès de boisson provoque des vomissements. — De même que dans l'hyperchlorhydrie simple, l'usage de l'alcool est absolument proscrit dans l'hypersécrétion. Beaucoup de médecins défendent même le café qu'ils accusent d'exciter la sécrétion gastrique.

Voici deux menus pour hypersécréteurs, d'après Riegel :

1. *Pour hypersécréteurs sans dilatation d'estomac.*

		calories
le matin :	200 cmc. de cacao au lait, 100 gr. de	
	jambon cru, 20 gr. de pain grillé . .	439
à midi :	100 gr. de truite	106
—	30 gr. de beurre.	213
—	200 gr. de beefsteak	272
—	50 gr. de purée de pommes	52

A reporter, 1082

                                                          calories
                                              Report. 1082
l'après midi : 250 cmc. de cacao au lait, 2 zwieback   354
le soir :   100 gr. de viande, 20 gr. de pain grillé,
                  2 œufs peu cuits   350
     —   dans le courant de la journée 60 gr. de
                  beurre.   436

                                              Total : 2242

II. *Pour hypersécréteurs avec insuffisance motrice légère.*

7 h. du matin : 125 cmc. de lait, 1 zwieback   125
9 h.   —   70 gr. de jambon ou de langue ou de
                  viande de conserve, 1 œuf, 30 gr. de
                  pain grillé   317
11 h.   —   125 cmc. de bouillon avec 1 œuf . . .   71
1 h. du soir : beefsteak de 200 gr. de viande avec 1 œuf,
                  10 gr. de pain grillé   372
        —   140 gr. de volaille rôtie avec 50 gr. de
                  compote de pommes   311
5 h.   —   250 cmc. de cacao au lait, 1 zwieback .   305
8 h. (1) :   140 gr. de ragoût, de hâchis, 20 gr. de
                  pain grillé   344
                une omelette soufflée de 2 œufs, 10 gr. de
                  sucre, 10 gr. de beurre   259

                                              Total 2111

3° Régime dans l'atonie et dans la dilatation de l'estomac. — De même que dans les cas précédents il s'agissait de ménager les fonctions des glandes, il est nécessaire ici de ménager le travail des muscles de l'estomac. Et d'abord, il ne faut pas surcharger cet organe par une quantité exagérée d'aliments. Dans les troubles de sécrétion on porte toute l'attention sur le mode de préparation des aliments, dans les troubles de la motilité on s'occupe en outre de la qualité des aliments, encore de leur quantité. On choisira donc les substances qui ont une grande valeur nutritive

____

(1) Lavage de l'estomac avant le repas du soir.

sous un faible volume. De plus la quantité totale des aliments sera divisée en plusieurs repas, de sorte que le malade mangera plus souvent, mais peu à la fois.

On a beaucoup discuté la question de savoir, si, dans l'atonie et dans la dilatation gastriques, on ne devait pas appliquer aux malades le régime sec recommandé pour la première fois, dans ces cas, par van Swieten. Il est certain que la quantité de liquides ingérés doit être restreinte ; il est certain aussi que plus l'alimentation est de consistance ferme, et plus elle contient de calories sous le même volume. Mais il est malaisé d'appliquer strictement le régime sec aux malades tourmentés constamment par la soif et dont l'estomac évacue très difficilement les aliments solides. On gardera une certaine mesure dans la pratique de ce régime dont les bases n'ont pas été ébranlées par les recherches physiologiques modernes.

Nous avons déjà vu que les hydrates de carbone sont les matériaux les plus importants aux dépens desquels se font les fermentations anormales dans les estomacs dilatés. Suivant qu'il s'agit de dilatation avec hyperchlorhydrie ou avec hypochlorhydrie, ces fermentations ont lieu plus rapidement ou plus tardivement, les amylacés étant plus facilement digérés dans les cas d'hypochlorhydrie. Mais dans les deux cas, les fermentations peuvent avoir lieu, tôt ou tard. Il faut donc prendre certaines précautions pour apporter à l'organisme cette variété de matériaux ternaires. On peut administrer les hydrates de carbone aux dilatés en petites quantités au moment où l'estomac est vide, par exemple après un lavage de l'estomac, ou le matin après le jeûne de la nuit. Lorsque l'estomac est, en dépit des lavages, constamment le siège de processus de fermentation, il faut administrer les hydrates de carbone par voie rectale, en utilisant les solutions de sucre (Riegel, Strauss). Dans ces cas, il est également nécessaire de calmer la soif par des lavements aqueux ou par des lavements de bouillon, de lait, etc.

FRENKEL. — Sémiologie. 25

Enfin les graisses, qui ont une si grande valeur nutritive au point de vue de leur équivalent calorique, peuvent toujours être essayées dans les cas de simple atonie. Toutefois, il ne faut pas se dissimuler que dans les dilatations prononcées, elles séjournent trop longtemps dans l'estomac et donnent lieu à la mise en liberté des acides gras. D'après les recherches récentes de Strauss (1), la graisse provenant du lait (beurre, etc.) n'a pas d'influence nuisible sur la motilité et résiste bien mieux aux fermentations que les hydrates de carbone. Administrées sous une forme appropriée, les graisses sont particulièrement utiles dans les cas d'atonie et de dilatation accompagnés d'hyperchlorhydrie. Additionnées au lait, les graisses n'augmentent pas la durée de son séjour dans l'estomac. — Les alcools, les épices et les mets excitants seront généralement proscrits, à cause de leur pouvoir osmotique considérable qui provoque une transsudation du liquide des vaisseaux dans les cellules et des cellules dans la cavité gastrique et entretient ainsi la surcharge de l'estomac par les liquides.

Il va sans dire que le régime, dans la dilatation et dans l'atonie, varie suivant la cause qui a donné naissance au trouble moteur. On ne traitera pas de la même façon une femme atteinte de ptose gastrique et un homme qui présente un cancer du pylore. De même que le degré de l'insuffisance motrice varie à l'infini, le traitement diététique de ces états devra varier. Dans ce court exposé nous ne pouvons que poser les principes généraux, c'est à la sagacité du praticien de les appliquer avec discernement.

Les menus suivants dus à M. Riegel ne sont rapportés qu'à titre d'exemple.

(1) H. Strauss, *Zeitschr. für diätet. Therapie*, t. III, p. 198, 1899.

I. *Pour les dilatés avec diminution de la sécrétion de HCl.*

calories

matin, 7 heures :	250 cmc. de lait en plusieurs fois, 30 gr. de pain grillé, 5 gr. de beurre	316
— 10 heures :	125 cmc. de bouillon avec un œuf, 30 gr. de pain grillé	179
midi :	Soupe avec 20 gr. de légumes féculents et un jaune d'œuf	131
soir, 1 heure :	100 gr. de ris de veau.	136
	Omelette soufflée de 2 œufs, 10 gr. de sucre, 10 gr. de beurre.	239
4 heures :	250 cmc. de lait en plusieurs fois, 2 zwiebacks	345
7 heures :	riz au lait avec 50 gr. de riz, 250 cmc. de lait, 15 gr. de sucre	405
9 h. 1/2 :	150 cmc. de lait, 2 zwiebacks . . .	182
—	30 gr. de caséine de soude (nutrose) dans du lait ou bouillon	105

Total 2058

II. *Pour les dilatés à sécrétion normale ou exagérée.*

calories

matin, 7 heures :	250 cmc. de cacao au lait, 3 zwiebacks, 1 œuf	456
— 10 heures :	70 gr. de rôti, 20 gr. de pain grillé.	206
midi :	80 gr. de brochet bouilli.	136
	140 gr. de rôti de veau, 50 gr. de purée de pommes	334
4 heures :	125 cmc. de cacao au lait, 2 zwiebacks,	212
7 heures :	après lavage de l'estomac, 100 gr. de jambon cru, 30 gr. de pain grillé, 10 gr. de beurre, 2 œufs	463
9 heures :	250 cmc. de lait avec 10 gr. de caséine de soude (nutrose), 2 zwiebacks	285

Total 2092

4ᵉ Régime dans les gastrites. — Dans la gastrite aiguë, il suffit de mettre l'estomac au repos absolu ou relatif pen-

dant quelques jours pour voir disparaître tous les phénomènes morbides. L'amélioration obtenue, on prendra garde
de ne pas laisser le malade revenir immédiatement à son
régime habituel, on lui recommandera de commencer
d'abord par une alimentation liquide ou de consistance
molle, par du lait, des potages, des œufs, avant de passer
aux mets solides.

Dans les gastrites chroniques, la tâche du médecin est
plus difficile. Il y a tant de variétés de gastrites chroniques,
depuis les gastrites symptomatiques des diverses affections cardiaques, hépatiques, rénales, urinaires jusqu'aux
gastrites atrophiques, en passant par la plus vulgaire, la
gastrite alcoolique! Ici il faut commencer par se rendre
compte de l'état fonctionnel de l'organe, de l'état de ses sécrétions, de sa motilité, de sa sensibilité. Les prescriptions
les plus importantes sont celles qui concernent l'hygiène
générale, la prophylaxie individuelle, les habitudes personnelles du malade. Chez l'alcoolique on commencera par la
suppression non seulement de l'alcool, mais encore de tous
les vins toniques, fortifiants, apéritifs, des quinquina, des
gentianes, des coca, etc. On inspectera la bouche et les
dents, on insistera sur l'importance de bien mâcher les aliments, de manger lentement, de ne pas manger trop chaud
ou trop froid. Les aliments eux-mêmes seront administrés
sous forme de hâchis, de purée, de consistance molle, voire
même liquide. Il n'y a pas à se préoccuper si dans tel ou
tel plat il y a beaucoup d'albumines, d'hydrates de carbone
ou de graisses. Toutes les variétés d'aliments sont per-
mises, pourvu qu'elles n'irritent pas la muqueuse malade,
qu'elles ne favorisent pas le processus inflammatoire. Pour
diminuer le travail de l'estomac, on a recommandé l'usage
de préparations alimentaires telles que les albumoses, somatose, caséine de soude (nutrose) et d'ammonium (eucasine), sanose, tropon, etc. Tous ces produits commerciaux
ont une certaine utilité; malheureusement leur usage est

très restreint, car on les prend comme des médicaments alors qu'ils doivent faire office d'aliments.

Lorsqu'on est en présence d'une gastrite muqueuse (alcoolique), on se servira comme eau de table d'une eau alcaline légère (les faibles numéros de Vals, Saint-Romain, Saint-Galmier etc.) pour dissoudre le mucus gastrique et faciliter la digestion.

Les fruits cuits, les compotes sont utiles pour entretenir la liberté du ventre dans la plupart des affections chroniques de l'estomac. D'autres recommandent dans le même but du petit lait, du kéfir âgé de 24 heures, de l'eau fraîche le matin à jeun.

Les exemples suivants tirés de l'article de M. Riegel se rapportent l'un à une gastrite d'intensité moyenne, l'autre à la gastrite grave ayant abouti à l'achylie ou à l'atrophie des glandes gastriques.

I. *Gastrite chronique avec hypochlorhydrie, mais sans troubles moteurs.*

		calories
matin :	250 cmc. de cacao au lait, 2 zwiebacks,	426
10 heures :	soupe de farine d'avoine, avec 20 gr. de farine et 1 jaune d'œuf	130
midi :	soupe de riz avec 1 jaune d'œuf . . .	167
—	150 gr. de volaille	243
—	50 gr. de macaroni.	232
—	40 gr. de pain grillé	144
après-midi :	250 cmc. de cacao au lait et à l'eau, 30 gr. de zwiebacks et 10 gr. de beurre . .	381
le soir :	purée de tapioca avec 250 cmc. de lait, 50 gr. de tapioca et 15 gr. de sucre. .	300

Total : 2023

II. *Gastrite chronique avec atrophie de la muqueuse.*

		calories
le matin :	soupe de farine d'avoine avec un jaune d'œuf	130

A reporter. 130

		calories
	Report.	130
10 heures :	250 cmc. de cacao au lait et à l'eau, 3 zwiebacks	300
à midi :	soupe de légumes féculents avec un jaune d'œuf	131
—	130 gr. de viande crue, hachée, ou volaille	174
—	50 gr. de purée de pommes de terre	53
—	25 gr. de pâtisserie ou pâtes cuites	80
l'après-midi :	250 cmc. de cacao au lait, 3 zwiebacks, 10 gr. de beurre	406
le soir :	riz au lait en purée de 50 gr. et 250 cmc. de lait	346
—	2 zwiebacks, 10 gr. de beurre, 2 œufs	300
	Total :	1980

5° Régime dans l'ulcère rond. — Déjà Cruveilhier, qui le premier a fait connaître cette maladie, insistait sur la nécessité de mettre l'estomac au repos pour guérir l'ulcère rond. Il préconisa le régime lacté qui est resté pendant longtemps le traitement classique de l'ulcère. Il faut admettre que le repos de l'organe ainsi obtenu n'est pas toujours suffisant, puisque, depuis une dizaine d'années déjà, on recommande de supprimer pour un certain temps l'alimentation par la bouche et de nourrir le malade exclusivement par le rectum (1). Donkin (2) a continué ce mode d'alimentation jusqu'à 23 jours, Mathieu(3) 5 à 6 jours, Ratjen (4) dix jours, Tournier (5) 15 jours à un mois. Ces lavements sont répétés deux ou trois fois par jour et font graduellement place au régime lacté. Ils sont surtout indi-

(1) Sur le traitement de l'ulcère rond par le repos absolu de l'estomac, voir : Merigot de Treigny, *Journ. des praticiens*, 14 août 1897. — G. Pomerais, *Thèse de Paris*, 1898. — Gros, *Thèse de Lyon*, 1898. — J. Ch. Roux, *Gaz. des hôp.*, n° 59, 1899.

(2) Donkin, *The Lancet*, 1890, t. II, p. 657.

(3) A. Mathieu, *Thérap. des maladies de l'estomac*, p. 260, 1898.

(4) Ratjen, *Deut. med. Woch.*, n° 52, 1896.

(5) Gros, *Thèse de Lyon*, 1898.

qués dans les ulcères avec fortes hématémèses, avec vomissements tenaces ou avec douleurs violentes, et cela non seulement dans les cas invétérés, mais encore dans les cas récents dont la gravité n'est pas encore très grande. En outre, pendant la suppression de l'alimentation par l'estomac, on fait garder au malade le décubitus dorsal. Lorsque le malade a repris le régime lacté, on y adjoint l'usage des eaux minérales alcalines, l'ulcère étant presque toujours accompagné d'hyperchlorhydrie.

Ce n'est que lorsque tous les phénomènes qui caractérisent l'ulcère en activité ont disparu, qu'on peut reprendre une alimentation plus substantielle, d'abord encore purement liquide ou mi-liquide et en passant des aliments les plus légers aux plus consistants. Les diverses formes et préparations de lait sont toujours la base de ce régime, puis on peut ajouter graduellement les farines préparées, farine de Nestlé, de tapioca, de riz, de maïzena, l'arrow-root, etc. On recommande aussi, en raison de leur haute valeur nutritive, les préparations artificielles des albumines, la somatose, la nutrose, l'eucasine dont le goût n'est pas aussi mauvais que celui des peptones et qui irritent moins l'estomac. Les divers extraits de viande, tels que les bouillons concentrés, le boeftea, le jus de viande, le meat-juice, les solutions de viande ne sont pas nourrissants à proprement parler, mais ils restent toujours utiles grâce à leur action stimulante sur le système nerveux. La poudre de viande préconisée par M. Debove rend d'excellents services et vaut certainement mieux que les autres préparations artificielles. On prépare facilement soi-même une poudre de la façon suivante : on découpe en petits morceaux de la viande maigre, on la laisse sécher en la retournant souvent dans le four, on la pulvérise au mortier et au moulin et on passe au tamis. — Toutes ces préparations sont administrées dans du bouillon, dans du potage ou sous forme de soupe. La dose journalière des préparations artificielles varie de 30 à 60 gr. ; il est difficile de faire supporter aux malades davantage, sauf peut-être la poudre de viande.

L'eau albumineuse et plus tard les œufs à la coque sont très utiles. M. Riegel et M. Strauss recommandent aussi d'essayer les solutions sucrées, surtout celles de sucre de raisin, moins le sucre de lait, à cause de son action purgative. Le sucre n'est contre-indiqué que dans les cas où il y a des tendances aux fermentations gastriques.

Lorsqu'on veut passer aux aliments plus nourrissants, on ajoute aux soupes farineuses, aux soupes de tapioca, de semoule, de riz, des biscuits, des flûtes, des cakes ramollis dans l'eau. La viande est également présentée sous forme mi-solide, sous forme de purées. On commence par les viandes blanches, poulet, riz de veau, cervelle de mouton, jambon fumé, le tout finement divisé. On donne plus tard de la viande de bœuf crue, râpée et tamisée, de la gelée, des pieds de veau, du poulet et du pigeon rôti, etc. Pour plus de détails, on peut s'adresser aux menus composés par Leube, par Penzoldt et qui sont rapportés dans tous les ouvrages sur la diététique.

Quoi qu'il en soit de l'ordre dans lequel on passe à l'alimentation plus substantielle, il faut éviter tous les aliments qui laissent des résidus indigestes ou qui peuvent irriter la muqueuse de l'estomac. Sont défendus les légumes à enveloppes de cellulose, les pellicules et les noyaux de fruits, la croûte du pain, le pain bis ; les cornichons, les radis, le raifort ; les salades, les choux, les truffes, les champignons ; le poivre, le sel en excès, l'alcool, etc. Certains auteurs défendent même le café, mais permettent le thé.

M. Riegel recommande d'effectuer la transition à l'alimentation plus consistante, d'après les quatre degrés suivants :

1re période du régime.

calories

1 litre et demi de lait pris en petites quantités, mais
  souvent 1056
250 cmc. de bouillon 7
20 gr. de caséine de soude dans du lait ou du bouillon . 70

Total 1133

2e période du régime.

calories

2 litres de lait répartis dans la journée 1360
4 cakes de 8 gr. chaque 126
soupe avec 15 gr. de sago, 10 gr. de beurre, 1 œuf, 10 gr.
  d'albumoses 257
150 cmc. de bouillon de viande, 1 œuf, 10 gr. de caséine de soude 83

Total 1826

3e période du régime.

calories

2 litres de lait répartis dans la journée 1360
200 cmc. de bouillon et 2 œufs 147
1 pigeon bouilli, haché (100 gr.) ou 100 gr. de ris de veau 97
30 gr. de riz bouilli dans du bouillon 110
soupe avec 30 gr. de farine de tapioca, 10 gr. de beurre
  et 1 œuf 282
4 zwiebacks dans la journée 160

Total 2156

4e période du régime.

calories

le matin :   Thé avec 100 cmc. de lait, 20 gr. de
          sucre, 3 cakes 247
10 heures : 200 cmc. de bouillon avec 10 gr. de ca-
          séine de soude, 15 gr. de sago, et 1 œuf 159
midi :   soupe de 15 gr. de farine d'avoine ou
          d'orge, 10 gr. de beurre et 1 œuf . . 198
—   150 gr. de beefsteak rôti avec 20 gr. de
          beurre 352
—   100 gr. de purée de pommes de terre. . 106

À reporter. 1062

calories
Report. 1062

l'après-midi : thé avec 100 cmc. de lait, 20 gr. de
sucre, 3 cakes.   247
le soir :   100 gr. de jambon râpé   146
—   150 gr. de purée de tapioca   108
—   20 gr. de pain grillé, 40 gr. de beurre.   226
plus tard :   250 cmc. de lait, 2 zwiebacks   249

Total 2038

6° Régime dans le cancer de l'estomac. — Tandis que
le point essentiel du traitement de l'ulcère est l'application
rigoureuse du régime alimentaire, tous les efforts dans la
cure radicale du cancer tendent vers le diagnostic précoce
pour rendre utile l'intervention chirurgicale. Lorsque cette
dernière n'a pas été mise en œuvre, le traitement médical
s'applique à soutenir les forces du malade et à lui épargner
les souffrances. Celles-ci sont dues peut-être plus aux troubles digestifs qu'à la véritable douleur dans la région du
néoplasme. Or, les troubles digestifs peuvent être combat-
tus en partie par un régime approprié, en partie par les
lavages de l'estomac.

Suivant le siège du cancer, on est en présence de deux
catégories de cas : dans l'une, le cancer est encore loin du
pylore, et il n'y a pas de dilatation de l'estomac ; dans l'autre
bien plus nombreuse, le néoplasme siège au pylore et l'estomac est plus ou moins fortement dilaté.

Quel que soit le siège de la tumeur, à un moment donné,
elle se complique d'une gastrite qui aboutit à l'atrophie
de la muqueuse gastrique se manifestant d'abord par une
anachlorhydrie, plus tard par une véritable achylie gastrique.

Les indications du régime tirées de la dilatation de l'estomac doivent être remplies scrupuleusement, l'organisme
ne possédant pas de ressources pour corriger les troubles
digestifs engendrés par l'insuffisance motrice. Il faut donc
choisir les aliments dont le séjour dans l'estomac n'est pas
trop prolongé, d'autant plus que, dans les dilatations d'ori-

gine cancéreuse, les fermentations pathologiques et surtout la fermentation lactique s'installent bien vite, à la faveur de la diminution de la sécrétion acide, peut-être aussi de la diminution de l'activité des ferments. Nous avons donné plus haut les tableaux de Beaumont et Richet et ceux dus à Penzoldt qui contiennent toutes les indications utiles à ce point de vue. Répétons ici que l'estomac évacue plus facilement les aliments liquides que les aliments mi-solides, ceux-ci plus facilement que les aliments solides. Les substances végétales, les légumes secs mal décortiqués, les salades, choux et autres végétaux qui ont une trame celluleuse résistante aux sucs digestifs séjournent le plus longtemps dans l'estomac où on les retrouve au bout de plusieurs semaines. Elles sont donc à rejeter. Par contre, toutes les purées sont bien supportées : purée de pommes de terre, soupes et purées de farine, de tapioca, de semoule, de riz, épinards, asperges, choux-fleurs, carottes. Les compotes de pommes, de poires, de prunes relèvent l'appétit. Parmi les aliments liquides, le lait, le chocolat, le cacao, le café au lait, le thé au lait seront donnés souvent mais pas en trop grande quantité à la fois.

On sait que les cancéreux ont une aversion pour la viande. M. Robin (1) recommande de donner des albuminoïdes sous la forme de poissons maigres (sole, barbue, turbot, merlan, poisson blanc), de volaille tendre en purée (potage à la reine), de gélatineux (gelées de viande, ris de veau, pieds de mouton).

Les graisses, le lard, les sauces, sont généralement mal tolérés par les cancéreux; on peut cependant donner du beurre. Mais les plus nuisibles sont les aliments qui favorisent les fermentations, comme le pain frais, le lait fermenté (kéfir, koumys), la bière, la charcuterie, les fromages.

Pour augmenter le nombre de calories, on a préconisé

---

(1) A. Robin, *Bull. de thérapeut.*, t. CXXXI, p. 486, 1896.

l'emploi des préparations artificielles, surtout de la somatose, de la nutrose, de l'eucasine, de la sanose, du protogène, du tropon. Nous reviendrons sur la valeur de ces préparations dans un chapitre suivant.

Lorsque le cancer ne s'accompagne pas de dilatation de l'estomac, la tâche du médecin est beaucoup plus facile. En effet, la diminution, voire même la suppression de la sécrétion de l'acide chlorhydrique et de la pepsine ne sont pas un obstacle absolu à la bonne utilisation des aliments, l'organisme ayant des sécrétions de suppléance dans le pancréas, et toutes les substances aussi bien albumineuses qu'amylacées ou grasses étant digérées dans l'intestin. Mais il faut pour cela que la motilité de l'estomac soit bien conservée. Le régime sera ici analogue à celui de l'atonie gastrique pour ménager les forces motrices de l'estomac. En particulier, on donnera les substances azotées sous forme de liquides ou de purées, sous forme d'œufs, de lait, de viande crue râpée et tamisée, sous forme de hâchis, etc.

I. *Cancer de l'estomac, sans rétrécissement du pylore,
d'après Wegele (cité par Riegel).*

matin :	150 gr. de légumineuses de malt.
plus tard :	200 gr. de kéfir.
midi :	150 gr. de soupe avec légumineuses de malt.
—	100 gr. de beefsteak râpé.
après-midi :	150 gr. de légumineuses de malt, cacao.
le soir :	100 gr. de jambon râpé.
—	150 gr. de purée de tapioca.
10 h. du soir :	200 gr. de kéfir.
avec le cacao :	30 gr. de miel.
avec le kéfir :	20 gr. de cognac
dans la journée	50 gr. de zwieback.
	Total : 1250 calories.

II. *Cancer de l'estomac avec hypochlorhydrie et dilatation de l'estomac, d'après Biedert (cité par Riegel).*

		calories
matin : 6 h.	250 cmc. de lait, 30 gr. de pain grillé. .	278
8 h.	2 œufs avec 20 gr. de pain grillé . . .	214
10 h.	125 cmc. de crème, 2 zwiebacks	235
midi :	140 gr. de roastbeaf rôti, chevreuil, volaille, bœuf bouilli, haché, ou poisson . . .	272
—	40 gr. de pain grillé.	144
—	25 gr. de pâtisserie, biscuits cassés, . .	80
soir : 4 h.	250 cmc. de cacao au lait, 3 zwiebacks avec gelée de fruits	385
7 h.	purée de riz, 2 zwiebacks ou 25 gr. de biscuits cassés, pâtisseries	483
10 h.	250 cmc. de lait, 2 zwiebacks	230
	Total :	2341

§ 5. — Les préparations artificielles de substances nutritives.

Pour venir en aide aux fonctions digestives défaillantes, on a imaginé de préparer les substances alimentaires de telle sorte qu'on pût apporter à l'organisme sous un petit volume beaucoup de matières nutritives et que l'estomac n'eût pas besoin de les transformer à l'aide de ses sucs digestifs. Toutes les classes des substances alimentaires ont été l'objet de ces transformations industrielles. On fabrique des préparations artificielles avec les matières azotées, avec les hydrates de carbone et avec les graisses.

I. PRÉPARATIONS DE MATIÈRES ALBUMINEUSES

On appelle *peptones naturelles* les peptones obtenues par l'action du suc gastrique ou pancréatique dans la digestion naturelle. Les peptones obtenues par l'action des ferments solubles ou par l'action combinée et longtemps prolongée de la chaleur et des acides, dans des conditions particulières, s'appellent *peptones artificielles*. Seules ces dernières sont employées en thérapeutique.

Toutes les matières albuminoïdes (viande, blanc d'œuf, lait, albumine végétale) peuvent être transformées en peptones par l'action de la pepsine, de la pancréatine, de la papaïne ou par l'action combinée et longtemps prolongée de la chaleur et des acides, dans des conditions particulières. Les meilleures peptones artificielles sont les peptones pepsiques, et celles dont on fait le plus grand usage en pharmacie sont les peptones pepsiques de viande.

Les peptones industrielles sont obtenues par l'action de la vapeur d'eau sur la viande. Ce ne sont pas de vraies peptones telles que Kühne les a définies. En effet, elles ne donnent pas les réactions des vraies peptones, mais seulement des réactions de syntonine et des albumoses : 1° elles ne donnent pas la réaction du biuret ; 2° elles précipitent par le ferrocyanure de potassium, additionné d'acide acétique.

Le but que l'on se propose, lorsqu'on donne à un malade des peptones, est de lui fournir un aliment tout digéré pouvant être transformé dans le tube digestif en albumine-sérine assimilable, sans le concours des sucs digestifs naturels. Or ce but n'est pas atteint avec les peptones industrielles qui, n'étant qu'à l'état de syntonine et tout au plus d'hémialbumoses, ont encore besoin de l'action des sucs digestifs pour être assimilées. D'autre part, ce n'est pas dans l'estomac que se fait la vraie peptonisation des albumines, mais bien dans l'intestin, et même l'organisme dont l'estomac ne sécrète plus peut utiliser les albumines, si les fonctions motrices de l'estomac sont conservées. Il n'y a donc aucun avantage à remplacer par les peptones industrielles les albumines de l'alimentation.

On peut diviser (1) toutes les préparations industrielles

(1) G. V. Chiopine, *Arch. russes de pathol.*, 31 mai 1898.

des albumines en deux classes : 1° en préparations composées d'albumines *non modifiées*, avec adjonction d'une petite quantité de graisses et d'hydrocarbures ; 2° en préparations albuminoïdes modifiées. Dans la première classe entrent la nutrine, l'aleuronat et la caséine de Salkowski. Dans la deuxième, il faut ranger les peptones, les albumoses-peptones et les albumoses. Ici appartiennent les peptones de Dénayer, de Liebig, de Kemmerich, de Kochs, de Cibil, l'albumose d'Antweiler, la somatose, etc.

Pour couvrir la dépense journalière en albumine qui est de 118 gr., ce qui correspond à 3000 à 3500 calories par jour, il faudrait introduire dans l'organisme les quantités suivantes d'une de ces préparations :

Peptone de Dénayer	858,2 gr.	par jour
— de Liebig	350,3	—
— de Kemmerich	250,6	—
— de Kochs	339,0	—
Papayo-peptone	347,1	—
Maggi-peptone	341,1	—
Albumose d'Antweiler	146,7	—
Somatose	147,3	— (1)

Or, un homme ne saurait supporter non seulement de telles doses, mais même la moitié, le tiers, et pour certaines préparations, même pas le dixième des quantités ci-dessus indiquées. On ne peut donc prétendre remplacer par les peptones artificielles les albumines de l'alimentation, même si c'étaient là de vraies peptones, ce qui n'est pas le cas. Mais il y a plus. A supposer même qu'il s'agisse de vraies peptones et que l'intestin soit capable de les absorber sans troubles, sans diarrhée, sans intoxication, leur prix très élevé s'opposerait à leur succès dans le traitement des affections du tube digestif. M. Klemperer (2) a calculé que

(1) Chlopine, *loc. cit.*, p. 629.
(2) G. Klemperer, *Ueber Nœhrpræparate*, Leyden's Handbuch der Ernœhrungstherapie, t. I, p. 296, 1898.

pour 1 mark (= 1 fr. 25) on peut acheter les quantités
suivantes de calories sous forme d'une des substances alimentaires :

1. Peptone Dénayer	9,2	calories
2. Somatose	46,6	—
3. Peptone Liebig	48,5	—
4. — Antweiler	26,8	—
5. — Kochs	31,8	—
6. Viande de vache	544,0	—
7. Œufs	1065,0	—
8. Lait	3440,0	—
9. Sucre	4920,0	—
10. Aleuronate	4400,0	—

Malgré tous les inconvénients des peptones artificielles,
ces tentatives de trouver des succédanés des albuminoïdes
de l'alimentation sont intéressantes comme essais de donner
une base scientifique à la digestion artificielle des albuminoïdes. Ne pouvant les passer toutes en revue, nous men-
tionnerons du moins les plus connues.

Parmi les préparations azotées qu'on trouve dans le commerce, les unes n'agissent que parce qu'elles sont riches en
matières extractives qui stimulent le cœur et le système
nerveux, mais ne sont pas nutritives ; les autres, au contraire,
ont une certaine valeur nutritive qui est proportionnelle à
la quantité que l'organisme peut assimiler.

a) **Extraits de viande**. — A la première catégorie appartiennent tous les *extraits de viande* dont on connaît tant de
marques depuis que Proust en 1821 et ensuite Parmentier
les eurent introduites dans la pratique médicale. Le bouillon de viande en est la forme la plus vulgaire ; les extraits
de viande de Liebig, le suc de viande, le *bœftea*, le *meat
juice* de Valentine des Américains, le *fluid meat* des Anglais, le suc *puro* des Allemands en sont autant de formes
plus ou moins concentrées qui n'ont que l'avantage que
donne la réclame. Toutes ces préparations peuvent être

utiles, mais elles sont d'un prix inabordable. Un bon bouillon les remplace très bien, surtout s'il est additionné de jus de viande que toute ménagère sait préparer.

b) **Poudres de viande**. — Dans la deuxième catégorie entrent diverses modifications de l'albumine. La *poudre de viande* vient en première ligne. M. Debove a montré quel parti on pouvait tirer de cette préparation si facilement réalisable, et il est vraiment étonnant qu'on préfère à ce produit si facile à obtenir les diverses préparations que nous allons énumérer. Ce sont des combinaisons azotées solubles dans l'eau, dont la supériorité sur les peptones du commerce consiste surtout dans leur bon goût, tandis que les peptones sont d'une amertume insupportable.

La **somatose** a été lancée par M. Hildebrandt, directeur scientifique de l'usine Bayer et Cie (1). Les matières albuminoïdes de la somatose se composent de 48 0/0 de deutéro-albumoses et de 52 0/0 d'hétéro-albumoses ; cette préparation ne contiendrait ni hémi-albumoses, ni substances extractives. La nouvelle substance a trouvé un accueil hostile de la part du prof. R. Neumeister, mais un travail de Fr. Kuhn et K. Vœlker, de la clinique de M. Riegel, a opéré un certain revirement en faveur du produit de Bayer. Il résulte des expériences de ces auteurs qu'en petite quantité et administrée concurremment avec la viande, la somatose est capable d'améliorer l'assimilation des substances azotées, mais que seule elle ne saurait remplacer les matières albuminoïdes. En grandes quantités, à partir de 80 gr. par jour, elle provoque même de la diarrhée. Dans certaines affections de l'estomac, dans le cancer, dans les grandes dilatations, la somatose serait mieux indiquée que les autres préparations des albumoses soit pour des raisons mécaniques, soit grâce à son action sur les organes digestifs.

(1) Hildebrandt, *Münch. med. Woch.*, n° 18, 1893.

Toutefois, en lavements, la somatose n'a aucune valeur et ne saurait remplacer l'albumine d'œuf.

L'albumose-peptone de Antweiler se rapproche sensiblement de la somatose par sa composition, seulement une partie des albumines est mieux peptonisée ; en revanche elle a un goût légèrement amer.

La **nutrose** est un sel sodique de la caséine dont la valeur nutritive a été constatée par les essais de Rohmann, Salkowski, von Noorden, Bœrnstein, Marcuse, etc. Elle constitue une poudre très fine, facilement soluble dans l'eau chaude.

L'eucasine préparée par Salkowski est le sel ammoniacal de la même caséine.

L'aleuronate est une albumine végétale qui se recommande par son prix très bas, puisqu'elle est fabriquée avec des déchets de certains produits végétaux ; mais elle a trouvé son indication dans le traitement du diabète et ne s'emploie pas dans les affections du tube digestif.

On peut résumer, avec M. Voit (1), la critique de l'emploi de toutes ces substances en disant qu'il faut chercher l'utilité des albumoses et des peptones, dans le traitement des maladies, non pas dans leur qualité de substances alimentaires, mais dans leurs propriétés de médicaments, d'excitants gastriques, de laxatifs. Les albumoses et les peptones sont indiquées, en réalité, non quand on veut ménager le conduit gastro-intestinal, mais, au contraire, lorsqu'on veut exciter le tube digestif.

II. PRÉPARATIONS D'HYDRATES DE CARBONE

Ce sont pour la plupart des farines de féculents finement

______
(1) F. Voit, *Münch. med. Woch.*, n° 6, 1899.

divisées par des procédés spéciaux. Les farines les plus employées pour cette préparation particulièrement soigneuse sont celles d'avoine, d'orge, de riz, de maïs, de haricots, de pois et de lentilles. Les marques les plus connues sont celles de Knorr, de Hartenstein, de Rademann.

Pour l'alimentation, on emploie ces préparations sous forme de soupe ; 20 à 30 gr. de farine sont bouillis dans 3/4 de litre d'eau ; la dose de farine peut être portée successivement jusqu'à 80 gr. pour la même quantité d'eau. Comme en réalité ces farines ne contiennent pas que des amylacées, mais encore une certaine proportion d'albumines et de graisses, on peut les employer pour remplacer le lait, chez des personnes qui ont un dégoût insurmontable pour cet aliment. Seulement, la valeur nutritive d'une telle soupe est inférieure à celle du lait, ainsi que le montrent les chiffres suivants indiqués par Klemperer :

1 litre de lait contient 35 gr. d'albumine, 35 gr. de graisses, 45 gr. d'hydrates de carbone.

1 litre de soupe de farine d'avoine (50 gr. de farine) contient 5,6 gr. d'albumine, 2,6 gr. de graisses, 36,8 d'hydrates de carbone.

On augmente la valeur nutritive de ces soupes, en y additionnant des jaunes d'œuf, du beurre, du sucre ou bien encore des albumoses ou peptones, tandis que les extraits de viande ne font qu'améliorer leur goût.

Pour faciliter la digestion des amylacées chez les personnes dont la sécrétion salivaire est troublée et dont la diastase salivaire a perdu ses propriétés de saccharifier l'amidon, on fabrique des substances dont l'amidon est en partie dextrinisé (farines dextrinisées). On sait que la cuisson du pain produit en partie le même résultat et que la croûte du pain est riche en dextrine ; aussi recommande-t-on aux dyspeptiques du pain grillé. Quant aux préparations artificielles, telles que les présentent les marques connues de Nestlé, Kufeke, Rademann, Theinhardt, Mellin, Lœfflund, etc., elles sont surtout indiquées dans la thérapeutique infantile, la ptyaline étant moins active à cet âge, mais elles peuvent également trouver leur indication dans l'alimentation des dyspeptiques.

La **revalescière** si souvent employée chez nous est une préparation de farine de revalenta arabica.

L'**extrait de malt** est un extrait de l'orge germée réduit à la consistance de sirop ; il contient 50 à 55 0/0 de sucre, 10 à 15 0/0 d'amidon soluble, 5 à 6 0/0 d'albumine, 1 à 2 0/0 de sels.

Le **miel** est très utile par sa grande valeur nutritive ; une grande cuiller de miel fournit 75 calories, c'est-à-dire plus qu'un œuf. Le *chocolat* et le *cacao* ne sont pas à négliger. Toutes les variétés de *sucre* peuvent contribuer à remplacer les amylacés. Un morceau de sucre de 5 gr. de poids fournit 20 calories, une cuiller à café de sucre en poudre en fournit 40. — On vend sous le nom de *lévulose* une poudre qui est du sucre de fruits ; la *lactose* ou sucre de lait est recommandée plutôt comme diurétique que comme agent nutritif.

Le **nutrol** est un nouveau produit qui contient 80 0/0 d'hydrates de carbone, 0,2 0/0 d'acide chlorhydrique et un ferment analogue à la pepsine. Klemperer ne lui trouve aucun avantage sur le miel ou le sirop de sucre, si ce n'est son prix élevé qui en facilite la réclame. Le commerce continue à lancer tous les jours de nouveaux produits de ce genre (*alkarnose*), dont la plupart n'ont qu'une existence éphémère.

III. PRÉPARATIONS DE GRAISSES

En outre de l'huile de foie de morue qui n'est pas employée dans les dyspepsies, on connaît plusieurs préparations dont la digestion est assez facile. Ce sont des graisses liquides additionnées d'une certaine quantité d'acides gras libres qui en facilitent l'émulsion. C'est ainsi que la *lipanine* n'est pas autre chose qu'un mélange de 94 parties d'huile d'olives et de 6 parties d'acide oléique. Chaque cuillerée à bouche fournit 186 calories et on peut en prendre 2 à 3 par jour. Elle est d'un goût moins répugnant que l'huile de foie de morue et se digère plus facilement; malheureusement, son prix n'est pas à la portée de tout le monde. On a également fabriqué du chocolat additionné d'acides gras. Mais, en somme, ces préparations peuvent être remplacées par des articles de commerce moins coûteux.

§ 6. — Les lavements alimentaires.

Lorsque l'alimentation par la voie buccale devient impossible, à la suite de l'existence d'un obstacle ou d'une affection grave de la cavité buccale, de l'œsophage ou de l'estomac, on est obligé de recourir à l'alimentation par le rectum. Dans certaines maladies de l'estomac qui ne rendent pas par elles-mêmes impossible l'ingestion des aliments, on a recours à la voie rectale pour obtenir plus facilement la guérison de la maladie (ulcère de l'estomac). Nous verrons, en parlant des indications, que le champ d'application de ce mode d'alimentation est aujourd'hui assez étendu et le deviendra, probablement, encore davantage, à l'avenir, dans le traitement des maladies de l'estomac.

On peut résumer les résultats pratiques qu'on obtient avec les diverses substances alimentaires, en disant que le rectum résorbe très bien les hydrates de carbone, un peu moins bien les albumines et très peu les graisses. Celles-ci sont, au contraire, très bien utilisées, lorsqu'on les injecte par voie hypodermique.

I. EMPLOI DES ALBUMINES POUR LAVEMENTS
ALIMENTAIRES

Les matières azotées peuvent être injectées dans le rectum sous forme d'albumine crue (blanc d'œuf), d'albumine soluble (syntonine, albuminates), sous forme d'albumoses et de peptones ; la caséine crue n'est pas résorbée par le rectum, mais les préparations artificielles de caséine, la nutrose, paraissent être utilisables jusqu'à un certain degré.

Les albumines ne se résorbent bien dans le gros intestin que si l'on y ajoute une certaine proportion de chlorure de sodium. Voit et Bauer (1) ont d'abord attiré l'attention sur ce fait qui a été ensuite confirmé par Eichhorst (2), pour les albumines du lait, des œufs et divers autres corps albuminoïdes, soit solubles soit insolubles. A la suite des résultats contraires obtenus par Ewald (3), qui a vu que les œufs crus simplement émulsionnés se résorbaient dans le rectum de l'homme, même sans addition de sel de cuisine, Huber (4) a repris la question du bilan nutritif de l'homme, sous l'influence de l'alimentation rectale par les albumines, et a trouvé que si la proposition d'Ewald était vraie, il était également certain que la présence de sel de cuisine favorisait l'utilisation de l'albumine du lavement.

Le **blanc d'œuf** additionné d'un gr. de chlorure de sodium par œuf est une excellente forme d'administration d'albumines employée par Leube dès 1872. Cet auteur a cependant fait remarquer que cette albumine ne se résorbe que lentement et que si on ne nettoie pas le rectum à l'aide d'un lavement d'eau avant chaque nouvelle administration d'albumine, les bactéries de l'intestin font subir aux résidus

(1) Voit und Bauer, *Zeitschrift für Biologie*, t. V, 1869.
(2) H. Eichhorst, *Pflüger's Archiv.*, t. IV, p. 570, 1871.
(3) C. A. Ewald, *Zeitschr. für klin. Med.*, t. XII, p. 407, 1887.
(4) A. Huber, *Deut. Arch. für klin. Med.*, t. XLVII, p. 495, 1891.

d'albumine la putréfaction qui est une cause d'irritation et d'inflammation de cette portion de l'intestin. Il recommande aussi de faire des petites interruptions entre les séries de lavements d'œufs pour éviter plus sûrement la putréfaction intrarectale.

Les peptones sont résorbées par le rectum bien plus rapidement que l'albumine crue. Leube (1) a trouvé que 6 à 24 heures après l'injection, le contenu rectal ne donnait plus les réactions de peptone, mais qu'il les donnait encore 3 heures après le lavement. Les résidus des lavements aux peptones n'ont pas l'odeur de putréfaction comme tout mélange de cette substance avec les masses fécales mis à l'étuve. D'ailleurs, Voit et Bauer, puis Ewald ont bien montré par leurs travaux sur l'échange de matières azotées à la suite de l'administration des lavements que l'organisme profite de l'azote des peptones, de même que Kohlenberger et Leube ont vu que les peptones résorbées dans le rectum ne sont pas éliminées par l'urine à la manière d'un corps étranger à l'organisme. Le seul inconvénient de leur emploi est la difficulté d'introduire, par ce procédé, dans les tissus des quantités un peu notables d'azote. En effet, dès que la proportion des peptones dans le lavement dépasse une certaine concentration, la muqueuse rectale réagit par la diarrhée. On ne peut aller au delà de 80 gr. par 250 gr. d'eau, parce que l'excédent, au lieu d'être résorbé, se putréfie et irrite l'intestin (Leube). La meilleure proportion est celle de 50 à 60, tout au plus 80 gr. de peptones pour 250 gr. d'eau.

D'après Ewald, qui a employé les peptones de Merk et de Kemmerich, leur résorption dans le côlon était quelquefois moins bonne que celle des albumines. Une condition indispensable pour l'emploi des peptones en lave-

<hr>

(1) W. v. Leube, *Handbuch der Ernährungstherapie*, herausgeg. von Leyden, t. I, p. 503, 1898.

ments est l'intégrité de la muqueuse intestinale, au rebours de leur emploi par voie gastrique, puisqu'on se sert des peptones surtout pour l'estomac malade dont on veut alléger le travail. En somme, Ewald et beaucoup d'autres ne voient aucun avantage à se servir de peptones pour lavements et préfèrent le blanc d'œuf. Le prix modique de celui-ci et la cherté des peptones sont un argument de plus en faveur des œufs.

Quant aux préparations de caséine recommandées par Salkowski et Rœhmann, il résulte des expériences de Brandeburg (1) qu'on ne peut obtenir qu'une utilisation partielle de ces matières, que 40 0/0 seulement d'azote sont résorbés par voie rectale.

II. EMPLOI DES HYDRATES DE CARBONE POUR LAVEMENTS ALIMENTAIRES

Les hydrocarbonés peuvent être introduits dans le rectum sous forme de sucre ou d'amidon.

1° **Les solutions de sucre** sont très rapidement résorbées par la muqueuse, à la condition de n'être pas trop concentrées. D'après Leube, il existe des grandes différences individuelles sous ce rapport : il y a des personnes qui tolèrent pendant 6 heures un lavement de 100 gr. de sucre dissous dans 300 gr. d'eau, tandis que d'autres ne peuvent même pas garder 50 gr. de sucre dissous dans la même quantité d'eau, plus d'une heure. Aussi Leube recommande-t-il de ne donner que 300 cmc. d'une solution de sucre de raisin à 10 ou 20 0/0, soit 30 à 60 gr. de sucre, en une fois. Au bout de 2 à 3 heures, la majeure partie du sucre est résorbée.

Il n'y a pas lieu de craindre l'apparition d'une glycosurie alimentaire, à la suite de l'administration du sucre par

(1) Brandeburg, *Deut. Arch. f. klin. Med.*, t. LVIII, p. 71. 1896.

cette voie. En effet, les études de Schœnborn (1) entreprises dans la clinique de Leube ont montré que la glycosurie alimentaire n'apparaît que si la résorption du lavement a lieu dans les parties les plus inférieures du rectum (sur une étendue de 6 à 8 cmc. au-dessus de l'anus), tributaires des veines hémorrhoïdales inférieure et moyenne qui communiquent avec la veine cave. Si l'on introduit le lavement au-dessus de cette partie du rectum, les hémorrhoïdales supérieures amènent le sucre au foie qui le transforme en glycogène. Dans ces conditions, on peut administrer jusqu'à 123 gr., voire même 174 gr. de sucre (dans 1000 d'eau, en deux lavements séparés par quelques heures d'intervalle), sans voir apparaître une élimination de sucre par l'urine.

La plus grande partie du sucre injecté est résorbée, tandis qu'un petit reste peut subir l'action des microbes intestinaux avec formation d'acide lactique et acétique. En pratique, cette fermentation n'a aucune importance. S'il est vrai qu'au bout de plusieurs heures, un lavement sucré rendu présente la réaction acide, celle-ci ne paraît pas due à la fermentation lactique, car Leube n'y a pas trouvé d'acide lactique, mais d'autres acides, l'acide acétique et butyrique.

Dans ces derniers temps, H. Strauss (2) s'est fait le défenseur convaincu des lavements sucrés. Dans un cas d'ulcère de l'estomac, il a pu continuer le traitement pendant 28 jours, dans un autre 29 jours, dans d'autres encore 53, 67 et jusqu'à 70 jours. C'est là un exemple remarquable de tolérance des lavements alimentaires.

2° **L'emploi de l'amidon** ou de la **dextrine** pour lavements alimentaires est basé sur la possibilité de la saccha-

(1) L. Schœnborn, *Thèse de Würzbourg*, 1897.
(2) H. Strauss, *Zeitschr. für klin. Med.*, t. XXIX, p. 263, 1896.

rification de l'amidon dans le rectum, à la faveur de l'activité microbienne et de la résorption de la solution invertie. Il y a 30 ans, Voit et Bauer (1) ont fait des expériences qui aujourd'hui encore peuvent être considérées comme probantes. Un chien a reçu une solution d'empois d'amidon et l'a gardée 36 heures ; les matières fécales examinées à ce moment ne contenaient plus trace ni de sucre, ni d'amidon : tout l'amidon injecté a été résorbé, et cela sous forme de sucre. En effet, si on examine les selles une heure après l'injection de l'amidon, on y trouve une grande quantité de sucre.

Les recherches systématiques de Leube (2) ont montré que la meilleure manière d'administrer cette substance en lavements est d'introduire la quantité voulue d'amidon avec de l'eau et du lait, sans la transformer en empois qui serait très malaisé à injecter. Contrairement aux solutions de sucre, l'amidon ne provoque ni irritation rectale, ni diarrhée et peut être gardé aussi longtemps que l'on veut. L'amidon se transforme en sucre graduellement, et le sucre formé est immédiatement résorbé. Au bout de 12 heures après le lavement, on ne trouve pas de sucre dans les matières fécales, mais on trouve encore 4 à 25 0/0 d'amidon non résorbé ; même au bout de 24 h., il reste encore une certaine proportion d'amidon non digéré (Leube). Il y a, d'ailleurs, sous ce rapport, des différences individuelles : chez l'un, après l'injection de 100 gr. d'amidon, il ne resta, au bout de 25 heures et demie, qu'une quantité insignifiante d'amidon correspondant à 10 gr. de sucre après inversion ; dans un autre cas, le résidu de 50 gr. d'amidon recueilli au bout de 12 heures a encore donné 29 gr. de sucre (Leube).

On administre l'amidon à la dose de 50 à 100 gr. avec 300 gr. de liquide (eau ou lait).

(1) Voit und Bauer, *loc. cit.*, p. 552, 1869.
(2) Leube, *loc. cit.*, p. 501.

III. EMPLOI DES GRAISSES POUR LAVEMENTS ALIMENTAIRES

Etant donnée la grande valeur calorique des graisses, il serait important de pouvoir les utiliser par voie rectale, lorsque l'estomac ne supporte pas leur ingestion. Malheureusement, le gros intestin résorbe très mal les matières grasses, ainsi que l'ont montré déjà Voit et Bauer. Au bout de 3 jours après l'introduction dans le rectum de 12 gr. de graisses, on en trouve encore près de 10 gr. dans les matières rendues.

Munk et Rosenstein (1), ont observé un malade atteint d'une fistule lymphatique par laquelle s'écoulait la plus grande partie du chyle. Après avoir soumis le malade à un jeûne de 12 heures, ils lui ont injecté dans le rectum 20 gr. de lipanine en solution salée. La lymphe fut ensuite recueillie pendant 9 heures. La teneur en graisses du chyle monte alors de 0,06 à 0,37 0/0, ce qui correspond à une absorption de 5,5 0/0 de la graisse injectée par le rectum. Dans une autre expérience, on injecta 15 gr. de lipanine ; la proportion de la graisse dans le chyle monta de 0,18 à 0,46 0/0, ce qui correspond à une absorption par le rectum de 3,7 0/0.

Les expériences de Philippi sur des chiens auxquels on a enlevé l'intestin grêle, les observations de R. Kobert sur une malade à laquelle on a excisé une partie de l'iléon, le cæcum et une partie du colon ascendant, les recherches récentes de Deucher sur la résorption de l'huile de foie de morue et de l'huile d'amandes douces par le rectum chez l'homme, ne laissent aucun doute sur ce point que la résorption des graisses par le gros intestin n'est pas absolument impossible, mais qu'en tout cas elle est fort restreinte. Dans

(1) J. Munk und A. Rosenstein, *Virchow's Archiv.*, t. CXXIII, p. 230, 484, 1891.

les cas les plus favorables, il est difficile d'introduire dans l'organisme par cette voie plus de 10 gr. de graisses. Il paraîtrait que l'addition de chlorure de sodium favorise un peu l'utilisation des graisses. D'après les recherches de Leube on peut augmenter encore davantage la résorption des graisses par le rectum, si l'on mélange cette substance avec du tissu pancréatique. Dans ces conditions, on peut essayer des lavements contenant au maximum 30 gr. de graisses.

LES SUBSTANCES EMPLOYÉES POUR LAVEMENTS ALIMENTAIRES

Après ces remarques préliminaires sur l'utilisation des albumines, des hydrates de carbone et des graisses par la muqueuse rectale, passons en revue les diverses substances alimentaires qu'on introduit dans le gros intestin.

1° **Le lait.** — Le lait est un aliment complet : il contient des albumines sous la forme de caséine, des hydrates de carbone sous la forme de lactose, des graisses qui constituent la crème, des sels minéraux, de l'eau.

Depuis que Eichhorst a trouvé en 1871 que l'élimination de l'urée augmente sous l'influence des lavements de lait, on a toujours employé ce liquide pour lavements alimentaires. Dans ces derniers temps, on a fait valoir que la caséine de lait était mal utilisée (Brandeburg) et que la valeur du lait consistait surtout dans l'administration des hydrocarbonés. D'après Leube, un demi-litre de lait en lavement ne fournirait en tout que 100 calories ; le lait n'offrirait donc de réels avantages que si l'on y ajoutait d'autres substances alimentaires, tandis qu'employé seul il devrait être donné en très grandes quantités.

Dans la clinique de Leube, ces recherches ont été poursuivies à ce point de vue. Aldor (1) a trouvé qu'on peut faire tolérer au gros intestin jusqu'à un litre et quart injecté en une fois, à la condition d'attendre, après le lavement de nettoyage, une heure avant d'injecter le lait et à la condition d'ajouter 1 à 1,5 gr. de bicarbonate de soude pour empêcher sa coagulation par les bactéries. Sans cela, le colibacille provoquerait la formation d'acide lactique lequel irriterait la muqueuse rectale et ferait rendre le lavement. Avec le bicarbonate de soude le lait ne se coagule pas, mais il est résorbé tel quel. Comme nous l'avons vu à propos d'autres substances, Aldor a également constaté que, pour le lait, les hydrates de carbone se résorbent le plus facilement, les albumines moins bien et les graisses très mal. Cet auteur n'a trouvé, à la suite des lavements de lait, ni albumine, ni sucre dans les urines. La dose moyenne de lait est de 500 cmc. par lavement.

2° **Les œufs**, déjà employés en 1872 par Leube, doivent être très longuement battus dans leur véhicule (eau, bouillon, etc.) jusqu'à la production d'une masse lactescente. On laisse pendant quelques heures au froid, on filtre, on chauffe jusqu'à la température de 35°C et on injecte dans le rectum après addition d'une demi-cuiller à café de sel de cuisine. Ewald a insisté sur les avantages que les œufs présentent sur les peptones, sur la facilité de leur absorption et sur l'utilisation des graisses. Par contre, Sahli et son élève Deucher (2), Aldor et d'autres n'admettent pas que les graisses se résorbent si facilement et y voient plutôt un inconvénient de l'emploi des œufs. Tout récemment, M. Tournier (3) s'inspirant des travaux d'Ewald et Boas, a repris la question de l'emploi des œufs dans les lavements alimen-

(1) L. Aldor, *Centralbl. fur innere Med.*, p. 161, 19 février 1898.
(2) Deucher, *Deut. Arch. für klin. Med.*, t. LVIII, p. 210, 1897.
(3) Tournier, *Traitement de certaines maladies de l'estomac par le repos absolu de l'organe*, Paris, Baillière et fils, 1898.

taires, et a porté le nombre d'œufs à six par lavement, mais en remplaçant le lait par du bouillon. Les observations sont rapportées dans la thèse d'un de ses élèves, de M. A. Gros (1). Avec sa formule alimentaire, M. Tournier a pu obtenir avec l'alimentation rectale exclusive et prolongée non seulement une longue survie , mais encore une conservation, voire même une augmentation du poids du corps. M. Lépine (2) et avec lui M. Tournier admettent qu'une portion du lavement pénètre au delà de la valvule de Bauhin dans l'intestin grêle, où elle est résorbée par la muqueuse, comme Grützner l'avait déjà trouvé dans ses célèbres expériences.

3° **La viande et le pancréas**. — Pour faire digérer la viande dans le gros intestin, comme elle se digère dans l'intestin grêle, Leube avait imaginé, en 1872, d'introduire dans le rectum en même temps que de la viande hachée et finement divisée, de la substance du pancréas dont l'action peptonisante est très puissante. En effet, cet auteur a vu que ce mélange restait dans le rectum 12 à 24 heures et que les matières rendues plus tard ne se distinguaient ni par leur aspect, ni par leur odeur des selles ordinaires. Dans ces résidus, on ne trouvait plus de fibres musculaires, mais on pouvait y déceler par l'analyse chimique des peptones, preuve que la viande était peptonisée et résorbée sous cette forme par le gros intestin. La rapidité de l'absorption des peptones explique, en effet, la bonne utilisation de la viande dont des portions toujours nouvelles sont exposées au contact avec la substance pancréatique ; comme, d'autre part, cette absorption des peptones les préserve de la putréfaction dans un milieu si riche en bactéries.

Les analyses chimiques de Leube ont établi que presque

____

(1) A. Gros, *Cure de repos absolu et prolongé de l'estomac avec alimentation rectale exclusive*, *Thèse de Lyon*, 1897.

(2) R. Lépine, *Semaine médicale*, p. 389, 1895. — *Ibid.*, 1896, 1897.

tout l'azote de la viande et du pancréas est résorbé et assimilé. Mais il y a plus. Les lavements pancréatiques permettent de tirer parti non seulement des albumines, mais encore des hydrates de carbone et des graisses. Seulement, l'amidon employé concurremment avec le pancréas est trop rapidement saccharifié et peut provoquer de la diarrhée. Au contraire, les graisses introduites avec le pancréas sont très bien résorbées. Chez le chien, sur 21 gr. de graisses injectées avec 20 gr. de pancréas, 20 sont résorbées au bout de 45 heures. Chez l'homme, toute la masse de 50 gr. de graisses injectée en même temps que 300 gr. de viande et 100 gr. de pancréas, a été utilisée. Leube a même pu montrer microscopiquement que l'épithélium du gros intestin se remplit de gouttelettes de graisse finement émulsionnées, tout comme l'épithélium de l'intestin grêle. Il est vrai que, dans la majorité des cas, cette faculté de l'épithélium est assez restreinte.

4° **Le sucre**. — Nous avons déjà insisté sur le mode d'emploi des solutions sucrées, dans les lavements alimentaires ; nous n'y revenons pas.

5° **Le vin**. — On peut aussi additionner le lavement d'une certaine quantité, 50 à 100 cmc. de vin rouge, qui est rapidement résorbé, mais dont la valeur calorique n'est pas très élevée.

6° **Le bouillon** s'emploie surtout pour stimuler le système nerveux et le cœur des malades, moins comme substance réellement nutritive. Il en est de même du jus de viande et de ses homologues.

7° **Préparations artificielles**. — Nous avons déjà vu qu'il n'y a aucun avantage à se servir de la somatose, nutrose, eucasine, etc. pour lavements alimentaires ; on obtient d'aussi bons résultats avec les aliments ordinaires.

8° Le sel. — Enfin, nous voulons rappeler que le sel de cuisine est indispensable pour la résorption des matières azotées. La dose moyenne à employer est de 3 gr. par lavement.

Quelques formules de lavements alimentaires.

Nous empruntons à M. Leube (1) quelques formules de lavements alimentaires avec indication de leur valeur nutritive :

I. *Lait-peptone*

	calories
250 cmc. de lait . . .	170
60 gr. de peptone . .	100
Suivant la préparation, 35 à 50 0/0 d'albumine soluble.	
Total	270

III. *Lait-amidon*

60 à 70 gr. d'amidon .	250
250 cmc. de lait . . .	170
Total	420

II. *Lait-œuf*

	calories
250 cmc. de lait . . .	170
3 œufs	200
3 gr. de sel de cuisine	
Total	370

IV. *Sucre*

60 gr. de sucre de raisin	246
250 cmc. de lait . . .	170
Total environ .	420

V. *Pancréas*

				calories
Substance pancréatique . .	50 à 100 gr. en moyenne	75 gr.	environ 300	
Viande . . .	150 à 300	—	225	
Graisse . . .	30 à 45	—	37,5	— 350
			Total . .	650

Il est à remarquer que les chiffres de calories ne sont que des valeurs approximatives et dépendent essentiellement de la plus ou moins complète absorption du lavement.

(1) Leube, *loc. cit.*, p. 544, 1898.

VI. *Lavement d'après Dujardin-Beaumetz* (1)

Lait, un verre
Jaune d'œuf, n° 1
Peptone sèche, 2 cuil. à dessert.
Bicarbonate de soude 0,50 cgr.
Laudanum Sydenham, V gouttes.

VIII. *Lavement d'après M. Tournier* (2)

Bouillon, 140 gr.
Jaunes d'œuf, n° 6.
Vin, 2 cuil. à soupe
NaCl, 2 gr.

VII. *Lavement d'après M. Jaccoud*

Jaunes d'œuf, n° 2.
Peptone sèche, 4 à 20 gr.
Vin, 120 gr.
Bouillon, 250 gr.

IX. *Lavement d'après M. Herzen*

Viande maigre de bœuf triturée, 200 gr.
Pancréas de veau pilé, n° 1
 Passer au tamis et ajouter :
Laudanum de Sydenham, X gouttes.
Eau distillée, 200 gr.

Avant d'administrer un lavement alimentaire, il faut évacuer le gros intestin à l'aide d'un grand lavement d'eau tiède. Immédiatement après on peut placer dans le rectum un suppositoire contenant 0,05 cgr. d'extrait thébaïque pour 2 gr. de beurre de cacao, et une demi à 1 heure après on donne le lavement. On peut aussi incorporer dans le lavement 5 à 8 gouttes de laudanum, au lieu du suppositoire à l'extrait thébaïque. Le lavement doit être tiède, à la température du corps.

Pour injecter des liquides, on se sert d'un tube en caoutchouc muni d'un entonnoir qu'on introduit bien graissé avec de l'huile d'olives, assez profondément dans le rectum, mais sans employer de violence. Le malade garde le décubitus latéral, les genoux pliés et les cuisses attirées vers l'abdomen. La hauteur moyenne à laquelle on élève l'entonnoir rempli du liquide à injecter est de 1 mètre. Avant d'introduire la sonde, on la remplit de liquide pour ne pas injecter de l'air dans le rectum, ce qui serait pour le moins inutile et ce qui peut provoquer l'expulsion du lavement.

(1) Dujardin-Beaumetz, *Leçons de clinique thérap.*, t. I, p. 623.
(2) In Thèse de Gros, Lyon, 1897.

— Si la matière à injecter n'est pas liquide, mais mi-solide, il faut employer le clyso-pompe ou une seringue à piston.
— Après l'administration du lavement, il faut exhorter le malade à le garder le plus longtemps possible et à ne pas céder à la première envie d'aller à la selle.

Résultats pratiques. — Étant donnée la petite valeur nutritive de chaque lavement, la faible quantité de calories que fournissent les substances absorbées, on s'est demandé si le régime exclusif et prolongé par les lavements n'est pas une inanition déguisée et si l'on peut maintenir en vie les malades ainsi traités. Pour répondre à ces questions, il faut se rappeler d'abord qu'il s'agit de malades qui gardent le repos absolu au lit et dont les dépenses en énergie mécanique sont extrêmement réduites. Ces malades n'ont pas besoin de 3000 calories par jour, mais peuvent se contenter de 1800 calories. Or, rien n'empêche de donner 2 à 3 et même 4 lavements par jour et en prenant une moyenne de 400 calories par lavement, d'arriver au chiffre de 1200 calories par jour.

Il est certain qu'on ne peut pas maintenir en vie indéfiniment à l'aide des lavements exclusifs. Mais on peut, en tout cas, retarder l'amaigrissement des malades pendant assez longtemps.

M. J.-Ch. Roux (1) a étudié la question à ce point de vue et a fait le bilan des cas dans lesquels il en a été ainsi. Les plus intéressants sont ceux rapportés dans la thèse de Gros : dans un cas, le malade ne perd en 10 jours que 750 gr. de son poids ; dans un autre, un malade ne perd, en 29 jours, que 1 kilogr. de son poids ; dans le troisième, le malade de Tournier gagne même 1500 gr. en 11 jours. Ces faits s'expliquent, si l'on admet, avec Grützner, Lépine et Tournier, que les lavements ont franchi la valvule de Bauhin et ont été résorbés dans l'intestin grêle.

(1) J.-Ch. Roux, *Gaz. des hôpitaux*, n° 59, 1899.

En résumé, il est impossible de maintenir en vie un cancéreux atteint d'un rétrécissement du pylore, par les lavements alimentaires. Mais dans les cas d'affections non malignes, par exemple dans l'ulcère de l'estomac, cette méthode de traitement est extrêmement précieuse, parce qu'elle permet de gagner du temps et en mettant l'estomac au repos, d'obtenir, par des moyens purement médicaux, la guérison des affections jusqu'alors très rebelles au traitement.

INDICATIONS

L'alimentation rectale est indiquée toutes les fois qu'il s'agit de suppléer ou de remplacer l'alimentation par voie gastrique, soit parce qu'on ne peut pas obtenir le passage des aliments, à travers l'œsophage et l'estomac, dans l'intestin, soit qu'on désire mettre l'estomac en état de repos absolu ou relatif. Dans le premier cas, l'alimentation rectale n'est qu'un moyen temporaire ou accessoire de l'intervention chirurgicale; dans le dernier cas, il peut constituer une méthode de traitement curatif nécessaire et suffisante pour obtenir la guérison.

M. Tournier et son élève Gros recommandent la nutrition exclusivement rectale et longtemps prolongée, comme méthode de choix :

1° Dans les cas d'ulcère de l'estomac avec hématémèses ou en imminence de perforation. Ici le traitement est formellement indiqué dès le début des hématémèses.

2° Dans les cas de sténose du pylore coïncidant avec de l'hyperchlorhydrie et de l'hypersécrétion; d'abord pour établir le diagnostic de la nature anatomique ou spasmodique de la sténose, et ensuite comme moyen de guérison dans les cas de spasme du pylore.

3° Dans les cas de dilatation de l'estomac avec insuffisance motrice intense, dans les cas graves d'insuffisance du deuxième degré de Boas.

4° Dans tous les cas d'ulcère d'estomac, d'après Ratjen, Singer, etc.

5° Dans les cas d'intolérance stomacale absolue (Vincente).

6° Dans la maladie de Reichmann de longue date, dans les périgastrites d'origines multiples.

7° Dans les vomissements incoercibles de la grossesse.

Comme méthode complémentaire, la nutrition rectale est employée dans les vomissements incoercibles névropathiques et dans le cancer.

CONTRE-INDICATIONS

Il n'y pas à proprement parler de contre-indication de l'alimentation rectale. La seule considération qui s'oppose à l'emploi indéfini de ce traitement est celle qui résulte de la nécessité de faire bénéficier le malade d'autres moyens thérapeutiques, je veux dire de l'intervention chirurgicale. On se demandera donc, dans chaque cas particulier, si l'alimentation rectale ne doit pas faire place à l'opération.

M. Winternitz avait émis l'opinion que les lavements alimentaires augmentaient la sécrétion gastrique, par voie réflexe, et devaient, par conséquent, être contre-indiqués dans le traitement de l'ulcère de l'estomac. Cette opinion, si contraire à la pratique qui a donné d'excellents résultats précisément dans le traitement de l'ulcère de l'estomac, a engagé M. Ziarko (1) à étudier l'action des lavements alimentaires sur la sécrétion du suc gastrique. Sur deux cas d'ulcère d'estomac et sur huit cas de diverses autres gastropathies, cet auteur n'a trouvé, dans aucun, deux heures et demie après l'administration du lavement, ni augmentation de la quantité du suc gastrique, ni augmentation de son acidité. Au contraire, l'acidité a toujours été diminuée, probablement par suite du repos de l'innervation stomacale qui n'est pas influencée par la digestion intestinale.

____

(1) Ziarko, *Przeglad lekarski*, n° 9, 1899, (en polonais).

§ 7. — L'alimentation par voie hypodermique (1).

Les expériences déjà anciennes de Menzel et Perko, Karst, Krüg, Witthaker, Pick, qui ont injecté sous la peau des animaux et de l'homme du lait, du jaune d'œuf, de l'huile de foie de morue, du sang défibriné, etc. n'ont pas eu de retentissement. Plus récemment, M. Leube (2) a repris cette étude d'une façon systématique et a examiné si l'on pouvait utiliser pour l'alimentation par voie hypodermique les albumines, les hydrates de carbone et les graisses.

1° **Les albumines**. — Il faut d'abord éliminer les peptones et les albumoses comme aliments à administrer par voie hypodermique, parce qu'elles passent dans l'urine en nature, sans profit pour l'organisme. Par contre, les albuminates alcalins et la syntonine ne se comportent pas comme corps étranger pour le sang, mais leur utilisation rencontre de grandes difficultés pratiques à cause de l'impossibilité de les stériliser sans coagulation. Il est vrai que Blum a réussi à fabriquer une albumine non coagulable, *le protogène*, en faisant agir de l'aldéhyde formique sur le sérum du sang ou le blanc d'œuf. Les expériences de Leube avec cette substance ont cependant donné des résultats peu encourageants : chez le chien, le protogène injecté sous la peau provoque des troubles de l'état général et des abcès locaux. C'est ainsi qu'on n'a pas réussi jusqu'à présent à utiliser les matières azotées dans l'alimentation par voie sous-cutanée.

2° **Les hydrates de carbone**. — Les hydrates de carbone sont transformés en glycose avant de pénétrer dans le sang, il faut donc employer pour injections hypodermiques des

(1) Voir Leube, In Nothnagel's *Ernährungstherapie*, t. I, 1898.
(2) Leube, *XIII Congress für innere Medizin in München*, 1895.

solutions de sucre de raisin. Il n'y a pas lieu de craindre l'apparition de glycosurie à la suite de cette pratique, car le sucre se résorbe assez lentement pour pouvoir s'emmagasiner dans le foie. Les expériences de Voit (1) ont d'ailleurs montré qu'il fallait injecter en une fois 60 gr. de dextrose pour trouver des traces de sucre dans les urines et qu'avec 100 gr. de glycose injectés sous la peau on ne trouvait dans l'urine que 2,6 gr. de sucre. Mais ces injections sont très douloureuses et pour peu que la solution soit un peu concentrée, on provoque de la suppuration, voire même de la gangrène de la peau (Leube). Déjà avec 100 cmc. d'une solution au 10e, Leube a constaté des douleurs prolongées, ce qui enlève toute valeur pratique aux injections des solutions sucrées.

3° **Les graisses**. — Seules les graisses peuvent être utilisées par la voie hypodermique, et tous les médecins qui ont pratiqué des injections d'huile créosotée par le procédé de Bouchard et de Burlureaux savent qu'on peut introduire de cette façon de grandes quantités d'huile stérilisée, sans observer aucun phénomène fâcheux. Jamais on n'a vu d'embolies graisseuses dans le poumon, ni aucun autre accident de moindre gravité.

Pour s'assurer que les graisses ainsi introduites sous la peau sont réellement utilisées par l'organisme, Leube a injecté à des chiens du beurre et a recherché, au bout d'un certain temps, si la graisse trouvée sous la peau et dans le mésentère était constituée par de la graisse de chien ou par du beurre. Il a trouvé qu'un chien qui a perdu sa graisse par une alimentation modérée avec de la viande maigre récupérait sa graisse naturelle à la suite d'injections hypodermiques de beurre, et que tout le beurre injecté était utilisé par l'organisme pour ses besoins. Sous la direction de Leube,

____

(1) F. Voit, *Deut. Arch. für klin. Med.*, t. LVIII, p. 521, 1897.

Koll (1) a recherché ensuite chez le lapin quels sont les échanges gazeux et solides de l'azote et est arrivé à cette conclusion que l'huile d'olive est effectivement utilisée pour épargner la destruction de l'albumine, du moins dans la deuxième période du jeûne. Leube recommande donc les injections de graisses dans les cas où les réserves de graisse commencent à disparaître de l'organisme et lorsqu'on peut lui assurer un apport et une assimilation suffisante des matières azotées.

Appliquée à l'homme, la méthode de Leube consiste à injecter 30 à 40 gr. d'huile d'olives (ou d'huile de sésame, qui est meilleur marché) bien stérilisée, à l'aide d'une seringue de Roux, de 10 cmc. de contenance, ou à l'aide d'un dispositif analogue à celui qu'on emploie pour les injections de sérum artificiel. L'injection est poussée *très lentement*, une fois par jour, sous la peau de la cuisse, et la piqûre est recouverte d'un morceau de coton et du collodion iodoformé. Il n'y a ni douleur, ni réaction inflammatoire, à la condition qu'instruments et liquide soient soigneusement stérilisés. La valeur nutritive de chaque injection est de 400 calories environ. Il n'est pas possible de répéter les injections plus d'une fois par jour, parce que la résorption totale des 30 à 40 cmc. injectés exige 12 à 24 heures.

L'utilité des injections huileuses a pour condition que le malade reçoive en quantité suffisante des matières azotées assimilables. Or, on peut toujours administrer aux malades des lavements contenant des matières albuminoïdes sous la forme d'œufs ou de peptones. Et même s'il n'était pas possible d'alimenter les malades ni par la bouche, ni par le rectum, les injections huileuses seraient encore capables de prolonger leur vie.

(1) E. Koll, *Die subcutane Fetternæärung*. Habilitationsschrift. Würzburg, 1897.

En résumé, l'alimentation par la voie hypodermique est un complément de l'alimentation par la voie rectale. Le rectum ne résorbe bien que les albumines et les hydrates de carbone ; il est donc rationnel d'administrer les graisses par la voie sous-cutanée pour retirer le maximum des effets nutritifs que l'alimentation mixte seule peut donner.

Dans un travail basé sur plus de 500 injections faites sur 28 malades, du Mesnil Rochemont (1) arrive aux conclusions analogues.

____

(1) Du Mesnil Rochemont, *Deut. Arch. f. klin. Med.*, t. LX, p. 474, 1898.

CHAPITRE II

LES AGENTS PHYSIQUES

Nous avons réuni dans ce chapitre diverses méthodes de traitement, et non des moins importantes, qui ont ceci de commun qu'elles empruntent leurs moyens aux agents physiques. Ici appartiennent les procédés mécaniques, comme le lavage de l'estomac, le massage, la gymnastique et l'orthopédie ; les eaux minérales trouvent leur place naturelle à côté de l'hydrothérapie et de la balnéothérapie ; enfin, l'électrothérapie n'a pu être esquissée qu'à grands traits, bien qu'elle méritât une étude plus approfondie.

§ 1. — Les lavages de l'estomac.

1. — TECHNIQUE

Le lavage de l'estomac comprend deux temps : le cathétérisme de l'estomac et le lavage proprement dit. Nous avons déjà décrit dans la première partie de cet ouvrage la technique du cathétérisme. Il ne nous reste qu'à dire quelques mots sur le lavage.

L'appareil pour lavages de l'estomac se compose d'un tube de Faucher de 75 cm. de longueur, muni d'un anneau métallique ou en caoutchouc durci au niveau correspondant à l'arcade dentaire ; d'un tube de prolongement de 1 mètre à 1 m. 50 de longueur relié avec le précédent au moyen d'une pièce intermédiaire, et d'un entonnoir en verre de 1/2 à 3/4 de litre de capacité. Nous avons déjà décrit les divers dispositifs imaginés pour déboucher le tube lorsqu'il s'obstrue et pour mesurer la pression dans l'estomac. Dans la pratique, ces dispositifs ne constituent que des complications inutiles et il vaut mieux s'en passer. Il est bon de se servir d'un appareil dont la pièce intermédiaire est solidement fixée entre les deux tubes de caoutchouc ou dont les deux tubes sont directement reliés l'un à l'autre d'une façon permanente, car on connaît des cas dans lesquels le tube gastrique s'étant détaché de sa connexion avec le tube de prolongement, fut avalé par la malade et ne put être retiré. Pour la même raison, il est inutile d'intercaler une pièce intermédiaire en verre pour surveiller l'écoulement du liquide, d'autant plus qu'on voit bien cet écoulement se faire ou s'arrêter au niveau de l'entonnoir.

Le tube introduit dans l'estomac, on abaisse l'entonnoir jusqu'à la hauteur de la ceinture, on le remplit du liquide de lavage chauffé à 36-38° et on l'élève jusqu'à la hauteur de l'épaule pour faire pénétrer le liquide dans l'estomac. Suivant l'état de la contractilité de l'organe et suivant ses dimensions, l'eau s'y précipite plus ou moins rapidement, à moins que le malade ne soit pris de contractions spasmodiques des muscles abdominaux, gastriques ou œsophagiens, ce qui interromprait pour un moment la pénétration du liquide. Chez les malades atteints d'atonie gastrique avec dilatation, le liquide s'écoule si vite de l'entonnoir qu'il se forme des tourbillons dans sa partie inférieure, comme si le liquide était aspiré dans l'estomac. Ces tourbillons disparaissent, si l'on incline l'entonnoir ou si l'on l'abaisse.

Pour éviter la pénétration de l'air dans l'estomac, on abaisse l'entonnoir ou l'on pince le tube avec les doigts, au moment où le liquide tend à disparaître dans le tube, ce qui a encore pour résultat de maintenir l'appareil amorcé à la manière d'un siphon. Au moment où l'entonnoir est

abaissé jusqu'à la hauteur de la région ombilicale, le liquide
réapparaît, chargé des matières provenant de l'estomac et
mélangées à l'eau du lavage. On laisse s'écouler ce liquide
dans un vase et on remplit l'entonnoir d'une nouvelle quantité d'eau. En élevant de nouveau l'entonnoir, on remplit
l'estomac de nouveau, on laisse le mélange s'effectuer et
on vide encore l'estomac. On répète cette petite manœuvre
autant de fois qu'il est nécessaire pour que le liquide de
lavage revienne clair et présente une réaction neutre. A
mesure que l'opération avance, il est nécessaire de faire
changer le malade de position, de le faire s'étendre sur le
dos et sur chaque côté, se pencher en avant. Ces mouvements permettent au liquide de mieux irriguer les diverses
parties de la muqueuse gastrique et de la débarrasser des
résidus alimentaires emprisonnés dans les plis et recoins
de cette tunique (Fleiner). Chez quelques personnes affai-
blies ou très sensibles, le lavage ne peut pas toujours être
poussé jusqu'au bout, c'est-à-dire jusqu'à ce que le liquide
revienne tout à fait limpide, du moins dans la première
séance de lavage. En effet, dans les fortes dilatations avec
rétention gastrique considérable, il est nécessaire d'employer 6-8 et même 10 litres de liquide pour obtenir un
résultat satisfaisant, ce qui allonge considérablement la
séance et fatigue le malade. De même, on ne réussit pas
toujours dès la première séance à le faire coucher tout en
gardant le tube et l'estomac rempli d'eau ; mais les malades
s'habituent rapidement à cette petite manœuvre et n'en sont
nullement incommodés.

Chez les personnes atteintes d'un estomac biloculaire ou
d'estomac en sablier, il arrive que le liquide de lavage qui
revenait limpide pendant quelque temps, se trouble tout
d'un coup et se charge d'une forte proportion de résidus
alimentaires. C'est que, dans la première partie de l'opération, seule la poche supérieure se remplissait de liquide, et
seulement plus tard le fond de l'estomac a commencé à se

vider. Il y a là un signe précieux de diagnostic, sur lequel ont insisté Kussmaul, Fleiner, Bouveret et beaucoup d'autres.

Le lavage terminé, on retire le tube gastrique, en ayant soin de ne pas vider complètement l'estomac et d'élever l'entonnoir au moment où l'on commence à retirer la sonde. De cette façon on évite d'arracher des lambeaux de la muqueuse avec l'œillère de la sonde, ce qui arriverait si, l'estomac étant vide, la muqueuse était engagée dans l'ouverture inférieure du tube. En effet, la colonne d'eau qu'on a eu soin de laisser dans le tube repousse la muqueuse et permet de détacher la sonde sans aucun inconvénient.

Il y a des personnes très excitables qui présentent au moment du cathétérisme des contractions spasmodiques de l'estomac qui rejettent la sonde, si elle n'est pas bien maintenue au niveau de l'arcade dentaire. Ce sont les malades dont l'estomac est petit, rétracté (hypertrophie concentrique des auteurs allemands) et dont la muqueuse présente de l'hyperesthésie ou des lésions douloureuses. Fleiner conseille de ne pas cathétériser ces malades à l'état de vacuité de l'estomac, mais de leur faire boire une eau alcaline légère, un quart d'heure avant le lavage. Ceux qui présentent une hyperesthésie pharyngée peuvent se gargariser avec une solution bromurée, ou bien on pratique un badigeonnage à la cocaïne.

Enfin, il n'est pas nécessaire de faire pénétrer la sonde jusque dans l'estomac ; dans certains cas, il suffit d'introduire le tube jusqu'au cardia, comme par exemple dans certains cas d'ulcère ou de catarrhe chronique (1).

(1) Voir aussi A. Richter, *Zeitschr. für physik. Therapie*, t. II, p. 347, 1898.

2. — INDICATIONS DES LAVAGES DE L'ESTOMAC

Les lavages de l'estomac sont indiqués dans tous les cas où l'estomac ne se vide pas complètement de son contenu, où il y a rétention gastrique. Ce sont les cas de dilatation par obstacle mécanique au niveau du pylore ou du duodénum, que cet obstacle soit dû à une cicatrice, à un néoplasme, à un spasme du pylore ou à une compression par des brides, des tumeurs, etc. situées au dehors de l'estomac. Par contre, une simple atonie sans lésions anatomiques ne constitue pas une indication suffisante, d'autant plus que les lavages ne sont pas suivis d'amélioration dans ces cas (Boas).

Une deuxième catégorie de cas dans lesquels les lavages sont très utiles est constituée par les états où la digestion est entravée par l'existence dans l'estomac de produits pathologiques, tels que le suc gastrique hyperacide (chez les hypersécréteurs), le mucus (gastrite muqueuse, pharyngite, etc.), la bile et le suc pancréatique (sténose du duodénum). Mais les cas qui nécessitent le plus impérieusement un nettoyage de la cavité gastrique sont ceux dans lesquels il y a des fermentations et des putréfactions qui intoxiquent le malade, comme dans le cancer ulcéré, dans les dilatations avec fermentations secondaires, dans la maladie de Reichmann très avancée, etc.

3. — CONTRE-INDICATIONS DES LAVAGES DE L'ESTOMAC

Les hémorrhagies récentes, la possibilité d'une perforation gastrique, les périgastrites aiguës et en général toutes les affections qui rendent dangereux le cathétérisme, contre-indiquent formellement les lavages de l'estomac. Au contraire, les érosions légères, les petites hémorrhagies des cancers ulcérés, certaines hémorrhagies veineuses ou l'existence dans l'estomac des produits d'une ancienne hémorrhagie ne sont pas une contre-indication formelle. Un praticien expérimenté saura reconnaître ces nuances. Dans les cas douteux, on s'abstiendra ou tout au moins on remettra à une date ultérieure cette intervention thérapeutique.

4. — MOMENT DU LAVAGE

On a beaucoup discuté sur le moment le plus propice pour le lavage de l'estomac. Les uns préfèrent laver l'estomac le matin à jeun, d'autres le soir avant le coucher. Ce sont, en effet, les deux moments les plus favorables pour assurer le bon fonctionnement de la digestion. En tout cas, il faut se garder de laver à tort et à travers, à n'importe quel moment. — Le lavage le matin, à jeun, a l'avantage de débarrasser l'estomac des résidus alimentaires accumulés depuis la veille et qui commencent à subir des fermentations pathologiques. M. Riegel a beaucoup insisté sur les avantages d'évacuer l'estomac le soir, au moment du coucher, pour procurer à l'organe une période ininterrompue de repos, pendant la nuit. Dans cette éventualité, les aliments n'ont pas le temps de subir des fermentations, et la tonicité du muscle cardiaque peut s'améliorer plus facilement qu'avec le lavage fait le matin. M. Boas, tout en admettant ces raisons, considère néanmoins que le lavage du soir fait perdre au malade le bénéfice de ses derniers repas qui seraient en partie utilisés, si on n'évacuait l'estomac que le matin. Cet auteur réserve le lavage du soir plus spécialement pour les cas où les malades souffrent la nuit et préfère, de même que Fleiner, les lavages du matin.

Il résulte de ces considérations qu'il y a lieu, dans chaque cas particulier, de peser le pour et le contre et de pratiquer cette intervention le matin dans les cas d'insuffisance motrice moins accentuée et le soir dans ceux où les fermentations sont rapides et l'hypersécrétion plus prononcée.

M. Bouveret a l'habitude de laver les hypersécréteurs le
soir, avant le coucher.

5. — LAVAGES MÉDICAMENTEUX

Dans la plupart des cas, on emploie comme liquide de
lavage non pas de l'eau pure, mais des solutions médicamenteuses ou des eaux minérales légères. Les plus usitées sont
les solutions alcalines qui liquéfient le mucus et neutralisent
l'acidité du contenu stomacal. On peut se servir des eaux
alcalines naturelles, par exemple des eaux de Vichy, de
Vals, de Saint-Nectaire, de Châtel-Guyon, de Royat, de
Saint-Galmier, de Couzan, ou artificielles préparées avec
du bicarbonate de soude, à 10 à 30 p. 1000.

Le lavage de l'estomac à l'eau de Vichy est employé par
M. Hutinel chez les nourrissons dans le traitement du muguet. Pratiqué deux fois par jour et sans qu'on touche à la
bouche de l'enfant, ce traitement fait disparaître le muguet
après trois ou quatre lavages. En même temps, les phénomènes de diarrhée et de dyspepsie s'améliorent, et l'érythème fessier qui les accompagne s'efface et disparaît.

Pour dissoudre le mucus, dans les gastrites catarrhales,
on s'adressera au chlorure de sodium à 10 p. 1000 ou au sulfate de soude, à la même concentration.

Dans l'ulcère de l'estomac, Fleiner termine le lavage en
introduisant dans la cavité gastrique de 10 à 20 gr. de sous-
nitrate de bismuth dans un quart de litre d'eau qu'il cherche
à faire étaler sur la région malade, en faisant prendre au
malade le décubitus correspondant au siège de la lésion.

Dans les cas d'anachlorhydrie, le liquide du lavage peut
être une solution d'acide chlorhydrique à 2 p. 1000, comme
l'ont recommandé Hoffmann et Penzoldt.

Enfin, on fait l'antisepsie gastrique, dans les cas de fermentations secondaires, à l'aide de solutions d'acide borique
à 30 p. 1000, d'acide salicylique à 1 ou 3 p. 1000, de salicy-

late de soude à 5-10 p. 1000, de benzoate de soude à 10-30 p. 1000, de résorcine à 10-20 p. 1000, de thymol à 5 p. 1000, de créoline à 10 ou 15 gouttes par litre d'eau, de lysol à 2-5 p. 1000, d'eau chloroformée, d'eau sulfo-carbonée, etc.

Le lavage de l'estomac peut encore faire disparaître les fermentations dues à la sarcine stomacale. Là où le lavage de l'estomac reste sans effet, l'action des antiseptiques à doses inoffensives pour l'organisme est également nulle (Ehret). Dans ces cas, il faut remédier à la stagnation des aliments par un des procédés chirurgicaux.

Si l'on se sert du nitrate d'argent dont on injecte un litre de la solution au 1000°, il faut enlever la solution au bout de peu de temps et laver de nouveau l'estomac avec de l'eau simple. Ce n'est que dans le cas où le malade se plaindrait d'une brûlure dans l'estomac, qu'il conviendrait de terminer par un lavage à l'eau salée pour précipiter l'excès de nitrate.

La douche gastrique. — Si la sonde employée pour le cathétérisme présente, au lieu de deux grands orifices à l'extrémité gastrique, une série de petites ouvertures latérales et un seul orifice terminal plus grand ; si, au lieu d'injecter le liquide sous faible pression, on emploie une pression plus considérable, on donne la douche gastrique au lieu de faire un lavage. Ce procédé, imaginé par Malbranc en 1878, fut dans ces derniers temps l'objet des travaux de Einhorn, Rosenheim et Fleiner. L'appareil recommandé par Einhorn consiste en une sonde de Nélaton assez longue reliée avec un appareil à soupape, analogue à celui que nous avons décrit en parlant des moyens de prélever du suc gastrique sans cathétérisme.

La douche ou l'irrigation de l'estomac sont indiquées pour combattre certains troubles de la sensibilité, surtout les névralgies (Malbrac) ou pour réveiller l'appétit (Fleiner), ou bien dans les troubles de la motilité pour exciter la contractilité musculaire de l'estomac (Rosenheim). Les névroses de l'estomac, aussi bien de la sensibilité que les névroses motrices, les affections catarrhales de moyenne intensité sont souvent bien modifiées par cette méthode.

Quand il s'agit de calmer les douleurs, on emploie de l'eau chaude à 38°C, pure ou additionnée de bicarbonate de soude, de l'eau chloroformée ou de l'eau chargée d'acide carbonique. Pour exciter l'appétit, on se sert d'une infusion de houblon ou de quassia. Si l'on veut stimuler les sécrétions, l'eau salée à 4 p. 1000 est très utile, tandis que pour faire diminuer les sécrétions, on s'adresse aux solutions de nitrate d'argent au 1000ᵉ. On peut enfin employer les solutions antiseptiques comme dans le lavage de l'estomac ordinaire.

§ 2. — Les eaux minérales.

Il y a deux manières de se traiter par les eaux minérales : on peut se rendre dans une station d'eaux minérales appropriée pour faire une cure complète en buvant les eaux et en prenant des bains, douches, etc. ; ou bien on se contente de boire les eaux minérales naturelles à domicile, sans rien changer à ses habitudes ni à son genre de vie. L'expérience a montré que, dans les deux cas, les effets ne sont pas les mêmes. Lorsque les forces du malade le permettent, il est préférable de faire une cure dans une station appropriée. Mais cette cure n'est réellement utile que lorsqu'elle est faite sous la direction d'un médecin éclairé et suivant des indications précises.

La supériorité du traitement dans une station balnéaire repose sur un ensemble de conditions qu'il est difficile de réunir à domicile ; les plus importantes de ces conditions sont : le changement du régime alimentaire, le changement du genre de vie et des habitudes, le changement du milieu, du climat, de l'altitude, l'absence de préoccupations, etc. Il paraît, en outre, que les eaux minérales ont plus d'efficacité lorsqu'elles sont bues à la source qu'après leur transport en bouteilles. Cela se comprend pour les eaux qu'on boit chaudes, mais il y a d'autres conditions (état électrique, ozonisation, etc.) qu'on invoque en faveur du traitement à la source même.

Il faut remarquer qu'en ce qui concerne les maladies de l'estomac, ce n'est pas la quantité d'eaux minérales absorbées qui peut modifier l'état des malades, mais bien l'ensemble des mesures hygiéniques et thérapeutiques que le malade trouvera dans la station balnéaire. C'est là un point sur lequel il n'est pas inutile d'insister. Si le malade ne peut pas aller aux eaux sans s'imposer ensuite des privations dans sa vie quotidienne, il vaut mieux pour lui rester à la maison. Il faut que la cure balnéaire procure au malade non seulement de l'eau, mais encore du repos et un genre de vie en rapport avec sa maladie.

Sans vouloir étudier ici l'action thérapeutique de ces diverses eaux, mentionnons cependant que, d'après les travaux modernes, cette action dépendrait en partie de la concentration moléculaire de ces liquides, sans préjudice de leur action chimique. Roth et Strauss (1) ont trouvé que la durée du séjour d'une eau minérale dans l'estomac est d'autant plus longue et que l'HCl libre apparaît d'autant plus tardivement dans le contenu stomacal, que l'abaissement du point de congélation de cette eau est plus considérable.

Pfeiffer et Sommer (2) sont d'accord avec les auteurs précités en ce qui concerne les propriétés des eaux hypertoniques (c'est-à-dire de celles dont la pression osmotique est plus élevée que celle du sang, la pression osmotique du sang se mesurant par $\triangle = -0°,56$); mais ils n'admettent plus cette loi pour les solutions aqueuses isotoniques et hypoto-

(1) Roth und Strauss, *Zeitschr. für klin. Med.*, t. XXXVII, p. 144, 1899.
(2) Pfeiffer und Sommer, *Arch. für experim. Pathol.*, 1899.

niques. A. Kostkiewicz (1) a repris avec Strauss (2) cette étude et a confirmé les premières constatations de Roth et Strauss. Ainsi que l'a fait observer Strauss, on peut s'expliquer les divergences des auteurs en ce qui concerne l'action des sels, par exemple du chlorure de sodium, du sulfate de soude, etc., sur les fonctions gastriques, par ce fait qu'on a négligé de tenir compte de la tension osmotique des solutions employées, facteur de la plus haute importance.

Les eaux minérales le plus souvent employées dans le traitement des maladies du tube digestif sont : les eaux acidulées, les eaux alcalines et chlorurées alcalines, les eaux alcalines salines, les eaux chlorurées sodiques, les eaux purgatives, les eaux calcaires, les eaux ferrugineuses.

1° Les eaux acidulées. — Elles contiennent surtout de l'acide carbonique, tandis que la proportion d'autres substances y contenues est trop faible pour exercer une action. Elles se distinguent par leur goût agréable, piquant, excitent l'appétit, mais ne paraissent pas agir sur la sécrétion du suc gastrique. Les sources les plus connues sont :

En France, Pougues, Saint-Galmier, Soultzmatt, Couzan, Renaison, Châteauneuf, Saint-Alban.

A l'étranger, Apollinaris, Gerolstein, Tœnisstein dans la Prusse rhénane, Teinach, dans le Würtemberg ; Giesshübler et Krondorf, en Bohême.

2° Les eaux alcalines et chlorurées alcalines. — Les premières contiennent du bicarbonate de soude et de l'acide carbonique, les dernières du bicarbonate de soude et du chlorure de sodium. La proportion de bicarbonate dépasse toujours 1 p. 1000, mais n'atteint jamais 10 p. 1000. Les eaux alcalines saturent l'acidité gastrique et en mettant en liberté de l'acide carbonique améliorent l'appétit. L'action

(1) A. Kostkiewicz, *Therap. Monatshefte*, nov. 1899.
(2) H. Strauss, *ibid.*, nov. 1899.

sur le péristaltisme gastrique paraît certaine, de même l'action dissolvante sur le mucus; par contre leur action sur les sécrétions gastrique et biliaire est très douteuse. — Pour saturer l'acidité dans l'hypersécrétion, l'usage des eaux minérales seules, même les plus énergiques, n'est pas suffisant; il est nécessaire de recourir encore au bicarbonate de soude en solution plus concentrée.

Les eaux alcalines se trouvent : en France, à Vichy, à Vals, à Avène, à Le Boulou, Chaldette, Chaudes-Aigues, Saint-Laurent-les-Bains.

A l'étranger, Fachingen, Bilin (Bohème), Obersalzbrunn (Silésie), Neuenahr, Rohitsch.

Les eaux chlorurées alcalines : en France, Châteauneuf, Evian, Médague, Saint-Alban, Saint-Nectaire, Carsalade de Béarn.

A l'étranger, Gleichenberg, Ems, Selters.

3° Les eaux alcalines salines. — Elles contiennent du sulfate de soude en proportion supérieure à 1 p. 1000, en outre du bicarbonate de soude et du chlorure de sodium. Le type de ces eaux sont celles de Karlsbad. Elles neutralisent l'acidité gastrique et augmentent les mouvements péristaltiques, et cela à un degré qui varie suivant la température et la proportion des sels dissous. Mais en outre elles ont une action légèrement purgative ou tout au moins régulatrice de la circulation hépatique et intestinale. Les fonctions de sécrétion n'en paraissent pas être influencées, à moins d'un usage prolongé à des doses fortes.

Ici appartiennent : les eaux froides, Châtel-Guyon, Elster, Franzensbad, Marienbad, Rohitsch, Tarasp, et les eaux chaudes Karlsbad, Bertrich.

4° Les eaux chlorurées sodiques. — Leur teneur en sel marin ne doit pas dépasser 15 p. 1000, pour être utilisables en thérapeutique.

Leur action est légèrement purgative, tandis que l'effet sur les sécrétions dépend de la proportion de sel. En faible concentration, elles paraissent sans effet sur la sécrétion chlorhydrique ; les eaux plus fortes diminuent cette sécrétion. Leur action sur le foie et le pancréas est nulle.

Les eaux salines sont recommandées dans les cas d'hypo- ou d'anachlorhydrie sans que cette indication paraisse suffisamment motivée. Elles sont contre-indiquées dans les formes d'excitation de la sécrétion, dans l'atonie et la dilatation. Ce sont, en France, Bourbonne, Bourbon-l'Archambaud, Bourbon-Lancy, Balaruc, Brides-les-Bains. A l'étranger, Nauheim, Homburg, Kissingen, Wiesbaden, Baden-Baden, etc.

5° Les eaux purgatives salines. — Elles contiennent environ 20 p. 1000 de sulfate de soude ou de magnésie. Elles s'emploient plus particulièrement dans les cas de pléthore abdominale avec tendance à la constipation et aux hémorrhoïdes. Elles s'emploient aussi dans les congestions du foie. L'ulcère de l'estomac contre-indique formellement ces eaux. Ce sont : Châtel-Guyon, Montmirail, Hunyadi-Janos, Birmenstorff, Pullna, Apenta, Friedrichshall.

6° Les eaux calcaires s'emploient plus souvent dans les affections catarrhales de l'intestin grêle. Citons Contrexéville, Vittel, Wildungen, Driburg. Rappoldsweiler, Coburg, Auerbach, Weissemburg.

7° Les eaux ferrugineuses. — Quand elles sont en même temps alcalines ou salines, on peut s'en servir pour combattre les dyspepsies des anémiques. Les plus connues sont Orezza, Bussang, Franzensbad, Elster, Reinerz, Cudowa, etc.

§ 3. — La balnéo- et l'hydrothérapie.

Suivant la température du bain, suivant les substances dissoutes dans l'eau et suivant le mode d'application, les bains et les applications externes de l'eau agissent en excitant ou en calmant. Cette action peut encore être générale ou locale, sur la région gastrique.

1° Balnéothérapie. — Les bains chauds sont employés pour agir sur l'état général, en favorisant les fonctions de la peau, en calmant le système nerveux et en agissant par voie réflexe sur la circulation viscérale. Les bains entiers sont plus souvent ordonnés dans les maladies de l'estomac, tandis que dans les affections du rectum et du gros intestin on se contente quelquefois de bains de siège.

Les bains chauds sont simples ou contiennent divers sels minéraux : bains alcalins, salins, sulfureux, ferrugineux, etc. Il ne faut pas croire que les principes minéraux sont absorbés par la peau ; les bains d'eau minérale ont cependant une influence sur le système nerveux et sur la circulation par l'intermédiaire de la peau qui est diversement impressionnée par ces diverses substances.

2° Hydrothérapie. — Les *douches*, froides ou tièdes, en jet et en pluie, sont souvent un excellent moyen de combattre les dyspepsies nerveuses des hystériques, neurasthéniques, ainsi que les névroses de l'estomac. La douche écossaise dans laquelle la pluie chaude alterne avec la pluie froide est également fort utile. Il va sans dire que bains et douches ne peuvent pas être administrés pendant la période digestive, mais seulement à jeun ou 5 ou 6 heures après le repas.

Les *frictions* à la flanelle ou au gant de crin suivront les bains généraux et les douches pour ranimer la circulation, ce qui n'est pas sans influence sur les fonctions gastro-intestinales.

Les *compresses* sont d'un usage si courant pour calmer les douleurs dans la région épigastrique qu'il est à peine besoin d'y insister. Les compresses sont appliquées sur l'épigastre ou l'abdomen, suivant le siège des douleurs, et peuvent être froides, chaudes, sèches ou humides, chargées de vapeurs, etc. — Les compresses froides consistent en applications d'une serviette trempée dans de l'eau froide ou glacée, d'une vessie remplie de glace ou d'un appareil en fer blanc dans lequel circule un courant d'eau froide. Si l'on applique des linges trempés dans de l'eau froide, il faut les renouveler fréquemment, toutes les 5 ou 10 minutes, car la compresse froide devient bientôt chaude. Si l'on se sert d'une vessie (vessie de cochon ou mieux vessie de caoutchouc, comme la vessie de Chappmann), il faut la remplir de petits morceaux de glace et enlever de temps en temps l'excès d'eau résultant de leur fonte. Les appareils avec conduit pour un courant d'eau sont moins souvent employés.

Les compresses chaudes doivent également être souvent renouvelées. Pour les maintenir plus longtemps chaudes, on se sert de cataplasmes préparés avec de la farine de lin qui conservent la chaleur. Ces cataplasmes peuvent être entretenus à la température voulue dans des petites caisses en fer blanc faisant office d'étuves ou de chaufferettes.

L'enveloppement de Priessnitz tient le milieu entre la compresse froide et chaude. Une serviette mouillée appliquée sur le ventre est recouverte d'une couche de tissu imperméable et d'une bande de flanelle qui recouvre hermétiquement tout le pansement pour éviter l'évaporation qui abaisserait trop la température des viscères. — Ces compresses de vapeurs sont encore réalisées à l'aide de la ceinture dite de Neptune. C'est une bande de 40 ou 50 centim. de largeur et mesurant trois tours de l'abdomen dont on plonge un tiers dans de l'eau froide que l'on exprime ensuite.

On enroule autour du ventre d'abord la partie mouillée, puis la partie sèche ; là-dessus vient un tour de flanelle et enfin une feuille de gutta-percha ou de taffetas gommé. — Winternitz a fait construire un appareil sous forme de vessie allongée qui contient une canule à double courant reliée avec un injecteur. On y fait passer un courant d'eau à 40° C et on l'applique sur la compresse. Cet appareil est destiné à combattre la sensation désagréable de froid humide que la compresse appliquée sur le ventre pourrait provoquer.

Toutes ces applications ont pour résultat de provoquer une vaso-constriction locale suivie d'une vaso-dilatation et améliorent la circulation locale dans les organes sous-jacents. Mais l'action la plus certaine, celle que recherchent les malades, c'est de calmer les douleurs, quels qu'en soient l'origine et le siège, qu'il s'agisse de coliques, douleurs musculaires, ou de névralgies, douleurs nerveuses. Dans le premier cas, les compresses sont beaucoup plus efficaces que dans le dernier.

Lavements d'eau chaude. — M. R. Tripier (1) admet que les grandes hémorrhagies gastriques survenant chez des sujets en apparence sains sont produites non par une ulcération préalable de la muqueuse, mais par une altération vasculaire initiale. Contrairement à M. Dieulafoy qui recommande l'intervention chirurgicale dès la première forte hématémèse, M. R. Tripier conseille un traitement fort simple qui consiste en un lavement d'eau chaude. « Une hématémèse survenant ou du méloena apparaissant dans les selles, quelle que soit l'origine supposée de la lésion vasculaire, le lavement d'eau chaude à la température de 48° à 50°C. sera donné au moins trois fois par jour et répété au besoin plus souvent. » Ces lavements agissent efficacement à distance et peuvent être essayés dans tous les cas

(1) R. Tripier, *Semaine médicale*, p. 241, 1er juin 1898.

d'hémorrhagie interne ou externe, quels qu'ils soient. Ils doivent être continués, au moins matin et soir, pendant une huitaine de jours, et une fois par jour encore plus longtemps, jusqu'au retour du malade à l'état normal. L'alimentation ne sera commencée que le plus loin possible du moment où l'hémorrhagie sera arrêtée, c'est-à-dire que pendant les premiers jours les lavements alimentaires doivent remplacer l'alimentation par la bouche. M. Bouveret (1) qui a eu l'occasion d'appliquer les lavements chauds dans un cas d'hématémèse d'origine cérébrale, en a obtenu des résultats immédiats très satisfaisants. C'est, en tout cas, un traitement fort inoffensif et à la portée de tout le monde.

§ 4. — Le massage.

Le massage de l'estomac est bien moins souvent employé que le massage de l'abdomen : il est d'une action peut-être moins efficace et les contre-indications sont plus nombreuses. Les anses intestinales sont d'un accès très facile, tandis qu'une partie de l'estomac est cachée sous le rebord des fausses côtes. Dans les cas d'adhérences périgastriques on risque de les rompre, dans l'ulcère latent on peut amener la perforation. Zabludowski a même signalé la possibilité de provoquer le phénomène de Goltz (arrêt du cœur) par le tapotement de la région stomacale.

Dans les cas de rétrécissement spasmodique du pylore, M. Dubard conseille d'appliquer le massage de la façon suivante. On commence par un massage prolongé des intestins pour réveiller des mouvements péristaltiques susceptibles d'amorcer le siphon sous-pylorique. Il suffit alors d'une simple compression ou excitation de la région épigastrique pour déterminer le passage des masses alimentaires à travers le pylore.

(1) L. Bouveret, *Revue de méd.*, 10 février 1899.

On neconnaît pas encore d'une façon scientifique le mode d'action du massage de l'estomac sur les diverses fonctions de cet organe. L'accélération de la digestion signalée par les auteurs (Penzoldt, A. Schmidt) se rapporte à l'homme sain. Dans ces derniers temps, Reed (de Philadelphie) a constaté que le massage de l'estomac augmente la sécrétion du suc gastrique, surtout l'acidité totale et la proportion de HCl libre (1).

Wegele (2) a vu que le massage de l'estomac pouvait augmenter l'activité des médicaments qu'on venait d'ingérer, ce qui laisse supposer une action favorable du massage sur la motilité de l'estomac et sur la résorption intestinale.

Les manipulations employées (3) sont les suivantes : 1° l'*expression manuelle*. On saisit entre le pouce et les quatre doigts de la main droite la peau et les parois gastriques dans la région du grand cul-de-sac et on cherche à chasser vers la région pylorique le contenu stomacal qu'on exprime à travers le pylore ; 2° Le *pétrissement*, qui a pour but de stimuler la contractilité des muscles de l'organe ; 3° L'*affleurage* qui se fait également du grand cul-de-sac vers le pylore, plus superficiel ou plus profond ; 4° Le *tapotement*, le plus souvent avec le rebord cubital de la main.

Indications.— Le massage de l'estomac est *indiqué* : 1° dans les catarrhes chroniques, excepté ceux liés à de l'hyperchlorhydrie, avec ou sans hypersécrétion ; 2° dans l'hypochlorhydrie ou anachlorhydrie, excepté les cas dus à des inflammations aiguës de la muqueuse ou au cancer ; 3° dans

---

(1) Reed, *Intern. med. Magaz.*, janv. 1898.
(2) C. Wegele, *Zeitschr. für physik. Therapie*, t. II, p. 251.
(3) Pour la technique voir: Hoffa, *Technik der Massage*, Stuttgart. — Voir aussi Cautru, *Thèse de Paris*, 1894. — *Bull. de thérapeut.*, 8 févr. 1900.— H. Huchard, *Journal des praticiens*, 18 sept. 1897.

les dilatations de l'estomac indépendantes du cancer ; 4° dans l'atonie gastrique ; 5° dans la splanchnoptose (gastroptose, entéroptose, néphroptose) si les viscères ne sont pas douloureux à la pression ; 6° dans les catarrhes de l'intestin, s'il n'y a pas d'ulcérations profondes ; 7° dans la dilatation des intestins ; 8° dans certains cas de constipation, s'il n'y a pas de contre-indications.

Contre-indications. — Le massage est *contre-indiqué* : 1° dans les ulcères de l'estomac, du duodénum et de l'intestin ; 2° dans tous les cas de cancer de la cavité abdominale, n'importe de quel organe ; 3° dans les inflammations aiguës des organes abdominaux ; 4° dans les cas de troubles de sécrétion stomacale par excès, hyperchlorhydrie, hypersécrétion, etc. ; 5° dans les cas de rein mobile, si le rein est douloureux à la pression ; 6° dans les anévrismes de l'aorte abdominale, thoracique ou des autres artères de ces régions ; 7° dans les métrorrhagies et ménorrhagies ; 8° dans les cas de dégénérescence graisseuse et de dilatation du cœur ; dans les hémoptysies et dans la tuberculose pulmonaire, il faut être très prudent avec le massage ; 9° d'après Boas et Zabludowski, la tendance des muscles droits de l'abdomen aux spasmes, comme cela s'observe chez les personnes nerveuses, est une contre-indication pour le massage ; d'après Reed, au contraire, un massage doux est utile dans ces cas.

§ 5. — La gymnastique.

La gymnastique doit être appliquée avec beaucoup de prudence dans le traitement des maladies de l'estomac. On ne doit pas la pratiquer pendant la période digestive, encore moins immédiatement après le repas. Elle a pour but d'améliorer l'état général du malade, d'activer sa circulation périphérique et de modifier indirectement la circulation locale dans les organes digestifs. La gymnastique peut en outre s'adresser plus directement aux organes abdominaux, notamment par les mouvements de flexion, de torsion, de circumduction du tronc, par la flexion des genoux contre le thorax, l'assis et levé, etc.

Les indications les plus importantes des exercices de gymnastique sont les dyspepsies nerveuses et les névroses de l'estomac, les cas avec diminution des fonctions de sécrétion, les atonies de l'estomac et de l'intestin, la gastro- et l'entéroptose, la constipation habituelle et les hémorrhoïdes, etc. Les contre-indications sont toutes les affections aiguës, l'ulcère et le cancer, les périgastrites, les hémorrhagies et tous les cas qui contre-indiquent le massage.

L'équitation, la natation, le canotage, l'exercice de bicyclette ont peut-être une influence moins heureuse dans beaucoup de cas, mais, en revanche, sont plus faciles à obtenir de la part des malades. On les vante surtout chez les dyspeptiques, constipés et hémorrhoïdaires. On se rappellera que « l'estomac est le premier organe qui commence à protester contre les courses de fond » (1).

§ 6. — Traitement orthopédique.

Le traitement orthopédique est indiqué et rend de très grands services dans les cas où l'équilibre statique des organes abdominaux est rompu, les ligaments relâchés, les organes déplacés et abaissés. Il est surtout utile dans l'abaissement de l'estomac et des organes splanchniques, dans la gastro- et splanchnoptose (Glénard).

Lorsqu'il n'y a qu'un simple relâchement des parois abdominales, comme chez les femmes après les couches, on pourra se contenter d'une ceinture de flanelle qui rétablira l'équilibre. Dans la majorité des cas, il faudra appliquer un appareil orthopédique, la *ceinture de Glénard* qui peut à

(1) E. Guillemet, La bicyclette, *Thèse de Bordeaux*, 1897.

elle seule, dans certains cas, faire disparaitre beaucoup de troubles digestifs.

La ceinture de Glénard (fig. 26) est une *sangle* c'est-à-dire une bande plate, à axe rectiligne et à bords parallèles qui s'applique largement sur toute la région *hypogastrique* et prend son point d'appui sur les hanches. Elle est fabriquée d'un tissu élastique, a 14 cent. de large sur 68 à 76 cent. de long et se termine en arrière par trois bandelettes de tissu non élastique de 4 cm. 1/2 de large correspondant

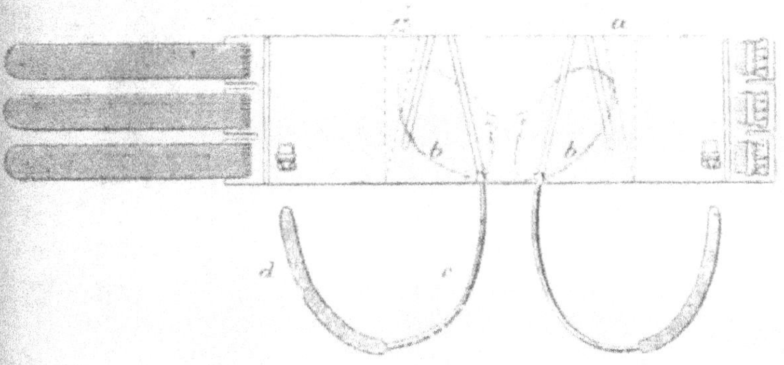

Fig. 26. — Ceinture de Glénard.

a, Siège et forme du pli à faire de chaque côté, si la sangle ne s'adapte pas bien ; *b*, pelotes ; *c*, sous-cuisses ; *d*, bande de tissu non élastique ; *e*, tube de caoutchouc (dont l'élasticité est limitée par une cordelette intérieure) non élastique.

à trois boucles placées à l'autre extrémité de la sangle. Après avoir appliqué celle-ci immédiatement au-dessus du pubis, de façon à ce que son bord supérieur ne dépasse pas la crête iliaque de plus de deux travers de doigt, on boucle l'une après l'autre chaque bandelette en commençant par l'inférieure. L'élasticité de la sangle indique de combien il faut serrer la ceinture. Dans quelques cas, pour empêcher la ceinture de remonter, on la complète par des fins tubes en caoutchouc mou, appelés sous-cuisses, qui passent dans les plis inguinaux, contournent les cuisses et viennent s'attacher en arrière. Ainsi appliquée, la sangle de Glénard soutient efficacement tous les organes abdominaux qu'elle repousse en haut, au lieu de les pousser en bas, comme le fait le corset ou tout appareil appliqué dans la région épigastrique. C'est à la condition d'être *hypogastrique*, que le bandage abdominal peut rendre aux parois la tonicité qu'elles ont perdue et augmenter la pression intraabdominale. Dans certains cas, on place encore une ou deux pelotes latérales au niveau des flancs, ou une pelote semi-lunaire au-dessus du pubis. Le médecin indiquera toutes les mesures et tous les détails de construction et vérifiera lui-même si l'appareil s'applique bien, si le malade sait le mettre. Ce n'est qu'à cette condition que la ceinture de Glénard rendra tous les services qu'elle peut rendre.

§ 7. — Electrothérapie.

On croit souvent que le traitement électrique appliqué aux maladies de l'estomac n'agit que par la suggestion et on est d'autant plus facilement enclin à partager cette opinion que les succès les plus nombreux obtenus par ce traitement se rapportent aux névroses de l'estomac. C'est là une erreur attribuable soit à la connaissance imparfaite de l'action physiologique de l'électricité sur les fonctions gastriques, soit à une technique défectueuse dans un grand nombre de cas.

L'action physiologique de l'électricité sur les sécrétions, la motilité, la sensibilité et la résorption de l'estomac a fait l'objet de nombreuses recherches de la part de Ziemssen, Erb, Meltzer, Einhorn, Goldschmidt, Regnard et Lyoe et de beaucoup d'autres, mais les effets observés chez les animaux ont été très contradictoires. Aussi, nous dispenserons-nous d'indiquer ici les détails des expériences et les résultats obtenus. Au contraire, les effets thérapeutiques obtenus chez l'homme paraissent encourageants à Erb, Ziemssen,

Einhorn, Boas, Rosenheim, Caron, Bordier, surtout dans les gastralgies rebelles et dans certaines variétés de vomissements (1).

I. — TECHNIQUE

On peut appliquer le courant faradique ou galvanique : le premier agirait surtout sur la motricité, le dernier particulièrement sur les sécrétions de l'estomac (Boas). Chacun de ces courants peut être appliqué de dehors (méthode percutanée) ou de dedans (méthode intragastrique). La galvanisation par la méthode intragastrique exige quelques précautions, car le contact direct de l'électrode avec la muqueuse stomacale peut avoir une action caustique. On remplit l'estomac d'une certaine quantité de liquide qui joue le rôle de conducteur et préserve ainsi la muqueuse. Par contre, la méthode intra-gastrique présente certains avantages, par exemple celui d'une plus grande activité. En pratique, la méthode percutanée est d'une application très facile, tandis que la méthode endogastrique exige le cathétérisme de l'estomac qui n'est pas toujours accepté sans opposition par les malades. Tout bien considéré, Penzoldt (2) range la fréquence des diverses formes sous lesquelles on peut électriser l'estomac, dans l'ordre suivant : faradisation de dehors, galvanisation de dehors, galvanisation de dedans, faradisation de dedans.

1° Electrisation de dehors. — Il faut employer de grandes électrodes et des courants très intenses. C'est là une condition essentielle sans laquelle on ne peut pas obtenir d'effets d'aucune espèce (Ziemssen). Une électrode est placée sur l'épigastre, dans la direction du grand cul-de-sac vers le

(1) Voir aussi A. Menzel, *Thèse de Greifswald*, 1893 (historique),
(2) F. Penzoldt, *Handbuch der Therapie innerer Krankh.*, t. IV, p. 281, 2e éd., 1898.

pylore ; elle aura 600 cent. carrés de surface. L'autre est placée du grand cul-de-sac vers la colonne vertébrale, à une très petite distance (1 à 2 cent.) de la première ; sa surface est de 500 cent. carrés. Il va sans dire que les deux électrodes recouvertes d'une peau de chamois sont convenablement imprégnées d'eau et exprimées. Le courant marquera 20 à 50 milli-ampères au galvanomètre et doit provoquer des contractions musculaires de l'abdomen et du tronc, mais sans occasionner de fortes souffrances. La séance dure 10 minutes environ et consiste en applications soit de la large plaque, soit du rouleau, plus rarement de la brosse électrique.

2° Electrisation de dedans. — Il existe un grand nombre de modèles de sondes électriques qui se composent essentiellement d'un fil conducteur isolé, terminé par un renflement métallique et renfermé dans un tube gastrique. La sonde électrique de Boas (1) contient, en outre, un conduit pour l'eau qui permet de remplir et de vider l'estomac, avant et après la séance d'électrisation. On introduit dans l'estomac 300 à 500 cent. cubes d'eau par la sonde, ou bien on fait boire au malade cette quantité de liquide et on place l'électrode intérieure de façon à la faire plonger dans l'eau, tandis que l'électrode extérieure est appliquée sur l'épigastre ou sur le dos, à gauche de la septième vertèbre dorsale. — M. Einhorn (2) a imaginé une électrode intragastrique sous forme d'olive suspendue à un fil conducteur isolé qu'on fait avaler au malade, après lui avoir fait boire une certaine quantité d'eau. Il ne paraît pas que cette modification ait trouvé de nombreux partisans (Ewald, Penzoldt). En général, l'électrisation interne est d'un usage moins répandu que l'électrisation percutanée, bien

(1) J. Boas, *Diagn. u. Therapie der Magenkr.*, t. I, p. 330, 1897.
(2) M. Einhorn, *Berl. klin. Woch.*, n° 23, 1891. — *Med. Record.*, 9 mai 1891 ; 30 janv. et 6 févr. 1892. — *New-York med. Journ.*, 8 juillet 1893.

que Kussmaul, Ewald, Einhorn, Ravé (1) en aient retiré de bons effets. Boas la réserve aux cas de parésie du cardia d'origine centrale et aux cas de neurasthénie.

2. — INDICATIONS

1º Troubles de la motilité. — *a*) Atonie gastro-intestinale. Les uns préfèrent la faradisation, les autres la galvanisation. La première est en tout cas inoffensive. Dans la constipation habituelle consécutive à l'atonie gastro-intestinale, on applique également l'électrisation percutanée de l'abdomen, mais la faradisation intra-rectale paraît donner de meilleurs résultats. — *b*) Dans le relâchement du cardia et du pylore. — *c*) Troubles moteurs du rétrécissement du pylore. Seules les sténoses cicatricielles peuvent donner une indication pour ce traitement; Boas lui attribue une certaine valeur dans les sténoses pyloriques déjà opérées, comme traitement complémentaire.

2º Troubles de la sensibilité. — Dans les névralgies rebelles, les auteurs plus anciens et récents ont signalé de nombreuses améliorations et guérisons. Einhorn recommande, dans ces cas, la galvanisation directe, c'est-à-dire intragastrique. Dans les autres névroses de la sensibilité, on a également obtenu de bons résultats.

3º Névroses complexes. — Parmi celles-ci, les vomissements névropathiques paraissent le plus souvent céder au traitement électrique. Bordier et Vernay (2) ont obtenu des résultats également bons avec le courant galvanique appliqué aux deux pneumogastriques au cou, dans un cas de vomissements incoërcibles de la grossesse.

(1) J. Ravé, *Thèse de Paris*, 1893.
(2) H. Bordier et J. Vernay, *Arch. d'élect. méd.*, 15 mai 1898.

4° Affections organiques. — Excepté le cancer, toutes les maladies de l'estomac paraissent justiciables du traitement électrique (Einhorn). Tantôt on recherche l'action calmante de l'électricité (électrode positive), tantôt l'action excitante, suivant l'état. Ici les indications auraient besoin d'être précisées d'une façon plus complète.

CHAPITRE III

TRAITEMENT MÉDICAMENTEUX

On peut classer les médicaments les plus utiles dans le traitement des maladies de l'estomac, d'après leur action physiologique, en médicaments qui agissent sur les sécrétions, en ceux qui modifient la motilité ou la sensibilité ou qui influencent l'absorption. C'est, en effet, la classification généralement admise. Mais comme, en réalité, la plupart des substances que nous allons passer en revue ont des effets complexes, comme leur action sur les fonctions de sécrétion est souvent plus apparente que réelle (1), nous avons abandonné cette classification et nous avons groupé les agents médicamenteux d'une façon plus éclectique. Nous examinerons successivement les alcalins, les acides, les sels, les amers, les vomitifs, les sédatifs, les antifermentatifs et les ferments digestifs.

§ 1. — Les alcalins.

1. — LE BICARBONATE DE SOUDE

C'est assurément le médicament le plus souvent employé, dans le traitement des maladies de l'estomac, soit

(1) D'après les études fort intéressantes de M. Riegel sur ce sujet, seules l'atropine et la pilocarpine auraient une réelle influence sur la sécrétion gastrique, la première en diminuant, la dernière en augmentant la sécrétion chlorhydrique. Il y aurait donc lieu d'en recommander l'usage dans les troubles correspondants. (F. Riegel. *Zeitschr. für klin. Med.*, t. XXXVII, p. 381, 1899.)

sous forme de sel, soit sous forme d'eaux minérales. A la suite des résultats obtenus chez les animaux par Cl. Bernard qui a trouvé que de faibles doses d'alcalins augmentaient la sécrétion stomacale, tandis que de fortes doses neutralisaient cette sécrétion, on prescrivait et on prescrit encore le bicarbonate de soude indistinctement dans tous les cas, qu'il s'agisse d'une diminution ou d'une exagération des sécrétions de l'estomac.

La pratique journalière a confirmé la grande utilité de ce médicament, mais les idées sur son action physiologique se sont quelque peu modifiées. Nous envisagerons successivement l'action du bicarbonate de soude sur les sécrétions, sur la motilité, sur la sensibilité de l'estomac et son action sur la nutrition.

1° *Action sur la sécrétion*. — En se reportant aux observations et aux expériences des auteurs (Rossbach et Nothnagel, Leube, Jaworski, Ewald, Boas, Rosenheim, Mathieu, Debove et Rémond, Bouveret, Duménil, Linossier et Lemoine), on est en présence des opinions pour la plupart contradictoires, ce qui est dû aux conditions très variables dans lesquelles ces auteurs se sont placés. M. Reichmann (1) a repris cette question et a précisé toutes les conditions de manière à obtenir des conclusions définitives sur l'influence du bicarbonate de soude sur la sécrétion stomacale. Après avoir introduit dans l'estomac à jeun une solution de bicarbonate de soude, il a comparé son action avec celle de l'eau distillée. Il a expérimenté sur l'estomac digérant après avoir administré à jeun, immédiatement avant le repas, du bicarbonate de soude ; il a recherché l'influence de ce médicament introduit dans un estomac à jeun depuis plus longtemps ; son influence sur un estomac digérant et l'ayant absorbé immédiatement après le repas ; son influence sur un estomac qui a reçu les aliments longtemps avant, etc. Ces ex-

(1) M. Reichmann, *Arch. für Verdauungskr*, t. I, 1895.

périences ont été faites sur un nombre considérable de
malades, avec des doses différentes de bicarbonate. Elles
ont prouvé que *le bicarbonate de soude n'a aucune influence sur la sécrétion du suc gastrique, qu'on le donne
en grande ou en petite quantité, en une seule dose ou à
dose fractionnée*, pendant un temps plus ou moins long.
Mais si ce médicament n'a aucune influence sur la fonction
sécrétoire de l'estomac, il a une influence sur le suc déjà
sécrété, en le neutralisant ou en l'alcalinisant et avec lui le
contenu de l'estomac.

Il résulte de ces expériences que le bicarbonate de soude
peut être utilement employé dans les cas d'hyperchlorhydrie
et d'hypersécrétion acide, à titre de médicament palliatif,
mais qu'on ne saurait espérer guérir le trouble sécrétoire
lui-même, supprimer la cause de la maladie.

2° *Action sur la motilité.* — On sait que les alcalins administrés à dose suffisante exagèrent le péristaltisme gastro-
intestinal et favorisent la défécation. Nous avons déjà cité
les travaux de l'école de Pavlow qui tendent à montrer que
l'ouverture du pylore et le déplacement du chyme gastrique
dépendent d'une part de l'acidité du milieu stomacal, d'autre
part de l'alcalinité du milieu duodénal. Ce qui est certain
c'est que le bicarbonate de soude diminue, outre les symptômes relevant directement de l'acidité du contenu stomacal,
tels que le pyrosis, les douleurs rétrosternales et épigastriques, encore les phénomènes de flatulence, de pesanteur, etc. qui dépendent probablement de l'atonie gastrique
ou d'autres troubles de la motilité. Il est d'ailleurs facile de
concevoir que si, chez les hyperchlorhydriques, le spasme
du pylore est une des causes prédisposantes pour engendrer
une atonie gastrique ou une insuffisance motrice, le bicarbonate de soude, en faisant cesser ce spasme, est un bon
agent pour améliorer les fonctions motrices des hyperchlorhydriques. Dans un grand nombre des cas, la constipation
opiniâtre des hypersécréteurs cède lorsque la dose des alca-

lins est suffisante. Ainsi envisagés, les alcalins peuvent être considérés à bon droit comme modificateurs de la motilité. Mais ils n'ont point d'action directe, leur action dépend essentiellement de l'état préalable des sécrétions gastriques. Il est d'ailleurs à remarquer qu'en diminuant l'acidité, les alcalins s'opposent aux fermentations des hydrates de carbone, cause importante de relâchement de la tunique musculaire de l'estomac.

3° *Action sur la sensibilité.* — C'est la propriété de calmer les douleurs chez un bon nombre de dyspeptiques qui a valu à ce médicament sa grande popularité parmi les médecins et les malades. L'action sédative chez les hyperacides et chez les hypersécréteurs n'a pas besoin d'explication. Elle est d'ailleurs en rapport avec le degré de neutralisation que subit le contenu gastrique acide, sous l'influence des alcalins. Mais il est certain que les hyperchlorhydriques ne sont pas les seuls à bénéficier de cette action calmante et M. Linossier a même été conduit par ce fait à admettre une action directe du bicarbonate de soude sur les nerfs sensitifs de l'estomac.

4° *Action sur la nutrition.* — Depuis qu'on a commencé à administrer le bicarbonate de soude à doses élevées, quelques auteurs ont émis la crainte que ce médicament pourrait amener des troubles de nutrition et on a même parlé de cachexie alcaline. Ces craintes n'ont pas été justifiées.

Les expériences sur les animaux de Seegen, Ott, Mayer, celles sur l'homme de Münch, Severin, Martin Damourette ne sont pas assez démonstratives et sont en partie contradictoires. Sur 9 expériences de Yaveine (1), dans lesquelles on a donné 20 gr. de bicarbonate de soude par jour, dans 7 l'assimilation de l'azote a diminué de 1 à 3 0/0 et dans 2 elle a augmenté de 1 0/0. — Dans les expériences de Pasalski (2) où la quantité de ce médicament était de 5 gr.

(1) Yaveine, *Thèse de Saint-Pétersbourg*, 1891.
(2) Pasalski, *Thèse de Saint-Pétersbourg*, 1893.

par jour, l'assimilation de l'azote n'a pas été modifiée, l'échange de l'azote a été légèrement augmenté et l'augmentation du poids du corps a été provoquée par la rétention de l'eau dans l'organisme. — Chez une hyperchlorhydrique qui a pris 60 à 65 gr. de bicarbonate de soude par jour, M. Tournier (1) a constaté une diminution considérable de l'azote urinaire, tandis que le poids du corps a augmenté de 3 kil. en un mois, la malade ayant pris du 10 avril au 10 mai de 60 à 65 gr. de bicarbonate par jour. On voit qu'il ne saurait être question d'une action cachectisante de ce médicament.

Inconvénients attribués au bicarbonate de soude. — On a signalé chez les malades ayant fait usage de hautes doses de ce sel, des phénomènes de cystite, de distension de l'estomac, de la diarrhée (A. Mathieu, Debains) (2), des palpitations chez un diabétique (Stadelmann). M. Tournier n'a constaté aucun de ces accidents chez la malade à laquelle nous venons de faire allusion et il semble bien que chez les hyperchlorhydriques et chez les hypersécréteurs, on puisse arriver impunément à des doses très élevées, jusqu'à 40 gr. même, sans aucun inconvénient. Il va sans dire qu'une condition essentielle de l'innocuité du médicament est sa pureté absolue.

Doses et mode d'administration. — Il faut distinguer les cas d'hyperchlorhydrie et d'hypersécrétion et ceux où la sécrétion est peu troublée. Dans le premier cas, il faut administrer des doses élevées, en commençant par 6 gr. par jour et en élevant la dose graduellement jusqu'à 16 et 20 gr. et même davantage, si nécessaire. C'est au moment où le suc gastrique est le plus acide, dans la période digestive chez les hyperchlorhydriques simples, et à divers moments de la journée, toutes les heures ou même toutes les 1/2 h.

(1) Tournier, *Province médicale*, p. 305, 27 juin 1896.
(2) Debains, *Thèse de Paris*, 1896.

chez les hypersécréteurs qu'on fait prendre des doses fractionnées de 1 à 2 gr. à la fois. Le malade prend ces doses de préférence dans du lait ou dans une petite quantité d'eau. On peut faire dissoudre la dose totale dans 2 ou 3 litres de lait dont on fait prendre une demi-tasse toutes les 2 heures.

Dans les autres dyspepsies, les doses aussi élevées sont inutiles. Il suffit de donner 0,50 cgr. à 1 gr. de bicarbonate de soude associé avec d'autres médicaments analogues à la fin du repas, pour combattre le pyrosis, la flatulence et les phénomènes qui les accompagnent. Si nécessaire, on répète la même dose 1 à 2 heures plus tard.

2. — LES ALCALINS TERREUX

A la place de bicarbonate de soude, on peut employer, dans certains cas, les alcalins terreux, l'eau de chaux, la magnésie calcinée, le phosphate ammoniaco-magnésien.

M. Boas a calculé que pour neutraliser une partie de HCl libre, il est nécessaire d'ingérer 2,3 parties de bicarbonate de soude, tandis qu'il suffit, pour obtenir le même résultat, d'employer 0,55 parties de magnésie calcinée ou 1,25 parties de phosphate ammoniaco-magnésien. L'effet du phosphate magnésien est donc 2 fois plus intense et celui de magnésie calcinée 4 fois plus intense que l'effet du bicarbonate de soude. De plus, le phosphate ammoniaco-magnésien a, d'après Boas, l'avantage de se conserver très longtemps, d'être sans saveur et sans odeur et d'être très bien supporté par les malades. Les sels alcalins terreux seraient également préférables, quand il s'agit d'éviter la distension de l'estomac et de l'intestin par les gaz, dans toutes les circonstances où il y a atonie ou dilatation de l'estomac.

M. Dubard de Dijon attribue également l'échec des alcalins dans certaines dyspepsies acides à leur mauvais choix.

Les aigreurs et le pyrosis liés aux acides organiques céderaient mieux à l'usage des poudres magnéso-calcaires, tandis que le bicarbonate de soude les rendrait plus intenses, car les sels de potasse et de soude des acides organiques seraient aussi irritants pour la muqueuse gastrique que les acides eux-mêmes.

Certains auteurs préfèrent les sels extraits des eaux minérales connues, les sels de Karlsbad en Allemagne, les sels de Vichy en France. D'autres recommandent des mélanges artificiels préparés avec les bicarbonates et les carbonates, les sulfates et les chlorates de soude, de potasse, de magnésie, et avec le bismuth. Nous ne pouvons insister ici sur ces détails qui sont du ressort de la thérapeutique spéciale.

§ 2. — Les acides

Parmi les acides employés dans le traitement des maladies de l'estomac, l'acide chlorhydrique est le plus usité, en raison de la sécrétion spécifique de l'estomac qu'il s'agit de remplacer ou de suppléer, et qui est l'acide chlorhydrique. C'est depuis Trousseau surtout qu'il est entré dans la pratique courante. Dans ces derniers temps, on utilise également les acides organiques et en particulier l'acide lactique. Les recherches de M. Hayem ont montré combien était puissante l'action de ce dernier dans la diarrhée verte des nourrissons. Nous nous occuperons ici exclusivement de l'acide chlorhydrique.

1. — L'ACIDE CHLORHYDRIQUE

1° *Action sur les sécrétions.* — Nous avons déjà dit que les recherches de Pavlow et de ses élèves Sanotzki, Khigine, Dolinski, Lobasow, Ouchakow ont montré qu'il fallait distinguer deux types de sécrétion gastrique : une sécrétion psychique immédiate qui fournit un suc très

riche en ferments et moins riche en acide chlorhydrique
et une sécrétion chimique qui débute 10 minutes après le
repas et se poursuit pendant toute la phase digestive. Cette
dernière est particulièrement provoquée par certaines substances extractives, par l'eau et surtout les peptones. M. Tournier (1) a appliqué ces données physiologiques à l'explication de l'action clinique de l'acide chlorhydrique employé
à titre médicamenteux. Il suppose que cet acide favorise la
mise en activité de la sécrétion psychique riche en ferments.
Les peptones ainsi produites servent d'excitant à la sécrétion chimique.

2° *Action sur les fonctions motrices.* — Ducceschi (2) a
montré que l'HCl provoquait des mouvements du cardia et
du fond de l'estomac et exerçait une action d'arrêt sur le pylore. — Ch. Roux et Balthazard ont vu, à l'aide des rayons
de Rœntgen, que sous l'influence d'une solution de HCl à
1 p. 1000, le contenu stomacal devenait homogène, pâteux et
que la contraction de l'évacuation se produisait au bout de
3/4 d'heure environ. Les peptones provoquent la contraction
de l'évacuation, au bout de 1/4 d'heure. M. Tournier pense
que l'HCl qui favorise la production des peptones agit sur la
motricité de l'estomac par ce mécanisme.

3° *Action antiseptique.* — L'action antifermentative et
antiseptique de l'HCl a été démontrée par les recherches de
Koch, Falk, Miller, Strauss et Würtz (3) Kurloff et Wagner (4) et beaucoup d'autres. Si elle a été quelque peu
exagérée par certains physiologistes (Bunge), elle n'est pas
à négliger au point de vue thérapeutique, mais à la condition que les doses employées soient assez fortes.

(1) C. Tournier, *De l'emploi de l'acide chlorhydrique dans les
affections gastro-intestinales, Lyon médical*, 17 juillet 1898. — F.-
J. Perraud, *Thèse de Lyon*, 1898.
  (2) Cité par Tournier.
  (3) Strauss et Würtz, *Arch. de méd. expérim.*, n° 3, p. 370,
1889.
  (4) Kurloff et Wagner, *Vratch*, n° 42-43, 1889.

4° *Action sur le mucus*. — M. Tournier a rappelé les expériences de Schmidt d'après lesquelles le suc gastrique riche en HCl digère le mucus.

5° *Action sur la sécrétion pancréatique*. — Un élève de Pavlow, M. Dolinsky (1) a montré que l'HCl est un excitant spécifique de la sécrétion pancréatique. M. Tournier invoque cette action pour expliquer l'influence favorable des hautes doses de ce médicament sur les cas de lientérie et parce que c'est par le même mécanisme que l'HCl et l'acide lactique agissent sur les diarrhées en général.

Doses et mode d'administration. — La plupart des auteurs sont d'accord sur ce point que pour obtenir des effets identiques à ceux de la sécrétion physiologique, il faudrait faire ingérer aux malades, dans les cas d'anachlorhydrie, des doses d'HCl qu'aucun malade ne saurait supporter. En pratique, la majorité des auteurs recommandent des fortes doses. Ewald donne 90 à 100 gouttes en trois ou quatre fois tous les quarts d'heure, Tournier donne 3 à 5 grammes d'acide chlorhydrique officinal français par jour (d'après la pharmacopée française, l'HCl officinal renferme 35,70 0/0 d'HCl gazeux, tandis que l'acide officinal allemand n'en renferme que 24,25 0/0). — M. Linossier (2) recommande la formule suivante :

> Blanc d'œuf n° 2.
> Sucre. . . . . 30 gr.
> Eau distillée q. s. pour. . . . . . 150 c. c.
> Solution au 10° d'acide chlorhydri-
> que officinal . . . . 30 c. c.

Mélanger l'eau et le blanc d'œuf, faire dissoudre le sucre, puis ajouter peu à peu d'acide ; passer au besoin sur un linge fin. — Boas administre 8 à 10 gouttes d'acide chlorhydrique officinal dans un 1/2 verre d'eau immédia-

(1) Dolinsky, *Thèse de Saint-Pétersbourg*, 1894, et *Arch. des sciences biolog.*, t. III, p. 399, 1894.
(2) G. Linossier, *Bull. de thérapeut.*, 23 décembre 1899.

tement ou 15 à 30 minutes après le repas, et cela 2 à
3 fois après les repas principaux et une fois après les
petits repas. Quand il s'agit d'obtenir non plus un effet digestif, mais un effet stimulant ou antifermentatif, Boas
donne la même dose le matin à jeun et le soir avant le coucher. — v. Cahn, Leube sont partisans de doses moins
fortes, tandis que Riegel pense qu'il faut calculer la dose
suivant l'état des fonctions de sécrétion.

M. Frémont (1) a cherché à rendre l'action de l'acide chlorhydrique plus puissante, en administrant du suc gastrique
de chiens à estomac isolé, vivants et bien portants. Ayant
réalisé la récolte d'un suc gastrique exempt d'impuretés,
soit microbiennes soit alimentaires, cet auteur a obtenu
avec cette préparation des succès qu'il n'a jamais eus avec de
l'acide chlorhydrique officinal. Cette *opothérapie gastrique*
a déjà été appliquée par MM. Launois (2), Barth (3), Le-
gendre (4), ce qui porte à 13 le nombre des cas favorables
au procédé de M. Frémont. M. Robin (5) a fait observer que
certains malades éprouvaient du dégoût, si on ne leur dis-
simulait pas la provenance du médicament, ce qui a conduit
M. Frémont à baptiser ce dernier du nom de *gastérine*.
D'après M. Linossier, les bons résultats obtenus par la gastérine s'expliqueraient par la seule action de l'acide chlorhydrique (6) et de la pepsine contenus dans le suc gastrique
de chien en quantité beaucoup plus considérable que dans
les mélanges prescrits aux dyspeptiques.

L'acide chlorhydrique est pris dans de l'eau, à l'aide

(1) Frémont, *Soc. de thérapeut.*, 27 avril 1898.
(2) Launois, *Soc. méd. des hôpit.*, 19 janvier 1900.
(3) Barth, *Ibid.*, 19 janv. 1900.
(4) Le Gendre, *Ibid.*, 26 janv. 1900.
(5) A. Robin, *Soc. de thérapeut.*, 6 déc. 1899.
(6) D'après M. Hayem, la section des pneumogastriques au niveau
du cardia, doit faire disparaître chez les chiens opérés par le procédé
de M. Frémont la pepsine, tout en laissant subsister l'acide chlorhydrique dans le suc gastrique (*Soc. méd. des hôp.*, 9 févr. 1900).

d'un chalumeau ou d'un tube en verre, pour éviter le contact avec les dents qu'il attaque énergiquement.

Indications. — M. Tournier résume ainsi les indications des doses élevées de l'HCl, dans le traitement des affections gastro-intestinales.

« 1° Elles sont nécessaires dans les diarrhées lientériques consécutives à l'anachlorhydrie et à de l'hypoacidité extrême du contenu gastrique.

2° Elles sont peut-être nécessaires, en tous cas utiles, dans certains états d'anachlorhydrie d'origine nerveuse ou non, s'accompagnant de vomissements alimentaires et réalisant des indigestions à répétition.

3° Elles sont très utiles dans certaines formes graves de catarrhe gastrique avec hypochlorhydrie et hypoacidité sans hyperesthésie de la muqueuse.

4° Elles sont souvent utiles dans certaines dyspepsies nerveuses avec anachlorhydrie, mais l'HCl même à faible dose peut n'être pas toléré par la muqueuse gastrique.

Mais dans tous les cas, les indications de l'emploi de l'HCl ne peuvent être établies avec certitude qu'après un dosage de l'HCl et de l'acidité totale. »

Les doses moins élevées peuvent être essayées dans tous les cas d'hypo- ou d'anachlorhydrie, si l'estomac les supporte. M. Boas a fait remarquer que souvent, dans ces cas, un régime alimentaire approprié, ainsi que le changement des conditions extérieures (changement d'air, bains de mer) ont beaucoup plus d'effet que cette médication.

D'après M. Hayem, l'HCl est encore indiqué pour favoriser la résorption des ferrugineux, dans le traitement des dyspepsies chez les chlorotiques hypochlorhydriques.

Contre-indications. — Toutes les formes de gastropathies accompagnées d'hyperchlorhydrie contre-indiquent formellement l'emploi de l'HCl. Certaines personnes ne supportent pas ce médicament, soit qu'il s'agisse d'une hypéresthésie individuelle de la muqueuse, soit, comme pense M. Riegel, qu'il s'agisse d'un état d'hyperchlorhydrie latente.

2. — LE CHLORALBACIDE

Cette préparation fabriquée pour la première fois et expérimentée par F. Blum (de Frankfort) est une combinaison albumineuse de halogène qui a la propriété de faire fixer sur les tissus du chlore dont ils peuvent avoir besoin. Le chlore se trouve, dans cette préparation, en combinaison intramoléculaire et ne se laisse pas détacher, même par les procédés les plus puissants de réduction. Administré aux chiens en état de jeûne chloré, le chloralbacide fait réapparaître les chlorures dans l'urine et prolonge la vie des animaux.

M. Fleiner (1) a expérimenté ce produit chez divers malades (7 cas de carcinome, 22 cas de gastrite chronique et 5 cas de dyspepsie anémique), auxquels il donnait du *chloralbacide de soude*, une préparation purifiée, soluble dans l'eau, sous forme de poudre ou de tablettes, à la dose 1 à 2 gr. de poudre (jusqu'à 1/2 à 1 cuiller à café), ou 1 à 3 tablettes de 0,30 à 0,50 cgr. chaque. En vérité, M. Fleiner n'a jamais vu l'acide chlorhydrique libre réapparaître dans le contenu stomacal, mais les acides organiques dus aux fermentations en furent diminués. L'auteur attribue cet effet moins à une action antifermentative du remède qu'à son action sur le péristaltisme stomacal avec évacuation rapide de l'estomac. Il en résulte une amélioration de l'état subjectif des malades qui n'a fait défaut dans aucun cas. L'auteur reconnaît une supériorité au chloralbacide sur l'acide chlorhydrique surtout dans les cas avec disparition de l'appétit et diminution de la résorption intestinale. Cette sub-

_____

(1) W. Fleiner, *Münch. med. Woch.*, 1899, n° 1.

stance pourrait donner, d'après M. Fleiner, des résultats
favorables dans certains cas de troubles digestifs atoniques
avec perte d'appétit, hypochlorhydrie, fermentations secondaires, diminution de la résorption intestinale, avec coprostase, dans lesquels d'autres médicaments échouent.

§ 3. — Les sels.

1. Chlorure de sodium. — Son action sur les fonctions
digestives n'est pas encore bien élucidée. Pour quelques
auteurs (Reichmann, Girard), le sel de cuisine diminuerait
la sécrétion du suc gastrique et abaisserait le taux de l'acidité ; pour d'autres, au contraire, l'usage répété des petites
doses de chlorure de sodium, sous forme d'eau minérale, augmenterait la sécrétion des glandes de l'estomac.
M. Hayem pense que le chlorure de sodium est un excitant
qui aggrave les troubles chimiques de l'hyperpepsie. D'après
Mann, de petites quantités de sel marin et de chlorure de
calcium accélèrent, tandis que de grandes quantités ralentissent la digestion.

Bial (1) a étudié l'influence des sels et des acides sur les
fermentations gazeuses dans l'estomac. En ce qui concerne
le chlorure de sodium, sans participation d'acide, il y a
d'abord une augmentation des fermentations à mesure qu'on
augmente la quantité de sel, mais bientôt on trouve une
limite au delà de laquelle les nouvelles doses de sel font diminuer les fermentations. L'acide chlorhydrique libre, au contraire, fait diminuer les fermentations gazeuses, que sa proportion soit au-dessous de la normale (0,06 0/0), qu'elle soit
normale (0,12 0/0) ou au-dessus de la normale (0,24 0/0).
L'addition de sel à un liquide gastrique acide produit des
effets variables, au point de vue des fermentations, suivant la richesse en acide de ce liquide et suivant la propor-

____

(1) M. Bial, *Berl. klin. Woch.*, 1896, n° 3.

tion de sel additionné. Toutefois, les solutions hyperacides acquièrent des propriétés antifermentatives plus intenses par l'addition de chlorure de sodium, même à dose forte. Dans les expériences avec les solutions de HCl combiné aux matières organiques, les résultats furent les mêmes, avec cette différence que le chlorure de sodium favorisait les fermentations dans les solutions hyperacides, normales et hypoacides.

Hage (1) a confirmé les expériences de Bial. Le HCl et le NaCl arrêtent, chacun isolément et dans certaines limites, les fermentations gazeuses, tandis que leur combinaison favorise les fermentations. Ces effets opposés s'expliqueraient par l'action réciproque des sels sur les acides, avec production des iones, ou par les différences dans l'osmose des acides et des sels.

Les autres sels agissent d'une façon analogue au chlorure de sodium.

2. **Le sulfate de soude et de magnésie.** — Chez les dyspeptiques, on peut être amené à combattre la constipation habituelle et la pléthore abdominale par des moyens plus actifs que le bicarbonate de soude ou la magnésie calcinée. On pourra alors utiliser les purgatifs salins, tels que le sulfate de soude ou de magnésie. Mais ce traitement sera toujours de courte durée, tandis que l'emploi du bicarbonate ou de la magnésie calcinée peut être plus prolongé. Le sulfate de soude diminue l'acidité totale chez les hyperchlorhydriques, mais ce n'est là qu'une propriété contingente.

A. Simon (2) (de Varsovie) a étudié dans la clinique de Sénator les effets de petites doses de sulfate de soude chez les dyspeptiques. On donne le matin à jeun, 0,50 cgr. à 1 gr. de sel dissous dans 200 cc. d'eau à 40° C, tous les jours,

(1) J. Hage, *Weekblad*, 1896, n° 8.
(2) A. Simon, *Zeitschr. f. klin. Med.*, t. XXXV, p. 377, 1898.

pendant deux à trois semaines; on défend les mets gras et acides. — Dans le catarrhe muqueux avec hypochlorhydrie, les sensations douloureuses à l'épigastre et les nausées disparaîtraient, les selles se régulariseraient. Dans les cas de catarrhe gastrique atrophique, dans l'anachlorhydrie symptomatique de la tuberculose ou du cancer, dans la gastroectasie avec troubles de la motilité stomacale et dans les gastropathies nerveuses, les résultats furent nuls.

Le sulfate de soude à petites doses données à jeun stimulerait à la fois la sécrétion chlorhydrique et les fonctions motrices de l'estomac.

3. **Le bismuth**. — Le sous-nitrate et le salicylate de bismuth s'emploient non seulement dans le traitement des maladies de l'intestin, mais aussi dans certaines maladies de l'estomac, surtout celles qui s'accompagnent d'ulcérations : érosions simples, ulcère rond, cancer ulcéré, hématémèse. Kussmaul et Fleiner l'employaient surtout au moment du lavage de l'estomac, en abandonnant dans la cavité gastrique 10 à 20 gr. de bismuth dans 200 gr. d'eau : mais lorsque le lavage est contre-indiqué, comme précisément dans les états que nous venons d'énumérer, il convient d'administrer le bismuth par ingestion dans de l'eau. Fleiner (1) recommande des fortes doses, 10 gr. en une fois, pour panser la plaie intrastomacale. Dans ce but, après ingestion de bismuth, on fait prendre au malade la position qui correspond au siège de l'ulcère. Cet auteur n'aurait jamais observé aucun phénomène d'intoxication, mais il faut veiller à la pureté de la préparation, car le bismuth du commerce peut contenir de l'arsenic.

Les doses plus faibles de bismuth sont employées, en même temps que le charbon de Belloc, dans les cas de tympanisme gastrique, pneumatose, dans les fermentations

<hr>

(1) W. Fleiner, *Münch. med. Woch.*, n° 18, 1893.

stomacales, etc. On peut prescrire de 0, 25 cgr. à 1 gr.
en cachets, surtout chez les personnes avec tendance à la
diarrhée.

4. **Le nitrate d'argent.** — Cette substance s'emploie
peut-être plus rarement aujourd'hui qu'il y a un certain
nombre d'années. On peut administrer le nitrate d'argent
en pilules de 0,01 cgr., ou s'en servir pour les lavages de
l'estomac en solution à 1 p. 1000, à condition de retirer le
liquide et de faire suivre ce lavage médicamenteux d'un
lavage à l'eau. On a même proposé de faire des injections
hypodermiques d'une solution faible de nitrate d'argent
dans la région épigastrique, pour faciliter la guérison de
l'ulcère de l'estomac. En général, c'est dans le traitement
de l'ulcère rond que le nitrate d'argent est le plus employé.

L'usage interne ne paraît pas donner d'aussi bons résultats que la simple cure du repos absolu de l'estomac ; les
lavages au nitrate d'argent sont applicables seulement dans
les cas invétérés n'ayant pas de tendance à l'hématémèse,
tandis qu'ils sont contre-indiqués dans les ulcères récents.
Quant aux injections dans la région épigastrique, les cas
que nous avons pu observer ne nous ont pas paru encourageants. Dans un cas, deux jours après l'injection survint
une hématémèse foudroyante qui s'est terminée par la
mort (1).

5. **Le fer.** — D'après les recherches de Buzdygan (2),
dans les cas où la réaction du suc gastrique est trop acide
pendant la digestion, le fer augmentant encore cette acidité,
augmente les troubles (pesanteur, nausées, vomissements,
pyrosis) dont se plaignent souvent les chlorotiques. On doit
donc d'abord combattre l'hyperacidité, et seulement en-

---

(1) H. Frenkel, Compte-rendu du service médical du Bureau de
bienfaisance, *Lyon médical*, t. 83, p. 134, 204, 1896.
(2) Buzdygan, *Wien. klin. Woch.*, 1897, n° 31.

suite administrer le fer. Si, au contraire, l'acide chlorhydrique est normal ou surtout s'il est diminué, le fer rend
service en excitant la sécrétion chlorhydrique de l'estomac.
Suivant une pratique, déjà ancienne, de M. Hayem, il est
bon alors d'associer au fer de l'acide chlorhydrique qui facilite la résorption des ferrugineux.

§ 4. — Les amers.

On sait combien est fréquent l'usage et l'abus des amers en
médecine par les malades et même par les médecins. A en
juger par les travaux de Jaworski, Reichmann, Tcheltzow
et beaucoup d'autres, leur efficacité est très problématique,
mais leurs inconvénients sont grands, quand ils sont administrés aux malades dont les sécrétions sont exagérées,
dont l'estomac est irritable. Reichmann n'a trouvé une
augmentation de la sécrétion gastrique que quand les
amers ont disparu de l'estomac.

Les amers les plus employés sont le quinquina, la gentiane, le colombo, le coca, la quassia amara, la cascarille,
le condurango, la rhubarbe, la noix vomique, la strych-
nine. On les donne, sous forme de vin, de teinture, de ma-
cération, une demi-heure avant le repas, pour stimuler
l'appétit et exciter les fonctions de sécrétion.

M. Frémont (1) a étudié l'action d'un certain nombre de
ces substances sur l'estomac des chiens isolé de l'œsophage
et de l'intestin. S'étant mis ainsi à l'abri des erreurs résultant de l'adjonction de la salive et du contenu intestinal,
l'auteur a dosé l'acidité totale et le chlore total du suc
gastrique avant et 4 heures après l'introduction dans l'estomac de substances médicamenteuses. — En représentant par
100 les chiffres obtenus avant l'administration des médi-

____

(1) Frémont, Action de quelques médicaments sur l'estomac,
Journ. de connaiss. médic., 11 avril 1898.

caments, on peut exprimer l'action des diverses substances par les chiffres suivants :

	Quantités administrées	Acidité totale	Chlore total
1. Vin blanc	36 c. c.	489	267
2. Gentiane. . . .	3 gr. en infus.	352	227
3. Condurango . . .	2 gr.	240	144
4. Chardon bénit . .	1 gr. 44	215	223
5. Houblon	1 gr. 73	191	192
6. Simarouba . .	1 gr. 44	184	190
7. Ményante . . .	2 gr. 50	161	175
8. Colombo	1 gr. 08	140	136
9. Quassia amara . .	1 gr. 08	117	117
10. Strychnine . . .	0,002-0,003 mgr. en solut.	143	149
11. Pilocarpine . . .	0,002 mgr.	107	112

Toutes ces substances ont la propriété d'exciter la sécrétion stomacale. Le vin blanc semble tenir la première place à ce point de vue ; la gentiane et le condurango augmentent plus particulièrement la quantité d'acide chlorhydrique libre. Mais la stimulation de la sécrétion n'est que passagère et, dès le lendemain, les médicaments se sont montrés moins énergiques.

Parmi ces médicaments, il en est qui peuvent donner lieu à des phénomènes plus ou moins graves ; c'est ainsi que la simarouba peut déterminer de la gastrite hémorrhagique, du moins chez les chiens. Les autres substances ont une action moins irritante.

Les épices et les condiments. — Il résulte des recherches de Mann (1) que le poivre, la canelle, les clous de girofle, la noix de muscade accélèrent la digestion, tandis que la moutarde est sans action. Le vinaigre, le café, le thé, accélèrent faiblement la digestion ; le tabac mâché la ralen-

(1) E. Mann, Künstliche Verdauung des Eiweisses durch Salzsäure und Pepsin, *Thèse d'Erlangen*, 1897.

tit. L'addition de biphosphate de soude et de chlorate de chaux qui se décomposent mutuellement en chlorure de sodium et en phosphate de chaux, avec formation d'acide chlorhydrique libre, ne favorise cependant pas la digestion, malgré la présence de l'HCl libre, probablement parce que le phosphate de chaux précipite la pepsine.

On sait que les substances qui précipitent les sels de chaux sont des substances anticoagulantes. M. Moraczewski (1) s'est demandé si ces substances ont la même action sur les ferments hydrolytiques et en particulier sur les ferments digestifs. Il a trouvé qu'aucune des substances qui précipitent les sels de chaux n'empêche l'action de ces ferments.

Les épices et les condiments sont contre-indiqués dans toutes les affections avec exagération des fonctions de sécrétion et de motilité.

L'orexine. — L'orexine ou le phényl-dihydrochinazoline a été introduit dans la pratique par Penzoldt (2), en 1890, pour stimuler l'appétit. Tout d'abord on employait le chlorhydrate d'orexine, mais en raison de son action irritante sur la muqueuse, l'auteur lui substitua dès 1893 l'*orexine basique* (3). D'après Penzoldt lui-même, ce médicament améliore ou provoque l'appétit dans la moitié des cas d'anorexie. En effet, son action est due à ce qu'il excite la sécrétion chlorhydrique, ainsi que l'ont montré Reichmann, Kronfeld et d'autres. Aussi, l'orexine est-elle contre-indiquée dans l'ulcère rond et dans toutes les affections accompagnées d'hyperchlorhydrie ; elle est également contre-indiquée dans les néphrites, dans les cas où il y a des hémorrhagies de n'importe quel organe et dans les cas où

(1) W. Moraczewski, *Pflüger's Archiv.*, t. LXIX, p. 32, 1897.
(2) F. Penzoldt, *Therap. Monatshefte*, fév. 1890 et mai 1893.
(3) Voir aussi F. Kœlbl, *Wien. med. Woch.*, n° 51, 1897. — G. Ternell, *Hygiea*, oct. 1897.

les vomissements qu'on observe quelquefois pourraient être nuisibles. — L'orexine abrégerait le temps du séjour des aliments dans l'estomac et favoriserait la résorption (Seognamiglio).

Comme c'est un remède très irritant pour l'estomac, il faut s'en tenir aux doses indiquées par l'auteur. La dose moyenne pour l'adulte est de 0,30 cgr. par jour, en une fois, mais il est prudent de commencer par 0,10 cgr. par jour ; si 0,30 cgr. ne suffisaient pas, on pourrait aller à 0,40 et 0,50 cgr. Au bout de 5 à 10 jours d'usage quotidien, on fera une interruption de 8 jours, avant de continuer le médicament. Il s'administre en cachets, dans du bouillon, une heure avant le repas.

Récemment Steiner (1) a recommandé, surtout pour les enfants, le *tannate d'orexine* qui n'a pas de goût. On en prépare des tablettes au chocolat.

§ 5. — Les vomitifs et les purgatifs.

Les vomitifs ont été autrefois très en honneur pour débarrasser l'estomac des substances indigestes ou ingérées en excès, surtout dans les indigestions aiguës et dans les gastro entérites infectieuses. Aujourd'hui que nous possédons dans le lavage de l'estomac un moyen plus doux et plus sûr d'évacuer et de nettoyer la poche gastrique, les vomitifs sont complètement tombés en désuétude, dans le traitement des maladies de l'estomac. Il y a, d'ailleurs, un très grand nombre de contre-indications pour leur emploi que nous ne pouvons pas énumérer toutes (ulcère de l'estomac, can-

<hr>

(1) F. Steiner, *Wien. med. Blätter*, nº 47, 1897. — Voir aussi B. Limpert, *Bayer. ærztl. Corresp.-blatt*, nº 6, 1898. — Bodenstein, *Wien. med. Presse*, nº 26, 1898. — Goliner, *Allgem. med. Centr-Zeit.*, nº 54, 1898. — Künkler, *ibid.*, nº 1, 1899. — Goldmann, *Wien. med. Woch.*, nº 9, 1899. — Siegert, *Münch. med. Woch.*, nº 20, 1899.

cer, hyperchlorhydrie, etc.). Il sera toujours bon, avant de donner un vomitif, quand on le juge à propos, de recourir aux moyens simples d'évacuation gastrique, tels que la titillation de la luette et du pharynx, l'ingestion de l'eau tiède, le lavage de l'estomac. Tous les médicaments employés par voie buccale (sulfate de zinc et de cuivre, ipéca, tartre stibié) provoquent les vomissements par voie réflexe, en irritant la muqueuse stomacale. D'après Penzoldt, il est préférable, si l'on veut obtenir des vomissements, de faire une injection hypodermique de 0,01 cgr. de chlorhydrate d'apomorphine.

Les purgatifs s'emploient un peu plus souvent que les vomitifs. On ne s'adressera à ces agents médicamenteux que d'une façon occasionnelle et non d'une façon systématique. Les purgatifs doux seront d'abord essayés. Parmi les purgatifs doux, on peut se servir de certains fruits, pruneaux, figues, tamarinde, ou de substances sucrées, miel, manne, de substances grasses, huile d'olives, de ricin. Les laxatifs moyens sont : le soufre, la magnésie calcinée, le sulfate de soude et de magnésie, le calomel ; les purgatifs végétaux sont : la rhubarbe, la cascara sagrada, le séné, l'aloès. Les purgatifs drastiques, tels que l'eau-de-vie allemande, la gomme-gutte, le podophyllin, l'huile de croton ne sont presque jamais employés dans les affections du tube digestif.

§ 6. — Les sédatifs.

Dans la majorité des cas, le médecin soucieux des intérêts de son malade saura éviter l'emploi des opiacés et se contentera des calmants qui ne donnent pas au malade de mauvaises habitudes. En effet, la morphinomanie a souvent pour point de départ une soi-disant gastrite ou une gastralgie traitée par des injections de morphine, et beaucoup de femmes névropathes deviennent morphinomanes à l'occasion de quelques crampes de l'estomac purement nerveuses. Dans les cas légers, on s'adressera de préférence aux applications chaudes sur la région épigastrique, aux boissons chaudes, au tilleul, à la fleur d'oranger, et on aura souvent raison des sensations douloureuses. Dans les maladies organiques du tube digestif, il est nécessaire de choisir les calmants suivant la cause de la douleur. Très souvent, un régime approprié fait merveille, et il n'est pas besoin de prescrire de médicaments. Chez les hyperchlorhydriques, ou dans la maladie de Reichman, le bicarbonate de soude, à dose suffisante, calme généralement la douleur. Plus on s'appliquera à reconnaître la cause de la douleur, et plus souvent on pourra éviter la morphine et les opiacées en général.

Quand on a épuisé l'action calmante du bicarbonate de soude, de la magnésie, du phosphate de soude ou magnésien, du bismuth, on peut s'adresser aux sédatifs proprement dits. Dans les douleurs dont se plaignent si souvent les névropathes, les bromures (de potassium, de sodium, d'ammonium, de strontium), le chanvre indien, le valérianate d'ammoniaque et de zinc joints à l'hydrothérapie, permettront d'éviter l'usage des opiacés. — Dans l'ulcère de l'estomac, le bismuth à haute dose, suivant Fleiner, est un véritable calmant. — Dans l'hypersécrétion, on a tout essayé, on a vanté la belladone et l'atropine qui diminuent les sécrétions, mais on n'a pas toujours réussi. Ces médicaments ont peut-être plus d'efficacité pour calmer le péristaltisme de l'estomac et de l'abdomen et agissent sur les ganglions moteurs de la paroi intestinale.

Les opiacés à petites doses excitent d'abord les sécrétions et les mouvements de l'estomac et de l'intestin, et ensuite les inhibent. Suivant la susceptibilité individuelle, ils peuvent exagérer la sécrétion des hyperchlorhydriques et provoquer des vomissements. Mais bientôt, le malade s'y habitue et commence à réclamer les effets sédatifs de la morphine.

Par l'usage prolongé, les sécrétions diminuent et les fonctions intestinales deviennent paresseuses; il y a de l'hypochlorhydrie, de la constipation. Mais le plus grand danger est la morphinomanie avec ses conséquences.

L'opium a des effets plus marqués que la morphine dans toutes les affections de l'intestin, mais il n'est pas certain qu'il en soit de même pour l'estomac.

Lorsqu'on est en présence d'une affection gastrique curable, il ne faut jamais prolonger trop longtemps l'usage des opiacés et de la morphine. Mais dans les cas de cancer dans lesquels les autres calmants restent inefficaces, il est difficile de refuser aux malades le bénéfice de la morphine. Il est, d'ailleurs, rare que les douleurs soient assez violentes pour être obligé de recourir à des injections hypodermiques.

§ 7. — Les antifermentatifs.

Le meilleur moyen de restreindre les fermentations gastriques est le régime qui éloigne de l'estomac les substances aux dépens desquelles se font les fermentations. Celles-ci une fois installées, on peut encore les restreindre par les lavages de l'estomac faits régulièrement avec les solutions antiseptiques et antifermentatives que nous avons énumérées plus haut (voir p. 479) ou simplement avec de l'eau bouillie.

Parmi les médicaments considérés comme antifermentatifs, la plupart ne déploient leur activité que dans l'intestin grêle, soit parce qu'ils sont insolubles et n'agissent qu'après un séjour prolongé dans le tube digestif (naphtol, bétol), soit parce qu'ils ne deviennent solubles que dans l'intestin (salol). Dans les cas d'insuffisance motrice, ces médicaments peuvent cependant rester assez longtemps dans l'estomac pour devenir antiseptiques dans la cavité gastrique. D'ailleurs, la plupart des substances médicamenteuses que nous avons étudiées ont des effets faibles, il est vrai, sur les fermentations. Celles qui sont plus énergiques sont en même temps plus irritantes, comme l'acide salicylique, la créosote, la naphtaline, la résorcine, le thymol, etc. D'après les expériences de Rieguer (1), les meilleurs antiseptiques de l'estomac seraient le salicylate de soude, le thymol et le menthol qui empêchent les fermentations déjà à 1/16ᵉ pour 100, tandis que l'actol, le chloral, l'argent, la résorcine et le chinésol seraient moins énergiques. Dans les cas d'hypochlorhydrie, l'acide chlorhydrique est recommandé par M. Bouchard comme antiseptique stomacal ; dans l'hyperchlorhydrie, les alcalins et les alcalins terreux sont également utiles à ce point de vue. Mais en somme, le traitement diététique et les lavages de l'estomac nous paraissent plus utiles, pour combattre les fermentations gastriques, que les médicaments administrés par la bouche.

§ 8. — Les ferments digestifs (2).

Les ferments employés en médecine sont des ferments solubles. Ils dérivent tous directement d'organismes vivants, soit végétaux soit animaux. Beaucoup de ferments organisés sont de grands producteurs de ces composés. Aucun d'entre eux n'a été jusqu'à présent préparé artificiellement. Bien qu'on les considère comme des matières albuminoïdes, il convient de n'adopter qu'avec réserves cette manière de voir. Placés dans des conditions appropriées, les ferments jouissent de la propriété de dissoudre, de dédoubler ou de transformer certaines matières organiques. Suivant la nature du corps sur lequel ils agissent et suivant cette action elle-même, on distingue les ferments suivants :

(1) R. Riegner, *Thèse de Berlin*, 1898.
(2) Pour la rédaction de ce chapitre, nous avons largement mis à contribution les notes manuscrites que M. le professeur Edmond Dupuy (de Toulouse) a bien voulu mettre à notre disposition. Nous sommes heureux de lui en exprimer ici toute notre reconnaissance.

1° La diastase qui détermine la saccharification de l'amidon.

2° L'invertine qui détermine l'inversion du sucre de canne.

3° L'émulsine et la myrosine qui déterminent le dédoublement des glycosides.

4° La pepsine, la trypsine et la papaïne qui déterminent la peptonisation des albuminoïdes.

5° La présure qui détermine la coagulation de la caséine.

6° L'uréase qui détermine la décomposition de l'urée, etc.

Parmi ces ferments, seules la diastase, la pepsine, la papaïne et la pancréatine nous intéressent ici.

1° **La diastase**. — La *diastase* (ou *amylase*, Duclaux) est un ferment soluble qui détermine la saccharification de l'amidon. Elle existe dans les plantes (diastase végétale) et chez les animaux, dans la salive, dans le suc pancréatique, dans le foie, dans l'urine, etc. Pour l'usage pharmaceutique, on la retire de l'orge germée ou malt, par dissolution dans l'eau et coagulation au moyen d'alcool. La diastase, appelée aussi *maltine*, se présente suivant son mode d'évaporation, soit sous forme d'une poudre blanc jaunâtre, soit sous forme de lamelles translucides. Elle est en partie soluble dans l'eau, peu soluble dans l'alcool faible, insoluble dans l'alcool absolu. Elle change l'amidon en dextrine et maltose. Elle doit transformer en sucre réducteur 50 fois son poids de fécule de pomme de terre ou d'amidon desséchée. Elle se conserve très bien ; quand elle est humide, au contraire, elle se putréfie rapidement.

M. Coutaret a préconisé la diastase végétale comme agent de la digestion des substances amylacées, sous le nom de *maltine*, dans les cas où la sécrétion de la ptyaline dans la salive ne se fait pas assez régulièrement ou assez abondamment. Mais on sait que la digestion des amylacées ne fait que commencer dans l'estomac et qu'elle s'achève dans l'intestin, à l'aide du suc pancréatique. « Il est vrai que l'action de la ptyaline peut devenir insuffisante par le fait de l'hyperacidité gastrique, mais, dans ce cas, l'ingestion de maltine ne changerait rien à cette hyperacidité. Si le défaut de ptyaline pouvait produire des troubles digestifs, ceux-ci devraient consister, non en troubles gastriques, mais en troubles intestinaux, contre lesquels il suffirait d'obtenir une salivation abondante, par exemple en faisant mastiquer une pâte quelconque à la gomme. Cette pratique est visiblement efficace chez les gens qui mangent trop vite »(1).

Quoi qu'il en soit, si on administre la maltine, il est indispensable, pour qu'elle produise son effet, de se rappeler qu'elle ne peut agir que dans un milieu digestif ni trop acide, ni trop alcalin.

La diastase s'emploie à la dose de 0,10 cgr. à 1 gr. par jour, en cachets ou dans un élixir faiblement alcoolique. Elle est incompatible avec la magnésie, le quinquina, les acides minéraux qui ralentissent ou entravent son action.

Le prix de la diastase étant très élevé, on a cherché à la remplacer par des préparations d'orge, d'avoine et de froment germés, en poudre, en infusion, etc. Ces diverses préparations, très employées en Angleterre, en Allemagne et en Suisse, portent le nom d'*extrait de Malt*, de *bière de Malt*, etc. On en fait des sirops et des élixirs. Enfin, on associe l'extrait de malt ou la maltine à une foule de médicaments : fer, huile de foie de morue, iode, vin pepsique et pancréatique, phosphate de soude et de potasse.

2° **La pepsine**. — La pepsine est un ferment soluble déterminant la peptonisation des albuminoïdes. Découverte par Schwann, elle a été introduite en thérapeutique par Corvisart. Elle se rencontre dans le suc gastrique des animaux supérieurs. On l'extrait des estomacs de porc, de

(1) Manquat, *Traité de thérapeutique et de pharmacol.*, 3ᵉ éd., t. I, p. 579, 1897.

veau ou de mouton, par des procédés qui varient d'après
les pays et d'après les auteurs. Parmi les pepsines françaises, les plus connues sont celles de Petit, de Chassaing,
de Chappoteaut.

La pepsine de commerce se présente sous deux formes :
pepsine en paillettes et pepsine extractive. Elle est capable
de peptoniser 50 à 75 fois son poids de fibrine. Elle est très
altérable et absorbe rapidement l'humidité de l'air ; elle
devient alors visqueuse et subit la fermentation putride.
Pour éviter cet inconvénient, on la mélange avec de l'amidon très sec et on obtient la *pepsine amylacée* ou *pepsine
médicinale* du Codex ; en cet état, 1 gr. de pepsine doit
peptoniser 20 gr. de fibrine (titre 20).

Les falsifications de ces substances sont très fréquentes ;
aussi le Codex indique-t-il de nombreux procédés pour vérifier ces produits. Mais ils s'altèrent, en outre, très rapidement et tout récemment encore, M. Linossier ayant examiné
six échantillons de ferments digestifs, pris chez divers fa-
bricants de spécialités, n'a trouvé ni pepsine, ni pancréatine, ni maltine (1).

La pepsine sèche peut supporter, sans altération, une
température de 30° et peut-être même de 100°. Humide, elle
perd toute faculté digestive au-dessus de 60°. Les sels alcalins, l'alcool lui enlèvent aussi la propriété de peptoniser
les albuminoïdes.

C'est surtout l'action de l'alcool sur la pepsine qui a
donné lieu à des études nombreuses, dues à Vulpian, à
M. Vigier, à M. Catillon, à M. Bardet. Des expériences
en partie contradictoires de ces auteurs, il semble résulter
que si l'alcool absolu précipite toute la pepsine en solution
concentrée, les solutions alcooliques *faibles* de pepsine
peuvent être utilisées en thérapeutique. La pepsine est donc

____

(1) G. Linossier, *Soc. des Sciences méd. de Lyon*, déc. 1898. — *Lyon
méd.*, 1899, n° 4.

employée sous forme d'élixir, de vin, de poudre, de pilules ou tablettes, de sirop.

Toutefois, il est bon de se rappeler que les préparations alcooliques sont tenues en suspicion par la plupart des cliniciens et bon nombre de chimistes. M. Hugounenq (1) rejette tous les vins qui contiennent de la pepsine. Quant aux combinaisons de la pepsine avec la rhubarbe, la pancréatine, les teintures, les infusions, etc., M. Boas les considère comme absurdes. Le sirop de pepsine est une préparation très fermentescible; les solutions aqueuses de pepsine perdent assez promptement leur action digestive. D'après M. Vigier, les préparations de pepsine à base de glycérine, les préparations de diastase, de pancréatine associées aux vins ou élixirs de pepsine sont des préparations irrationnelles. L'élixir chlorhydro-peptique ne semble avoir aucun avantage. Enfin M. Vigier désapprouve les associations faites journellement entre les préparations de pepsine et d'autres corps : coca, quinquina, sous-nitrate de bismuth, magnésie, phosphates, peptones, etc. Ces diverses additions, incompatibles avec la pepsine, sont plutôt nuisibles qu'utiles.

Mode d'emploi. — Le meilleur mode de son emploi est la forme de poudre sans aucune addition, ni mélange. On la donne à la dose de 0,50 cgr. à 1 gr. au début ou à la fin du repas. La dose de pepsine habituellement prescrite aux malades est tout à fait insuffisante. M. Linossier, M. Robin et beaucoup d'autres condamnent la pepsine amylacée du Codex. M. Linossier (2) rappelle qu'avec 4 à 5 gr. d'une pepsine au titre de 200, on a un effet équivalent à celui de 40 à 50 gr. de la pepsine amylacée du Codex. M. Robin (3) réserve la pepsine extractive pour les préparations liquides (sirop, élixir, vin) et la pepsine en pail-

<hr>

(1) Hugounenq, *Lyon méd.*, 1892, n° 27.
(2) G. Linossier, *Soc. de thérapeut.*, 6 déc. 1899.
(3) A. Robin, *Ibid.*

lettes pour les cachets; il donne 1 à 2 gr. par dose, et il la donne au milieu du repas.

Indications. — Les indications de l'administration de la pepsine ont été singulièrement exagérées et l'abus des spécialités aidant, on s'est mis à ordonner à tort et à travers les vins, les élixirs pepsiniques, chlorhydro-peptiques et autres drogues dites à base de pepsine. Il est prouvé aujourd'hui que ce ferment soluble ne fait défaut, dans la sécrétion stomacale, que très rarement, pour ne pas dire exceptionnellement, par exemple dans l'atrophie de la muqueuse de l'estomac. Dans tous les autres cas, la pepsine n'est pas supprimée, mais manifeste son activité dès qu'on ajoute au suc gastrique de l'acide chlorhydrique libre. Il suffit donc, dans tous ces cas, d'administrer cet acide pour améliorer la digestion. Quant aux cas rares où le ferment gastrique est aboli (achylie gastrique), les préparations de pepsine pourraient avoir leur utilité à la double condition d'être vérifiées au point de vue de leur pureté et d'être administrées sous forme de poudre, sans aucun mélange, surtout sans addition d'aucune de nombreuses substances qui en atténuent l'activité (1).

3° **La papaïne**. — La papaïne est un ferment soluble que l'on trouve dans le suc laiteux du papayer (*carica papaya*), famille des papayacées. Elle a été découverte par Würtz en 1879. Elle est amorphe, blanche, pulvérulente, soluble dans l'eau, insoluble dans l'alcool et l'éther, le chloroforme, les huiles grasses et volatiles. La solution aqueuse concentrée possède une saveur un peu astringente.

La papaïne possède la propriété de dissoudre et de peptoniser les matières albuminoïdes, comme la pepsine elle-même. Mais elle se distingue de cette dernière parce qu'elle

(1) Cf. à ce sujet les expériences de M. Georges, *Arch. de méd. exp.*, 1890, p. 91. — G. Lyon, *Thèse de Paris*, 1890. — J. Boas, *loc. cit.*, p. 358.

peut agir dans un milieu neutre, alcalin ou acide, tandis que la pepsine ne peut agir que dans un milieu acide.

La papaïne a été étudiée par MM. Dujardin-Beaumetz, Bouchut, C. Paul, G. de Mussy, etc. On l'a préconisée :

1° Comme succédané de la pepsine, dans le but d'augmenter ou de favoriser la digestion des albuminoïdes.

2° Dans certaines affections, comme topique pour dissoudre les fausses membranes dans la diphtérie, dans les dermatoses, etc.

On administre la papaïne, à l'intérieur, sous forme de vin, sirop, élixir, cachets, dragées, à la dose de 0,05 cgr. à 0,20 cgr. par jour.

La *papayotine* a été préparée d'abord par Peckolt et recommandée par Albrecht et Rossbach.

4° La pancréatine. — La pancréatine est un mélange de trois ferments : *a)* la *trypsine* (Kühne) ou *caséase* (Duclaux) transforme les albuminoïdes en peptones ; *b)* la *diastase* pancréatique saccharifie l'amidon ; *c)* un ferment non encore isolé émulsionne les graisses et les dédouble en glycérine et en acides gras.

On prépare la pancréatine avec le pancréas de porc. Cette pancréatine dite extractive sert à préparer la pancréatine amylacée, mélange de pancréatine extractive et d'amidon, pour éviter son altération au contact de l'humidité de l'air. La pancréatine extractive doit peptoniser 50 fois son poids de fibrine et 40 fois son poids de fécule de pomme de terre ou d'amidon.

D'après Ewald, la pancréatine n'a aucune efficacité dans l'organisme humain, attendu que la trypsine ne tarde pas à être digérée par le suc gastrique, comme un albuminate. Vulpian, Portes, Vigier ont prouvé que la trypsine qui ne peut agir que dans un milieu alcalin était tuée par la pepsine. Pour éviter cette action, Defresne a imaginé d'inclure la pancréatine dans une double enveloppe de sucre et de cire qui en empêche la dissolution dans l'estomac et la conserve intacte jusqu'à ce que les aliments arrivent dans l'intestin. Dans le même but, Unna a proposé de faire des pilules de pancréatine kératinisées, c'est-à-dire recouvertes d'une couche de kératine, insoluble dans les milieux acides, soluble seulement dans les liquides alcalins. Les capsules gluténoïdes préconisées récemment par M. Sahli (1) sont basées sur le même principe.

La pancréatine serait indiquée dans les dyspepsies atoniques, acides et dans certains états généraux, tels que le rachitisme, la scrofulose, le diabète, etc.

On l'administre en cachets, en paquets ou dans un élixir faiblement alcoolique, aux doses suivantes : *a*) la pancréatine extractive, à la dose de 0,20 cgr. à 0,80 cgr. par jour ; *b*) la pancréatine amylacée à la dose de 0.50 cgr. à 2 gr. par jour.

L'utilité de la pancréatine en thérapeutique est très contestée. Son action physiologique est loin d'être prouvée et elle a plus de vogue commerciale que de valeur thérapeutique.

(1) Sahli, *Corrésp. Blatt. fur schweiz. Aerzte*, 15 mai-1º juin 1898.

CHAPITRE IV

LE TRAITEMENT CHIRURGICAL

L'opportunité d'une intervention chirurgicale est une question très délicate qui ne peut souvent être résolue qu'après mûre réflexion et après une entente préalable entre le médecin et le chirurgien. En effet, les indications opératoires ne sont pas toujours fixes et immuables, elles dépendent de nombreux facteurs, parmi lesquels l'état général du malade, la possibilité ou l'impossibilité de l'alimenter, la certitude ou l'incertitude du diagnostic sont de nature à justifier des hésitations. En ce qui concerne ce dernier point, la doctrine de la laparotomie exploratrice compte des partisans de plus en plus nombreux et se justifie par des succès quelquefois inespérés, mais bien plus encore par son innocuité absolue entre les mains d'un chirurgien expérimenté. L'accord paraît également établi sur la nécessité de réserver cette laparotomie exploratrice aux cas où, malgré l'incertitude du diagnostic, on a de fortes présomptions qu'il s'agit d'une affection pour laquelle une opération est non seulement nécessaire, mais encore possible. Quant au genre de l'opération, au procédé chirurgical à employer, à l'extension qu'on sera amené à donner à l'opération, il est le plus souvent impossible de rien dire d'avance, et le chirurgien est souvent obligé de modifier, suivant les circonstances, son plan opératoire primitif. Surtout dans le cancer de l'estomac où, même lorsque l'on sent la tumeur, ses dimensions réelles sont souvent plus grandes que celles qu'on croyait sentir à travers la paroi abdominale, où il y a des adhérences dans les cas qu'on croyait encore localisés à l'estomac seul, dans tous ces cas la technique opératoire doit souvent être modifiée au dernier moment.

L'intervention chirurgicale sur l'estomac peut avoir pour but de remédier aux suites mortelles ou graves 1° d'un traumatisme ou de la présence des corps étrangers dans l'estomac; 2° d'un rétrécissement du cardia; 3° d'un ulcère de l'estomac; 4° d'un rétrécissement non cancéreux du pylore et des dilatations de l'estomac; 5° d'un cancer du pylore ou d'une autre partie de l'estomac.

§ 1. — Traumatismes et corps étrangers de l'estomac.

Les traumatismes qui intéressent l'estomac amènent la perforation d'autant plus rarement que l'estomac est vide et d'autant plus facilement qu'il contient des substances alimentaires en plus grande quantité, qu'il est plus tendu. Dans ce dernier cas, si on est sûr du diagnostic, si on est déjà en présence des phénomènes de péritonite par perforation, il faut intervenir sans aucun retard, il faut faire la toilette du péritoine et suturer la plaie gastrique, enfin suturer ou drainer la plaie abdominale, pour arrêter les progrès de la péritonite.

Les corps étrangers de l'estomac peuvent être éliminés tôt ou tard par la voie buccale ou anale ou séjournent longtemps dans l'estomac sans amener aucune suite fâcheuse. Dans ces cas, il n'y a pas de raison pour intervenir. Mais si le corps étranger provoque une réaction inflammatoire après avoir érodé et ulcéré la muqueuse, s'il présente une tendance à la perforation dans un organe voisin ou au dehors, alors il faut pratiquer la *gastrostomie* (1), avant

(1) Braquehaye, *La gastrostomie*, 1900.

que la suppuration se soit produite. Polaillon, Terrier, Le Dentu, Heydenreich (1) et beaucoup d'autres ont publié des cas de ce genre. Dans un cas de Labbé, on a extrait de l'estomac une fourchette qui y avait séjourné 2 ans, sans provoquer aucun trouble sérieux. Dans la majorité des cas, ces corps étrangers sont des prothèses dentaires ou des dents artificielles, des fourchettes, cuillers ou couteaux, des fils de fer, aiguilles, etc. Chez certaines femmes hystériques qui ont la mauvaise habitude de ronger leurs cheveux, les rognures en s'accumulant dans l'estomac forment le noyau d'une concrétion qui peut atteindre et dépasser le volume d'un poing et nécessiter l'opération (*philozoaires*). Les ouvriers polisseurs devenus alcooliques, s'ils boivent leurs solutions de vernis, présentent des pierres gastriques qu'il faut opérer. On pratique une fistule temporaire, la gastrostomie, pour enlever le corps étranger.

§ 2. — Le rétrécissement du cardia.

Quand la sténose du cardia ou de l'œsophage produite par le cancer de cette région arrive à un degré qui rend impossible l'alimentation du malade, il faut recourir à la formation d'une ouverture artificielle dans l'estomac, d'une fistule permanente, à la *gastrostomie*, pour introduire les aliments directement dans la cavité gastrique. Cette opération, pratiquée pour la première fois par Sédillot en 1849 et répétée souvent depuis, n'est pas toujours palliative. — Trendelenbourg a pu maintenir en vie pendant de longues années un garçon opéré de cette façon pour une stricture œsophagienne non cancéreuse. Le malade plaçait un bout d'un tube en caoutchouc dans la fistule, mâchait les aliments et les envoyait ensuite par le tube dans l'estomac, comme s'il avait un œsophage extérieur. — Pour les sté-

(1) Heydenreich, De la taille gastrique, *Sem. méd.*, n° 11, 1891.

noses bénignes, la gastrostomie est certainement absolument indiquée, soit pour permettre la dilatation rétrograde du rétrécissement, soit même pour établir une fistule permanente. Quant aux sténoses cancéreuses, l'alimentation par le rectum sera toujours plus facilement acceptée par les malades, qu'une opération qui ne peut être que palliative.

§ 3. — L'ulcère de l'estomac

Indications. — Il convient d'envisager séparément les cas d'ulcère non compliqué et ceux où il y a des complications. Les indications seraient, d'après Lindner et Kuttner (1), les suivantes :

I. — ULCÈRES NON COMPLIQUÉS

1° **Forme gastralgique**, forme à vomissements répétés. Lorsque l'ulcère est très tenace, lorsque les troubles subjectifs et objectifs sont très prononcés, que le traitement médical n'a pas donné de résultats, on peut être amené à penser à une opération. On essayera toujours, dans ces cas, la cure de repos absolu et prolongé de l'estomac avec alimentation rectale. Plus on apportera de soins à cette dernière, et plus longtemps on maintiendra le malade sans le faire maigrir et plus on aura de chances d'obtenir la cicatrisation de l'ulcère. Ce n'est que si le malade maigrit rapidement et ne supporte pas l'alimentation rectale, qu'on se décidera à l'opération.

Lücke, M. Doyen sont intervenus par la gastro-entérostomie, même dans des cas d'ulcère de l'estomac dépourvus des complications mais restés stationnaires à la suite du

(1) H. Lindner und L. Kuttner, *Die Chirurgie des Magens*, Berlin, 1898. — Voir aussi Terrier et Hartmann, *Chirurgie de l'estomac*, Paris, 1899.

traitement médical. Ces opérations ont paru être justifiées par la grande mortalité générale de l'ulcère qui est de 25 à 30 0/0, alors que la gastro-entérostomie n'a donné que 16,2 0/0 de mortalité dans les mêmes conditions.

D'autre part, on a fait remarquer que la gastro-entéro-anastomose n'est pas un traitement radical de l'ulcère de l'estomac et que les succès obtenus pourraient être dus au régime sévère auquel on soumet le malade après l'intervention. Les partisans de l'opération invoquent encore les rapports de l'ulcère avec l'hyperchlorhydrie et l'hypersécrétion, mais cet argument ne paraît pas toujours justifié aux adversaires de l'intervention. Dans ces derniers temps, Mlodziejewski (1) a de nouveau résumé les arguments de ces derniers.

2° **Formes hémorrhagiques.** — *a*) Supposons d'abord qu'il s'agit d'hémorrhagies petites et répétées. Chez les sujets jeunes, ces pertes sont habituellement peu graves et nécessitent rarement un traitement chirurgical. Ce n'est que chez les adultes, à l'âge moyen, qu'on serait, d'après Lindner et Kuttner, en présence de cas assez rebelles pour motiver l'opération. Les malades s'anémient et maigrissent après chaque hémorrhagie et ils n'ont pas le temps de se remettre de la première, lorsque survient la deuxième, la troisième hématémèse, et ainsi de suite. L'existence de l'hyperchlorhydrie, souvent avec hypersécrétion, est un motif de plus pour se décider à opérer. M. Dieulafoy réclame également l'intervention chirurgicale pour les hématémèses dues à l'*exulceratio simplex*. On s'adresse, le plus souvent, à la gastro-entérostomie, plus rarement à la pyloroplastie. D'après Savariaud (2), l'excision serait la méthode de choix, mais quand les ulcères siègent au pylore ou dans

----

(1) Mlodziejewski, *Vratch*, n° 32, 1898.
(2) Savariaud, *Thèse de Paris*, 1898.

la première portion du duodénum, on peut se contenter de
la gastro-entéro-anastomose. Il y a, d'ailleurs, beaucoup de
causes d'insuccès : la difficulté de découvrir l'ulcère, s'il est
très petit et situé près des orifices, la multiplicité des ulcères, la difficulté de pratiquer l'hémostase, l'excessive faiblesse du malade.

b) Beaucoup plus délicate est la question de l'opération
pour hémorrhagies rares, mais abondantes. Les hémorrhagies graves et foudroyantes sont dues plus souvent à la
rupture de l'artère splénique qui est d'un accès difficile, plus
rarement à la rupture de l'artère coronaire de l'estomac. La
mortalité après intervention, dans ces conditions d'anémie
aiguë et de difficultés opératoires, est assez grande, aussi
M. Hartmann et M. Heydenreich (1) ne sont-ils pas partisans
d'une intervention immédiate. Mais si les hémorrhagies
venaient à se répéter, on pourrait discuter l'utilité d'une
opération. M. Hayem a cependant vu guérir de tels cas,
sous l'influence du repos absolu de l'estomac.

2. — ULCÈRES COMPLIQUÉS

Les complications de l'ulcère qui peuvent commander
l'opération sont le rétrécissement cicatriciel du pylore, la
périgastrite avec adhérences, la péritonite par perforation,
les abcès sous-phréniques, la dégénérescence cancéreuse
de l'ulcère, l'estomac biloculaire.

1° Dans le cas de **rétrécissement cicatriciel** du pylore
par ulcère, on peut s'adresser soit à la résection du pylore,
soit à la gastro-entérostomie, soit à la pyloroplastie. La
résection du pylore est plus grave et ne présente des avantages que lorsqu'elle permet d'exciser l'ulcère sans difficulté.
La pyloroplastie qui consiste dans l'incision longitudinale

____

(1) Heydenreich, *Sem. méd.*, 2 fév. 1898.

du rétrécissement suivie de la suturetransversale des bords de l'incision, transforme la portion rétrécie en une portion dilatée ; elle n'est pas applicable aux cas où l'ulcère s'étend jusqu'au pylore et suppose que le pylore a conservé sa motilité et les parois leur souplesse. La gasto-entérostomie se recommande souvent par la simplicité de la technique opératoire, surtout depuis l'introduction du bouton de Murphy. D'après la statistique de Mikuliez qui porte sur les opérations pratiquées pour des affections non cancéreuses de l'estomac et du pylore depuis 1891, la mortalité est de 28 0/0 après la résection du pylore ou de l'estomac, de 16 0/0 après la gastroentérostomie, et de 13 p. 0/0 pour la pyloroplastie. Quantà l'opération de Loreta qui consiste dans la dilatation digitale du pylore, elle est moins souvent employée. Toutefois, M. Podrez (1) considère cette opération comme tout à fait inoffensive et en a obtenu de bons résultats. La mortalité de 40 0/0 relevée par Barton serait due non à l'opération ellemême, mais aux cas de cancer dans lesquels on l'a employée (Podrez).

2° Une autre indication de l'intervention chirurgicale dans l'ulcère de l'estomac est constituée par les **adhérences cicatricielles** qui sont la cause de douleurs intolérables ou qui peuvent en imposer pour une tumeur. Il y a deux formes d'adhérences cicatricielles. Dans la première forme, les adhérences sont en bandes ou en surface entre l'estomac et les organes voisins (pancréas, foie, rate, côlon, paroi abdominale). Cette forme de périgastrite est d'un diagnostic difficile et ne présente une indication pour l'opération que si le malade offre des troubles sérieux (douleurs, vomissements) qui n'ont pu être soulagés par le traitement médical. L'opération est encore indiquée quand ces adhérences gênent à tel point les mouvements de l'estomac qu'il en résulte

(1) A.-G. Podrez, *Vratch*, n° 8, 1895.

une insuffisance motrice avec ses troubles consécutifs, vomissements, amaigrissement, etc.

La deuxième forme de périgastrite est celle qui se présente comme tumeur. Ici il faut opérer, parce qu'on n'a pas d'autre moyen de guérir le malade et que ses souffrances ne font qu'augmenter. L'erreur de diagnostic (confusion avec le cancer) ne peut être qu'avantageuse pour le malade.

Enfin, la périgastrite suppurée indique également une opération.

3° La **perforation de l'estomac** par ulcère est une indication formelle de laparotomie parce qu'elle est suivie d'une péritonite promptement mortelle. La laparotomie est complétée par la suture de l'ouverture stomacale et par la toilette du péritoine, tandis que l'excision de l'ulcère n'est pas indispensable. Le pronostic de la laparotomie faite dans ces conditions est, en général, grave, mais il s'est amélioré dans ces derniers temps. La mortalité qui était de 97 0/0 avant 1894 est descendue à 53 0/0 depuis cette époque (Mikulicz). Le pronostic dépend de l'état de vacuité ou de réplétion de l'estomac, au moment de la perforation, et surtout de la rapidité avec laquelle on intervient, la laparotomie pratiquée dans les douze premières heures qui suivent la perforation offrant quatre fois plus de chances de guérison (1).

La mortalité des opérations faites pour la perforation des ulcères de l'estomac a été : d'après Keen et Tinker, dans les cas opérés avant 12 heures après la perforation, de 28,57 0/0 pour tous les cas publiés et de 16,66 0/0 pour les cas publiés depuis 1896 (78 cas); d'après Weir et Foote, de 39,13 0/0 (sur 78 cas publiés pendant 16 ans, avant 1896). Dans les cas opérés 12 à 24 heures après l'opération, la mortalité était de 63,63 0/0 pour tous les cas publiés et de 42,85 0/0

(1) Voir aussi Le Dentu, *Gaz. des hôpit.*, n° 57, 1897.

pour les 78 cas publiés depuis 1896. Ceux opérés plus tard que 24 heures après la perforation ont donné 77,77 0/0 de mortalité. Il en résulte que la laparotomie, à la suite de l'ulcère perforant, doit être faite au plus tard 12 heures après l'accident (1).

4° Les **abcès sous-phréniques** et le pyopneumothorax sous-phrénique indiquent l'opération d'une façon absolue : ubi pus, ibi evacua.

5° Quand on soupçonne qu'un ulcère subit la **transformation cancéreuse** (apparition d'une tumeur qui s'accroît rapidement, Rosenheim), il ne faut pas hésiter à intervenir, tout au moins par une laparotomie qui restera exploratrice si l'on s'était trompé.

6° **L'estomac en sablier** consécutif à l'ulcère et accompagné de troubles moteurs prononcés nécessite aussi une opération chirurgicale.

§ 4. — Rétrécissements non cancéreux et dilatations de l'estomac.

Indications. — On peut réunir, avec Lindner et Kuttner (2), les indications sous quatre chefs :

1° Il existe des cas de **dilatation aiguë** de l'estomac qui peuvent nécessiter une intervention chirurgicale, par exemple quand il s'agit d'une couture du duodénum et quand le traitement médical (lavages de l'estomac) n'a pas donné de résultats.

2° Les indications opératoires dans la **dilatation atonique** sont absolues, lorsque l'atonie se complique d'atro-

(1) Keen, *New-York med. Journ.*, 11 juin 1898.
(2) H. Lindner et L. Kuttner, *loc. cit.*, p. 100.

phie de la muqueuse gastrique, parce que les troubles de
la sécrétion dus à l'atrophie peuvent être corrigés par les
fonctions intestinales, si le contenu stomacal ne trouve pas
de difficulté d'arriver dans l'intestin ; tandis que la dilatation atonique compliquée d'apepsie produit les plus
graves désordres par la stase des aliments dans l'estomac.
Dans les autres cas de dilatation atonique, le régime et
les lavages de l'estomac peuvent suffire, mais dans quelques
cas où les malades ne peuvent pas prendre toutes les précautions hygiéniques, une opération se laisse défendre.

3° Dans les **sténoses pyloriques**, l'opération est absolument indiquée, dès que l'insuffisance motrice devient prononcée.

4° Dans la dilatation de l'estomac compliquée de phénomènes de **tétanie**, Fleiner a proposé et fait pratiquer la gastro-entérostomie. Cet auteur distingue cependant la tétanie
vraie des phénomènes analogues purement symptomatiques. La tétanie vraie et les complications cardiaques,
brightiques, le coma, le délire, etc. contre-indiqueraient
l'intervention. Seule la tétanie simple, légère, symptomatique d'un rétrécissement du pylore paraît être favorable à
l'opération, dans l'esprit de Fleiner.

Procédés et résultats. — Dans la dilatation atonique, on
a essayé de diminuer le volume de l'estomac par le plisse-
ment des tuniques, par la gastroplicature (1). En dehors de
ces cas rares, les procédés les plus employés sont la pyloroplastie et la gastro-entéro-anastomose.

Dans les cas de sténose pylorique simple et de contracture spasmodique du pylore, M. Doyen (2) recommande de
remplacer la gastro-entérostomie par la gastro-duodénosto-
mie avec section transversale du pylore. Cette opération

(1) J.-L. Faure, *Gaz. des hôpit.*, n° 25-26, 1897.
(2) Doyen, *Acad. de méd.*, 10 janv. 1899.

donne un orifice de 40 millim. Au bout de 6 à 8 jours, l'opéré peut digérer des aliments variés (1).

Résultats opératoires. — M. Doyen (2) a pratiqué, pour diverses affections de l'estomac, 146 opérations avec 32 insuccès, dont 20 pour des cas de cancer ; 80 cas se rapportent à des affections non cancéreuses. On peut conclure de ces faits que l'intervention dans les cas d'affections non cancéreuses de l'estomac n'est pas si grave, si l'on opère à temps. En dehors des cas de cancer et de rétrécissements fibreux du pylore, on peut agir par la gastro-entérostomie chez les malades atteints d'hyperesthésie gastrique, de dilatation et d'ulcère avec ou sans hématémèses. La gastro-entérostomie a du reste perdu aujourd'hui beaucoup de sa gravité, grâce aux modifications apportées à la technique et à l'appareil instrumental.

Résultats fonctionnels (3). — Au point de vue des fonctions de sécrétion, les opinions varient suivant le point de vue auquel on se place. Il n'est pas prouvé que la gastro-entérostomie puisse guérir l'hypersécrétion chlorhydrique. Dans les observations de Rosenheim et de Stolz, il paraît y avoir une amélioration de la gastrosuccorrhée ; dans deux cas de Dunin, cette amélioration faisant défaut. Certes, après la gastro-entérostomie, il est fréquent de trouver une diminution de l'hyperacidité ou même de l'acidité normale (Rispal et Baylac (4), Kœvesi) (5), mais elle est due en partie au reflux de la bile dans l'estomac, en tout cas la plupart des auteurs (Obalinski et Jaworski, Dunin, Rosenheim,

---

(1) Pour les sténoses du pylore, voir A. Cayon et G. Legros, *Gaz. des hôpit.*, nº 100-103, 1898.

(2) Doyen, *Acad. de méd.*, 8 fév. 1898.

(3) Pour plus de détails, voir M. Deguy, La chirurgie des affections stomacales. *Journal des praticiens*, nº 5-7, 1899.

(4) Rispal et Baylac, *Arch. médic. de Toulouse*, 1er févr. 1898.

(5) G. Kœvesi, *Arch. für Verdauungskr.*, t. V, p. 100, 1899.

Bourquet, Siegel, Stolz) (1), n'ont pas constaté d'amélioration *réelle* des fonctions chimiques. Par contre, les fonctions motrices sont presque toujours plus favorables après l'opération, et c'est à l'amélioration de la motricité, à la disparition de toute rétention gastrique qu'il faut attribuer la suppression des troubles subjectifs.

Guedj, dans sa thèse (2), a noté l'amélioration de l'état général et de tous les symptômes subjectifs, la diminution de la dilatation de l'estomac et surtout de l'hypersécrétion qui était due à l'irritation par les résidus alimentaires. En général, les auteurs sont d'accord sur ce point que l'hyperchlorhydrie des sténoses bénignes est améliorée par la gastro-entérostomie, mais que l'hypo ou anachlorhydrie ne sont pas influencées par cette opération. MM. Hartmann et Soupault (3), ayant examiné 20 de leurs gastro-entérostomisés au point de vue des résultats éloignés, ont vu que les troubles subjectifs tels que douleurs, aigreurs, éructations, vomissements se sont atténués ou ont disparu ; l'état général s'est amélioré, le poids a augmenté, les forces sont revenues. Le nouvel orifice est continent et la digestion gastrique continue à se faire. L'acidité du contenu stomacal diminue, ce qui tient peut-être au reflux de la bile dans l'estomac, fait constant sur tous les vingt opérés sauf un, mais qui n'a pas de grands inconvénients au point de vue digestif.

M. Kausch (4) a étudié, dans la clinique de M. Mikulicz, les résultats fonctionnels des opérations faites sur l'estomac pour affections non cancéreuses. En se basant sur 34 cas opérés soit par la pyloroplastie, soit par la gastro-entérostomie, il arrive aux conclusions suivantes : 1° la motilité

(1) A. Stolz, *Zeitschr. für klin. Med.*, t. XXXVII, p. 283, 1899.
(2) R. Guedj, *Thèse de Paris*, 1898.
(3) Hartmann et Soupault, *Presse médic.*, 18 février 1899.
(4) W. Kausch, *Mitt. aus den Grenzgeb. der Med. und Chirurgie*, t. IV, fasc. 3.

de l'estomac revient rapidement à la normale après la gastro-entérostomie et plus lentement après la pyloroplastie. — 2° L'hyperchlorhydrie fait place à une acidité normale ou à l'hypochlorhydrie, rapidement après la gastro-entérostomie et plus lentement après la pyloroplastie. — 3° Dans les cas où la motilité et la sécrétion sont tombées au-dessous de la normale après l'opération, les rapports normaux peuvent se rétablir au bout d'un certain temps. — 4° Après la gastro-entérostomie, l'estomac contient habituellement une certaine proportion de bile qui ne provoque d'ailleurs pas de symptômes pénibles, tandis qu'après la pyloroplastie la présence de bile dans l'estomac est rare et en faible quantité. — 5° Après chacune de ces deux opérations les ulcères se cicatrisent rapidement, même si on les a laissés intacts pendant l'intervention.

§ 5. — Cancer de l'estomac.

Indications. — Dès qu'on a fait le diagnostic de cancer de l'estomac, la question se pose de savoir si une opération peut encore sauver le malade. En effet, dans la grande majorité des cas, le diagnostic de cancer n'est fait avec certitude que quand on sent une tumeur. A ce moment, on n'est jamais sûr que cette tumeur n'ait pas contracté des adhérences avec les organes voisins, que les ganglions n'aient pas déjà subi la dégénérescence cancéreuse, en un mot on n'est pas sûr de pouvoir extirper tout le néoplasme. Une raison importante d'incertitude est ce fait constaté par beaucoup de chirurgiens qu'une tumeur qui paraît petite et mobile à la palpation à travers les parois abdominales, se trouve être large, étalée, entourée d'adhérences nombreuses, dès qu'on l'a mise à nu par une laparotomie. On ne peut donc jamais préjuger d'avance qu'un cancer reconnu avec certitude est opérable, c'est-à-dire qu'il peut être extirpé en totalité.

En pratique, les indications de l'opération sont dictées en deuxième ligne par l'existence de troubles fonctionnels qui sont ceux de l'insuffisance motrice dans les cas de cancer du pylore, les plus fréquents. Lorsqu'on a reconnu que le malade s'est présenté trop tard au chirurgien pour que l'extirpation totale de la tumeur soit possible, on essaye de pallier aux vomissements et aux phénomènes d'auto-intoxication par des lavages de l'estomac qui soulagent le plus souvent les malades et leur permettent de mener une existence supportable. Mais lorsque la sténose pylorique est très prononcée, les malades se cachectisent, maigrissent et sont voués à une mort certaine et rapide. Dans ces cas, même si l'opération radicale n'est plus possible, on peut encore prolonger la vie par une opération palliative, la gastro-entérostomie. De même, lorsque après avoir fait la laparotomie en vue d'une opération radicale, le chirurgien reconnaît que celle-ci est impossible au point de vue technique, il a souvent recours à l'établissement d'une fistule gastro-intestinale pour améliorer la circulation des aliments dans le tube digestif.

Dans ces dernières années, l'intervention est devenue plus hardie et au lieu de se contenter d'une simple gastro-entérostomie, quelques chirurgiens ont quand même essayé d'enlever toutes les parties malades. Nous nous arrêterons un peu plus longuement à ces cas qui présentent un grand intérêt scientifique, en outre des résultats pratiques fort appréciables.

Résultats opératoires. — Ewald (1) a réuni, en deux ans et demi, 29 cas de gastro-entérostomie, 17 cas de résection (avec ou sans gastro-entérostomie) et 22 cas de gastrostomie. Presque tous les cas concernaient des néoplasmes malins, 3 cas seulement étaient des sténoses non cancéreuses. Le résultat immédiat de l'opération fut toujours simple, hormis

(1) C.-A. Ewald. *Berl. klin. Woch.*, 1897, n° 37-38.

3 cas. Quant aux résultats éloignés, voici les chiffres : il y a eu 26 gastro-entérostomies avec 16 cas mortels (soit 55,5 0/0), 13 résections avec 9 morts (soit 69,2 0/0) et 22 gastrostomies avec 12 morts (soit 54,5 0/0).

Les chirurgiens ont souvent publié des statistiques plus favorables, surtout Mikulicz et ses élèves. Cela tient tantôt à la différence du temps écoulé depuis l'opération au moment où l'on dressait le bilan des opérations, tantôt à la sévérité plus ou moins grande avec laquelle on éliminait les cas non opérables.

Grâce aux progrès de la technique opératoire, la mortalité a considérablement baissé. Les chances de l'opération dépendent, en outre : 1° du siège et de l'étendue de la tumeur à l'estomac même ; 2° de l'extension prise par la tumeur sur les organes voisins ; 3° du degré de la cachexie et de l'activité de nutrition et de résorption après l'opération (Ewald).

En résumé, Ewald considère que les chances d'une guérison radicale par l'intervention chirurgicale sont à peine de 25 0/0 ; celles d'un succès palliatif de 50 0/0. Si l'on obtient de meilleurs résultats aujourd'hui qu'au début de l'ère chirurgicale, cela tient à la perfection de nos moyens de diagnostic, ce qui nous permet d'intervenir d'une façon plus précoce.

Résultats fonctionnels. — Ces résultats doivent être étudiés séparément pour les pylorectomies et pour les gastro-entéro-anastomoses.

a) Résultats des pylorectomies. — Des recherches sur ce sujet ont été faites par Obalinski et Jaworski, Rosenheim, Mintz, Mathieu et un grand nombre d'autres. Thiers résume ainsi dans sa thèse (1) les résultats éloignés de cette opération. L'état général subit une amélioration de durée variable,

____

(1) J. Thiers, *Thèse de Paris*, 1898.

suivant que la récidive est plus ou moins longue à se produire. L'anémie cancéreuse n'est pas améliorée, en ce qui
concerne la coloration des téguments, mais il y a augmentation des globules rouges et du taux de l'hémoglobine. Les
douleurs et les vomissements cessent, l'appétit reprend, les
digestions redeviennent normales. Souvent, la dilatation de
l'estomac disparaît, ce qu'on a vérifié par l'insufflation de
l'estomac. L'incontinence gastrique est supprimée par suite
d'une néoformation pylorique, car l'air insufflé dans l'estomac ne passe pas dans l'intestin. Tuffier, chez le chien, a
observé expérimentalement cette néoformation pylorique.
Quant au chimisme stomacal, il ne paraît pas y avoir de
modifications notables.

b) Résultats des gastro-entérostomies. — D'après Thiers,
l'état général s'améliore moins bien qu'après la pylorectomie,
soit à cause de l'auto-intoxication due au néoplasme, soit
par les progrès de l'atrophie de la muqueuse qui est l'a-
boutissant de la gastrite entretenue par le néoplasme. —
M. Debove a trouvé dans un cas les signes de reflux du suc
entérique. Mais il est loin d'en être toujours ainsi. M. Hayem
s'est assuré que non seulement l'estomac pouvait conserver
les aliments, après la gastro-entéro-anastomose, mais encore que le travail chimique de cet organe n'était pas aboli.
M. Mathieu fit les mêmes constatations. Rosenheim a
trouvé que la motricité de l'estomac est plus améliorée que
les fonctions de sécrétion, et que les fermentations, surtout
la fermentation lactique, disparaissent. Toutefois, le bacille
d'Oppler peut persister encore pendant longtemps, malgré
le retour de l'HCl libre.

L'EXTIRPATION TOTALE DE L'ESTOMAC

Cette opération, qui présente de très grandes difficultés
opératoires, avait été tentée par Montgommery Baldy de

Philadelphie (1), mais le malade mourut peu de temps après l'opération. Il en a été de même d'un cas de Bernays de Saint-Louis. La première opération de ce genre faite avec succès a été réalisée le 6 septembre 1897 par C. Schlatter (2) sur une femme âgée de 56 ans atteinte d'un cancer diffus qui s'étendait du cardia au pylore. La gastro-entérostomie n'étant pas praticable, le chirurgien se décida à réséquer la totalité de l'estomac, en séparant tout d'abord cet organe du grand et du petit épiploon, puis, en le sectionnant au niveau du cardia et au niveau du duodénum. L'extrémité inférieure de l'œsophage dut être abouchée avec la première partie du jéjunum. Alimentée d'abord au moyen de lavements nutritifs, la malade essaya dès le lendemain de l'opération de prendre par la bouche un peu de thé au lait qu'elle supporta très bien ; puis peu à peu on eut recours à de plus grandes quantités de lait, de vin, de bouillon, d'œufs. Ce n'est que vingt jours après l'opération qu'on essaya de la nourrir au moyen d'aliments solides, finement divisés et par petites quantités à la fois. A part quelques vomissements, cette alimentation fut si bien supportée que deux mois après l'opération l'augmentation de poids de la malade était de plus de quatre kilogrammes.

Chez la femme opérée par C. Schlatter, A. Hoffmann (3) a entrepris des recherches sur l'assimilation et l'échange des matières azotées, 4 mois et 5 mois 1/2 après l'opération. Ayant dosé l'azote de l'alimentation et celui des fèces et de l'urine, Hoffmann a trouvé que, malgré l'absence de l'estomac, l'échange des matières albumineuses et l'assimilation de ces matières s'effectuaient normalement. En effet, cette femme assimila, pendant les 6 jours de recherches, 4 mois après l'opération, 4 gr. 24 d'azote, soit 26 gr. 5 d'albumine, ce qui correspond à 125 gr. de viande ; pendant

(1) *New-York med. Journ*, p. 652, 7 mai 1898.
(2) C. Schlatter, *Beiträge zur klin. Chirurgie*, t. XIX, p. 3.
(3) A. Hoffmann, *Münch. med. Woch.*, 3 mai 1898.

les 9 jours de recherches, 5 mois et 1/2 après l'opération, 14 gr. d'azote, soit 87 gr. 5 d'albumine ou 412 gr. de viande. Les dosages de NaCl ont montré, en outre, que c'est bien l'albumine «circulante» qui est assimilée et non l'albumine de constitution. Quant aux graisses, leur assimilation se rapproche beaucoup de la normale, les malades ne perdant, avec les selles, que 5,5 0/0 des graisses ingérées. — La conclusion qu'on peut tirer de ces analyses est que l'estomac, ainsi que l'avaient fait supposer les expériences faites sur l'animal par Kaiser, Pachon et Carvalho, Filippi, etc., n'est pas un viscère indispensable, que toutes ses fonctions peuvent être remplies partiellement par d'autres organes (pancréas, intestin) et que l'estomac ne jouerait que le rôle d'un organe de protection vis-à-vis de l'intestin.

La femme chez laquelle M. Schlatter a fait l'extirpation totale de l'estomac n'est morte que 14 mois après l'opération. La cause de la mort a été, non la cachexie par suite d'une nutrition insuffisante, mais la généralisation cancéreuse dont le point de départ a été les ganglions mésentériques. Toute une année cette femme a vécu sans estomac, n'éprouvant ni douleurs, ni troubles digestifs appréciables. Dans les premiers jours de septembre 1898, elle a commencé à se plaindre de douleurs dans l'hypochondre gauche, après l'ingestion d'aliments solides. Le 2 décembre on sentait déjà, à cet endroit, une tumeur du volume d'une tête d'enfant. Dès lors, la marche fut rapide et la malade succomba le 29 décembre. A l'autopsie, on trouva une généralisation cancéreuse. On s'était demandé si l'œsophage ou l'intestin grêle ne présenteraient pas une dilatation faisant office d'estomac; mais on ne trouva rien d'analogue. Il est vrai que le segment inférieur de l'œsophage était légèrement dilaté, mais cela n'avait aucune analogie avec un réservoir pour les aliments. En effet, toute la portion sous-diaphragmatique de l'œsophage ne pouvait contenir que 100 cmc., tandis que la malade était capable d'ingérer

300 cmc. d'aliments sans aucun trouble. — L'autopsie a donc confirmé les conclusions tirées pendant la vie, à savoir que la digestion des aliments nécessaires pour la nutrition de l'homme était possible même après l'extirpation totale de l'estomac.

M. J.-L. Faure (1) a également fait une gastrectomie presque totale pour cancer de l'estomac chez une femme de 41 ans qui a complètement guéri. M. Ricard (2) a pratiqué la résection totale de l'estomac et d'une partie du pancréas pour cancer. D'autres ont également pratiqué des résections larges.

Dans la section médicale de la Société silésienne pour la culture nationale, M. Kolaczek (3) a présenté une femme de 49 ans, à laquelle il avait enlevé 5 mois auparavant les 7/8 de l'estomac. La pièce soumise à la société présentait un cancer encéphaloïde occupant la petite courbure, la paroi postérieure, une partie de la paroi antérieure et intéressant le pylore qui n'a pu être conservé. La malade accepta l'intervention plutôt à cause de l'idée qu'elle avait une tumeur dans le ventre que pour des troubles fonctionnels inquiétants ; en effet, en dehors de la tumeur à croissance rapide, elle n'avait ni hématémèses, ni même vomissements ; malgré l'absence de l'HCl libre dans le suc gastrique, elle digérait bien tous les aliments. — L'opération faite à l'aide de l'anesthésie par le procédé de Schleich fut suivie pendant quatre jours de l'alimentation exclusivement rectale, pendant quatre autres jours d'une alimentation composée de potages légers, puis d'un régime hospitalier léger. Au bout de quatre semaines, la malade put quitter l'hôpital ayant engraissé de 2 kilogr. ; au bout de 3 mois 1/2, elle avait déjà gagné 10 kilogr. L'expérience personnelle montra vite

(1) J.-L. Faure, *Société de chirurgie*, 28 déc. 1898. — *Ibid.*, 3 mai 1899, rapport de M. Tuffier.
(2) Ricard, *Soc. de chirurgie*, juin 1899.
(3) Kolaczek, *Allgem. medic. Centralzeit.*, 23 juillet 1898.

à la malade quels aliments elle devait éviter. Elle mange souvent, mais peu à la fois ; elle mange même la nuit, ce qui ne l'empêche pas de se réveiller avec la sensation de faim. Elle ingère beaucoup de graisses et d'amylacées et a de l'aversion pour les sucreries et la viande. Elle aime beaucoup la choucroute crue. M. Kolaczek a pu se procurer une petite quantité du contenu du moignon stomacal et n'a pas trouvé d'acide chlorhydrique libre dans ce contenu ; par contre, il y avait abondance d'acide lactique de même, d'ailleurs, qu'avant l'opération.

Malgré ces succès des interventions larges où l'on s'efforce d'enlever tous les tissus malades et de s'en éloigner le plus possible pour tailler dans les tissus sains, malgré l'extirpation aussi complète que possible de tous les groupes ganglionnaires infectés, la valeur de la gastrectomie pour cancer n'est pas encore définitivement établie. Les uns plaident pour la résection large, d'autres préfèrent la gastro-entérostomie. Quoi qu'il en soit, les progrès seuls de technique n'ont pas encore apporté la solution du problème de la cure radicale du cancer, pas plus pour l'estomac que pour les autres organes. Espérons que la connaissance de la nature exacte de cette terrible affection nous mettra un jour sur la voie d'une thérapeutique plus efficace.

INDEX ANALYTIQUE

DIJON, IMPRIMERIE DARANTIERE.